AO 骨感染治疗原则

Principles of Orthopedic Infection Management

主　编
Stephen L Kates | Olivier Borens

主　译
高秋明

上海科学技术出版社

图书在版编目（ＣＩＰ）数据

AO骨感染治疗原则 / （美）斯蒂芬·L·凯特
(Stephen L Kates)，（瑞士）奥利维尔·波伦斯
(Olivier Borens) 主编；高秋明主译. -- 上海 ：上海
科学技术出版社，2022.1（2023.4重印）
ISBN 978-7-5478-5001-5

Ⅰ. ①A… Ⅱ. ①斯… ②奥… ③高… Ⅲ. ①肌肉骨
骼系统－感染－诊疗 Ⅳ. ①R68

中国版本图书馆CIP数据核字(2020)第118544号

上海市版权局著作权合同登记号　图字：09-2019-380 号

AO 骨感染治疗原则

主编　Stephen L Kates　Olivier Borens
主译　高秋明

上海世纪出版（集团）有限公司
上海 科 学 技 术 出 版 社　出版、发行

（上海市闵行区号景路 159 弄 A 座 9F-10F）
邮政编码 201101　www.sstp.cn
上海雅昌艺术印刷有限公司印刷
开本 889×1194　1/16　印张 25
字数：650 千字
2022 年 1 月第 1 版　2023 年 4 月第 2 次印刷
ISBN 978-7-5478-5001-5/R·2134
定价：348.00 元

内容提要

骨感染治疗是否成功，很大程度上取决于是否得到正确的处理，而正确的处理需要遵循一些基本的原则。本书由 AO 基金会（AO Foundation）出品，作者均为国际骨感染治疗方面的知名专家学者，他们将自身的临床经验结合大量最新的文献，对骨感染的治疗原则进行归纳总结，并结合临床案例加以分析，编撰成一部极具临床参考价值的著作。本书共分 3 篇。第 1 篇详述了骨感染治疗的基本原则，这些原则能够加深临床医生对肌肉骨骼系统感染的发病机制、诊断及治疗的理解；第 2 篇详述了不同类型、不同部位的感染，并对怎样处理不同类型感染给出专业的建议；第 3 篇列举了大量典型病例，这些病例能够帮助读者了解骨感染的治疗原则在临床实践中是如何应用的，并了解专家处理特定类型感染的具体做法。本书内容丰富全面、图文并茂（800余幅图片），适合骨科临床医生、感染性疾病相关研究者和微生物、病理学研究者等阅读。

译者名单

主 译
高秋明

副主译
袁 志　秦晓东　汪玉良　吕 刚　王勇平　郭树章

学术秘书
时培晟　王 飞

译校人员
（按姓氏拼音排序）

邓银栓　董文刚　樊 博　樊俊俊　郭树章　贺云飞
黄 强　雷栓虎　李闯兵　刘常浩　刘京升　吕 刚
秦晓东　沈伟伟　石 杰　时培晟　汪玉良　王诗尧
王勇平　武杜杜　武建超　许翔宇　薛 云　袁 志
岳海源　赵 军　周 斌　周顺刚

编者名单

---------- 主编 ----------

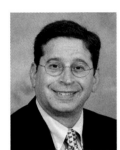

Stephen L Kates, MD
Professor and Chair of Orthopaedic Surgery
Virginia Commonwealth University
Richmond, VA 23284
USA

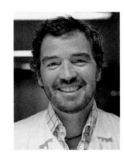

Olivier Borens, MD
Professor and Médecin chef
Unité de Traumatologie
Unité de Chirurgie Septique
Service d'Orthopédie et de Traumatologie
Bureau BH10-230
Rue du Bugnon 46
1011 Lausanne
Switzerland

---------- 参编人员 ----------

Volker Alt, Dr med, Dr biol hom
Professor
Department of Trauma, Hand and
   Reconstructive Surgery
University Hospital Giessen-Marburg
Campus Giessen
Rudolf-Buchheim-Str. 7
35385 Giessen
Germany

Mathieu Assal, PD Dr med
Clinique La Colline
Avenue de Beau-Séjour 6
1206 Genève
Switzerland

Jorge Daniel Barla, MD
Orthopedics
Hospital Italiano de Buenos Aires
Potosi 4247
C1181ACH Buenos Aires
Argentina

Caleb Behrend, MD
Rothman Institute
999 Route 73 N, Suite 3RD
Marlton, NJ 08053
USA

Karen Bentley, MS
Director
Electron Microscope Shared Research
   Laboratory
Pathology and Laboratory Medicine
University of Rochester Medical Center
575 Elmwood Avenue
Rochester, NY 14642
USA

Olivier Borens, MD
Professor and Médecin chef
Unité de Traumatologie
Unité de Chirurgie Septique
Service d'Orthopédie et de Traumatologie
Bureau BH10-230
Rue du Bugnon 46
1011 Lausanne
Switzerland

Antonia F Chen, MD, MBA
Assistant Professor
Sidney Kimmel Medical College
Associate Director of Research
Rothman Institute
Thomas Jefferson University Hospital
Philadelphia, PA 19107
USA

Anna Conen, MD, MSc
Deputy Head Physician
Division of Infectious Diseases and Hospital
   Hygiene
Kantonsspital Aarau
Tellstrasse
5001 Aarau
Switzerland

Stéphane Corvec, PharmD, PhD, HDR
Associate Professor, MCU-PH
Clinical Microbiologist
Nantes University Hospital
Bacteriology and Hygiene Department
Biology Institute
9 Quai Moncousu
44093 Nantes, Cedex 01
France

Xavier Crevoisier, PD Dr med
Médecin chef
Site Hôpital Orthopédique
Service d'Orthopédie et de Traumatologie
Avenue Pierre Decker 4
1011 Lausanne
Switzerland

John L Daiss, PhD
Research Associate Professor
Center for Musculoskeletal Research
University of Rochester Medical Center
601 Elmwood Ave, Box 665
Rochester, NY 14642
USA

Craig J Della Valle, MD
Professor of Orthopaedic Surgery
Chief, Division of Adult Reconstructive Surgery
Rush University Medical Center
1611 West Harrison Street, Suite 300
Chicago, IL 60612
USA

Lorenzo Drago, PhD
Chief of Clinical Chemistry and Microbiology Lab
IRCCS Istituto Ortopedico Galeazzi
Via R. Galeazzi 4
20161 Milano
Italy

Christopher J Drinkwater, MD, FRACS
Chief, Adult Reconstruction Division
Director, Evarts Joint Center
Associate Professor of Orthopaedics
University of Rochester Medical Center
601 Elmwood Avenue
Rochester, NY 14642
USA

Lisca Drittenbass, Dr med
Centre de Chirurgie du Pied et de la Cheville
Clinique La Colline
Avenue de Beau-Séjour 6
1206 Genève
Switzerland

George SM Dyer, MD, FACS
Assistant Professor, Orthopaedic Surgery
Harvard Medical School
Program Director, Harvard Combined
    Orthopaedic Residency
Orthopaedic Upper Extremity Surgeon
Brigham and Women's Hospital
75 Francis St
Boston, MA 02115
USA

AJ Electricwala, MS, DNB(Orth)
Assistant Professor
Sancheti Hospital
16 Shivajinagar
Pune 411005
Maharashtra State
India

John C Elfar, MD, FACS
Director, Hand and Upper Extremity
    Fellowship
Director, Center for Orthopaedic Population
    Studies
Department of Orthopaedics
Division of Sports Medicine
University of Rochester Medical Center
601 Elmwood Ave
Rochester, NY 14642
USA

Alain Farron, MD
Professor
Chef de Service
Service d'Orthopédie et de Traumatologie
Bureau HO/06/1644
Avenue Pierre Decker 4
1011 Lausanne
Switzerland

A Samuel Flemister Jr, MD
School of Medicine and Dentistry
University of Rochester Medical Center
601 Elmwood Ave, Box 665
Rochester, NY 14642
USA

Arthur Grzesiak, Dr méd
Médecin-hospitalier
Service d'Orthopédie et Traumatologie
Chasseral 20
2300 Chaux-de-Fonds
Switzerland

Peter J Haar, MD, PhD
Director of Medical Student Education for
    Radiology
Assistant Professor of Radiology
Virginia Commonwealth University Medical
    Center
1250 East Marshall Street
Richmond, VA 23219
USA

Sven Hungerer, PD Dr med
Head of Department for Reconstructive Joint
    Surgery
BG Trauma Center Murnau
Professor-Küntscherstr. 8
82418 Murnau
Germany

Peter JL Jebson, MD
Instructor, Grand Rapids Medical Education
    Partners
Associate Professor
Michigan State College of Medicine
Chief, Department of Orthopedics
Spectrum Health Medical Group
Chief, Orthopedic Health Clinical Service Line
Spectrum Health System
Grand Rapids, MI
USA

Christian Kammerlander, PD MD
Vice Director
Department for General, Trauma and
    Reconstructive Surgery
Ludwig Maximilian University Munich
Campus Grosshadern
Marchioninistrasse 15
81377 Munich
Germany

Stephen L Kates, MD
Professor and Chair of Orthopaedic Surgery
Virginia Commonwealth University
Richmond, VA 23284
USA

Anjan P Kaushik, MD
Attending Physician, Orthopaedic Surgery
Hancock Orthopedics
Hancock Regional Hospital
1 Memorial Square
Greenfield, IN 46140
USA

James F Kellam, MD, FRCS(C), FACS, FRCSI(Hon)
UTHealth, The University of Texas
McGovern Medical School
Department of Orthopaedic Surgery
6431 Fannin St
Houston, TX 77030
USA

Johan Lammens, MD, PhD
Professor
Orthopaedic Department
UZ Leuven
Weligerveld 1
3212 Pellenberg
Belgium

Tak-Wing Lau, MBBS, FRCS(Ed) (Orth), FHKAM (Orth), FHKCOS
Associate Consultant
Division of Orthopaedic Trauma
Queen Mary Hospital
102 Pokfulam Rd
Pokfulam
Hong Kong, China

Martin A McNally, MD, FRCS(Ed), FRCS (Orth)
The Bone Infection Unit
Nuffield Orthopaedic Centre
Oxford University Hospitals
Windmill Road
Oxford OX3 7HE
UK

Paul W Millhouse, MD, MBA
Research Fellow
Thomas Jefferson University
1015 Walnut St, Suite 509
Philadelphia, PA 19107
USA

Mario Morgenstern, Dr med
Department of Traumatology
University Hospital Basel
Spitalstrasse 21
4031 Basel
Switzerland

T Fintan Moriarty, PhD
Research Scientist
AO Research Institute Davos
Clavadelerstrasse 8
7270 Davos
Switzerland

Kohei Nishitani, MD PhD
Staff Physician
Department of Orthopaedic Surgery
Graduate School of Medicine
Kyoto University
54 Shogoin Kawaharacho
Sakyo-ku Kyoto 606-8507
Japan

Peter E Ochsner, Dr med
Professor
Emeritus Extraordinarius in Orthopaedics
University of Basel
Rüttigasse 7
4402 Frenkendorf
Switzerland

Chang-Wug Oh, MD
Professor
Department of Orthopedic Surgery
Kyungpook National University Hospital
50,2-ga, Samdok
Chunggu
Daegu 700-721
Korea

Jong-Keon Oh, MD
Director
Department of Orthopedic Surgery
Korea University Guro Hospital
#148, Gurodong-ro, Guro-gu
Seoul 08308
Korea

Kailash Patil, MBBS, DOrth, DNB(Orth), MNAMS
Assistant Professor
Department of Joint Replacement and Sports Injury
Sancheti Institute for Orthopedics and Rehabilitation
16 Shivajinagar
Pune 411005
Maharashtra State
India

Javad Parvizi, MD, FRCS
Director of Clinical Research
Rothman Institute
Thomas Jefferson University Hospital
Sheridan Building, Suite 1000
125 S 9th Street
Philadelphia, PA 19107
USA

María Eugenia Portillo, PhD
Department of Microbiology
Complejo Hospitalario de Navarra
C/Irunlarrea
31008 Pamplona, Navarra
Spain

Virginia Post, PhD
Postdoctoral Research Fellow
AO Research Institute Davos
Clavadelerstrasse 8
7270 Davos
Switzerland

R Geoff Richards, MSc, PhD, FBSE
Director
AO Research Institute Davos
Clavadelerstrasse 8
7270 Davos
Switzerland

David C Ring, MD, PhD
Associate Dean for Comprehensive Care
Professor of Surgery
The University of Texas at Austin
Dell Medical School
1400 Barbara Jordan Avenue
Suite 1.114
Austin, TX 78723
USA

Carlo L Romanò, MD
Director
Centro di Chirurgia Ricostruttiva e delle Infezioni
Osteo-articolari
IRCCS Istituto Ortopedico Galeazzi
Via R. Galeazzi 4
20161 Milano
Italy

Yoav Rosenthal, MD
Department of Orthopaedic Surgery
Rabin Medical Center
Petah Tikva 49100
Israel

Luciano Rossi, MD
Italian Hospital from Buenos Aires
Department of Trauma
Peron 4190
C1199ABB Buenos Aires
Argentina

Parag Sancheti, MS(Orth), DNB(Orth), MCh, FRCS(Ed)
Professor and Chairman
Sancheti Institute for Orthopaedics and Rehabilitation
16 Shivajinagar
Pune 411005
Maharashtra State
India

Edward M Schwarz, PhD
Professor of Orthopaedics
Director, Center for Musculoskeletal Research
University of Rochester Medical Center
601 Elmwood Avenue
Rochester, NY 14642
USA

Parham Sendi, MD
Lecturer in Infectious Diseases
Department of Infectious Diseases
Bern University Hospital
University of Bern
3010 Bern
Switzerland

Ashok Shyam, MBBS, MS(Orth)
Consultant Orthopaedic Surgeon and Research Head
Sancheti Institute for Orthopaedics and Rehabilitation
16 Shivajinagar
Pune 411005
Maharashtra State
India

Theddy Slongo, MD
Department of Paediatric Surgery, Paediatric Trauma and Orthopaedics
University Children's Hospital
Freiburgstr. 7
3010 Bern
Switzerland

Christoph Sommer, Dr med
Chefarzt Unfallchirurgie
Departement Chirurgie
Kantonsspital Graubünden
Loëstrasse 170
7000 Chur
Switzerland

Andrej Trampuz, MD
Professor
Center for Septic Surgery
Charité - University Medicine Berlin
Campus Virchow-Klinikum
Mittelallee 4
13353 Berlin
Germany

Alexander R Vaccaro, MD, PhD
Rothman Institute
925 Chestnut Street
Philadelphia, PA 19107
USA

Steven Velkes, MBChB
Head of Orthopedic Surgery
Rabin Medical Center
Petah Tikva 49100
Israel

Josephina A Vossen, MD, PhD
Assistant Professor
MCV Hospitals and Physicians
VCU Health System
1250 E Marshall St
Richmond, VA 23298
USA

Zhao Xie, MD, PhD
Professor and Vice Director
Department of Orthopaedic Surgery
Southwest Hospital
Third Military Medical University
#30 Gaotanyan St
400038 Chongqing
China

Erlangga Yusuf, MSc, MD, PhD
Department of Medical Microbiology and Infection Control
University Hospital Brussels (UZ Brussel)
Laarbeeklaan 101
1090 Jette
Belgium

Charalampos G Zalavras, MD, PhD
Professor of Orthopaedic Surgery
Keck School of Medicine
University of Southern California
LAC and USC Medical Center
1200 North State Street
Los Angeles, CA 90033
USA

Michael J Zegg, MD
Department for Trauma Surgery
University Hospital Innsbruck
Anichstrasse 35
6020 Innsbruck
Austria

Werner Zimmerli, MD
Professor in Internal Medicine and Infectious Diseases
Interdisciplinary Unit for Orthopaedic Infections
Kantonsspital Baselland
Rheinstrasse 26
4410 Liestal
Switzerland

Matthias A Zumstein, PD Dr med
Section Head
Shoulder, Elbow and Sports Medicine
Department of Orthopaedics and Traumatology
University of Bern, Inselspital
3010 Bern
Switzerland

中文版序

骨感染一直是骨科医生所面临的一类最具严峻挑战性的疾病，主要原因在于其治疗复杂棘手、复发率高、致残率高；该疾病不仅给患者、家庭及社会带来巨大压力，而且使医生在诊疗过程中面临各种风险与挑战。骨感染是一类"异质性"较大的疾病：感染类型、感染部位、感染持续时间、致病菌毒力、内植物种类、治疗策略以及患者的基础疾病与免疫力等诸多外界因素与宿主因素的综合作用，导致不同患者的疗效及预后存在较大差别。尽管如此，合理规范诊疗仍然是提高治愈率、降低感染复发率、重建肢体功能、改善患者生活质量的关键。

国际内固定研究学会（AO/ASIF）一直致力于骨科医生基础教育与规范化培训，在骨科临床诸多领域开展了卓有成效的工作。很高兴看到由高秋明教授领衔的团队翻译的《AO 骨感染治疗原则》出版。作为 AO 系列教程之一，本书从病因、发病机制、诊断、治疗及预防等多个角度全面阐述了骨感染诊疗的基本原则，同时，详细介绍了一些特殊类型骨感染的诊疗策略；更难能可贵的是，本书引入了大量的临床病例，通过对不同类型骨感染病例的全面分析，进一步加深了读者对骨感染的诊疗认知。

"操千曲而后晓声，观千剑而后识器。"希望此书的出版能给骨科医生提供宝贵的临床经验，以供借鉴和参考，也衷心希望全国的骨科同道在把握基本原则的前提下，开展个性化诊疗，并不断总结经验，切实提高中国骨科医生骨感染诊疗的技术水平。未来，仍需要在骨感染的诸多领域不断地进行探索研究，精准预防，合理施治，以期达到不断降低发病率、提高治愈率、改善患者预后的目的。

最后，衷心感谢高秋明教授及其团队为本书出版所付出的辛勤劳动！

余 斌
南方医科大学南方医院骨科主任
《中华创伤骨科杂志》编辑部主任
2021 年 6 月于广州

中文版前言

————

　　骨关节感染的治疗，曾经一度是外科医生的梦魇。无数医务工作者尝试了治疗骨与关节感染的各种方法，但漫长的治疗过程常给患者带来巨大痛苦，且治疗结果不确定，这导致骨关节感染成为全球性难题。骨感染治疗的关键和基础在于如何控制感染。对骨感染进行系统、规范的治疗，而非只凭经验，以获得确定的疗效，这正是AO 基金会出版 *Principles of Orthopedic Infection Management* 的目的。通过汇集全世界骨感染治疗领域专家团队所提供的众多研究成果、新的技术、新的理念及大量的临床病例，逐一进行深入探讨，相信各位同道可从中体会和领略其精髓，解除萦绕心中的困惑，从而使广大骨感染患者获益。

　　值此机会，衷心感谢本书原著作者，是他们不懈的努力才使得本书得以与各位读者见面；感谢在本书翻译过程中各位译者的倾情付出；感谢中国人民解放军联勤保障部队第九四〇医院各级领导的支持；也非常感谢上海科学技术出版社的各位编辑，他们的辛勤付出使本书得以顺利出版。特别感谢邓银栓、薛云、沈伟伟及时培晟等几位医生，审稿过程中，他们做出了巨大的贡献，在此一并致谢。

　　尽管我们竭尽全力，力求在翻译过程中使用贴近临床习惯的用语，但不当之处在所难免，恳请各位读者朋友指正。

高秋明
2021 年 6 月于甘肃兰州

英文版序一

1958 年于瑞士成立的 AO 基金会，为骨折的诊治翻开了新的篇章。而髋关节置换手术的出现，同样对骨关节炎的治疗做出了重大贡献。然而，与骨科手术内植物相关的感染问题，成为影响手术疗效的世界性难题。作为 AO 五位元老之一的 Hans Willenegger，终其一生专注于骨折内固定术后相关并发症的研究。Hans 教授与其他专家很早就意识到，手术内植物增加了感染风险，并可导致微生物在其表面持久定殖。

起初，此类感染通常采取外科手术治疗。后来人们逐渐认识到，造成骨感染的原因不仅与创伤的严重程度密切相关，同时也与骨折固定的方式、骨坏死的类型紧密相关。手术治疗的核心在于：

- 死骨与软组织的清创。
- 内植物的取出。
- 骨的重建，如自体骨移植。

一旦治疗失败，就会面临感染性骨不连的严重问题。然而，即便局部或全身应用抗生素及杀菌剂进行治疗，创伤性骨髓炎仍难以治愈。成功率始终较低，需要反复的外科手术，而感染在后期仍频繁复发。

众多微生物学及感染病专家认为，微生物以生物膜的形式定殖在内植物上，其生物膜结构可抵御宿主免疫及绝大多数抗生素。研究表明，在内植物相关感染的治疗中，抗生素对静止期细菌无效，仅对活跃期的细菌有效。进一步研究证实，这些抗生素也仅对新形成的生物膜有作用。基于这些研究成果而形成的诊疗原则，可指导治疗与内植物相关的骨髓炎及关节假体感染。

近二十年来，与内植物相关的骨科手术感染，其成功治疗的关键在于掌握正确的诊治原则。该类疾病要获得满意疗效，需要构建由骨科医生、感染病专家、微生物学专家、矫形外科医生及病理学专家组成的治疗团队。本书所传达的一个重要理念，在于培养该领域的专业团队，以提高与内植物相关感染疾病的治愈率。

本书着重对骨感染领域内的一些重要内容进行介绍。第 1 篇主要以骨感染治疗的基本原则为主，帮助大家理解骨感染的发病机制，以及如何诊断及治疗肌肉骨骼系统感染。大量的病例研究证实，治愈感染通常需要至少 1~2 年，因此需要在此期间做好随访，根据患者有可能出现的复发情况，快速做出诊断并及时治疗，评估疗效。第 2 篇主要介绍不同类型感染的处置方法，对处理各种特殊情况提供解决方案。第 3 篇利用典型病例，让读者进一步理解前述章节中所介绍的内容，如何在临床实际工作中应用，以及为什么专家要这样处理骨感染。

在肌肉骨骼系统感染的治疗中，团结协作始终贯穿于我们的职业生涯。我们已经充分认识到彼此协作可相互促进各自领域认知水平的不断提升。我们坚信，未来的进步源于不断汲取新领域的知识，也期待您一同加入治疗骨感染的团队。

Peter E Ochsner, MD
Orthopedic surgeon

Werner Zimmerli, MD
Infectious diseases specialist

英文版序二

由衷地感谢各位作者！这是一本针对肌肉骨骼系统感染治疗不可或缺的参考书，特别是对外科医生而言。正如生活中面临的诸多困难一样，医疗过程中也会面临很多并发症。对于外科医生而言，感染是最致命的，尤其是医源性感染，这意味着作为手术医生，我们对医源性感染是负有责任的。本书之所以广受关注，是因为其涵盖了基础、临床及微生物等方面，介绍了病原体如何克隆、繁殖，阐述了生物膜理论以及与感染相关的人体免疫等内容。随后又阐述了疾病诊断、治疗及抗生素使用的相关技术及策略，并将其应用于外科治疗中，包括急、慢性感染的治疗，骨折术后骨不连，以及其他一些应用内植物的骨科手术，如人工关节置换，脊柱疾病、运动损伤、开放性骨折及外伤的手术等。最后，本书还列举了大量肌肉骨骼系统常见感染病例，并进行了系统讲解。

这本书对任何一位外科医生而言都是不可多得的财富。不仅是针对肌肉骨骼系统感染性疾病的诊断及治疗，更重要的是让大家更好地理解为什么要这样处理，以避免今后再发生类似的情况。

David L Helfet, MD
Professor of Orthopaedic Surgery
Weill Medical College of Cornell University
Director, Orthopaedic Trauma Service
Hospital for Special Surgery/New York Presbyterian Hospital

英文版前言

————

多年来，因担任各种 AO 创伤与感染方面课程的讲师，我们有机会得以相互认识，并分享临床实践中的一些认知和理念。在 12 月一个飘雪的冬日，我们交流了感染对患者及患者家属的影响以及其产生的其他问题，但同时意识到，目前几乎没有任何文献，甚至没有专业的教科书，来阐述这些非常重要的理念。很少有书籍真正涉及此类问题，如有也是为感染病专家提供的参考书籍，或是由感染病学专家所著。没有任何一本书，能将感染病专家与外科医生临床工作中的实际需求真正相结合。

骨科治疗面临日益严峻的感染问题，且被严重忽视。此时，我们非常荣幸能与医学同行和专家们合作出版此书。包括微生物学家、骨科医生及感染病学专家在内的作者团队，均一直致力于感染治疗及研究。此书的出版，可提供处理这类问题所需的专业知识，同时也告诫大家如何预防此类问题的发生，两者同样重要。

很荣幸能得到各领域前辈的建议，并能邀请到众多专家加入到我们的工作中，他们为此书的出版做出了巨大的贡献。正是有赖于这些专家开拓性的工作，我们坚信此书能为读者提供治疗感染切实可行的方法。

日益增多的感染已成为大家关心的话题。我们关注到，AO 基金会近年来也大量增加了此类课程及其他形式的教育活动。我们非常荣幸，能成为新焦点问题的研究者。真诚希望各位医生、外科感染治疗研究领域的同行们能够分享此书。

Stephen L Kates

Olivier Borens

致　谢

━━━━━━━━

Principles of Orthopedic Infection Management 的成书及出版，离不开众多参与到此项工作中的学者和工作人员的支持，包括来自 AO 基金会的外科医生、各教育委员会及工作委员会的成员，为病例提供图片及文字说明的同行，以及参与医疗过程的所有人员、AO 创伤团队和 AO 教育委员会相关团队。在此表示衷心的感谢。

感谢大家对我们工作的支持，特别向以下人员致谢。

- Kodi Kojima 和其他来自 AO 教育委员会的成员。感谢其为医学教育和出版提供资源。

- 来自 AO 教育委员会的 Urs Rüetschi、Robin Greene 和 Michael Cunningham，感谢他们的指导和专业精神，为本书提供广泛的资源和人员协助。

- 各位来自世界各地的骨感染治疗领域的专家作者，感谢他们花费大量时间提供的病例及图片，还有那些未参与本书编纂，但仍在医学教育和培训领域默默提供支持的同行们。

- 感谢 David Helet、Peter Ochsner 和 Werner Zimmerli 为本书作序。

- 感谢出版经理 Carl Lau 和项目经理 Amber Parkinson 的支持。

- 感谢 Jecca Reichmuth、Tamara Aepli 和 Rolf Joray 进行的配图工作。

- 感谢 Tom Wirth 和 Roman Kellenberger 为本书排版、编辑和校对。

- 感谢 Mike Laws 和 Thomas Lopathka 提供专业知识。

- 最后，感谢家人在本书出版过程中给予的支持和鼓励。

Stephen L Kates

Olivier Borens

目　录

第1篇

原则

第 1 章 | 内植物相关生物膜

Kohei Nishitani, Karen de Mesy Bentley, John L Daiss

薛云 赵军 译

1. 概述

全髋关节置换（TJR），作为关节炎和其他严重关节疾病的治疗方法，临床应用稳步增长，极大地改善了全球数百万患者的日常活动和生活质量[1]。内植物相关感染虽罕见，但依然是 TJR 最可怕、最具破坏性的并发症，代价高昂[2-14]。患者除了被迫接受广泛的抗生素治疗、翻修手术，甚至在某些情况下不得不行关节融合术或截肢。此外，内植物相关骨科感染的费用，对于全世界医疗保健机构而言，经济负担巨大，高达数十亿美元[2]。

很多细菌可引起内植物相关感染，但主要是葡萄球菌，特别是与人类共栖的金黄色葡萄球菌和表皮葡萄球菌。治疗内植物相关感染的主要挑战在于诊断困难、抗生素耐药、易复发。这些特性主要取决于病原体在内植物表面的"生存方式"。通常认为，细菌是浮游生长，犹如在实验室培养基中。但其实大多数细菌（即便不是全部），通过基因编程，已转变为以生物膜方式生存繁殖。

本章介绍了生物膜的一些主要特征，包括生物膜是如何形成的，与宿主免疫反应的相互作用，以及生物膜细菌难以检测和治疗的原因所在。同时介绍了细菌的其他生存方式，它们可能是生物膜方式的替代或补充，并简要列举了处理此类生物膜感染的治疗策略。尽管很多细菌可以引起骨科内植物相关感染，某些生物膜中存在多种微生物，但骨科内植物相关感染中，最具挑战性的致病菌仍然是金黄色葡萄球菌及表皮葡萄球菌。

在手术标本中，生物膜通常难以鉴别。图 1-1a 为人工膝关节股骨假体组件金黄色葡萄球菌感染后骨水泥表面生物膜照片，为一有光泽、淡红色的区域。四氧化锇处理后，可变成黑色（图 1-1b）。图 1-1c~f 为扫描电镜照片，显示该生物膜与其余组件相关生物膜的特征，大量纤维蛋白丝上可见单个及成簇的球菌附着。

2. 生物膜的定义

细菌生物膜使我们对感染有了崭新的认识[15, 16]。事实上，生物膜一词在 1981 年首次提出[17]。直至 20 世纪 80 年代初，才有文献报道证实，细菌在多种医疗器械上可黏附生长，包括伤口缝线[18, 19]、起搏器[20, 21]、留置导管[22]和骨科内植物[23]。人们逐渐认识到，至少有 65% 的人体细菌感染与细菌生物膜有关，包括复发性肺部感染和糖尿病伤口[24]。此外，细菌生物膜是细菌在自然界水和土壤环境中的主要生存方式[24]。

William Costerton 博士在多年开创性研究的基础上，对生物膜进行了简明扼要的定义："自行分泌聚合物基质，并附着于惰性或活体表面的一个结构化的细菌群落[25]。"生物膜的形成是许多细菌间协同作用的结果，有时甚至是多种细菌间的协同作用。如前所述，基本上所有的细菌都能够形成生物膜，而且许多生物膜中可定殖多种细菌。有时，形成生物膜的原始菌，可为其他细菌的定殖创造所需条件，从而使生物膜发展成为更复杂的细菌群落。

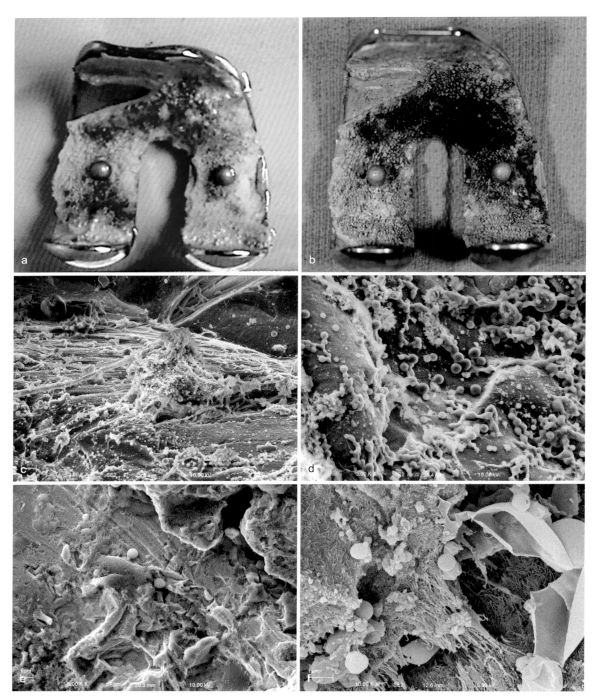

图 1-1a~f　患者体内取出的骨科植入假体上所观察到的生物膜。

患者体内取出的感染股骨假体组件，2.5% 戊二醛 /4.0% 多聚甲醛固定，扫描电镜观察。图 c~f 显示该生物膜与其他内植物相关生物膜的特征。

a. 假体背面的骨水泥（淡黄色）和生物膜（红棕色）。

b. 经 0.1% 四氧化锇染色后，显示覆盖于骨水泥表面的生物膜范围（黑色）。

c. 图 b 中的内植物，红色箭头所示为纤维蛋白网上定殖的金黄色葡萄球菌（×3 000）。

d. 图 b 中骨水泥表面定殖的金黄色葡萄球菌菌落（×5 000）。

e. 感染的胫骨假体表面球菌（箭头所示，×3 000）。

f. 高倍放大显示感染的髋骨内植物表面纤维蛋白，作为生物膜内金黄色葡萄球菌（箭头所示）的支架（×10 000）。

即使单一细菌生物膜中，处于不同区域的细菌，如生物膜顶层或底层，有时也会产生特征性改变，以产生结构化菌落，等同于高等生物的组织分化[26]（图 1.2）。

此类自行分泌的基质，通常被称为胞外聚合物（EPS），由亲水的、难溶解的生物聚合物组成。细菌产生和分泌大量的 EPS，以使其能在营养缺乏、水环境或脱水等特殊环境下存活。EPS 因其具有黏合性和凝聚特性，通常称为黏附层。许多EPS 是由糖类聚合而成，如 α-1,3-链葡萄糖聚合物，就是变形链球菌所致口腔常见生物膜，以胞外蔗糖为原料合成的。金黄色葡萄球菌及表皮葡萄球菌中，最主要的生物膜 EPS，是由 N-乙酰葡萄糖（PNAG）聚合而成。此种广泛存在的聚合物，含量因菌株不同而有很大的差异。

本章的"4.生物膜与内植物的相互影响"详细介绍了无活性异物在生物膜形成过程中的关键作用。通常认为，异物为生物膜感染的形成提供巢穴，大大减少了形成感染所需的细菌数量。生物膜也可在软组织中形成微小菌落，但临床上最难根除的生物膜则与内植物相关。

与常规实验室富培养基中细菌相对无限制的浮游生长相比，生物膜生存方式对细菌分裂的要求较高，但对于因环境变化或宿主反应而导致的威胁而言，则具有巨大的生存优势。此外，生物膜形成所需的必要条件，是通过复杂的遗传程序调控的，包括细胞代谢的变化和菌体间的协同作用。

3. 什么是生物膜

生物膜通常可视为静态的壁垒，细菌在那里可以寻求庇护，如同人们聚集在城堡里躲避入侵者一样。生物膜作为一个壁垒，据此可以躲避免疫系统及药物的攻击，比如中性粒细胞和抗生素。但此概念有一定的局限性。其实生物膜也是一个动态的群落，有自己的生命周期：黏附、聚集/成熟及扩散。此外，生物膜也是细菌的孵化器，其中至少有两种以上具有独特生存方式的细菌亚型，均可形成

持续的骨感染。

体外研究揭示，生物膜的形成是一个协同、多步骤的过程。通常可描述为：黏附、成熟及扩散[27-31]。单个细菌在感知某些环境变化（如固有免疫反答）后，开始合成胞内高水平的环二磷酸腺苷，改变基因表达，以利于生物膜形成[32, 33]。激活的基因可编码微生物表面组分，识别黏附基质分子（MSCRAMMs），介导细菌黏附于伤口部位大量存在的宿主蛋白，如胶原蛋白、纤维蛋白、玻连蛋白和纤维连接蛋白[34]。体外实验中，与人血浆涂于塑料表面形成的情况非常相似[35]。

在 MSCRAMMs 介导的黏附后，黏附的葡萄球菌通过激活 ICA 操纵子（编码一系列酶和膜蛋白），分裂并开始合成 PNAG。这些酶和膜蛋白聚合、转运并部分去乙酰化，进而增长聚合物链，其长度可达数千个糖单位。为促进 PNAG 的合成，细菌会降低与细胞分裂相关的功能，如蛋白质和DNA 的合成，增加精氨酸酶和尿素酶，从而动员产生所需的氮[36, 37]。在体外，许多金黄色葡萄球菌和表皮葡萄球菌菌株的 EPS 主要产生 PNAG。另一些菌株则主要分泌与生物膜相关的蛋白质。例如，牛金黄色葡萄球菌生物膜，具有丰富的生物膜相关蛋白和聚合 N-乙酰氨基葡萄糖；而表皮葡萄球菌内植物相关生物膜，具有丰富的累积相关蛋白。部分金黄色葡萄球菌生物膜，具有较高水平的SasG[38-40]。其他一些菌株，具有类似于真核细胞的凋亡过程，可分泌细胞外 DNA 和蛋白质[41, 42]。由此产生的这类基质，限制了免疫应答，尤其是中性粒细胞和巨噬细胞，并可能提高生物膜中细菌的耐药性[27, 28, 30, 37]。

许多研究人员已观察到，内源性核酸酶、蛋白酶和糖苷酶可在体外调节生物膜形成[43-46]。这些酶的确切作用尚不清楚，但应该并非仅是降解作用。例如，表皮葡萄球菌中表达的累积相关蛋白，必须经蛋白水解酶裂解，而后才能促进生物膜形成[47]。有报道称，分泌的蛋白酶实际上可视为菌种的竞争武器，争夺黏附位点[48-50]。根据这些研究结果，人们希望通过 EPS 降解酶，很容易

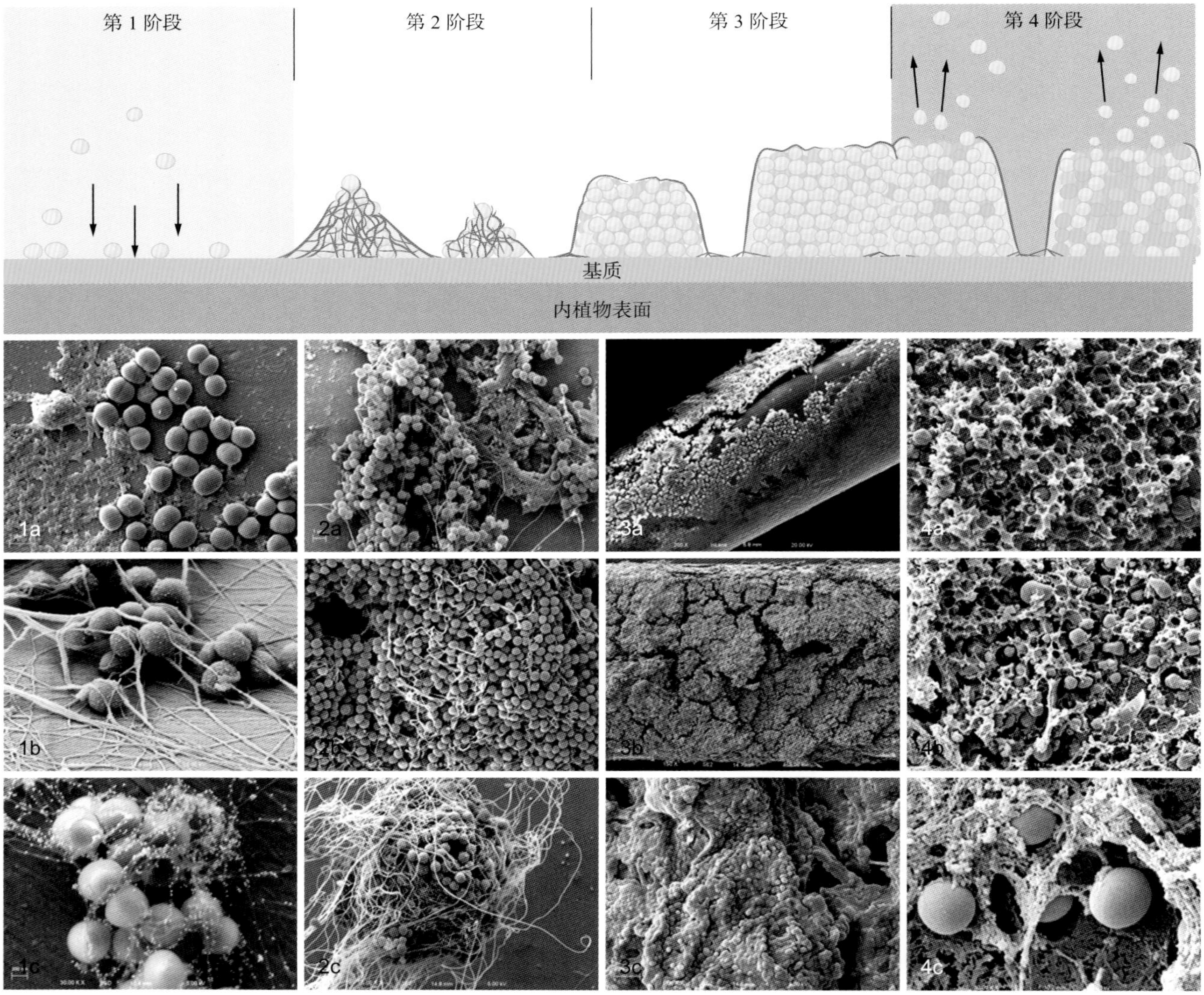

图 1-2　生物膜形成的不同阶段：模式图及与之相应的扫描电镜图像。生物膜的形成通常分为 3 或 4 个阶段：黏附、聚集 / 成熟和扩散。体内外实验模型获得了不同阶段生物膜的扫描电镜图像，以图解的方式进行描述。

1a. 金黄色葡萄球菌体外黏附实验为例，细菌在流室装置中孵育，并可在不锈钢丝表面不断循环（×10 000）。

1b. 在体外实验中，金黄色葡萄球菌利用纤维蛋白附着于钢丝表面（×20 000）。

1c. 在体外实验中，用免疫金标记抗纤维蛋白抗体，标识金黄色葡萄球菌（类似图 1b），并扫描电镜成像。长丝上的白色亮点（30 nm 金颗粒），即纤维蛋白（×30 000）。

2a~c. 体外实验中金黄色葡萄球菌的扫描电镜图像系列，显示细菌被纤维蛋白丝缠绕，形成更大的球菌簇，使其更紧密地附着于金属丝表面（×5 000）。

3a. 甲氧西林敏感的金黄色葡萄球菌菌株 UAMS-1 感染 14 天后，从小鼠胫骨内取出的骨圆针，其上均匀包覆成熟的生物膜（×200）。

3b. 金黄色葡萄球菌 UAMS-1 Δagr 菌株感染 14 天后，胫骨金属内植物上形成较厚的生物膜（×150）。缺失 agr 基因的金黄色葡萄球菌不能扩散，因此积聚形成了更厚的生物膜。

3c. 高倍扫描电镜下，缺乏 agr 基因的金黄色葡萄球菌（3b）形成的生物膜图像（注：UAMS-1 Δagr 金黄色葡萄球菌株由罗切斯特大学医学中心微生物学与免疫学实验室 Paul Dunman 博士惠赠）。

4a. 金黄色葡萄球菌 UAMS-1 留下的空陷窝，表明生物膜已完全成熟，细菌发生扩散（×5 000）。

4b. UAMS-1 Δagr 金黄色葡萄球菌不能扩散，仍存于基质中，几乎看不见清晰的空陷窝（×5 000）。

4c. 金黄色葡萄球菌 UAMS-1 感染 14 天后，胫骨内植物生物膜基质中包埋 4 个金黄色葡萄球菌（×30 000）。

地清除生物膜。但迄今为止，降解酶治疗方法尚未取得进展。考虑到生物膜的动态特性，这种想法可能过于简单[51]。

随着生物膜成熟，细菌持续分裂，局部营养成分变得有限，其启动了另两种生存策略。有些细菌发生了突变，大大降低了代谢需求[52, 53]，或转变为休眠体，处于抗生素持续耐药状态[54, 55]。另外有些细菌，为了对群体感应做出反应（在环境的应激下），通过分泌的自诱导肽，在累积的介导作用下，激活主调控基因和辅助基因调节器（agr），调控包括 α- 溶血素（Hla）及酚溶性调控蛋白在内的一系列分泌性毒力因子的表达[30, 37, 56-58]。agr 基因的激活，可启动生物膜分解，播散细菌，以扩展生物膜或便于细菌定殖于新物体表面[29, 30, 56, 57]。图 1-2 的模式图揭示了这些阶段，以及扫描电镜下体内、体外实验对应阶段的图像[59, 60]。

令人遗憾的是，对体内生物膜的特征了解较少。在内植物相关金黄色葡萄球菌感染的骨髓炎小鼠模型中，作者初步尝试描述扁平金属丝表面生物膜的演变过程[61]。此模型中，作者将一根金黄色葡萄球菌污染的扁平不锈钢钢丝，置入小鼠胫骨，保留数天或数周，然后将其取出，用扫描电镜观察。作者最初的目的是：

- 评估内植物表面生物膜的生长情况。
- 以扫描电镜作为主要手段，明确生物膜成熟时的结构特征。

上述体外模型的主要特征可能同样适用于体内，但需考虑其他的因素，如异物、固有免疫应答、高水平的血浆蛋白以及如 Fe^{2+} 等必需营养素的缺乏[62]。

尽管我们知道细菌会在钢丝周围增殖，但在第 1 天，钢丝上覆盖着中性粒细胞，并未观察到细菌（图 1-3a）。1 天后，软组织中大量的金黄色葡萄球菌可黏附至钢丝表面；或者纤维蛋白黏附形成的金黄色葡萄球菌簇，产生早期生物膜[63-65]，进而抵御中性粒细胞或逃避吞噬细胞的吞噬，定殖于钢丝表面[66-68]。无论如何，小鼠胫骨中存着大量的中性粒细胞，因此，体外模型中所描述的简单黏附步骤，

并不完全适用于体内。

到第 4 天，钢丝表面布满成簇的金黄色葡萄球菌，并总是与直径 0.02~0.1 μm 的纤维丝结合在一起（图 1-3b），这些纤维蛋白可能是由凝固酶或 vWbp 作用产生的（详见本章"4. 生物膜与内植物的相互影响"）。这种自身衍生的结构，是体内生物膜构成的基本组分，很可能是必不可少的，但体外模型中并没有观察到这一点。同样，生物膜中也可出现直径 7~10 μm 的细胞（可能为中性粒细胞）。第 7 天时（图 1-3c），金黄色葡萄球菌团簇表面覆盖一层无定型基质，可能就是体外模型中的 PNAG。最后，在第 14 天（图 1-3d），纤维丝组成膜结构上，清晰可见网孔样结构，与金黄色葡萄球菌寄居的陷窝大小完全相同，表明细菌此前曾定居于此网孔中，而后发生迁移。这可能与 agr 基因活化，以及扩散相关蛋白，如酚溶调控蛋白的表达有关[28, 30, 56, 57]。28 天后，通过扫描电镜在钢丝上很少观察到金黄色葡萄球菌，且在取出钢丝后菌落形成单位也不能恢复。然而，通过 RNA 测序可提取并检测到金黄色葡萄球菌 RNA，表明细菌在病灶中持续存在[54, 55]。

目前仍有许多悬而未决的问题。即使在 28 天后取出感染的内植物，内植物上很少有细菌菌落定殖，但胫骨细菌培养仍为阳性。如果内植物不是感染致病菌的唯一来源，那么细菌会在哪里？原细菌定殖的内植物是否会再次定殖？或去定殖的内植物表面不会再被污染？内植物表面循环的金黄色葡萄球菌，是否可有多种生存方式（如本章"5. 发病机制"所描述的一些其他方式）？

4. 生物膜与内植物的相互影响

可植入患者体内的内植物众多，包括可使用数十年的材料，如人工关节、心脏瓣膜，以及各种临时性置入材料，如静脉导管和留置导尿管等。外科医生普遍认为，内植物可显著增加感染风险。尤其是在危重患者或免疫功能受损的患者中，内植物导致医院获得性感染可高达 60%~70%[69]。脓肿与

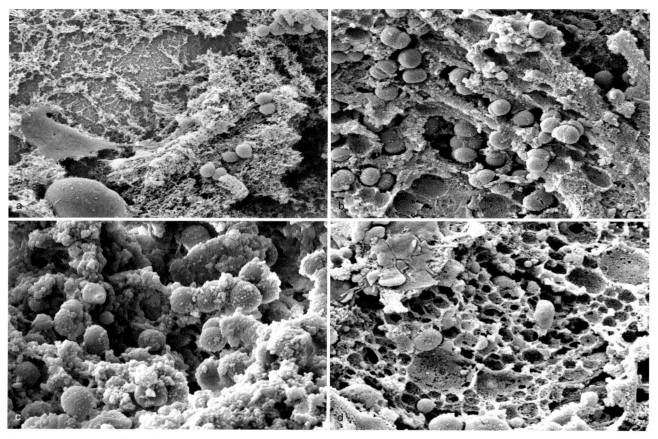

图 1-3a~d　小鼠胫骨内植物模型中生物膜发育不同阶段的表现。扫描电镜图片显示为 C57BL/6 小鼠体内，甲氧西林敏感金黄色葡萄球菌（SH1000）生物膜的成熟过程[75]。将接种了金黄色葡萄球菌的不锈钢丝，手术置入小鼠胫骨中，在特定时间点取出，扫描电镜观察。

a. 第 1 天，钢丝表面可观察到可能是宿主纤维蛋白形成的模糊结构（短绒状），金黄色葡萄球菌以单体或小簇状存在。值得注意的是，内植物表面各处均可见到宿主免疫细胞。

b. 第 4 天，金黄色葡萄球菌簇明显增大，被蜂窝状基质包绕。

c. 第 7 天，金黄色葡萄球菌嵌入生物膜基质或胞外聚合物中。

d. 第 14 天，钢丝表面上几乎看不到细菌，但可见许多与细菌胞体大小相似的浅凹陷。作者将这些凹陷称为"空陷窝"，此为细菌扩散前的寄居部位。14 天后，金黄色葡萄球菌生物膜形态基本无变化，表明生物膜的成熟是在 14 天或更短的时间内完成的。

手术缝线的关系紧密，20 世纪初，外科医生就已经意识到这一点。20 世纪 50 年代，有志愿者参与的人工感染实验，进一步证明了内植物感染的风险[70]。这项引人关注的研究表明，只要丝线上有 100 个球菌，就可导致化脓性感染，而无内植物时则需要 100 000 个球菌才会导致感染。如果怀疑感染与缝线、缝合钉或留置导管有关，内植物相对易于取出；但若存在深部内植物，其感染的诊断和治疗则复杂得多。

细菌导致内植物相关感染有多种途径。一类常见于手术部位暴露，导致直接的感染，此类感染多见于术后 30 天内。更多的则是另一类，内植物相关感染继发于其他邻近部位感染的蔓延，如血供不良患者的足部感染，或经菌血症播散，如血源性骨髓炎，后者是青春期前儿童急性骨髓炎和老年椎体骨髓炎的常见病因[71-73]。

如本章"3. 什么是生物膜"所述，内植物相关感染的最初阶段，细菌利用 MSCRAMMs 黏附于内植物表面的宿主蛋白。一旦细菌黏附于内植物表面，可通过分裂和浮游菌来增加细菌数量。

事实上，内植物表面可作为一安全的黏附点，有助于增加细菌量，同时可使附着的细菌，获取生物膜形成中起重要作用的宿主相关要素。例如，金黄色葡萄球菌可通过凝固酶和血管性血友病因子结合蛋白，将纤维蛋白原聚合为纤维蛋白，起到保护作用。细菌利用这些宿主原料，以及自身分泌的 EPS，在内植物表面构建生物膜基质。因此，内植物为细菌提供了 2 项基本要素：稳定的黏附点及原材料的获取。如图 1-3a 所示，球菌黏附于纤维性材料上，多为纤维蛋白。通常认为生物膜形成是慢性感染阶段的主要特征，可使致病菌耐受宿主免疫力和抗生素。然而，在人类感染中，急、慢性感染并无明确的界限。不同细菌菌株、初始细菌接种量和宿主免疫反应强度均会存在差异。临床上，如果感染在 3 周内治疗，则可保留内植物[74]。但在作者的小鼠模型中，金黄色葡萄球菌生物膜的形成，几乎在感染后立即启动，并在 7~14 天内成熟[75]。如果人体中生物膜的形成遵循同样的时间曲线，短短 2 周内即可形成一层坚固的生物膜，则有必要取出内植物。

应遵循感染预防比治疗更有效的原则。许多研究者致力于寻找具有抗感染作用的骨科内植物属性特征。不锈钢和钛合金是骨科内植物中最常见的金属材料。许多人认为，钛合金优越的抗感染性能，可抵消其高成本。不锈钢和钛质内植物间的差异，一直是人们关注的焦点。生物膜形成的初始阶段，关于细菌的黏附性，不同材料间的优劣仍有争议。Ha 等发现钛合金（Ti-6-4）比不锈钢（316SS）更易于黏附表皮葡萄球菌，而结核分枝杆菌则相反[76]。Gracia 等和 Koseki 等认为，钛合金和不锈钢对表皮葡萄球菌的黏附性并无差异[77, 78]。作者利用流式小室模型研究发现，在人血清中，金黄色葡萄球菌对不锈钢与钛克氏针的黏附性并无差异[79]。虽然内植物的金属成分在防止细菌黏附方面并无明显的优劣，但多篇文献[80, 81]及一项系统性综述[82]认为，内植物表面的粗糙度是一个重要因素。与表面相对粗糙的商品化纯钛或钛合金（Ti-6Al-7Nb）相比，电抛光纯钛或钛合金（Ti-6Al-7Nb）内植物模

型，对金黄色葡萄球菌的初始黏附力相对较小[80]。

尽管在初始黏附试验中，钛合金并无明显的优势，但其体内抗感染的优越性已被广泛认可。一项使用动态加压钢板进行的兔模型研究中，钛合金的感染率为 35%，还不到其他材质钢板感染率 75% 的一半[83]。对髓内钉也进行了类似的观察，不锈钢髓内钉感染率为 82%，钛髓内钉感染率为 59%[84]。近期的一篇综述中，Harris 等认为在体内、外试验中，软组织的黏附性存在差异：钛质内植物表面，软组织可紧密黏附，而不锈钢内植物表面常常形成纤维囊腔，腔内充满积液[85]。虽然这些研究表明，内植物间感染率或细菌负荷存在差异，但并没有提出细菌生物膜成熟的直接证据，还需要进一步的研究，以便更好地理解不同材料间生物膜形成的差异。

两项人体研究结果表明，钛合金较不锈钢可更好地抵抗细菌感染。Pieske 等报道了一项桡骨远端骨折应用外固定的随机对照试验，不锈钢组因严重的针眼感染（5%）和外固定针松动（10%），拆除外架率明显高于钛合金组（后者分别为 0%、5%）[86]。一项独立的足趾畸形外固定非随机对照试验研究中，Clauss 等报道，钛合金组畸形的复发率和疼痛发生率分别为 13% 和 22%，明显优于不锈钢组（分别为 39% 和 48%）。另外，生物膜研究表明，钛合金外固定针较不锈钢外固定针，具有更好的抗感染效果（$P < 0.05$）[87]。这两项临床试验都为经皮外固定，与不锈钢相比，钛合金的优越性并无明确定论。虽然，钛合金内植物增加了手术费用，但在诸如开放性骨折、足趾固定或免疫功能低下等感染高风险患者，使用钛合金内植物经皮固定对患者或许更为有利。

对内植物表面进行处理，以防止生物膜形成，已进行了广泛的研究。防止初期细菌黏附的措施包括：金属表面抛光[88]、TiO₂ 涂层[89, 90]及添加表面活性剂[91]。葡萄球菌自身蛋白，可促进细菌聚集，修饰宿主蛋白，如纤维蛋白原或纤维连接蛋白等，从而促进初始黏附及后续生物膜的形成。对抗细菌聚合体黏附的方法包括：用人血清白蛋白[92]、聚乙

二醇（PEG）[80]、羟基磷灰石[93]或壳聚糖[94]作为内植物涂层，这些方法在体外实验中已显示出某些优势。银离子（一种公认的抗菌剂）涂层内植物，如同碘涂层一样[97]，可减少细菌黏附[95, 96]。自 20 世纪 50 年代以来，学者们就一直在研究载抗生素的金属内植物，并已显示出一定的前景，但目前这些研究成果尚未商品化。

内植物及死骨表面有利于细菌生物膜形成，但活骨表面并非如此。在活骨骨内膜上，有大量的成骨细胞及破骨细胞，而在骨外膜上，有大量的骨膜细胞和成纤维细胞。一些研究者致力于宿主细胞在内植物表面的选择性生长。对内植物表面进行特定的钛或聚 L- 赖氨酸接枝聚乙二醇（PLLg-PEG）涂层，可促进宿主细胞黏附于内植物表面，进而抑制细菌黏附[85, 98]。虽然宿主细胞不能直接对抗细菌，但增加内植物表面的宿主细胞，可促进内植物表面早期软组织覆盖和（或）骨矿化，也可减少生物膜的形成。

5. 发病机制

急性炎性反应是宿主对细菌最初的主要反应，中性粒细胞快速募集至感染病灶部位。中性粒细胞是宿主抵抗细菌的第一道防线，遗传性或获得性中性粒细胞缺乏患者，容易发生频繁的危及生命的感染[99]。在感染的内植物表面，早期阶段即可见中性粒细胞（图 1-3a）。补体蛋白的激活，使细菌易于被吞噬细胞（包括浸润的中性粒细胞和固有的巨噬细胞等）吞噬。白细胞介素 -1（IL-1）、白细胞介素 -6（IL-6）和肿瘤坏死因子（TNF）等细胞因子，迅速释放并作为吞噬细胞的趋化因子及活化因子。宿主防御细菌的最初反应是固有免疫的一部分，由源自昆虫的古老机制进化而来[100]。固有免疫中，所有的免疫活性细胞通过 toll 样受体（TLR），来识别细菌作为"外来和危险的因子"的相关结构特征[101]。通过不同的 TLR，中性粒细胞可识别细菌的内毒素、肽聚糖、细胞 DNA 和其他病原体相关分子，例如 TLR9 可结合细菌 DNA，

TLR4 可识别内毒素[102]。

在急性炎性期，部分血清学指标可升高，特别是白细胞计数、C 反应蛋白、红细胞沉降率和降钙素原（PCT）。在局部，由于血管扩张和炎性细胞（主要是中性粒细胞）的趋化，通常可见炎症的 4 个典型特征：红、肿、热、痛。许多病例中，骨科内植物感染可导致骨髓炎。骨骼中的成骨细胞，同样可表达 TLR2、TLR4 及 TLR9，对细菌结构发生应答，以产生抗菌肽、趋化因子、炎症细胞因子以及核因子 κB 受体活化因子配体（RANKL）[103, 104]。在 RANKL 及其他促炎症因子的影响下，破骨细胞前体发育成熟为破骨细胞。破骨细胞也可分泌细胞因子和趋化因子，诱导其他前体细胞的趋化，促进破骨细胞生成[105, 106]。通过这些级联扩增反应，破骨细胞参与了骨髓炎中大量骨吸收的旁分泌或自分泌调节。细菌毒素本身也可通过直接影响骨细胞的产生、存活及活化，对破骨细胞产生强烈的刺激作用，或间接促进 RANKL 及其他破骨细胞形成因子的产生[107, 108]。此外，生物膜可直接调控各种宿主细胞诱导 RANKL 的产生，进而导致骨吸收[109]。骨吸收可引起内植物松动，在 X 线或 CT 上表现为一透亮线。内植物松动也是感染患者疼痛的一个主要原因。在典型的骨髓炎中，局部骨溶解后可形成骨包壳，后者系反应性新骨，环形包绕感染病灶和死骨块。在内植物相关感染的病例中，虽然不会出现经典的死骨及骨包壳，但仍可见骨吸收及反应性新骨形成。感染 10 天后即可形成死骨，但在感染后数周内，X 线片并不能发现死骨或硬化骨[110]。

慢性感染通常可持续数年，甚至数十年，药物及外科手术治疗往往无效。慢性感染期可引起更大范围的感染性骨损伤，需要更为积极的干预。广泛的抗生素治疗联合清创、灌洗，有时足以清除众多致病微生物。然而，一旦培养确定为金黄色葡萄球菌感染，全关节置换（TJR）术后感染患者标准的治疗方案，是两阶段翻修，其要点在于人工关节的取出及彻底清创，以及其后数周或数月的抗生素治疗[9, 74]。值得注意的是，30% 的患者从未达到翻

修的标准。约 70% 感染患者，进行了人工关节翻修，但再感染率可达 10%~20%。因此，金黄色葡萄球菌感染全关节置换患者，翻修总体失败率接近 50%。

有些再感染是由不同的致病微生物引起的，但多数复发性感染与初始感染细菌相同[111]。这种不寻常的持续感染，其物质基础是什么？众多文献表明，金黄色葡萄球菌感染可持续超过 60 年[112, 113]。除生物膜生存模式，我们也逐渐意识到葡萄球菌具有其他的"生存方式"。在临床病例及动物模型中，发现的生存模式包括：

- 微菌落。
- 脓肿。
- 胞内生存方式。
- 宿主保护性壁龛中的机会生存。

每一种机制都可能导致金黄色葡萄球菌的持续感染。慢性感染中，金黄色葡萄球菌的特定菌株可能会采用一种以上的生存方式。

很多情况下都可观察到微菌落，并常常与复发性感染相关。微菌落尚无明确定义，常表现为软组织相关的生物膜小片，多与软组织的复发性感染有关[114, 115]。小鼠慢性骨髓炎的模型中，可见到微菌落的形成[116]。目前人们对微菌落的形成和稳定性知之甚少。虽然我们在骨髓炎模型中并未观察到微菌落，但这些微菌落作为潜在的致病菌来源，已被实验室及临床验证，故仍将微菌落纳入这部分进行讨论。

金黄色葡萄球菌脓肿，可调控宿主的固有免疫反应，构成短期庇护所，并成为感染复发的来源[117]。脓肿形成包括感染周围的纤维蛋白沉积带。然而，金黄色葡萄球菌已进化形成了一些手段，可调控正常宿主防御反应，有助于延长慢性感染的持续时间。Schneewind 等采用小鼠菌血症模型，导致多器官脓肿，并进一步描述了脓肿形成及再发的四个阶段[117]。

脓肿的"生命周期"约为 1 个月，几乎没有证据表明初次感染介导的免疫反应，对再次感染有任何保护作用[118, 119]。因此，脓肿的反复形成，可能

是慢性感染长期持续存在的原因。

作者的实验室团队进一步研究了选择性抗体对于免疫干预的影响，特别是关于内植物相关金黄色葡萄球菌性骨髓炎进展及持续时间方面。免疫球蛋白 G 抗体（IgG）可阻断双功能细胞壁修饰自溶酶的活性，降低骨髓中脓肿形成的数量，并使巨噬细胞能够进入到脓腔内[79]。

虽然金黄色葡萄球菌通常被视为是一种胞外致病菌，但也可在宿主细胞内以小菌落变异体（SCVs）的形式持续存在[120]。基于大量观察发现，金黄色葡萄球菌胞内生存方式，可能是因非专职吞噬细胞的胞内化所致，如角蛋白细胞、上皮细胞和成骨细胞等[121-124]。体外试验中，这种胞内化常导致宿主细胞死亡或凋亡[125, 126]。但某些情况下，宿主细胞可被金黄色葡萄球菌 SCVs 感染后共存[127]。SCVs 具有以下特征：维生素 K3 或氯高铁血红素的摄取变异、FnBpA 表达增加、*agr* 和 Hla 的表达降低、体外呈非溶性（无 Hla）、无色（无葡萄球菌黄素）的独特小菌落。假定胞内 SCVs 是长期持续感染的另一个潜在来源，那么这些相关变化是为了适应胞内生存方式。临床观察发现，慢性骨髓炎患者可培养出 SCVs，这极大地增强了人们对 SCVs 的研究兴趣[116, 128]。

另有报道称，在成骨细胞内也发现了金黄色葡萄球菌[116]，但到目前为止，没有迹象表明这种感染是普遍存在的。笔者利用胫骨穿针模型，检测了大量的慢性感染病灶，迄今尚未在存活的成骨细胞或其他任何细胞中，检测到金黄色葡萄球菌。

金黄色葡萄球菌可在宿主保护性壁龛中存活。随急性感染进展，感染区域骨溶解，周围新骨形成，形成骨包壳，包绕并隔离致病菌。无活力的骨块称为死骨。骨包壳和死骨形成是人类骨髓炎的特征性表现。理论上，死骨可作为金黄色葡萄球菌长期存活的来源[112]。事实上，近期透射电镜死骨观察发现，死骨存在小而狭长的裂缝，称为"微裂缝"，其内有金黄色葡萄球菌存活。细胞分裂隔膜丰富，表明细菌存活且正在分裂。一项相关实验意外发现，骨小管中存在金黄色葡萄球菌。骨小管为

直径 0.2~0.5 μm 的管道，是骨表面与骨皮质中骨细胞间的连接通道（图 1-4）。骨小管中的金黄色葡萄球菌，通过溶解局部骨质获得胶原蛋白，并消耗局部残留的骨细胞，而获得无限期存活。

人类对自然感染的获得性免疫应答能力较差，增加了金黄色葡萄球菌不同生存模式的存活概率，

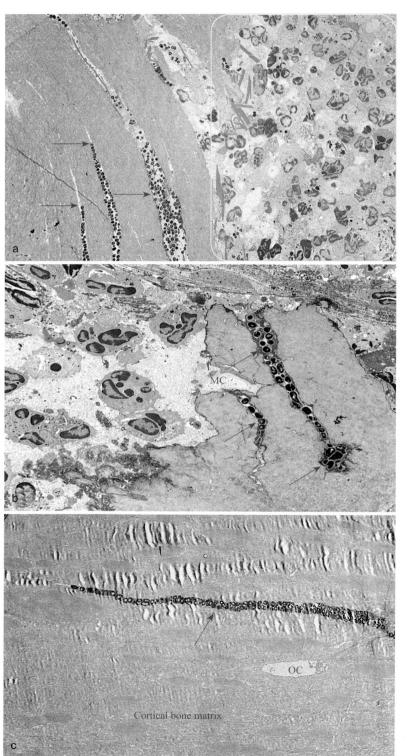

图 1-4a~c　金黄色葡萄球菌侵入骨小管和手术造成的微裂缝。

a. 骨质中的金黄色葡萄球菌（箭头），大片死亡的中性粒细胞（黄框内）。

b. 金黄色葡萄球菌（箭头）侵入手术钻孔引起的微裂缝（MC）中，微裂缝周围可见数个死亡的中性粒细胞（N）。

c. 金黄色葡萄球菌（箭头）侵入骨皮质和邻近骨细胞（OC）骨小管[137]。

以及慢性感染、复发性感染的发生频率。上述每一种慢性感染模式，均可为金黄色葡萄球菌提供一定时间的庇护，然后根据需要进行改良或转化为另一种生存模式。生物膜及微菌落，活力较强，可在数周甚至数天内，完成黏附、成熟和扩散这一完整的周期。同样，脓肿 1 个月左右就会复发。如成骨细胞内的 SCVs 无限期稳定，当宿主细胞出现变化时，需寻找新的宿主细胞。死骨中的金黄色葡萄球菌，消耗局部的营养供应，并需某种机制以逃逸并再感染。事实上，长期潜在感染源间的相互转化，已引起抗生素研发人员的注意，希望能找到新的、有价值的干预点[129-136]。

6. 总结

• 内植物相关感染中，外科医生面临的最大挑战，是细菌生物膜的形成。

• 尽管生物膜对人类来说是一全新的概念，但却是所有细菌传统的生存模式。

• 在体外实验中，生物膜是基因编程及细菌间协作的产物，可在有生命或无生命的物质表面，构建一种自分泌的胞外聚合物基质。

• 在体内，生物膜是由细菌和宿主组分构成的嵌合体基质。

• 生物膜具有耐药性，并可抵抗宿主免疫反应，细菌可从中获益。

• 生物膜并非静态的壁垒，而是动态的孵化器，大量产生快速生长、毒力强的致病菌，并可扩散至新的物体表面，还可产生生长缓慢的耐药菌株。

• 人工关节假体、钢板、髓内钉、螺钉及缝线等内植物，都是非常好的异物，损害宿主，有利于细菌局部生长。

• 生物膜有调控宿主免疫反应的能力，故免疫反应对金黄色葡萄球菌生物膜感染不是非常有效。

• 金黄色葡萄球菌具有更多的保护性生存模式，其与生物膜的相互作用尚不清楚，因此治疗金黄色葡萄球菌慢性感染变得更加困难。

• 对内植物表面进行处理，以及对生物膜生存周期每一阶段的干预，都是治疗领域的积极探索。

参考文献

1. **Kurtz S, Ong K, Lau E, et al.** Projections of primary and revision hip and knee arthroplasty in the United States from 2005 to 2030. *J Bone Joint Surg Am.* 2007 Apr;89(4):780–785.

2. **Darouiche RO.** Treatment of infections associated with surgical implants. *N Engl J Med.* 2004 Apr 1;350(14):1422–1429.

3. **Haenle M, Skripitz C, Mittelmeier W, et al.** Economic impact of infected total knee arthroplasty. *ScientificWorldJournal.* 2012;2012:196515.

4. **Kurtz SM, Lau E, Schmier J, et al.** Infection burden for hip and knee arthroplasty in the United States. *J Arthroplasty.* 2008 Oct;23(7):984–991.

5. **Kurtz SM, Lau E, Watson H, et al.** Economic burden of periprosthetic joint infection in the United States. *J Arthroplasty.* 2012 Sep;27(8 Suppl):61–65 e61.

6. **Kurtz SM, Ong KL, Schmier J, et al.** Future clinical and economic impact of revision total hip and knee arthroplasty. *J Bone Joint Surg Am.* 2007 Oct;89 Suppl 3:144–151.

7. **Murray CK, Hsu JR, Solomkin JS, et al.** Prevention and management of infections associated with combatrelated extremity injuries. *J Trauma.* 2008 Mar;64(3 Suppl):S239–251.

8. **Ong KL, Kurtz SM, Lau E, et al.** Prosthetic joint infection risk after total hip arthroplasty in the Medicare population. *J Arthroplasty.* 2009 Sep;24(6 Suppl):105–109.

9. **Parvizi J, Azzam K, Ghanem E, et al.** Periprosthetic infection due to resistant staphylococci: serious problems on the horizon. *Clin Orthop Relat Res.* 2009 Jul;467(7):1732–1739.

10. **Parvizi J, Zmistowski B, Berbari EF, et al.** New definition for periprosthetic joint infection: from the Workgroup of the Musculoskeletal Infection Society. *Clin Orthop Relat Res.* 2011 Nov;469(11):2992–2994.

11. **Pulido L, Ghanem E, Joshi A, et al.** Periprosthetic joint infection: the incidence, timing, and predisposing factors. *Clin Orthop Relat Res.* 2008 Jul;466(7):1710–1715.

12. **Stoodley P, Ehrlich GD, Sedghizadeh PP, et al.** Orthopaedic biofilm infections. *Curr Orthop Pract.* 2011 Nov;22(6):558–563.

13. **Toms AD, Davidson D, Masri BA, et al.** The management of peri-prosthetic infection in total joint arthroplasty. *J Bone Joint Surg Br.* 2006 Feb;88(2):149–155.

14. **Walls R J, Roche SJ, O'Rourke A, et al.** Surgical site infection with methicillin-resistant Staphylococcus aureus after primary total hip replacement. *J Bone Joint Surg Br.* 2008 Mar;90(3):292–298.

15. **Costerton JW, Geesey GG, Cheng K J.** How bacteria stick. *Sci Am.* 1978 Jan;238(1):86–95.

16. **Zobell CE.** The Effect of Solid Surfaces upon Bacterial Activity. *J Bacteriol.* 1943 Jul;46(1):39–56.

17. **McCoy WF, Bryers JD, Robbins J, et al.** Observations of fouling biofilm formation.

Can J Microbiol. 1981 Sep;27(9):910–917.

18. **Sugarman B, Musher D.** Adherence of bacteria to suture materials. *Proc Soc Exp Biol Med.* 1980;167(2):156–160.

19. **Edmiston CE, Jr., Krepel CJ, Marks RM, et al.** Microbiology of explanted suture segments from infected and noninfected surgical patients. *J Clin Microbiol.* 2013 Feb;51(2):417–421.

20. **Jara FM, Toledo-Pereyra L, Lewis JW, Jr., et al.** The infected pacemaker pocket. *J Thorac Cardiovasc Surg.* 1979 Aug;78(2):298–300.

21. **Choo MH, Holmes DR, Jr., Gersh BJ, et al.** Permanent pacemaker infections: characterization and management. *Am J Cardiol.* 1981 Sep;48(3):559–564.

22. **Nickel JC, Ruseska I, Wright JB, et al.** Tobramycin resistance of Pseudomonas aeruginosa cells growing as a biofilm on urinary catheter material. *Antimicrob Agents Chemother.* 1985 Apr;27(4):619–624.

23. **Gristina A, Costerton JW.** Bacteria-laden biofilms: a hazard to orthopedic prostheses. *Infect Surg.* 1984;3:655–662.

24. **Costerton JW.** Cystic fibrosis pathogenesis and the role of biofilms in persistent infection. *Trends Microbiol.* 2001 Feb;9(2):50–52.

25. **Costerton JW, Stewart PS, Greenberg EP.** Bacterial biofilms: a common cause of persistent infections. *Science.* 1999 May 21;284(5418):1318–1322.

26. **Moormeier DE, Bose JL, Horswill AR, et al.** Temporal and stochastic control of Staphylococcus aureus biofilm development. *MBio.* 2014;5(5):e01341–01314.

27. **Archer NK, Mazaitis MJ, Costerton JW, et al.** Staphylococcus aureus biofilms: properties, regulation, and roles in human disease. *Virulence.* 2011 Sep-Oct;2(5):445–459.

28. **Joo HS, Otto M.** Molecular basis of in vivo biofilm formation by bacterial pathogens. *Chem Biol.* 2012 Dec 21;19(12):1503–1513.

29. **Karatan E, Watnick P.** Signals, regulatory networks, and materials that build and break bacterial biofilms. *Microbiol Mol Biol Rev.* 2009 Jun;73(2):310–347.

30. **Otto M.** Staphylococcal infections: mechanisms of biofilm maturation and detachment as critical determinants of pathogenicity. *Annu Rev Med.* 2013;64:175–188.

31. **Arciola CR, Campoccia D, Speziale P, et al.** Biofilm formation in Staphylococcus implant infections. *A review of molecular mechanisms and implications for biofilm-resistant materials. Biomaterials.* 2012

Sep;33(26):5967–5982.

32. **Corrigan RM, Abbott JC, Burhenne H, et al.** c-di-A M P is a new second messenger in Staphylococcus aureus with a role in controlling cell size and envelope stress. *PLoS Pathog.* 2011 Sep;7(9):e1002217.

33. **Valle J, Solano C, Garcia B, et al.** Biofilm switch and immune response determinants at early stages of infection. *Trends Microbiol.* 2013 Aug;21(8):364–371.

34. **Foster TJ, Geoghegan JA, Ganesh VK, et al.** Adhesion, invasion and evasion: the many functions of the surface proteins of Staphylococcus aureus. *Nat Rev Microbiol.* 2014 Jan;12(1):49–62.

35. **Kwasny SM, Opperman TJ.** Static biofilm cultures of Gram-positive pathogens grown in a microtiter format used for anti-biofilm drug discovery. *Curr Protoc Pharmacol.* 2010 Sep;Chapter 13:Unit 13A 8.

36. **Beenken KE, Dunman PM, McAleese F, et al.** Global gene expression in Staphylococcus aureus biofilms. *J Bacteriol.* 2004 Jul;186(14):4665–4684.

37. **Otto M.** Staphylococcal biofilms. *Curr Top Microbiol Immunol.* 2008;322:207–228.

38. **Geoghegan JA, Corrigan RM, Gruszka DT, et al.** Role of surface protein SasG in biofilm formation by Staphylococcus aureus. *J Bacteriol.* 2010 Nov;192(21):5663–5673.

39. **Gruszka DT, Wojdyla JA, Bingham R J, et al.** Staphylococcal biofilm-forming protein has a contiguous rod-like structure. *Proc Natl Acad Sci U S A.* 2012 Apr 24;109(17):E1011–1018.

40. **Rohde H, Burandt EC, Siemssen N, et al.** Polysaccharide intercellular adhesin or protein factors in biofilm accumulation of Staphylococcus epidermidis and Staphylococcus aureus isolated from prosthetic hip and knee joint infections. *Biomaterials.* 2007 Mar;28(9):1711–1720.

41. **Bayles KW.** The biological role of death and lysis in biofilm development. *Nat Rev Microbiol.* 2007 Sep;5(9):721–726.

42. **Sadykov MR, Bayles KW.** The control of death and lysis in staphylococcal biofilms: a coordination of physiological signals. *Curr Opin Microbiol.* 2012 Apr;15(2):211–215.

43. **Beenken KE, Spencer H, Griffin LM, et al.** Impact of extracellular nuclease production on the biofilm phenotype of Staphylococcus aureus under in vitro and in vivo conditions. *Infect Immun.* 2012 May;80(5):1634–1638.

44. **Cassat JE, Hammer ND, Campbell JP, et al.** A secreted bacterial protease tailors the Staphylococcus aureus virulence repertoire to modulate bone remodeling during osteomyelitis. *Cell Host Microbe.* 2013 Jun

12;13(6):759–772.

45. **Chen C, Krishnan V, Macon K, et al.** Secreted proteases control autolysin-mediated biofilm growth of Staphylococcus aureus. *J Biol Chem.* 2013 Oct 11;288(41):29440–29452.

46. **Mootz JM, Malone CL, Shaw LN, et al.** Staphopains modulate Staphylococcus aureus biofilm integrity. *Infect Immun.* 2013 Sep;81(9):3227–3238.

47. **Rohde H, Burdelski C, Bartscht K, et al.** Induction of Staphylococcus epidermidis biofilm formation via proteolytic processing of the accumulation-associated protein by staphylococcal and host proteases. *Mol Microbiol.* 2005 Mar;55(6):1883–1895.

48. **Iwase T, Uehara Y, Shinji H, et al.** Staphylococcus epidermidis Esp inhibits Staphylococcus aureus biofilm formation and nasal colonization. *Nature.* 2010 May 20;465(7296):346–349.

49. **Sugimoto S, Iwamoto T, Takada K, et al.** Staphylococcus epidermidis Esp degrades specific proteins associated with Staphylococcus aureus biofilm formation and host-pathogen interaction. *J Bacteriol.* 2013 Apr;195(8):1645–1655.

50. **Park JH, Lee JH, Cho MH, et al.** Acceleration of protease effect on Staphylococcus aureus biofilm dispersal. *FEMS Microbiol Lett.* 2012 Oct;335(1):31–38.

51. **Chen M, Yu Q, Sun H.** Novel strategies for the prevention and treatment of biofilm related infections. *Int J Mol Sci.* 2013;14(9):18488–18501.

52. **Savage VJ, Chopra I, O'Neill AJ.** Population diversification in Staphylococcus aureus biofilms may promote dissemination and persistence. *PLoS One.* 2013;8(4):e62513.

53. **Singh R, Ray P, Das A, et al.** Role of persisters and small-colony variants in antibiotic resistance of planktonic and biofilm-associated Staphylococcus aureus: an in vitro study. *J Med Microbiol.* 2009 Aug;58(Pt 8):1067–1073.

54. **Conlon BP.** Staphylococcus aureus chronic and relapsing infections: Evidence of a role for persister cells: An investigation of persister cells, their formation and their role in S aureus disease. *Bioessays.* 2014 Oct;36(10):991–996.

55. **Prax M, Bertram R.** Metabolic aspects of bacterial persisters. *Front Cell Infect Microbiol.* 2014 Oct 22;4:148.

56. **Boles BR, Horswill AR.** Agr-mediated dispersal of Staphylococcus aureus biofilms. *PLoS Pathog.* 2008 Apr 25;4(4):e1000052

57. **Boles BR, Horswill AR.** Staphylococcal biofilm disassembly. *Trends Microbiol.* 2011 Sep;19(9):449–455.

58. **Periasamy S, Joo HS, Duong AC, et al.** How Staphylococcus aureus biofilms develop their characteristic structure. *Proc Natl Acad Sci U S A.* 2012 Jan 24;109(4):1281–1286.

59. **Bjarnsholt T, Alhede M, Alhede M, et al.** The in vivo biofilm. *Trends Microbiol.* 2013 Sep;21(9):466–474.

60. **Stoodley P, Nistico L, Johnson S, et al.** Direct demonstration of viable Staphylococcus aureus biofilms in an infected total joint arthroplasty. A case report. *J Bone Joint Surg Am.* 2008 Aug;90(8):1751–1758.

61. **Li D, Gromov K, Soballe K, et al.** Quantitative mouse model of implant-associated osteomyelitis and the kinetics of microbial growth, osteolysis, and humoral immunity. *J Orthop Res.* 2008 Jan;26(1):96–105.

62. **Lin MH, Shu JC, Huang HY, et al.** Involvement of iron in biofilm formation by Staphylococcus aureus. *PLoS One.* 2012;7(3):e34388.

63. **McAdow M, DeDent AC, Emolo C, et al.** Coagulases as determinants of protective immune responses against Staphylococcus aureus. *Infect Immun.* 2012 Oct;80(10):3389–3398.

64. **McAdow M, Kim HK, Dedent AC, et al.** Preventing Staphylococcus aureus sepsis through the inhibition of its agglutination in blood. *PLoS Pathog.* 2011 Oct;7(10):e1002307.

65. **McAdow M, Missiakas DM, Schneewind O.** Staphylococcus aureus secretes coagulase and von Willebrand factor binding protein to modify the coagulation cascade and establish host infections. *J Innate Immun.* 2012;4(2):141–148.

66. **DuMont AL, Yoong P, Surewaard BG, et al.** Staphylococcus aureus elaborates leukocidin A B to mediate escape from within human neutrophils. *Infect Immun.* 2013 May;81(5):1830–1841.

67. **Kim HK, Thammavongsa V, Schneewind O, et al.** Recurrent infections and immune evasion strategies of Staphylococcus aureus. *Curr Opin Microbiol.* 2012 Feb;15(1):92–99.

68. **Kubica M, Guzik K, Koziel J, et al.** A potential new pathway for Staphylococcus aureus dissemination: the silent survival of S aureus phagocytosed by human monocyte derived macrophages. *PLoS One.* 2008;3(1):e1409.

69. **Veerachamy S, Yarlagadda T, Manivasagam G, et al.** Bacterial adherence and biofilm formation on medical implants: a review. *Proc Inst Mech Eng H.* 2014 Oct;228(10):1083–1099.

70. **Elek SD.** Experimental staphylococcal infections in the skin of man. *Ann N Y Acad Sci.* 1956 Aug 31;65(3):85–90.

71. **Lew DP, Waldvogel FA.** Osteomyelitis. *Lancet.* 2004 Jul 24-30;364(9431):369–379.

72. **Peltola H, Paakkonen M.** Acute osteomyelitis in children. *N Engl J Med.* 2014 Jan 23;370(4):352–360.

73. **Zimmerli W.** Clinical practice. Vertebral osteomyelitis. *N Engl J Med.* 2010 Mar 18;362(11):1022–1029.

74. **Del Pozo JL, Patel R.** Clinical practice. Infection associated with prosthetic joints. *N Engl J Med.* 2009 Aug 20;361(8):787–794.

75. **Nishitani K, Sutipornpalangkul W, de Mesy Bentley KL, et al.** Quantifying the natural history of biofilm formation in vivo during the establishment of chronic implant-associated Staphlyococcus aureus osteomyelitis in mice to identify critical pathogen and host factors. *J Orthop Res.* 2015 Mar 26.

76. **Ha KY, Chung YG, Ryoo SJ.** Adherence and biofilm formation of Staphylococcus epidermidis and Mycobacterium tuberculosis on various spinal implants. *Spine.* 2005 Jan 1;30(1):38–43.

77. **Gracia E, Fernandez A, Conchello P, et al.** Adherence of Staphylococcus aureus slime-producing strain variants to biomaterials used in orthopaedic surgery. *Int Orthop.* 1997;21(1):46–51.

78. **Koseki H, Yonekura A, Shida T, et al.** Early staphylococcal biofilm formation on solid orthopaedic implant materials: in vitro study. *PLoS One.* 2014;9(10):e107588.

79. **Varrone JJ, de Mesy Bentley KL, Bello-Irizarry SN, et al.** Passive Immunization with Anti- Glucosaminidase Monoclonal Antibodies Protects Mice from Implant-Associated Osteomyelitis by Mediating Opsonophagocytosis of Staphylococcus aureus Megaclusters. *J Orthop Res.* 2014 Oct;32(10):1389–1396.

80. **Harris LG, Meredith DO, Eschbach L, et al.** Staphylococcus aureus adhesion to standard micro-rough and electropolished implant materials. *J Mater Sci Mater Med.* 2007 Jun;18(6):1151–1156.

81. **Schmidlin PR, Muller P, Attin T, et al.** Polyspecies biofilm formation on implant surfaces with different surface characteristics. *J Appl Oral Sci.* 2013 Jan-Feb;21(1):48–55.

82. **Teughels W, Van Assche N, Sliepen I, et al.** Effect of material characteristics and/or surface topography on biofilm development. *Clin Oral Implants Res.* 2006 Oct;17 Suppl 2:68–81.

83. **Arens S, Schlegel U, Printzen G, et al.** Influence of materials for fixation implants on local infection. An experimental study of steel versus titanium DCP in rabbits. *J Bone Joint Surg Br.* 1996 Jul;78(4):647–651.

84. **Schlegel U, Perren SM.** Surgical aspects of infection involving osteosynthesis implants: implant design and resistance to local infection. *Injury.* 2006 May;37 Suppl 2:S67–73.

85. **Harris LG, Richards RG.** Staphylococci and implant surfaces: a review. *Injury.* 2006 May;37 Suppl 2:S3–14.

86. **Pieske O, Geleng P, Zaspel J, et al.** Titanium alloy pins versus stainless steel pins in external fixation at the wrist: a randomized prospective study. *J Trauma.* 2008 May;64(5):1275–1280.

87. **Clauss M, Graf S, Gersbach S, et al.** Material and biofilm load of K wires in toe surgery: titanium versus stainless steel. *Clin Orthop Relat Res.* 2013 Jul;471(7):2312–2317.

88. **Meredith DO, Eschbach L, Wood MA, et al.** Human fibroblast reactions to standard and electropolished titanium and Ti-6Al-7Nb, and electropolished stainless steel. *J Biomed Mater Res A.* 2005 Dec 1;75(3):541–555.

89. **Petrini P, Arciola CR, Pezzali I, et al.** Antibacterial activity of zinc modified titanium oxide surface. *Int J Artif Organs.* 2006 Apr;29(4):434–442.

90. **Wu Y, Yu J, Liu HM, et al.** One-dimensional TiO2 nanomaterials: preparation and catalytic applications. *J Nanosci Nanotechnol.* 2010 Oct;10(10):6707–6719.

91. **Singh P, Cameotra SS.** Potential applications of microbial surfactants in biomedical sciences. *Trends Biotechnol.* 2004 Mar;22(3):142–146.

92. **Kinnari TJ, Peltonen LI, Kuusela P, et al.** Bacterial adherence to titanium surface coated with human serum albumin. *Otol Neurotol.* 2005 May;26(3):380–384.

93. **Arciola CR, Montanaro L, Moroni A, et al.** Hydroxyapatite-coated orthopaedic screws as infection resistant materials: in vitro study. *Biomaterials.* 1999 Feb;20(4):323–327.

94. **Di Martino A, Sittinger M, Risbud MV.** Chitosan: a versatile biopolymer for orthopaedic tissue-engineering. *Biomaterials.* 2005 Oct;26(30):5983–5990.

95. **Alt V, Bechert T, Steinrucke P, et al.** An in vitro assessment of the antibacterial properties and cytotoxicity of nanoparticulate silver bone cement. *Biomaterials.* 2004 Aug;25(18):4383–4391.

96. **Bosetti M, Masse A, Tobin E, et al.** Silver coated materials for external fixation devices: in vitro biocompatibility and genotoxicity. *Biomaterials.* 2002 Feb;23(3):887–892.

97. **Shirai T, Tsuchiya H, Nishida H, et al.** Antimicrobial megaprostheses supported with iodine. *J Biomater Appl.* 2014 Oct;29(4):617–623.

98. **Cochis A, Azzimonti B, Della Valle C, et al.** Biofilm formation on titanium implants counteracted by grafting gallium and silver ions. *J Biomed Mater Res A.* 2015 Mar;103(3):1176–1187.

99. **Dinauer MC.** Disorders of neutrophil function: an overview. *Methods Mol Biol.* 2007;412:489–504.

100. **Kang D, Liu G, Lundstrom A, et al.** A peptidoglycan recognition protein in innate immunity conserved from insects to humans. *Proc Natl Acad Sci U S A.* 1998 Aug 18;95(17):10078–10082.

101. **Hänsch GM.** Host defence against bacterial biofilms: "Mission impossible"? *ISR N Immunology.* 2012;2012:1.

102. **Hirschfeld J.** Dynamic interactions of neutrophils and biofilms. *J Oral Microbiol.* 2014;6:26102.

103. **Amcheslavsky A, Hemmi H, Akira S, et al.** Differential contribution of osteoclast- and osteoblast-lineage cells to CpG-oligodeoxynucleotide (CpG-ODN) modulation of osteoclastogenesis. *J Bone Miner Res.* 2005 Sep;20(9):1692–1699.

104. **Varoga D, Wruck CJ, Tohidnezhad M, et al.** Osteoblasts participate in the innate immunity of the bone by producing human beta defensin-3. *Histochem Cell Biol.* 2009 Feb;131(2):207–218.

105. **O'Keefe R J, Teot LA, Singh D, et al.** Osteoclasts constitutively express regulators of bone resorption: an immunohistochemical and in situ hybridization study. *Lab Invest.* 1997 Apr;76(4):457–465.

106. **Yu X, Huang Y, Collin-Osdoby P, et al.** CCR1 chemokines promote the chemotactic recruitment, R A N K L development, and motility of osteoclasts and are induced by inflammatory cytokines in osteoblasts. *J Bone Miner Res.* 2004 Dec;19(12):2065–2077.

107. **Montonen M, Li TF, Lukinmaa PL, et al.** R A N K L and cathepsin K in diffuse sclerosing osteomyelitis of the mandible. *J Oral Pathol Med.* 2006 Nov;35(10):620–625.

108. **Puzas JE, Hicks DG, Reynolds SD, et al.** Regulation of osteoclastic activity in infection. *Methods Enzymol.* 1994;236:47–58.

109. **Sanchez CJ, Jr., Ward CL, Romano DR, et al.** Staphylococcus aureus biofilms decrease osteoblast viability, inhibits osteogenic differentiation, and increases bone resorption in vitro. *BMC Musculoskelet Disord.* 2013;14:187.

110. **Pineda C, Espinosa R, Pena A.** Radiographic imaging in osteomyelitis: the role of plain radiography, computed tomography, ultrasonography, magnetic resonance imaging, and scintigraphy. *Semin Plast Surg.* 2009 May;23(2):80–89.

111. **Huang SS, Diekema DJ, Warren DK, et al.** Strain-relatedness of methicillin-resistant Staphylococcus aureus isolates recovered from patients with repeated infection. *Clin Infect Dis.* 2008 Apr 15;46(8):1241–1247.

112. **Ciampolini J, Harding KG.** Pathophysiology of chronic bacterial osteomyelitis. Why do antibiotics fail so often? *Postgrad Med J.* 2000 Aug;76(898):479–483.

113. **Libraty DH, Patkar C, Torres B.** Staphylococcus aureus reactivation osteomyelitis after 75 years. *N Engl J Med.* 2012 Feb 2;366(5):481–482.

114. **Alasil SM, Omar R, Ismail S, et al.** Evidence of Bacterial Biofilms among Infected and Hypertrophied Tonsils in Correlation with the Microbiology, Histopathology, and Clinical Symptoms of Tonsillar Diseases. *Int J Otolaryngol.* 2013;2013:408238.

115. **Kania RE, Lamers GE, Vonk MJ, et al.** Demonstration of bacterial cells and glycocalyx in biofilms on human tonsils. *Arch Otolaryngol Head Neck Surg.* 2007 Feb;133(2):115–121.

116. **Horst SA, Hoerr V, Beineke A, et al.** A novel mouse model of Staphylococcus aureus chronic osteomyelitis that closely mimics the human infection: an integrated view of disease pathogenesis. *Am J Pathol.* 2012 Oct;181(4):1206–1214.

117. **Cheng AG, DeDent AC, Schneewind O, et al.** A play in four acts: Staphylococcus aureus abscess formation. *Trends Microbiol.* 2011 May;19(5):225–232.

118. **Fowler VG, Jr., Proctor R A.** Where does a Staphylococcus aureus vaccine stand? *Clin Microbiol Infect.* 2014 May;20 Suppl 5:66–75.

119. **Spellberg B, Daum R.** Development of a vaccine against Staphylococcus aureus. *Semin Immunopathol.* 2012 Mar;34(2):335–348.

120. **Loffler B, Tuchscherr L, Niemann S, et al.** Staphylococcus aureus persistence in non-professional phagocytes. *Int J Med Microbiol.* 2014 Mar;304(2):170–176.

121. **Clement S, Vaudaux P, Francois P, et al.** Evidence of an intracellular reservoir in the nasal mucosa of patients with recurrent Staphylococcus aureus rhinosinusitis. *J Infect Dis.* 2005 Sep 15;192(6):1023–1028.

122. **Tan NW, Turvey SE, Byrne AT, et al.** Staphylococcus aureus nasal septal abscess complicated by extradural abscess in an infant. *J Otolaryngol Head Neck Surg.* 2012 Feb;41(1):E7–12.

123. **Zautner AE, Krause M, Stropahl G, et al.** Intracellular persisting Staphylococcus aureus is the major pathogen in recurrent tonsillitis. *PLoS One.* 2010;5(3):e9452.

124. **von Eiff C, Becker K, Metze D, et al.** Intracellular persistence of Staphylococcus aureus small-colony variants within keratinocytes: a cause for antibiotic treatment failure in a patient with darier's disease. *Clin Infect Dis.* 2001 Jun 1;32(11):1643–1647.

125. **Shi S, Zhang X.** Interaction of Staphylococcus aureus with osteoblasts (Review). *Exp Ther Med.* 2012 Mar;3(3):367–370.

126. **Wright JA, Nair SP.** Interaction of staphylococci with bone. *Int J Med Microbiol.* 2010 Feb;300(2-3):193–204.

127. **Tuchscherr L, Medina E, Hussain M, et al.** Staphylococcus aureus phenotype switching: an effective bacterial strategy to escape host immune response and establish a chronic infection. *EMBO Mol Med.* 2011 Mar;3(3):129–141.

128. **von Eiff C, Bettin D, Proctor R A, et al.** Recovery of small colony variants of Staphylococcus aureus following gentamicin bead placement for osteomyelitis. *Clin Infect Dis.* 1997 Nov;25(5):1250–1251.

129. **Blanco AR, Sudano-Roccaro A, Spoto GC, et al.** Epigallocatechin gallate inhibits biofilm formation by ocular staphylococcal isolates. *Antimicrob Agents Chemother.* 2005 Oct;49(10):4339–4343.

130. **Bordi C, de Bentzmann S.** Hacking into bacterial biofilms: a new therapeutic challenge. *Ann Intensive Care.* 2011;1(1):19.

131. **Conlon BP, Nakayasu ES, Fleck LE,**

et al. Activated ClpP kills persisters and eradicates a chronic biofilm infection. *Nature.* 2013 Nov 21;503(7476):365–370.

132. **Karaolis DK, Rashid MH, Chythanya R, et al.** c-di-GM P (3'-5'-cyclic diguanylic acid) inhibits Staphylococcus aureus cell-cell interactions and biofilm formation. *Antimicrob Agents Chemother.* 2005 Mar;49(3):1029–1038.

133. **Lu J, Turnbull L, Burke CM, et al.** Manuka-type honeys can eradicate biofilms produced by Staphylococcus aureus strains with different biofilm forming abilities.

PeerJ. 2014 Mar 25;2:e326.

134. **Manner S, Skogman M, Goeres D, et al.** Systematic exploration of natural and synthetic flavonoids for the inhibition of Staphylococcus aureus biofilms. *Int J Mol Sci.* 2013;14(10):19434–19451.

135. **Okuda K, Zendo T, Sugimoto S, et al.** Effects of bacteriocins on methicillin-resistant Staphylococcus aureus biofilm. *Antimicrob Agents Chemother.* 2013 Nov;57(11):5572–5579.

136. **Su Z, Yeagley AA, Su R, et al.** Structural studies on 4,5-disubstituted

2-aminoimidazole-based biofilm modulators that suppress bacterial resistance to beta-lactams. *ChemMedChem.* 2012 Nov;7(11):2030–2039.

137. **Inzana JA, Schwarz EM, Kates SL, et al.** A novel murine model of established Staphylococcal bone infection in the presence of a fracture fixation plate to study therapies utilizing antibiotic- laden spacers after revision surgery. *Bone.* 2015 Mar;72:128–136.

第 2 章 | **宿主免疫**

John L Daiss, Edward M Schwarz

袁志 刘常浩 译

1. 概述

1.1 免疫系统的作用

细菌分为共生菌和致病菌，它们寄居于人体，从人体获得营养。细胞分裂时间的不同是原核微生物和真核微生物的根本区别，哺乳动物细胞（真核）大约需要 24 小时完成一次分裂，而细菌（原核）在营养充足的条件下，每 20 分钟就能分裂一次。理论上，哺乳动物细胞分裂一次，一个细菌就能分裂 72 代，产生大约 10^{21} 个子代细菌。当然这是不太可能的，面对分裂增殖能力极强的细菌，我们的免疫系统必须足够高效，才能彻底消灭这些入侵细菌，提供有效的防御。人体免疫系统能够有效地消灭外来病原微生物，源于两种免疫机制的紧密结合：

- 血液中的可溶性成分可以识别和溶解微生物（体液免疫）。
- 具有吞噬、降解细菌功能的细胞（细胞免疫）。

因此，本章需要了解有关宿主免疫的基本概念有：

- 免疫系统的主要部分。
- 免疫系统识别并杀伤细菌的机制。

1.2 本章的局限性

细菌是骨科感染中最常见的病原体，因此本章我们仅讨论宿主对细菌的免疫反应。机体对真菌、病毒、原生生物以及蠕虫的免疫应答与细菌类似，在此不再详述。由于骨科感染通常有显著的皮肤或黏膜破损，我们仅讨论细菌入侵后引起的系统性免疫应答，而不涉及黏膜免疫应答。

1.3 两种免疫应答的联系

哺乳动物的免疫系统，被认为是两种截然不同又相互关联的免疫应答共同作用的结果[1]。起初，科学家和医生们认为，体液免疫与细胞免疫是截然不同的。早在 19 世纪 90 年代，Emil von Behring、Jules Bordet 和 Paul Ehrlich 等科学家在细菌感染后的动物血清中发现了具有保护作用的成分[2]，他们发现血清中存在一种对热稳定、感染诱导后出现的因子（抗体）和一种不耐热、无需感染诱导即存在的因子（补体），补体能够辅助抗体共同杀死细菌。白喉抗血清成功挽救了成千上万患有白喉的儿童，因此科学家们得到结论，体液免疫是最主要的一种免疫应答方式。与此同时，Ilya Metchnikoff 发现了免疫应答可由吞噬并杀死了细菌的吞噬细胞介导[3]，因此他认为，免疫应答中这些专职的吞噬细胞更为重要。尽管起初人们对细胞免疫和体液免疫的认识有所局限，认为它们是对立存在的，但近一个世纪以来，人们已清楚认识到：免疫系统中的免疫分子与免疫细胞是相辅相成的，共同作用消除感染[3]。

最新的理论则按进化方式不同，将机体抵御细菌感染的机制分为固有免疫应答和适应性免疫应答，这两个系统是互补且关联的（图 2-1）。固有免

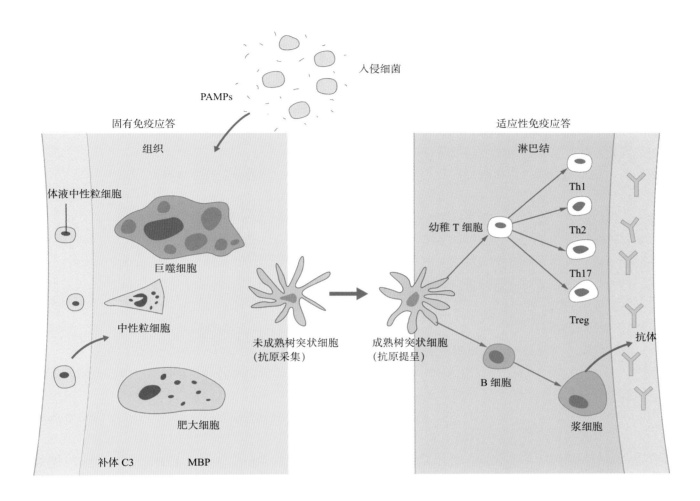

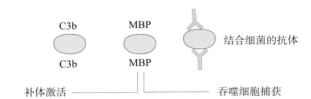

图 2-1 固有免疫和适应性免疫系统主要构成的示意图。入侵细菌产生 PAMPs，PAMPs 从组织内的巨噬细胞和肥大细胞分泌细胞因子和血管舒张剂，并从循环中募集中性粒细胞。包被补体或 MBP 的细菌被吞噬细胞摄取或被补体溶解。未成熟的树突状细胞从细菌中收集抗原，并成熟为抗原提呈细胞，这些细胞迁移到淋巴结，在那里它们结合并激活抗原特异性 T 和 B 细胞。活化的 T 细胞分泌细胞因子，进一步激活巨噬细胞（Th1）、中性粒细胞（Th17）和 B 细胞（Th2）；调节性 T 细胞（Treg）产生免疫抑制分子。活化的 B 细胞成熟为产生抗体的浆细胞或记忆 B 细胞。与细菌结合的抗体进一步促进巨噬细胞和中性粒细胞的补体激活和吞噬作用。PAMPs，病原体相关分子模式；MBP，甘露糖结合蛋白。

疫系统随时待命，初次感染发生数分钟后即可参与应答；而适应性免疫需要数周时间才能参与应答，当发生再次感染时，适应性免疫应答可发挥免疫增强作用。

2. 固有免疫系统：保守、分散、快速及随时待命

多细胞生物的进化历程中，需要不断地强化自

身防御机制，以抵御外界不断入侵的病原微生物。因此，所有的无脊椎动物和脊椎动物，如果蝇及人类，都共享一种进化保守的细胞免疫与体液免疫组分，我们统称为固有免疫系统。更重要的是，这些组分除发挥免疫功能外，还参与基本生命活动。例如，外骨骼、皮肤和黏膜，形成了一个病原菌难以穿透的屏障。除了这层物理屏障，细胞也可以分泌杀菌物质，包括抗菌肽[4, 5]和脂类物质[6]。即使病原菌通过穿孔、虫咬或伤口等方式穿过了皮肤黏膜屏障进入体内，它们也会被机体固有免疫的效应分子，如补体和结缔组织中的巨噬细胞所清除[7]。对哺乳动物而言，补体是固有免疫系统中主要的溶菌物质，补体系统由血清中一系列蛋白质组成，可通过以下方式提供防御：

- 识别入侵细菌。
- 募集和激活免疫细胞，如巨噬细胞和中性粒细胞。
- 在细菌表面自组装成一个穿膜分子，直接杀死特定的革兰阴性菌。

无抗体存在的情况下（详见本章"3. 适应性免疫应答：集中，缓慢，定制化"），补体C3的内部硫酯键被打破时，可微量自发裂解产生一种高活性的酶（C3b），C3b可结合于任意一种细胞表面。若结合于自身细胞表面，活化的C3b会被迅速灭活。但是大部分的细菌都不能灭活C3b，C3b如果以共价方式结合于细菌细胞壁上，则会启动一系列自我放大的蛋白酶水解反应，可分为3个阶段。首先，水解产物中的过敏毒素被释放，作为趋化信号募集临近的吞噬细胞；其次，吞噬细胞表面的补体受体结合细菌表面C3b，促进吞噬细胞摄入，并降解细菌；最后，活化的C3b和其他的补体成分还可引起级联反应，在特定的细菌表面组装成一个穿膜大分子，可在细菌细胞膜上生成一渗漏斑，导致细菌渗透裂解死亡。这种补体激活的方式，被称为旁路途径，也是补体系统的三种溶菌方式之一。

大部分组织中的细胞都是长寿的，定居在免疫组织中的细胞有巨噬细胞、肥大细胞和树突状细胞。如同名称所指，巨噬细胞"食量很大"，是一种可以内化、降解细菌和其他有机物质的吞噬细胞。巨噬细胞主要存在于结缔组织中，扮演着多重角色。第一，清除宿主细胞，宿主细胞通常以细胞凋亡的形式转归[8]，而巨噬细胞除了在免疫系统中发挥功能外还可以发挥常态功能来清除宿主细胞。第二，通过巨噬细胞膜表面受体来识别和清除入侵细菌，这些受体可以特异性识别细菌表面活化的补体成分。细菌通过表面的这种促吞噬作用的蛋白如补体被巨噬细胞清除，这个过程被称为"调理作用"（opsonize），该词源于一个希腊词汇，可以翻译为"为进食做准备"。第三，巨噬细胞如同哨兵，分泌一种生化信号即细胞因子，常见的细胞因子有肿瘤坏死因子（TNF）和白细胞介素 -1、白细胞介素 -6 和白细胞介素 -8（IL-1，IL-6，IL-8）。这些分泌物增强了局部和全身的固有免疫应答，导致感染处的炎症发生（发热和肿胀）。

炎性细胞因子通常会诱导局部内皮细胞的表面发生变化，这些内皮细胞会被血液中的中性粒细胞所识别。中性粒细胞通过血管内皮细胞发生迁移（外渗），并伴随着细胞因子、过敏毒素和细菌碎片等生化性状抵达炎症部位（趋化性）。中性粒细胞可以和巨噬细胞一起清除入侵细菌。巨噬细胞最初存在于组织中，是一种数量相对较少、寿命较长、新陈代谢较为活跃的吞噬细胞。相比之下，中性粒细胞从体内血液循环中被大量募集，是含量最高的白细胞[9]。中性粒细胞外形相对较小，胞质中有特殊的异染颗粒，多叶核，有胞浆粗颗粒。中性粒细胞内含有预先合成的抗菌物质，包括小分子抗菌肽、溶菌酶和反应性氧系统。它们能通过脱颗粒方式递送毒性物质（释放抗菌物到胞外），还能通过内部降解的方式摄取且杀死细菌。中性粒细胞还可以通过自杀式 NETosis 的过程清除病原体，这种杀伤方式以核内 DNA 为骨架，负载水解酶组成网状结构，包裹及杀伤外来入侵的病原体[10, 11]。

肥大细胞含有大量的组胺颗粒，在过敏毒素 C5a 刺激时会释放上述颗粒。组胺释放导致局部血管舒张，加速中性粒细胞的流入，很快出现感染部位的红斑和肿胀。并启动全身性应答，诱导感染部位溶菌活性增强，并且限制细菌增殖和扩散。例如，在几小时内，肿瘤坏死因子 -α（TNF-α）和白细胞介素 -6（IL-6）作为分泌信号，刺激了肝脏急性期蛋白的产生，其中包括补体 C3 和 C 反应蛋白（CRP）等各种调理素，以及铁蛋白、铁调素和铜蓝蛋白等各种蛋白质，它们限制了对细菌生长至关重要的金属离子，特别是 Fe^{2+} 的获得。全身性应答的另一个特点是温度的升高。IL-6、TNF-α 以及其他信号分子一起刺激下丘脑体温调节中枢的细胞分泌前列腺素 E2（PGE2）。温度升高后可以降低细菌分裂速度并增强某些免疫应答[7]。

由于固有免疫应答主要依赖于体内已有的各种效应物质来直接启动强有力的局部性和全身性免疫应答。因此严格限制应答的产生和程度，从而避免发生严重的组织损伤或死亡（如中毒性休克综合征）就显得更为重要。而这种控制主要通过巨噬细胞和树突状细胞表面的保守受体，即模式识别受体（PRR）来实现，该受体特异性识别多种病原相关分子模式（PAMPs）和生化结构，这些结构是病原体所特有的，而不存在于正常的宿主细胞表面。PRRs 分为 3 类：

- Toll 样受体（TLR）。
- NOD 样受体（NLR）。
- 凝集素样受体。

TLR 最初在果蝇体内发现，是一类膜相关的 PRR，可识别并结合细胞外环境中细菌、病毒和真菌等潜在病原体上的 PAMPs[12]。细菌特异性的 PAMPs 包括肽聚糖和酚溶调制蛋白（TLR2）、脂多糖（LPS；TLR4）、脂磷壁酸（LTA；TLR6）和 DNA CpG 序列（TLR9）。Toll 样受体不直接启动巨噬细胞或中性粒细胞的吞噬作用；而是促进能激活其他免疫细胞的细胞因子和白细胞介素的分泌。NOD 样受体是细胞内受体，在细菌成功入侵宿主细胞的时候能刺激免疫激活物的分泌。值得注意的是，此家族的受体之一（NOD2/CARD1）已经被认为是克罗恩病的一种易感基因[13, 14]，提示固有免疫系统失调时存在风险。

最后是一种可溶性受体——甘露糖结合蛋白（MBP，也称为甘露糖结合凝集素），这种受体主要与细菌细胞壁表面的多糖结构结合，而在人体细胞表面通常不表达这种多糖结构。两者的结合可激活补体系统，产生一系列具有调理作用的补体产物包被在细菌表面[15]。

3. 适应性免疫应答：集中，缓慢，定制化

3.1 挑战

在长期的进化过程中形成的固有免疫应答已经可以应对绝大部分的病原微生物的侵袭。但面对之前从未出现过的新型致命毒素、菌株或其他物种，这种宿主防御的方式对于寿命较长的脊椎动物而言仍然具有局限性。相比而言，适应性免疫应答既可以识别任何一种分子结构，同时又可以维持自身耐受，防止自身免疫应答的发生，这种自身应答现象被 Paul Ehrlich 称为"可怕的自体毒性"。因此，适应性免疫应答为宿主防御提供了更有效的分子和细胞，并且协同固有免疫应答一起增强了补体和吞噬细胞的活性，可以更好地识别和清除胞外细菌。此外，适应性免疫应答还为宿主免疫增加了两种新的能力：

- 识别及清除感染病原体的宿主细胞。
- 免疫记忆：能够保有一定数量的长寿细胞，以应对先前入侵者的第二次攻击。

抗体是适应性免疫应答中最广为人知的一种。每个抗体都是一个蛋白质分子，它能特异性结合细菌表达的某种特定蛋白结构，这种细菌特异性蛋白或者碳水化合物结构被称为抗原。抗体一旦与抗原结合，就能激活补体系统（补体结合），促进吞噬细胞吞噬消化细菌（调理作用）。抗体的这两个特征是 Paul Ehrlich 在一个多世纪前发现的，将其命名为 Zwischenkörper 小体或连接小体[16]。抗体分子的结构揭示了其发挥作用的原理。

研究最多的抗体是免疫球蛋白 G（IgG）（图 2-2），所有 IgG 抗体均有 2 类多肽链组成：25 kDa 的轻链和 50 kDa 的重链。每条重链与一条轻链组合，两条重链相互组合，形成一个 Y 字形、150 kDa

的四肽分子。Y形结构的臂称为Fab（具有抗原结合活性的区域），Y形结构的主干称为Fc（结晶区或恒定区），两者之间的短链结构称为铰链区。

轻链上有2个12.5 kDa的球形结构域，一个在Y形顶端，称为V_L或轻链可变区，另一个在Y形颈部，称为C_L或轻链恒定区。C_L在同一类抗体中序列完全一致，不影响与抗原结合的特异性。进一步研究不同抗体的轻链氨基酸序列，可以发现任何两个抗体V_L的序列都不同，并且这些不同的序列都集中在3个称为高度可变区（Hv）的区域。Hv

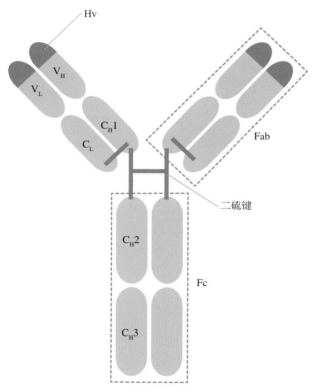

图2-2 免疫球蛋白G抗体分子的解剖结构。 抗体是由两条相同的25 kDa轻链和两条相同的50 kDa重链组成的双价150 kDa蛋白质，组装成Y形分子。每个轻链被折叠成2个12.5 kDa的球状区域：V_L（轻链的可变区域1）和C_L（轻链的恒定区域）。类似地，重链被折叠成4个12.5 kDa球状结构域：V_H、C_H1、C_H2和C_H3。C_H1和C_H2被一个称为铰链区的短的延长段分开。这两条重链通过铰链区相连，C_H2和C_H3组成分子的Fc（结晶或恒定的片段）区，介导与补体和吞噬细胞的相互作用。每个轻链通过C_L和C_H1结构域以及V_H和V_L结构域之间的相互作用与一个重链配对。它们一起形成Fab区，Fab区是抗体的抗原结合部分，与Y臂末端的抗原特异性结合。

区在成熟抗体Fab最外端折叠，构成特异性的抗原识别位点。重链也以类似形式存在，V_H结构域在Fab最外端形成3个Hv区域，在结构上与轻链形成的Hv相延续，同时进一步增加Fab顶端的多样性。重链的3个恒定区称为C_H1、C_H2和C_H3，其中C_H1与C_L共同参与Fab组成，铰链区、C_H2和C_H3结构域共同组成Fc结构。

抗体是个体化、识别特定结构的分子，因此可以与几乎所有病原体的任何抗原结构特异性结合，尤其与蛋白质和糖类抗原结合为主。抗体由B细胞产生，每一种B细胞特异性分泌一种抗体分子，这与固有免疫大不相同，固有免疫的巨噬细胞和中性粒细胞表达多种相同的识别分子，如TLR，它们也表达多种补体产物的受体。

3.2 抗体增强固有免疫的效应

固有免疫系统具有细菌杀伤作用的两大效应器是补体和吞噬细胞，抗体通过与抗原特异性调节分子协同作用，增加免疫系统靶向的病原特异性抗原数量，可以分别增强补体和吞噬细胞的杀伤。我们已经阐述了补体激活的旁路途径和甘露糖途径，抗体是介导补体杀伤病原的第三种途径。就如MBP可以将补体与高表达甘露糖的细菌结合，抗体能与可溶性补体成分C1作用，C1可与多个相邻IgG的Fc段结合，这就如Ehrlich的Zwischenkörper模型预测的一样，抗体Fab提供结合特异性，Fc与效应分子连接。

IgG、细菌与吞噬细胞的相互作用也类似，唯一的区别在于介导分子是位于吞噬细胞质膜上的受体蛋白。与C1相似，受体与每种IgG的Fc结合是特异性的，因此称为Fc受体。巨噬细胞或中性粒细胞遇到表面布满IgG分子的细菌，就会将其内吞、摧毁。

3.3 某些细菌仅在抗体作用下即可被清除

多数细菌能够分泌毒素，损伤宿主细胞、诱发严重病理反应，加重感染。此时机体产生的特异性抗体可以中和这些毒素，减轻组织损伤，介导免疫系统更快地清除入侵病原体，其中最为熟知的是机体对抗百日咳、破伤风和白喉菌的免疫过程。

3.4 抗体有多种亚类

抗体除了 IgG 亚类，还有许多在恒定区各异的亚类，分别介导不同功能。IgM 是机体应对感染首先产生的抗体，也是补体的强效激活物；IgA 通常在黏膜感染应答时产生；IgE 多与蠕虫感染和过敏反应相关。

3.5 固有免疫系统和适应性免疫系统通过专职的抗原提呈细胞连接，这种细胞称为树突状细胞

像肥大细胞和巨噬细胞一样，未成熟的树突状细胞停留在组织中，监测和捕捉附近的抗原。当受到病原菌的刺激时，它们分化为可提呈抗原的成熟树突状细胞，迁移至淋巴结或其他次级淋巴组织，在那里与 T 细胞互相作用。依靠病原菌和一系列抗原信号，树突状细胞发生了流程性的变化，幼稚 T 细胞将分化成不同亚型，Th1 细胞可以增强巨噬细胞活性，Th2 细胞增强 B 细胞活性，Th17 细胞增强中性粒细胞和破骨细胞活性，调节性 T 细胞（Treg）可以抑制性调控免疫应答，避免过度激活。

3.6 适应性免疫系统的细胞通过分泌信号和细胞间直接接触发生互动

和固有免疫系统不一样，适应性免疫系统的细胞通过一系列细胞表面的受体进行交流，这些受体结合并展示出病原菌的多肽片段。每个 B 细胞和 T 细胞只表达一种抗原受体，即 B 细胞表面的抗体（BCR）和 T 细胞表面的受体（TCR）。人体内有千百万的 T 细胞和 B 细胞克隆，但是每种细胞只有极小的一部分可能在一次免疫应答中识别抗原，这在一定程度上是由于阴性选择和外周耐受通过诱导能量和凋亡消灭了自身反应性淋巴细胞。提呈抗原后的树突状细胞与抗原特异性的 T、B 细胞发生结合，并在特定的区域进行筛选，直到识别出有效的结合，从而产生更多抗原特异性的细胞和抗体。被激活的 B 细胞和 T 细胞的分选和选择性生长发生在淋巴结。

3.7 适应性免疫系统具有记忆

在活动性感染中，病原特异性 T、B 细胞在淋巴结相互作用，迅速增殖，部分子代细胞立即参与免疫应答。例如，大多数 B 细胞分化为寿命较短，可产生抗体的浆细胞。但是也有部分细胞会进入循环并迁移至其他淋巴组织和骨髓，在这里变成寿命较长的 B 细胞，再次感染时可被激活。

3.8 Ehrlich 和 Metchnikoff 的发现

通过本章来看，细胞免疫学说的支持者 Metchnikoff 和体液免疫学说的支持者 Ehrlich，都对免疫功能在人体内如何运转进行了极其重要的观察。事实上，他们在 1908 年共同获得了诺贝尔生理学或医学奖[3]。但是我们必须清楚地认识到，这两种学说也都只看到了整个免疫系统里非常有限的一方面。Ehrlich 主要关注白喉这种疾病中发现的抗体，在白喉中，几乎所有的病理现象都是由一种分泌的毒素导致的。他没有注意到分泌这种毒素的细菌是如何被移除的，而这可能是由巨噬细胞和中性粒细胞来完成。Metchnikoff 发现了吞噬细胞在水蚤和海星等物种里的作用。他观察到固有免疫系统的效应，却没有意识到调理素在摄取入侵细胞时发挥的作用。一个世纪后，我们已经理解了免疫系统中细胞免疫和体液免疫、固有免疫和适应性免疫是如何一起分工协作。对固有免疫系统和适应性免疫系统的总结见表 2-1。

表 2-1　固有免疫系统与适应性免疫系统概表

特点	固有免疫	适应性免疫
反应时间	数分钟至数小时	数天至数周
分散 vs 集中	分散，始终存在，并随时待命	集中，循环细胞与淋巴结及脾脏相互作用
范围	局限	广泛
识别结构	PAMPs：甘露聚糖类、细胞壁、DNA	肽多糖、蛋白质类、膜多糖
产生时间	持续存在	免疫激活后

（续表）

特点	固有免疫	适应性免疫
主要免疫细胞	髓系细胞： · 巨噬细胞 · 中性粒细胞 · 肥大细胞 · 树突细胞	淋巴细胞： · B 细胞 · TH1 细胞 · TH2 细胞 · TH17 细胞 · Treg 细胞
主要细胞因子	TNF-α IL-1 IL-6 IL-8 IFN-α	IL-2 IL-5 IL-6 IL-4 IL-10 IFN-γ
主要受体	Toll 样受体补体 甘露糖结合蛋白	T 细胞受体 膜 Ig（B 细胞受体） MHC Ⅰ和Ⅱ FcR
免疫记忆	无	有，细胞记忆
受体分布	效应细胞可结合多种受体	B 和 T 细胞仅表达特定的抗原受体，但可观的细胞数量会产生各类受体
效应细胞	吞噬细胞 补体 自然杀伤细胞	吞噬细胞 补体 细胞毒性 T 细胞

注：PAMPs，病原体相关分子模式；TNF-α，α-肿瘤坏死因子；IL，白细胞介素；IFN-α，α-干扰素；MHC，主要组织相容性复合体；FcR，Fc 受体；Treg 细胞，调节性 T 细胞。

4. 受损的免疫功能

为了保护人体免受感染，免疫系统要求每个部分都恰当地运转，与其他部分高效地互动。至少有三类因素会损伤免疫系统，导致细菌感染的风险增大。

第一，一些患者的免疫系统，其主要组成部分有免疫缺陷[1]。最广为人知的病例就是"泡泡男孩"，他患有 X 连锁重症联合免疫缺陷病，该病的发病机制是一种对 T 细胞增殖至关重要的基因产生了突变。患者缺乏 T 细胞，B 细胞功能异常，无法产生适应性免疫应答。而固有性免疫的核心成分补体和吞噬细胞如果缺陷，也会造成严重的后果。例如，C3 或 MBL 和 C1 的突变会增加细菌感染的风险。同样，吞噬细胞的缺陷，尤其是重症先天性粒细胞缺乏症会导致中性粒细胞数量的急剧下降，或者导致慢性肉芽肿病，使有吞噬作用的巨噬细胞和中性粒细胞无法杀死内化的细菌，使患者容易受到频繁而严重的细菌感染。

因获得性免疫缺陷综合征和 HIV 的流行，继发性或获得性免疫缺陷更为人熟知，这种病毒主要攻击一些重要的 T 细胞亚群。但是，某些关注较少但更常见的病例，特别是 2 型糖尿病和老化，可能在临床实践中更需要注意。其明确的机制还未被完全查明，但患者深受细菌感染的困扰，发病越来越频繁，时间越来越久[17, 18]。

第三种免疫损伤是由感染的病原菌造成的。许多细菌分泌物直接改变免疫系统。金黄色葡萄球菌作为骨科感染的主要原因，就是一个典型的例子。这种细菌分泌的一系列因子干预了固有免疫应答和适应性免疫应答的每个主要组成部分。这些分泌物改变或抑制了 T 细胞（分泌的毒素 A）[19]、B 细胞（蛋白质 A）[20]、中性粒细胞（α-溶血素[21, 22]，CHIPS）、巨噬细胞（腺苷合酶）[23] 以及补体（SCIN）的功能。在很多患者身上，免疫应答因上述免疫抑制因子的存在而变得低效[24, 25]。虽然使用抗体来对抗这些细菌蛋白，但一般来说保护效果不佳，而且即便是针对同一类金黄色葡萄球菌，之前频繁的感染并不能预防再感染的发生[26, 27]。

5. 前景

人工关节置换手术和其他骨科手术的急剧增加，以及在大多数患者身上取得的良好效果，代表了一些药物的成功案例。但是，凡事总有不好的一面，对于人工关节置换手术和骨折固定手术发生的内植物感染，金黄色葡萄球菌是主要的感染细菌。常规的临床干预手段是大量使用抗生素，但时常遭遇失败，因此需要手术治疗，有时候还需要取出内植物。虽然这些感染并不频繁，但后果严重且代价极高[28-31]。因此，目前正在寻找新的手段来降低感染，以便在感染发生时为临床医生提供更好的治疗方法。

目前已研发出一种新方法来对内植物的表面进行处理，从而避免细菌黏附，降低"异物"效应[32]，并阻止初期感染的发生[33-35]。这些方式包括使用有毒金属银，避免细菌黏附的蛋白质和抗生素涂层等。其他还包括可注射用生物降解水凝胶，这种物质可作为抗生素的载体。

随着耐药菌越来越多，众多研究人员已预见到了一个专门针对病原菌进行特异性治疗及诊断的新时代[36]。其中一些方法直接靶向作用于细菌，如溶解酶或噬菌体[37-39]。目前至少有三种免疫试剂处于研究之中，第一种是 IgG 抗体被动预防接种，可直接针对补体和吞噬细胞发挥效应对抗细菌。有一些尝试已失败，其他方法还在研发中[26, 40-44]。第二种与针对白喉毒素的抗体作用机理类似，例如通过被动免疫缓解毒素影响，使免疫系统更高效地运转[21, 22]。

第三种方法是通过提供细胞因子，越过细菌衍生的免疫抑制剂来抑制细菌[45]。

6. 总结

细菌感染仍是矫形外科面临的一个严重问题，尤其是跟内植物相关的细菌感染。通过以上简要介绍的固有免疫和适应性免疫过程，免疫系统基本上足以识别和消除大部分细菌感染，相关内容已总结在图 2-1 和表 2-1。但是，有些患者遭受感染的风险更高，包括那些患有遗传免疫障碍的患者，以及更常见的 2 型糖尿病患者。当面临阻碍免疫应答的微生物时，有些患者无法克服初期感染，进而演化成长期的，甚至某些情况下致命的感染，需要其他治疗手段的介入。在面临这些挑战性的感染问题时，免疫干预的理念显得愈发重要。

参考文献

1. **Murphy K.** *Janeway's Immunobiology.* 8th Edition. Garland Science, Taylor & Francis Group, LLC; 2012.

2. **Winau F, Winau R.** Emil von Behring and serum therapy. *Microbes Infect.* 2002 Feb;4(2):185–188.

3. **Silverstein AM.** Ilya Metchnikoff, the phagocytic theory, and how things often work in science. *J Leukoc Biol.* 2011 Sep;90(3):409–410.

4. **Choi KY, Chow LN, Mookherjee N.** Cationic host defence peptides: multifaceted role in immune modulation and inflammation. *J Innate Immun.* 2012;4(4):361–370.

5. **Kopfnagel V, Harder J, Werfel T.** Expression of antimicrobial peptides in atopic dermatitis and possible immunoregulatory functions. *Curr Opin Allergy Clin Immunol.* 2013 Oct;13(5):531–536.

6. **Fischer CL, Blanchette DR, Brogden KA, et al.** The roles of cutaneous lipids in host defense. *Biochim Biophys Acta.* 2014 Mar;1841(3):319–322.

7. **Helmberg A.** Immune System and Immunology. Available from: http://www.helmberg.at/immunology.htm. Accessed February, 2016.

8. **Hochreiter-Hufford A, Ravichandran KS.** Clearing the dead: apoptotic cell sensing, recognition, engulfment, and digestion. *Cold Spring Harb Perspect Biol.* 2013 Jan 1;5(1):a008748.

9. **Amulic B, Cazalet C, Hayes GL, et al.** Neutrophil function: from mechanisms to disease. *Annu Rev Immunol.* 2012;30:459–489.

10. **Remijsen Q, Kuijpers TW, Wirawan E, et al.** Dying for a cause: NETosis, mechanisms behind an antimicrobial cell death modality. *Cell Death Differ.* 2011 Apr;18(4):581–588.

11. **Yipp BG, Petri B, Salina D, et al.** Infection-induced NETosis is a dynamic process involving neutrophil multitasking in vivo. *Nat Med.* 2012 Sep;18(9):1386–1393.

12. **O'Neill LA, Golenbock D, Bowie AG.** The history of Toll-like receptors -redefining innate immunity. *Nat Rev Immunol.* 2013 Jun;13(6):453–460.

13. **Alvarez-Lobos M, Arostegui JI, Sans M, et al.** Crohn's disease patients carrying Nod2/CARD15 gene variants have an increased and early need for first surgery due to stricturing disease and higher rate of surgical recurrence. *Ann Surg.* 2005 Nov;242(5):693–700.

14. **Laghi L, Costa S, Saibeni S, et al.** Carriage of CARD15 variants and smoking as risk factors for resective surgery in patients with Crohn's ileal disease. *Aliment Pharmacol Ther.* 2005 Sep 15;22(6):557–564.

15. **Ip WK, Takahashi K, Ezekowitz RA, et al.** Mannose-binding lectin and innate immunity. *Immunol Rev.* 2009 Jul;230(1):9–21.

16. **Prüll CR.** Part of a scientific master plan? Paul Ehrlich and the origins of his receptor concept. *Med Hist.* 2003 Jul;47(3):332–356.

17. **Geerlings SE, Hoepelman AI.** Immune dysfunction in patients with diabetes mellitus (DM). *FEMS Immunol Med Microbiol.* 1999 Dec;26(3-4):259–265.

18. **Lecube A, Pachón G, Petriz J, et al.** Phagocytic activity is impaired in type 2 diabetes mellitus and increases after metabolic improvement. *PLoS One.* 2011;6(8):e23366.

19. **Salgado-Pabón W, Breshears L, Spaulding AR, et al.** Superantigens are critical for Staphylococcus aureus infective endocarditis, sepsis, and acute kidney injury. *MBio.* 2013; Aug 20;4(4).

20. **Falugi F, Kim HK, Missiakas DM, et al.** Role of protein A in the evasion of host adaptive immune responses by Staphylococcus aureus. *MBio.* 2013; Aug 27;4(5):e00575–00513.

21. **Tkaczyk C, Hamilton MM, Datta V, et al.** Staphylococcus aureus alpha toxin suppresses effective innate and adaptive immune responses in a murine dermonecrosis model. *PLoS One.* 2013; Oct 2;8(10):e75103.

22. **Tkaczyk C, Hua L, Varkey R, et al.** Identification of anti-alpha toxin monoclonal antibodies that reduce the severity of Staphylococcus aureus dermonecrosis and exhibit a correlation between affinity and potency. *Clin Vaccine Immunol.* 2012 Mar;19(3):377–385.

23. **Thammavongsa V, Kern JW, Missiakas DM, et al.** Staphylococcus aureus synthesizes adenosine to escape host immune responses. *J Exp Med.* 2009 Oct 26;206(11):2417–2427.

24. **Proctor RA.** Challenges for a universal Staphylococcus aureus vaccine. *Clin Infect Dis.* 2012 Apr;54(8):1179–1186.

25. **Spellberg B, Daum R.** Development of a vaccine against Staphylococcus aureus. *Semin Immunopathol.* 2012 Mar;34(2):335–348.

26. **Bröer BM, Holtfreter S, Bekeredjian-Ding I.** Immune control of Staphylococcus aureus - regulation and counter-regulation of the adaptive immune response. *Int J Med Microbiol.* 2014 Mar;304(2):204–214.

27. **Bröer BM, van Belkum A.** Immune proteomics of Staphylococcus aureus. *Proteomics.* 2011 Aug;11(15):3221–3231.

28. **Klevens RM, Morrison MA, Nadle J, et al.** Invasive methicillin-resistant Staphylococcus aureus infections in the United States. *JAMA.* 2007 Oct 17;298(15):1763–1771.

29. **Kurtz S, Ong K, Lau E, et al.** Projections of primary and revision hip and knee arthroplasty in the United States from 2005 to 2030. *J Bone Joint Surg Am.* 2007 Apr;89(4):780–785.

30. **Ong KL, Kurtz SM, Lau E, et al.** Prosthetic joint infection risk after total hip arthroplasty in the Medicare population. *J Arthroplasty.* 2009 Sep;24(6 Suppl):105–109.

31. **Parvizi J, Azzam K, Ghanem E, et al.** Periprosthetic infection due to resistant staphylococci: serious problems on the horizon. *Clin Orthop Relat Res.* 2009 Jul;467(7):1732–1739.

32. **Elek SD.** Experimental staphylococcal infections in the skin of man. *Ann N Y Acad Sci.* 1956 Aug 31;65(3):85–90.

33. **Ciampolini J, Harding KG.** Pathophysiology of chronic bacterial osteomyelitis. Why do antibiotics fail so often? *Postgrad Med J.* 2000 Aug;76(898):479–483.

34. **Ribeiro M, Monteiro FJ, Ferraz MP.** Infection of orthopedic implants with emphasis on bacterial adhesion process and techniques used in studying bacterial-material interactions. *Biomatter.* 2012 Oct-Dec;2(4):176–194.

35. **Zimmerli W, Lew PD, Waldvogel FA.** Pathogenesis of foreign body infection. Evidence for a local granulocyte defect. *J Clin Invest.* 1984 Apr;73(4):1191–1200.

36. **Centers from Disease Control and Prevention.** Antibiotic Resistance Threats in the United States, 2013. Centers for Disease Control and Prevention [Internet]. 2013 Sept 16. Available from http://www.cdc.gov/ drugresistance/threat-report-2013/. Accessed February, 2016.

37. **Becker SC, Dong S, Baker JR, et al.** LysK CHAP endopeptidase domain is required for lysis of live staphylococcal cells. *FEMS Microbiol Lett.* 2009 May;294(1):52–60.

38. **Becker SC, Foster-Frey J, Donovan DM.** The phage K lytic enzyme LysK and lysostaphin act synergistically to kill MRSA. *FEMS Microbiol Lett.* 2008 Oct;287(2):185–191.

39. **Fenton M, Ross P, McAuliffe O, et al.** Recombinant bacteriophage lysins as antibacterials. *Bioeng Bugs.* 2010 Jan-Feb;1(1):9–16.

40. **Fowler VG, Jr., Proctor RA.** Where does a Staphylococcus aureus vaccine stand? *Clin Microbiol Infect.* 2014 May;20 Suppl 5:66–75.

41. **Kim HK, Missiakas D, Schneewind O.** Mouse models for infectious diseases caused by Staphylococcus aureus. *J Immunol Methods.* 2014 Aug,410:88–99.

42. **Otto M.** Targeted immunotherapy for staphylococcal infections: focus on anti-MSCRAMM antibodies. *BioDrugs.* 2008;22(1):27–36.

43. **Proctor RA.** Is there a future for a Staphylococcus aureus vaccine? *Vaccine.* 2012 Apr 19;30(19):2921–2927.

44. **Projan SJ, Nesin M, Dunman PM.** Staphylococcal vaccines and immunotherapy: to dream the impossible dream? *Curr Opin Pharmacol.* 2006 Oct;6(5):473–479.

45. **Liu Y, Egilmez NK, Russell MW.** Enhancement of adaptive immunity to Neisseria gonorrhoeae by local intravaginal administration of microencapsulated interleukin 12. *J Infect Dis.* 2013 Dec 1;208(11):1821–1829.

第 3 章 | 微生物学

Virginia Post, R Geoff Richards, T Fintan Moriarty

郭树章 译

1. 概述

骨科感染患者治疗很关键的一点是术中所取标本是否能检出致病菌。组织标本细菌培养结果，决定了患者的治疗策略，因此快速获得可靠的细菌培养结果至关重要[1, 2]。送检组织的不慎污染可能使治疗误入歧途，并最终危害患者。因此，鉴别到底是致病菌，还是无关紧要的污染，是骨感染微生物诊断中最为关键的问题之一。感染通常定义为组织中细菌侵入并增殖，而污染则是指样本中虽有细菌存在，但并没有形成侵入性感染。术中样本最常见的污染源包括：未经滤过的空气、人工皮肤及非无菌标本处理方式。遗憾的是，微生物实验室也无法明确地鉴别细菌是污染还是感染。主要原因在于大多数骨感染相关的微生物，也能在手术室及实验室人员、设备材料中培养出来。

骨关节感染患者中分离出的常见细菌如图 3-1 所示。这些细菌并非专门的致病菌，通常也存在于

正常人群及自然界中。大多数常见微生物，如金黄色葡萄球菌和表皮葡萄球菌，属人类皮肤常居菌群，但不同物种的常居菌群有所不同。事实上，表皮葡萄球菌广泛分布于人体皮肤，并与人体和平共处，对正常健康的皮肤没有任何干扰。近 30% 的人群体内潜伏有金黄色葡萄球菌，此菌是骨关节感染中最主要也可能是最致命的病原体[1]。

金黄色葡萄球菌可与正常皮肤共生，但在一些健康个体中，也可引起皮肤感染。其他一些潜在的病原体，也普遍存在于体表或体内，例如痤疮丙酸杆菌常定殖于人体皮肤表面，尤其是腋窝等潮湿的部位；肠球菌（粪肠球菌和屎肠球菌）及大肠埃希菌常居于胃肠道；人类口腔及呼吸道中，存在有大量的链球菌。周围环境中还有许多其他潜在的病原体，如水系中常见的铜绿假单胞菌，以及一些罕见的菌种，如鲍曼不动杆菌、分枝杆菌及白色念珠菌。

不同细菌有不同的特点，包括所致疾病的临床表现、鉴定致病菌所需的培养条件及有效的抗生素

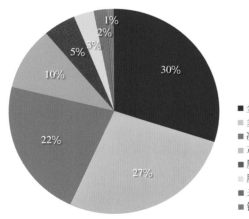

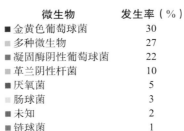

微生物	发生率（%）
■ 金黄色葡萄球菌	30
▨ 多种微生物	27
■ 凝固酶阴性葡萄球菌	22
▨ 革兰阴性杆菌	10
■ 厌氧菌	5
▨ 肠球菌	3
■ 未知	2
▨ 链球菌	1

图 3-1　骨关节感染致病菌流行病学分布[1]。

种类各不相同，这给医生带来了巨大的挑战。本章概述了骨感染中常见病原体的主要特征。

1.1 毒力和致病性

关于细菌感染的术语中，致病性是指微生物在宿主体内引起感染的能力。病原体的致病机制及相关致病介质被称为毒力因子。尽管自然界细菌种类繁多，但骨感染患者常见的致病菌种类有限，究其原因主要是因为只有这类细菌才有足够的毒力，能逃避一套或多套机体免疫防御机制而形成感染。最重要的毒力因子为细菌诱导生成的生物膜，以特定（即非随机）方式黏附于宿主的组织表面，可灭活宿主防御分子（如抗体）或防御细胞（如中性粒细胞）。无皮肤破损的情况下，条件致病菌缺乏强有力的毒力因子，通常不会引起组织感染。然而，当外伤或骨科手术时，低毒力致病菌借助手术切口或内植物引起感染。内植物为细菌附着提供了场所，而许多细菌保留了黏附在植入材料表面的能力。一旦附着在内植物上，细菌将迅速形成复杂的生物膜，许多细菌利用这种无生命力的生物膜提供保护，而避免被宿主清除（图 3-2），并适应、生长及繁殖。通过这种方式，低毒力微生物也可以进入深部组织，最终形成感染。

骨感染患者的临床症状，主要表现为急性感染

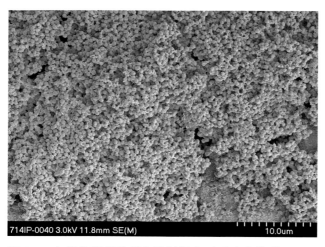

图 3-2　金黄色葡萄球菌在钛材料表面形成生物膜。在这种生长模式中，细菌对抗生素及宿主防御机制有更强的抵抗力。

时的肿胀、脓肿形成，以及不同程度的疼痛。疼痛可以是轻微疼痛，或隐匿性疼痛，甚至可表现为无痛。临床表现的差异源于机体的反应及致病菌的毒力。对比金黄色葡萄球菌及表皮葡萄球菌，最能说明细菌毒力对感染的影响程度。从遗传学上讲，上述两种细菌同属，它们之间有相当多的遗传信息是共有的。然而，金黄色葡萄球菌含有更多的遗传信息，赋予了它更多的毒力因子，包括对其毒力具有决定意义的影响因素：凝固酶（图 3-3）。凝固酶具有凝结人血浆的能力，其促成的"凝块"可使处于其中的细菌免于被吞噬。在该毒力因子的协助下，金黄色葡萄球菌常可引发急性感染。相比之下，表皮葡萄球菌没有上述毒力因子，通常不会导致严重的急性感染。表皮葡萄球菌引起感染的主要原因在于生物膜的形成。因其可快速形成致密的生物膜，且遍布于人体皮肤表面，已成为与内植物相关骨感染的重要机会致病菌。除形成生物膜外，表皮葡萄球菌没有更多的毒力因子，故典型表现多为亚急性或慢性感染，而不像金黄色葡萄球菌的感染具有侵袭性。另一常见的皮肤定殖菌（痤疮丙酸杆菌）也有类似的情况，可造成骨破坏，且具备一定的毒力，但通常只造成局部感染，并不引起强烈的全身反应。以上概述具有普遍意义，但依然有一些个体会出现例外，这更多地取决于人体对感染的反应程度。

1.2 内源性和外源性感染

明确致病菌的来源及到达感染部位的具体途径，通常很难做到。确定细菌来源虽非鉴别及诊断的必要条件，但理解此概念还是十分重要的。一般来说，细菌感染通过以下两种途径之一完成：内源性感染（即源自体内，通常认为是在菌血症期间发生的血源性播散）或外源性感染（即手术所致的医源性感染）。此概念在 Trampuz 及其团队发表的文献中，已得到了清楚、全面的阐述[1]。依据此分类，典型的内源性感染包括关节炎、椎间盘炎或人工关节置换术后感染。对于那些无手术切口，也无内植物的感染，其致病菌毒力常较强，方能形成感

凝固酶阳性金黄色葡萄球菌

凝固酶阴性表皮葡萄球菌

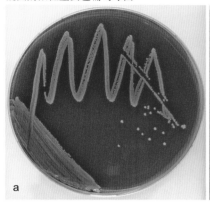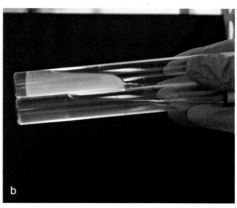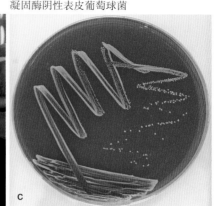

图 3-3a~c 两类葡萄球菌的区别：金黄色葡萄球菌和表皮葡萄球菌。金黄色葡萄球菌菌落呈黄色（a），而表皮葡萄球菌菌落相对较小而白（c）。金黄色葡萄球菌产生的凝固酶可促使人血浆凝固（b 图中上方试管）。凝固效应有助于细菌躲避如吞噬作用等机体防御机制。表皮葡萄球菌凝固酶为阴性，无法凝固人血浆（b 图中下方试管）。

染，且多为急性感染。而外源性感染，如前所述，多为低毒力致病菌所致，偶尔也可由伤口内或愈合过程中侵入伤口的高毒力致病菌所致。因此，外源性感染可表现为急性、亚急性或慢性感染。

1.3 微生物耐药性

细菌的耐药性是骨感染治疗所面临最严峻的挑战。产生耐药性的原因众多（表 3-1）。市面上的绝大多数抗生素制剂原本是由土壤中细菌的产物分离提纯所得到的，此类细菌产生的抗生素可助其与其他菌种争夺食物或其他资源。正因如此，众多菌群可与此类细菌共同进化，并获得耐药性。例如，肠球菌能修饰与青霉素结合的蛋白质，因此其本身就对 β- 内酰胺类抗生素具有耐药性[3]。产生耐药性的另一种情况是获得了耐药基因。一部分基因可传递遗传信息以获得耐药性，已证实众多此类小的基因组可在不同细菌种群间传递而产生相似的耐药性。最典型的例子是葡萄球菌属对甲氧西林类抗生素的广泛耐药。被称为"葡萄球菌染色体 mec 盒"的可移动基因元件，携带有甲氧西林耐药基因。这一 DNA"信息包"最早来自于表皮葡萄球菌，逐渐传递至金黄色葡萄球菌中，并使其成为全球范围内主要的致病菌，也包括骨感染在内。与之情况有点相似的是，肠球菌对万古霉素的耐药[4]。

表 3-1 细菌耐药机制 *

耐药特征	菌种	抗生素	参考文献
固有耐药性	肠球菌	β- 内酰胺	[3]
代谢改变	大肠杆菌	青霉素	[5]
降低穿透性	铜绿假单胞菌	妥布霉素	[6]
细胞内生存	葡萄球菌	庆大霉素	[7]
小菌落变异	葡萄球菌	庆大霉素	[8]

注：* 简要示例：适用于具有相似特点的细菌及抗生素。

产生耐药性的另一重要方式则是形成生物膜。生物膜细菌较无生物膜细菌（即所谓的浮游菌或漂浮菌）耐抗生素浓度高 1 000 倍以上。其耐药机制，可能基于一种或多种因素，详细内容参见"第 1 章 内植物相关生物膜"。简而言之，生物膜可通过如下方式保护细菌抵抗抗生素：降低生物膜内细菌代谢活性；形成胞外基质包绕菌体，降低抗生素的渗透性；与代谢活性相关的生物膜表型变化[9]。各菌群可不同程度地利用这些机制，抗生素或多或少地也会受这些机制的影响。如青霉素的作用点是大分子物质的合成，故只对代谢活跃的细胞有效。而生物膜内大分子物质的合成极少，青霉素对膜内细菌几乎无任何活性。

值得注意的是，某些抗生素对生物膜有效，如利福平对革兰阳性菌生物膜、喹诺酮类抗生素对革兰阴性菌生物膜有效。骨感染时，细菌的胞内存活是近年来出现耐药的一种潜在方式。通常认为细菌是胞外病原体，但已证实成骨细胞内存在葡萄球菌，可在胞内生存、繁殖，并最终杀死成骨细胞[10]。这直接导致了抗生素耐药性的产生，也可以理解为一种对抗生素的逃避策略，原因在于大多数用于治疗感染的抗生素无法穿透人体细胞。如庆大霉素是目前应用最广泛的骨水泥局部缓释抗生素之一，除非局部浓度极高，庆大霉素是无法透过人体细胞的。因此，组织内残留的细菌，可通过定植在宿主细胞内而受到保护，免受庆大霉素的杀伤。

最后一类对抗生素耐药性增强的细菌是小菌落变异体（SCVs）[8]。SCVs 表现为菌落较小，生长缓慢，表型多样，常为葡萄球菌，但也可为铜绿假单胞菌、大肠杆菌及沙门菌种。由于生长缓慢及外观不典型，临床微生物实验室检查时容易被忽视。因其在胞内存活并表现出相当广泛的耐药性，SCVs 的治疗面临更多挑战。抗生素治疗失败后，在内植物相关感染中 SCVs 发病率可能会增加，但由于难以培养及鉴定，其实际发病率可能被低估。

1.4 诊断

分离、培养及药敏试验是微生物实验室的工作重点。细菌培养仍是诊断的金标准，药敏试验有助于选择合适的抗生素治疗。多数情况下，与骨感染相关的细菌在普通培养皿中都能良好生长，但某些细菌需要特定的培养条件才能在实验室生长。最具代表性的是生长缓慢的微生物（如 SCVs）需延长培养时间[11]；而有些细菌需厌氧或微氧条件（如痤疮丙酸杆菌）[12]。越来越多的文献证实生物膜内的细菌不能通过常规方法培养，但聚合酶链反应（PCR）和荧光原位杂交（FISH）等现代分子生物学手段能证实细菌存在[13, 14]。这些新技术在临床工作中并没有常规开展。这一现象可以解释，为什么在许多临床感染病例中，细菌培养的阴性率较高。微生物学诊断的具体步骤详见"第 7 章 诊断"。

2. 常见细菌概述

下文概述了骨感染常见细菌的基本特征。根据革兰染色（图 3-4）、需氧及厌氧情况将细菌进行

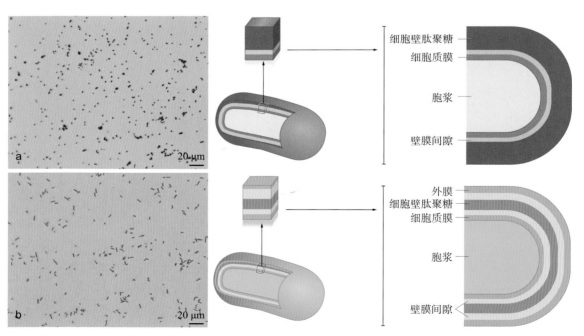

图 3-4a、b 革兰阳性（a）和革兰阴性（b）细菌的细胞壁。细胞壁结构上的差异可解释细胞染色的不同，前者保留结晶紫呈蓝色（a），后者脱色并反染呈红色（b）。

分类，并简要介绍了真菌及分枝杆菌，尽管不太常见，但成功治疗仍具有一定的挑战性。

2.1 革兰阳性菌

通常革兰阳性菌的细胞壁中含有一厚层肽聚糖，包裹细胞膜（图 3-4）。经革兰染色后，肽聚糖可保留结晶紫。由于此类细菌保留了染色，故而被称为"革兰阳性"。常见的革兰阳性菌包括葡萄球菌、链球菌及肠球菌。

2.1.1 葡萄球菌

形态：革兰阳性球菌（球形细胞）；细胞沿多个轴分裂，漂浮生长过程中呈葡萄串状；普通琼脂上呈小范围白色或黄色圆形菌落（图 3-5）。

栖生部位：皮肤及黏膜（表皮葡萄球菌 100%，金黄色葡萄球菌 30%）。

常见菌：表皮葡萄球菌、金黄色葡萄球菌、卢登葡萄球菌。

鉴定与分类：凝固酶反应有助于鉴别。凝固酶是一种能使纤维蛋白原转化为纤维蛋白，导致血液凝固的酶。通常认为凝固酶可保护细菌免受细胞吞噬，引起感染。金黄色葡萄球菌含有该酶，属凝固酶阳性葡萄球菌。表皮葡萄球菌不含此酶，属凝固酶阴性葡萄球菌。

特征：金黄色葡萄球菌是最常见的机会致病菌，能引起简单的皮肤感染，也可引起危及生命的败血症和心内膜炎。金黄色葡萄球菌毒力较强，可

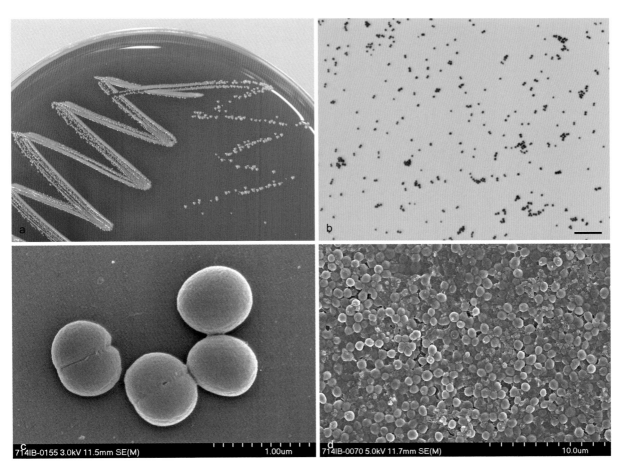

图 3-5a~d　表皮葡萄球菌。
a.　表皮葡萄球菌在血琼脂上呈白色小菌落。
b、c. 革兰阳性的球形细胞（b），细胞沿两轴（c）分裂而趋向形成小团簇。
d.　表皮葡萄球菌易形成生物膜，是其主要的毒力机制。

引起内植物术后早期感染、晚期血源性感染、急性感染及原发性骨髓炎[1]。大多数非金黄色葡萄球菌感染，多由凝固酶阴性葡萄球菌（CoNS）引起，尤其是表皮葡萄球菌。

CoNS属低毒力致病菌，过去一直认为是术中的污染菌。在非无菌条件下活检，CoNS常被认为是污染菌。目前人们普遍认为，内植物相关的感染中，很大一部分是由CoNS引起。CoNS常导致迟发亚急性感染，其诊断具有一定挑战性。

生物膜是CoNS的主要毒力因子。CoNS是临床中（不仅在骨科和创伤学领域）生物膜形成最多的细菌。卢登葡萄球菌虽属CoNS，但与其他CoNS不同的是，保留了相当多的毒力因子，所引

起的感染更像金黄色葡萄球菌急性感染，而非一般印象中CoNS引起的亚临床感染。大多数葡萄球菌可形成生物膜。生物膜形成后，抗生素对其无效。针对葡萄球菌生物膜的新型抗菌药物尚在研发中，利福平是目前唯一具有抗葡萄球菌生物膜活性的抗生素，必须合理使用，通常应与其他抗生素联合应用，以免产生耐药性。不同病原菌的抗生素选择，详见"第5章　全身抗生素治疗"。

2.1.2 链球菌

形态：革兰阳性球菌，细胞沿单轴分裂，故而常形成链状或对状细胞（图3-6）。

栖生部位：常见于胃肠道及黏膜。

常见菌：无乳链球菌、化脓性链球菌、肺炎双

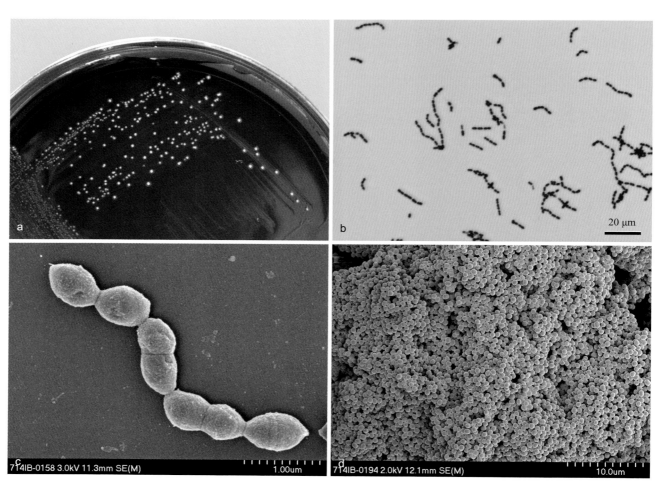

图3-6a~d　链球菌。
a.　血琼脂上生长的变形链球菌。
b、c.链球菌通常呈单轴分裂，表现为长链状革兰阳性球菌（b）。
d.　链球菌也能形成生物膜。

球菌、草绿色链球菌。

鉴定和分类：可根据在羊血琼脂板上的溶血活性来鉴别链球菌。α- 溶血链球菌不完全溶血，在琼脂板上呈绿色；β- 溶血链球菌完全溶血，红细胞完全溶解，在琼脂板上形成明显的溶血区；γ- 溶血链球菌实际上不产生溶血素。

特征：β- 溶血性链球菌按照细胞壁上的糖类成分可分为 A~G 亚组。尽管仍有必要对链球菌做深入研究，但总的来说，骨与关节链球菌感染的治疗效果较好[15]。链球菌也能形成生物膜，尤其在牙科中，这些链球菌生物膜与龋病关系密切。

2.1.3 肠球菌

形态：革兰阳性球菌，为成对或短链状生长。

一定生长条件下可变长成为球杆菌结构（图 3-7）。

栖生部位：正常的胃肠道。

常见菌：临床上最常见的是粪肠球菌，屎肠球菌不太常见。

鉴定和分类：肠球菌属过氧化氢酶阴性菌和 α- 溶血菌。

特征：肠球菌生命力顽强，可在相对极端的环境条件下生存（温度、pH、渗透压）。它也有形成生物膜的能力，其先天存在或后天获得的耐药性，使肠球菌的治疗极具挑战性。耐万古霉素的肠球菌已经出现，其治疗选择极为有限[16]。

2.1.4 芽孢杆菌

形态：革兰阳性，呈棒状，内生孢子产生菌

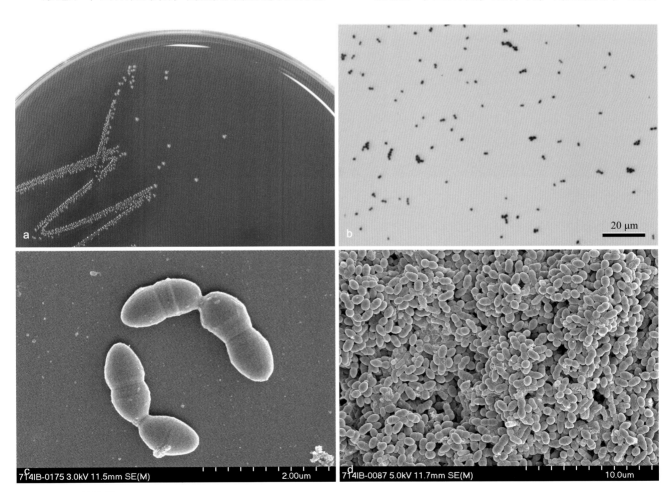

图 3-7a~d 肠球菌。

a. 肠球菌，如粪肠球菌，在血琼脂平板上形成白色小菌落。

b、c. 它们通常为成对或短链状革兰阳性细菌（b）。胞体通常是球形，但常表现为细长结构（b、c）。

d. 肠球菌也会产生生物膜。

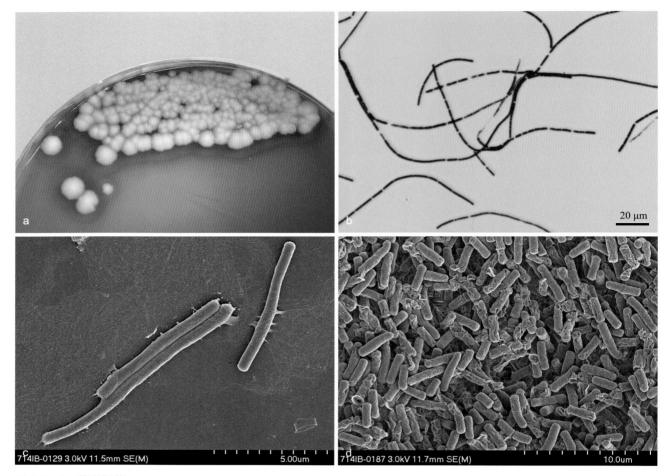

图 3-8a~d 芽孢杆菌。

a.　羊血琼脂平板上的蜡状芽孢杆菌常为巨大播散性菌落。

b、c.　革兰染色表现为阳性棒状结构，通常胞体较长（b）。

d.　芽孢杆菌易形成生物膜。

（图 3-8）。

　　栖生部位：自然界分布广泛。

　　常见菌：枯草芽孢杆菌，炭疽杆菌，蜡状芽孢杆菌。

　　鉴定与分类：芽孢杆菌属，专性需氧或兼性厌氧。芽孢杆菌包括非寄生和寄生致病菌两类。在应激的环境条件下，可以产生卵圆形的内生孢子。这些特征可定义相关种属。

　　特征：广泛存在于自然界中，有时可在开放性伤口中检测到，并引起开放性骨折相关感染。

2.2 革兰阴性菌

　　与革兰阳性菌不同，革兰阴性菌一般都有胞质膜和外层膜，两者之间仅有一层薄薄的肽聚糖层。革兰染色后，细胞壁中无结晶紫残留，染色呈阴性（图 3-4）。

2.2.1 肠杆菌

　　形态：革兰阴性棒状菌（图 3-9）。

　　栖生部位：主要在正常的肠道。肠杆菌能在开放性伤口上定植，并引起院内感染。

　　常见菌：大肠埃希菌、克雷伯杆菌、变形杆菌、肠杆菌、柠檬酸杆菌、沙雷菌、摩根菌和沙门菌。

　　鉴定和分类：肠杆菌在血琼脂上呈小的灰色菌落，一般缺乏细胞色素 c 氧化酶。显色培养基有助于区分大肠埃希菌和其他肠杆菌。大肠埃希菌因具有 β- 半乳糖苷酶和 β- 葡糖醛酸酶活性，呈紫色菌

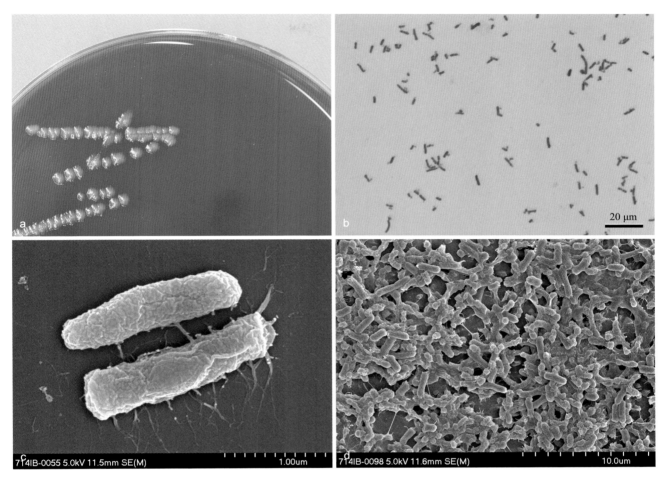

图 3-9a~d　肠杆菌。

a. 大肠杆菌等肠杆菌可以在血琼脂板上形成中到巨大菌落。

b. 革兰染色始终呈阴性。

c. 细胞呈杆状。

d. 肠杆菌也可形成生物膜。

落，而其他的肠杆菌呈粉红色菌落，依此可将大肠埃希菌与其他肠杆菌区分开来。

特征：肠杆菌对抗生素的敏感性各不相同，不同 β- 内酰胺酶的存在可导致严重的耐药性。超广谱 β- 内酰胺酶（ESBL）能灭活第三代和第四代头孢菌素。最常出现于大肠埃希菌、肺炎克雷伯杆菌及奥克西托克雷伯杆菌中，有时也在其他肠杆菌中出现。

肠杆菌可以在内植物表面形成生物膜。体外研究表明，喹诺酮类药物是根除生物膜中肠杆菌最有效的方法，如西普罗沙星。金属内植物相关感染中，肠杆菌对西普罗沙星耐药，是临床所面临的一个巨大挑战，可能需去除内植物[17]。

2.2.2 铜绿假单胞菌

形态：革兰阴性菌，棒状（图 3-10）。

栖生部位：土壤、水和皮肤；定殖于自然界及人造环境、开放性伤口、肺部、尿路及肾脏，是院内感染的主要致病菌。

鉴定和分类：铜绿假单胞菌在血琼脂板上形成较大的灰绿色菌落。

特征：铜绿假单胞菌对多种抗生素具有先天的耐药性。能形成很强的生物膜，故治疗其耐药菌株极具挑战性，特别是与内植物相关的感染。

图 3-10a~d　铜绿假单胞菌。

a.　铜绿假单胞菌在血琼脂板上形成较大的灰绿色菌落。

b、c. 通常是带有长纤维（c）的单个革兰阴性棒状杆菌（b、c）。

d.　铜绿假单胞菌也能产生具有大量细胞外聚合物（EPS）的生物膜。

2.3　厌氧细菌

厌氧细菌是不需要氧气的细菌。微生物学实验室所面临的挑战是：此类微生物不能耐受氧气，一旦进行活检取材，需迅速转移至厌氧环境中。如无快速转移方法及合适的培养条件，可能导致假阴性培养结果。

2.3.1　痤疮丙酸杆菌

形态：革兰阳性菌，多形性棒状杆菌（图 3-11）。

栖生部位：正常皮肤及黏膜。

常见菌：痤疮杆菌是最主要的丙酸杆菌。

鉴定和分类：在血琼脂板上，痤疮丙酸杆菌形成介质，使菌落由白色变为橙色。最佳的培养条件为厌氧环境，孵育 2 周。

特征：丙酸杆菌是最常见污染菌，尤其是血培养中。可引起感染性心内膜炎或假体感染[18]。由于生长缓慢，培养至少 2 周。

2.3.2　梭状芽孢杆菌

形态：革兰阳性菌，为产孢杆菌。

栖生部位：可位于肠道，也可位于自然界中。

常见菌：破伤风梭菌、肉毒杆菌/芽孢梭菌、包被梭菌、败血梭状芽胞杆菌。

鉴定和分类：梭状芽胞杆菌为缺氧呼吸，有别于其他细菌。属专性厌氧菌，氧气对其有毒性作用。

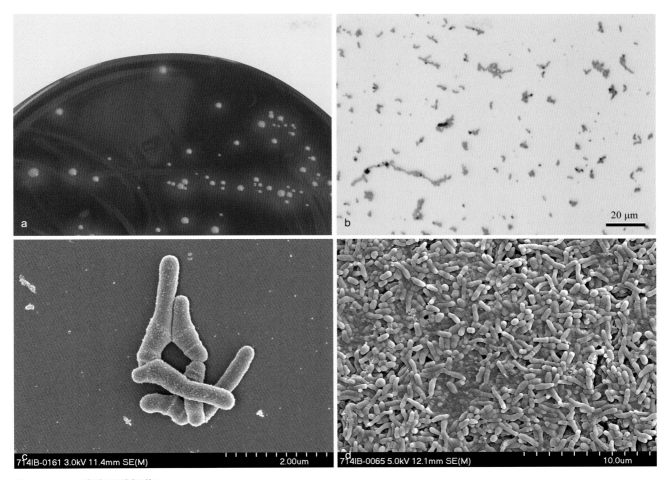

图 3-11a~d　痤疮丙酸杆菌。

a.　在血琼脂板上，痤疮丙酸杆菌形成介质，使菌落由白色变为橙色。

b、c. 通常为单个多形性革兰阳性杆菌（b）。

d.　痤疮丙酸杆菌也可形成生物膜。

特征：梭状芽胞杆菌能产生毒素，如破伤风毒素和肉毒杆菌毒素。

难辨梭状芽孢杆菌不仅是肠道疾病的重要致病菌，也常与骨感染密切相关。产气荚膜杆菌、败血性梭状芽胞杆菌以及相关梭状芽胞杆菌，产生的毒素可导致典型的气性坏疽临床表现。梭状芽胞杆菌多见于开放性伤口，如开放性骨折。

2.3.3 肠链球菌和芬诺菌

形态：革兰阳性球菌。

栖生部位：正常的胃肠道、口咽部、皮肤。

常见菌：大芬戈尔德菌（原先被归类为大肠球菌），是最常见的厌氧球菌。

主要成员：大鳍虫菌是最常见的分离厌氧菌。

鉴定和分类：大芬戈尔德菌依靠血培养进行鉴别，并非所有的常规方法都能培养出来[19]。因此需专业的临床微生物学实验室工作人员进行操作。

特征：通常被认为系培养中的污染菌。大芬戈尔德菌常与皮肤及附件、骨与关节（含人工关节）[20]、感染性心内膜炎（含人工瓣膜）、坏死性肺炎、纵隔炎及脑膜炎等一种或多种微生物引起的感染密切相关。

2.4 分枝杆菌

形态：抗酸杆菌。

栖生部位：水和土壤。

常见菌：结核分枝杆菌、麻风分枝杆菌。

鉴定和分类：细胞壁较其他细菌更厚，为疏水性、蜡质，富含分枝菌酸。细胞壁由疏水性的分枝菌酸层和肽聚糖层共同组成，通过多糖（阿拉伯半乳聚糖）结合在一起。

特征：部分分枝杆菌可引发严重疾病，如结核病（结核分枝杆菌）、麻风（麻风杆菌）。脊柱（Pott 病）是肌肉骨骼中最易被结核菌感染的部位。

非典型分枝杆菌多来自自然界，在临床标本中常被认为系污染菌。部分分枝杆菌可引起肺部及软组织感染。免疫功能受损的患者最易受其影响。如分枝杆菌引起内植物相关的骨感染[21]，应取除内植物。

2.5 真菌

与临床相关的真菌，主要包括酵母（如念珠菌）或霉菌（如曲霉）。真菌感染时常形成大量生物膜，免疫功能低下者最易受累。肌肉骨骼感染罕见，但可发生于内植物植入后。真菌所致的内植物相关感染[22]，治疗棘手，常需取除内植物。

3. 总结

微生物实验室主要承担对留取的组织标本进行细菌鉴定及药敏试验。所面临的最大挑战，在于如何鉴别是真正的致病菌还是污染菌。结果的可靠性很大程度上取决于手术室及微生物实验室取样及操作的规范性。同一种细菌，既可以是污染菌，也可以是感染菌。现代技术可提高组织样本中细菌的检出率，但今后更为紧迫的任务，则是寻找一种可靠的方法，以鉴别致病菌与污染菌。

熟悉细菌的致病特点，包括生物膜的形成及组织侵入方式，将有助于理解骨感染的临床表现。宿主因素固然重要，但不同细菌的毒力在感染的临床表现中，所起的作用占比更大。对患者有效治疗的主要威胁，在于抗生素耐药性的逐渐增加。

总的来说，生物膜感染治疗最为棘手，这也是抗生素耐药性大幅增加的主要原因。术中获取足够数量的未污染标本，是骨科和创伤患者正确诊断和治疗的关键。

参考文献

1. **Trampuz A, Zimmerli W.** Diagnosis and treatment of infections associated with fracture-fixation devices. *Injury.* 2006 May;37 Suppl 2:S59–66.

2. **Eich G.** Eine mikrobiologische Orientierungshilfe [A microbiological guide]. In: Swiss Orthopaedics and the Swiss Society for Infectious Diseases Expert Group "Infections of the musculoskeletal system". *Infektionen des Bewegungsapparates.* Grandvaux: 2014:166–181.

3. **Murray BE.** The life and times of the Enterococcus. *Clin Microbiol Rev.* 1990 Jan;3(1):46–65.

4. **Cetinkaya Y, Falk P, Mayhall CG.** Vancomycin-resistant enterococci. *Clin Microbiol Rev.* 2000 Oct;13(4):686–707.

5. **Tuomanen E, Cozens R, Tosch W, et al.** The rate of killing of Escherichia coli by beta-lactam antibiotics is strictly proportional to the rate of bacterial growth. *J Gen Microbiol.* 1986 May;132(5):1297–1304.

6. **Tseng BS, Zhang W, Harrison JJ, et al.** The extracellular matrix protects Pseudomonas aeruginosa biofilms by limiting the penetration of tobramycin. *Environ Microbiol.* 2013 Oct;15(10):2865–2878.

7. **Hess DJ, Henry-Stanley MJ, Erickson EA, et al.** Intracellular survival of Staphylococcus aureus within cultured enterocytes. *J Surg Res.* 2003 Sep;114(1):42–49.

8. **Proctor RA, von Eiff C, Kahl BC, et al.** Small colony variants: a pathogenic form of bacteria that facilitates persistent and recurrent infections. *Nat Rev Microbiol.* 2006 Apr;4(4):295–305.

9. **Hoiby N, Bjarnsholt T, Givskov M, et al.** Antibiotic resistance of bacterial biofilms. *Int J Antimicrob Agents.* 2010 Apr;35(4):322–332.

10. **Ellington JK, Reilly SS, Ramp WK, et al.** Mechanisms of Staphylococcus aureus invasion of cultured osteoblasts. *Microb Pathog.* 1999 Jun;26(6):317–323.

11. **Schafer P, Fink B, Sandow D, et al.** Prolonged bacterial culture to identify late periprosthetic joint infection: a promising strategy. *Clin Infect Dis.* 2008 Dec 1;47(11):1403–1409.

12. **Butler-Wu SM, Burns EM, Pottinger PS, et al.** Optimization of periprosthetic culture for diagnosis of Propionibacterium acnes prosthetic joint infection. *J Clin Microbiol.* 2011 Jul;49(7):2490–2495.

13. **Palmer MP, Altman DT, Altman GT, et al.** Can we trust intraoperative culture results in nonunions? *J Orthop Trauma.* 2014 Jul;28(7):384–390.

14. **Achermann Y, Vogt M, Leunig M, et al.** Improved diagnosis of periprosthetic joint infection by multiplex PCR of sonication fluid from removed implants. *J Clin Microbiol.* 2010 Apr;48(4):1208–1214.

15. **Everts RJ, Chambers ST, Murdoch DR, et al.** Successful antimicrobial therapy and implant retention for streptococcal infection of prosthetic joints. *ANZ J Surg.* 2004 Apr;74(4):210–214.

16. **Yuste JR, Quesada M, Diaz-Rada P, et al.** Daptomycin in the treatment of prosthetic joint infection by Enterococcus faecalis: safety and efficacy of high-dose and

prolonged therapy. *Int J Infect Dis.* 2014 Oct;27:65–66.

17. **Rodriguez-Pardo D, Pigrau C, Lora-Tamayo J, et al.** Gram-negative prosthetic joint infection: outcome of a debridement, antibiotics and implant retention approach. A large multicentre study. *Clin Microbiol Infect.* 2014 Apr 26.

18. **Zappe B, Graf S, Ochsner PE, et al.** Propionibacterium spp. in prosthetic joint infections: a diagnostic challenge. *Arch Orthop Trauma Surg.* 2008 Oct;128(10):1039–1046.

19. **Bassetti S, Laifer G, Goy G, et al.** Endocarditis caused by Finegoldia magna (formerly Peptostreptococcus magnus): diagnosis depends on the blood culture system used. *Diagn Microbiol Infect Dis.* 2003 Sep;47(1):359–360.

20. **Levy PY, Fenollar F, Stein A, et al.** Finegoldia magna: a forgotten pathogen in prosthetic joint infection rediscovered by molecular biology. *Clin Infect Dis.* 2009 Oct 15;49(8):1244–1247.

21. **Eid AJ, Berbari EF, Sia IG, et al.** Prosthetic joint infection due to rapidly growing mycobacteria: report of 8 cases and review of the literature. *Clin Infect Dis.* 2007 Sep 15;45(6):687–694.

22. **Azzam K, Parvizi J, Jungkind D, et al.** Microbiological, clinical, and surgical features of fungal prosthetic joint infections: a multi-institutional experience. *J Bone Joint Surg Am.* 2009 Nov;91 Suppl 6:142–149.

第 4 章 | 手术感染的预防

Erlangga Yusuf, Olivier Borens

时培晟 邓银栓 译

1. 概述

医源性感染是引发患者手术部位感染的主要原因，如术后肺炎、尿路感染和血源性感染[1]。本章主要介绍预防手术部位感染的相关问题，同时也将讨论其他医源性感染的预防。

手术部位感染之前称为"伤口感染"，包括创伤性伤口感染。1992 年，美国疾病预防控制中心（CDC）引入术语"SSI"，即"手术部位感染"，指"术后 30 天内发生在手术部位或术区周围的感染[3]"。当涉及内植物、假体时，术后 1 年内发生的感染也称为 SSI[4]。

CDC 根据感染累及的深度将 SSI 分为 3 级。

1 级：切口浅层感染，仅限于皮肤及皮下组织；表现为局部红、肿、热、痛，切口可见脓性渗液。

2 级：切口深层感染，累及筋膜及肌肉层；表现为脓肿形成、脓性分泌物和发热。

3 级：涉及深部组织的感染，如骨与关节感染[2]。

骨科手术后发生 SSI 存在诸多因素，多与局部解剖部位、患者免疫力、手术类型，以及感控执行情况等因素相关。据德国学者的一项研究显示，髋、膝关节置换术后，手术部位的感染率分别为 1.4%、1.0%[5]；一项监测研究显示骨科手术 SSI 为 1.5%，病死率达 9%[6]；此外另一项研究显示 SSI 平均发生率为 22.7%，包括清洁切口（13.2%）及污染伤口（70.0%），不同类型切口的感染率不同[7]。

与未发生感染的骨科手术患者相比，出现 SSI，患者住院时间延长 2 周，再住院率增加 1 倍，医疗费用增加 300%[8]。

SSI 相关风险因素包括：

患者、手术及手术室环境相关风险因素（表 4-1），及微生物相关危险因素（详见"第 1 章 内植物相关生物膜""第 2 章 宿主免疫""第 3 章 微生物学"）[3, 9, 10]。某些危险因素是可变的，通过改变患者和手术相关危险因素，可降低 SSI 的发生率。遵循骨科及其他外科操作规范，证实可有效预防 SSI[3, 9, 10]。

表 4-1 手术部位感染的相关因素

患者因素	手术因素	手术室环境因素
高龄	术前患者准备不足	手术室人员流动频繁
其他部位活动性感染	手术人员无菌措施不严格	频繁、持久开门
既往手术史	手术人员准备不充分	手术设施不洁净
血糖控制不佳	手术时间过长	通风不良
营养不良	手术操作所致组织损伤	手术室洁净度不达标
肥胖症	术中频繁聊天	手术室设计存在缺陷
吸烟	频繁更换手套	
免疫缺陷	切皮前 1 小时未预防性使用抗生素	
酗酒	体温不正常	
静脉吸毒	手术人员着装不规范	
慢性葡萄球菌携带者		

2. 术前准备

2.1 改善患者相关危险因素

某些与患者相关的 SSI 风险因素是可改善的，包括糖尿病、肥胖症、营养不良和吸烟。但改善上述因素是否会降低 SSI 的发生率，目前证据不足。

糖化血红蛋白（HbA1c），是评估糖尿病患者血糖控制情况的可靠指标。HbA1c 常被用于分析对比不同类型非心脏手术患者的 SSI 情况，结果表明，HbA1c 超过正常值 7% 的患者，与低于正常值 7% 的患者相比，感染率增加 2 倍[11]。

应充分评估择期手术患者的肥胖 [体重指数（BMI）＞ 40 kg/m²] 问题，尤其是手术风险及利弊[9]。众多证据表明，此类人群较正常体重人群存在更高的 SSI 风险[12, 13]。肥胖患者 SSI 高风险系多因素所致，包括长时间手术、抗生素剂量相对偏低及肥胖导致免疫低下。此外，肥胖患者常合并糖尿病及心血管疾病，也是感染高危因素。营养不良也会增加 SSI 的发生[3]。通过全胃肠外营养纠正营养不良，已证实可降低术后感染，包括肺炎及泌尿系感染[14]。

戒烟对骨科手术部位是否发生感染影响显著。丹麦学者一项涉及髋、膝置换术的随机对照研究（RCT）表明，术前戒烟或减少吸烟 6~8 周（即心理治疗和尼古丁替代治疗），患者（n=60）伤口并发症较对照组显著降低（5% vs 31%，P=0.001）[15]。瑞典学者对接受髋、膝置换术、一期疝修补术及腹腔镜胆囊切除术的 RCT 研究，也得出同样结论[16]。

CDC 指南[3] 及关节假体周围感染国际共识会议[9] 中，讨论了其他几项可改善的患者相关危险因素，但尚无明确证据证实。这些危险因素包括：静脉吸毒、酗酒、免疫抑制治疗和 HIV 感染，此类患者手术时，应个体化考量。

无论是关节还是血液内存在活动性感染，均会增加关节置换 SSI 的风险[17, 18]。术前应排除身体任何部位已存在或潜在的感染，活动性感染患者不宜行关节置换，为骨科医生所普遍认同[9]。有证据表明，皮肤溃疡也是 SSI 的高危因素。绝大多数骨科医生不主张对有皮肤溃疡的患者行关节置换手术[9]。另一相关问题是无症状菌尿（尿路及尿液有细菌），是否会导致 SSI。目前已证实，术前存在无症状菌尿，是关节置换术后发生感染的高危因素[19]。有趣的是，抗生素无助于降低该风险[19]。该研究提出，对于无症状菌尿患者，在术前未根除尿路细菌的情况下，关节置换手术是相对安全的。常规尿液筛查，并不能保证关节置换手术的安全性[9]。在常规预防性使用抗生素的情况下，无症状菌尿患者可以行全关节置换手术。

2.2 洁鼻

如"第 3 章 微生物学"所述，金黄色葡萄球菌是造成 SSI 的主要原因[20]，去除定殖细菌可减少 SSI 的发生。鼻腔是金黄色葡萄球菌最为常见的寄居部位。自 20 世纪 80 年代以来，强效杀菌剂莫匹罗星[21, 22] 广泛应用于根除金黄色葡萄球菌，对其他革兰阳性菌也同样有效。研究表明，90% 的患者[23] 在使用该药后，96 小时内可消除鼻腔定殖细菌。通常经前鼻甲给药，2~3 次 / 日，持续 2~5 日，可达理想效果[24, 25]。也有证据表明，莫匹罗星也可用于鼻腔定殖的耐甲氧西林金黄色葡萄球菌（MRSA）[25]。通常，在骨科手术前一天到手术当天，使用莫匹罗星每日 2 次，与不使用莫匹罗星的患者相比，SSI 发生率明显降低[26]。使用莫匹罗星也存在一些不足，如细菌的再定殖、耐药问题，以及费用高昂。一项对医院健康员工的研究显示，使用莫匹罗星后，几乎很快就可以消除定殖细菌，然而半年和 1 年后，发生细菌再定殖率分别为 56% 和 53%[27]。与其他药物一样，莫匹罗星使用增加，会导致耐药菌出现[28]。因此莫匹罗星应在有证据的前提下，谨慎使用，严格监控，并应对其替代品进行研发。例如，目前在研中的瑞他帕林（Retapamulin），也是一种清除鼻腔定殖金黄色葡萄球菌的替代药物[24]。

2.3 清洁皮肤

皮肤上通常定殖有大量微生物，手术切口造成组织暴露，微生物侵入而发生 SSI。众多研究表明，清洁皮肤可消除微生物[29, 30]。但清洁皮肤对降低 SSI 的发生率，尚不明确。包括一项 RCT、两项队列研究和两项干预性研究在内的系统回顾研究证实，使用葡萄糖酸氯己定（洗必泰）清洗病号服，较不使用或使用其他清洁剂（如皂液或聚维碘酮洗剂），可明显降低 SSI 的风险（合计相对风险 0.29，95% 可信区间 0.17~0.49）[31]。然而，此系统回顾所涉及的众多研究，仍不能避免偏倚。相反的，基于一项采用 Cochrane 标准的 Mata 分析显示，研究队列中 10 157 位对象，使用 4% 氯己定溶液较使用安慰剂、肥皂甚至不洗的情况而言，SSI 并未显著降低[32]。该文认为，清洁皮肤可清除皮肤上的微生物，但对 SSI 影响尚不明确。尽管证据有限，清洁皮肤已得到了广泛应用，并被骨科医生所认可[9]。

应尽可能清洁全身皮肤，而不仅局限于术区[9]。一项包含胆道疾病、疝气和乳腺癌在内的 1 530 例手术研究显示，全身性皮肤清洁，较单纯术区清洁的感染率明显降低[33]。关于皮肤清洁的时机，美国国家疾病预防控制中心（CDC）推荐至少应于术前一晚淋浴[3]；通常情况下，清洁皮肤可进行 2 次，如术前一天及手术当天清晨，各清洁 1 次[34, 35]。同时应注意，氯己定过度使用，容易造成皮肤激惹[36]。很多研究已将氯己定作为清洁皮肤的药物，CDC 推荐使用 2% 氯己定用于临床皮肤清洁护理，可有效减少导管相关性感染[37]，但尚未将氯己定纳入降低 SSI 的最终指南[3]。

2.4 备皮

术区备皮是外科传统。现有文献对骨科手术术前备皮，是否可降低 SSI 的研究非常有限，很多该方面的知识，源自外科前辈的传承[38]。CDC 不推荐术前备皮，除非毛发干扰手术操作[3]。这源于一项关于术前采取"刮除毛发、使用脱毛膏或不备皮"的 meta 分析，研究发现，备皮与否在 SSI 的发生率方面无明显统计学差异。值得注意的是，正如作者所述，该 meta 分析缺乏足够的说服力[38]。

20 世纪 80 年代的两项研究显示，备皮采取剪除体毛的方式优于刮除体毛的方式[39, 40]，该作者推测刮除体毛时所造成的皮肤刮伤，很可能引起细菌定殖，导致感染。关于其他备皮方法的文献研究有限，比如脱毛膏。无论备皮是由手术医生还是护士执行，应在院内进行，并尽可能临近手术开始时[9]。这一建议更多基于外科实践，而非实验研究。20 世纪七八十年代的两项研究，并未特别关注备皮时机对 SSI 的影响。研究认为，手术当日清晨或术前即刻备皮，SSI 的发生率要低于术前一天或更早时间进行备皮[40, 41]。

2.5 手术消毒

"无菌原则"是外科领域最重要的里程碑之一。最早由 Joseph Lister（1827—1912）提出，基于当时微生物学方面的研究进展，尤其是另一位先驱 Louis Pasteur，在微生物学和感控方面的研究成果，进而推动了无菌理念广泛应用于外科手术[42]。采取石炭酸清洗伤口，可明显降低 SSI 发生率。要知道在此之前，脓毒症所致的截肢死亡率，高达 50%[43]。

术前皮肤准备，目的在于使用消毒剂，清除皮肤中的常居细菌及暂驻细菌[44]。消毒应使用专用的一次性无菌物品，如"消毒海绵"。消毒范围应尽可能充分，包括手术切口，极有可能要延长切口的区域[3, 44]。应以切口为中心的同心圆方式消毒，由中心向四周进行[44]。此方法切实可行，可最大限度降低定殖于术区的微生物数量。

美国国家 CDC[3] 和手术室护士协会（AORN）[44] 指南推荐，尽可能使用液体消毒剂，而不是非液体消毒剂，如喷雾泡沫或浸透型消毒敷料[3, 44, 45]。下面列举了 3 类最常用的消毒剂[45, 46]（表 4-2）。

表 4-2　3 种常用的皮肤消毒剂

		碘伏	酒精	氯己定
有效性	革兰阳性菌	高效	高效	高效
	革兰阴性菌	高效	高效	有效
	抗酸杆菌	高效	有效	低效
	芽孢	部分有效	无效	
	真菌	高效	部分有效	低效
	病毒	高效	部分有效（RSV，Hepatitis B，HIV）	对 HIV、HSV、CMV、流感有效
机制		穿透、氧化细胞壁及微生物内质灭活	穿透细胞壁，使细菌蛋白质变性	破坏细胞膜及内容物变性
剂型		5%~10%（W/V），含 0.5%~1% 碘	70%~90%（W/V）	0.5%~4%（W/V）
优点			速效	
缺点		皮肤刺激、损伤	无后遗效应	

注：W/V 体重与剂量比；HIV，人类免疫缺陷病毒；RSV，呼吸道合胞病毒；HSV，单纯疱疹病毒；CMV，巨细胞病毒。

第一类为含碘消毒剂。碘伏是最具代表性的消毒剂，游离碘分子与聚维酮[47]等聚合物络合，可减少碘对皮肤的刺激反应。在欧洲大部分医院，碘伏是最常用的消毒剂[49]，可溶于水和酒精。其次为酒精，作用主要取决于浓度[47]。其后为氯己定，同碘伏一样，也可配置成水溶剂或酒精溶剂。就降低 SSI 发生率而言，清洁手术时，仅少量证据支持氯己定优于其他消毒剂[45]。由于碘伏、氯己定可与酒精混合使用，故比较哪种消毒剂的消毒效果更好，较为困难。因此，氯己定的消毒效果，并不是单纯取决于其本身[46]。一项由 897 名患者（不含骨科手术）参加的 RCT 表明，使用含 2% 葡萄糖酸氯己定及 70% 异丙醇消毒剂，优于含 10% 聚维酮水溶消毒剂[50]。选用哪种消毒剂，应考虑其成本及潜在的不良反应。但在污染手术中，对可供选择的消毒剂研究不多[51]。碘伏对伤口愈合有不良作用，有皮肤破损时，不建议使用碘伏消毒[48]。

2.6　铺单

理想的手术巾单，应结实耐撕扯，且不易被渗透[52]。目前，临床上使用的主要有一次性巾单和可重复使用巾单两种。一项由 494 名患者参与的 RCT 表明，在预防 SSI 方面，没有哪一种手术巾单优于另一种[53]。手术巾单可通过贴膜（一种透明有机薄膜）良好地贴附于皮肤上。对髋部骨折手术的研究表明，贴膜可有效防止细菌侵入[54]，也可防止巾单下细菌繁殖[55]（图 4-1）。但遗憾的是，没有证据表明手术贴膜可以降低 SSI 发生率[56]。此外，手术贴膜可分为普通贴膜和含碘伏贴膜，尚无证据证实含碘伏贴膜优于普通贴膜[56]。

2.7　手术人员的手卫生

匈牙利医生 Ignaz Semmelweis（1818—1865）在产科临床工作中，应用手消毒法，从而显著降低了产褥感染的发病率。此后，手卫生原则被认为是预防医源性感染最为重要的措施。

手术人员术前手部消毒，应遵循手卫生原则，部位包括指甲、手及前臂[57]。具体有两种方式可供选择。第一种为抗菌皂液清洗（刷手消毒）；第二种为无水条件下，含酒精消毒液涂抹（免刷手消毒）。

外科刷手的目的，在于清除手部暂驻菌，如大肠埃希菌和铜绿假单胞菌，这类细菌在大多数人群中并不常见，属暂驻菌；也可减少常居菌，如丙酸杆菌、棒状杆菌和凝固酶阴性葡萄球菌[47, 58]。这非常重要，因为即使污染菌的浓度很低，仍有可能引

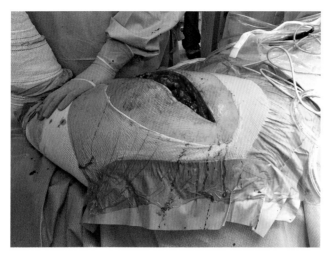

图 4-1　手术贴膜。

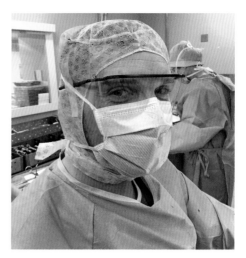

图 4-2　医生着刷手服。

起感染，特别是有内植物的手术[58]。医院管理指南中，推荐使用海绵或毛刷进行外科刷手；配合使用含氯己定或碘伏的消毒液、皂液[43, 46]。氯己定溶液较碘伏水溶液，看上去更能减少手部菌落的数量[61]。医院管理指南的另一项是刷手时间。长期以来，大家一直认为较长时间的刷手更有效，然而有证据表明，刷手 3~5 分钟就可将细菌数量降至许可水平。更长时间的刷手，无助于提高消毒效果，还有可能增加皮肤损伤的风险[59, 60]。

外科手消毒的另一种选择，是免刷手消毒。不使用手刷和海绵，而是采取含酒精的手消液涂抹消毒。这种方式提高了舒适度，手消毒速度更快[58]。免刷手消毒剂通常含 60%~95% 的酒精成分，主要为乙醇、丙醇及正丙醇三种常用的酒精类消毒剂[61, 62]。此外，消毒剂中还加入了氯己定、碘伏及其他活性成分。一项实验表明，含酒精成分的消毒剂，同流动水刷手一样，可有效预防 SSI[63]。但尚无证据支持，含哪种酒精成分的消毒剂更好[61]。

2.8　手术人员着装

任何简单的举动，都可能导致皮肤及衣物上的微生物播散[64]。穿刷手衣、戴口罩、帽子，能最大程度减少手术团队将携带的微生物传播给患者及手术室环境（图 4-2），这一点已成为共识。然而，这些措施是否可有效预防 SSI，尚缺乏足够的科学依据[3, 65, 66]。口罩属手术着装标配，事实上无法阻止细菌播散，特别是在术中交谈时[64, 67]。一项有意义的研究证实，参试者距培养皿 1 米远的地方进行交谈，口腔内细菌无法在此距离播散至培养皿[68]。尽管有上述研究，因手术时手术人员距离患者不足 1米，故穿戴口罩及手术衣仍是必要的，既可保护患者，也可保护医护人员。

刷手衣应经常清洗，最好是在医院内，而非家中。而实际上依然有一些国家，如美国等，习惯在家中清洗刷手衣。刷手衣应具有阻燃、不易染尘及抗浸透的特点[69]。

手术室着装中，手套是唯一经科学证实，可有效降低 SSI 发生率。术中手套破裂，可导致 SSI风险翻倍[70]。约 9% 的骨科手术，发生过手套破裂[70]，而大多数情况下，术中并未觉察到[71]。因此，建议佩戴双层手套，提高医患间的无菌屏障，即便这样会造成手感变差，也是值得的。

3.　术中措施

3.1　微创技术

微创技术理论上可降低 SSI 风险。术者应尽可能减少组织损伤，小心轻柔操作。与此同时，应关注患者体温、氧合及组织灌注情况。轻柔缝合伤口、充分引流，也是避免 SSI 的要素之一。此外，尽可能缩短手术时间，有利于避免 SSI 的发生。手术切口可用手术刀和（或）电刀切开。高危手术时，许多医院规定，切皮、显露深层组织，应使用不同的手术刀。但这一临床常规科学证据不足。有研究显示，切皮后的手术刀污染率可达 15%，大部分为凝固酶阴性葡萄球菌，这也是关节置换术后感染的原因之一 [72]。但也有研究表明，即使手术刀片切皮后被污染，也不会导致细菌播散至伤口边缘及深层组织 [73]。与手术刀相比，电刀切开更快、出血更少。一项涉及 60 例患者的小样本研究显示，分别采用手术刀及电刀切开皮肤，切口的 SSI 发生率基本相当 [74]。

术中对组织的操作应轻柔，并彻底清除失活组织及组织碎片。术中冲洗可清除炎症介质，并稀释污染物 [75]。冲洗时应考虑到冲洗量、冲洗的压力、技巧，以及冲洗液的种类。增加冲洗量，可提高伤口清洁度，但现有文献中，并没有推荐最佳的冲洗量 [9, 75]。临床上，高、低压冲洗伤口都有应用。文献研究中，关于高、低压冲洗的定义有所不同，通常认为压力小于 15 psi（103.4 kPa）为低压冲洗，大于 35 psi（241.3 kPa）为高压冲洗 [76]。理论上，高压冲洗可有效清除组织碎屑，快速清除坏死组织。对关节置换而言，可使骨水泥更好地渗入骨松质中 [9]。其缺点在于，可造成组织损伤，导致细菌侵入深部组织 [76]。高压冲洗，有助于清洁污染严重的伤口及开放伤口。但一项涉及 984 名外科医生的调研显示（主要来自加拿大和 AO Foundation），绝大多数医生在开放性骨折伤口的早期处理时倾向于使用低压冲洗 [77]。生理盐水是大多数医生的首选冲洗液 [77]。关于伤口冲洗的相关内容，详见"第 6 章 抗生素及消毒剂的局部用药"。

改善组织供氧也是预防 SSI 的重要因素。氧合在机体免疫功能中起着重要作用，尤其是在中性粒细胞氧化杀菌方面作用显著。有多种方式可增加氧合，包括保持正常体温 [78]、吸氧 [79] 及维持术中心排出量 [80]。研究发现，保持正常体温 [78] 及氧合 [79]，较低体温及缺氧情况，更有利于预防 SSI。

术中增加抗生素静脉给药，并不能降低 SSI 发生率 [80]，这一观点的相关研究非常有限。

感染的可能性相对较低时，应尽可能关闭伤口 [81]。闭合伤口的方法包括缝线缝合及缝合器缝合等。组织黏合剂也可以使用，但黏合剂机械强度较差，或许应视其为一种生物密封胶 [9]。伤口缝合材料均为异物，可造成细菌滋生 [82]。缝合线分为可吸收缝线和不可吸收缝线两类。可吸收缝线材质多样，如聚乙醇酸、聚乳酸、聚对二氧环己酮、聚碳酸丙二醇酯和羊肠线，通常 60~210 天可完全降解 [83]。如周围组织存在感染，不宜使用可吸收缝线，以不可吸收缝线为佳 [81]。不可吸收缝线材质常为尼龙、聚丙烯、涤纶、聚丁烯酯和丝线 [83]。以小鼠为模型的实验证实，在抗革兰阳性菌和革兰阴性菌方面，合成缝线优于天然缝线 [84]。无论是可吸收缝线还是不可吸收缝线，均可分为单股型和多股编织型。与单股缝线相比，多股编织缝线易于操作，但感染风险更大。鼠实验模型显示，单股缝线的抗菌能力优于多股编织缝线 [84]。驻生在多股编织缝线上的细菌，可形成生物膜，白细胞无法进入，从而使细菌免于被吞噬 [85]。

缝合器也可用于伤口缝合，同缝线一样，分可吸收及不可吸收缝合器（如不锈钢材质）两种。与缝线相比，用缝合器缝合污染伤口，发生 SSI 的概率较低 [86]。在预防 SSI 方面，关闭伤口的最佳方法，骨科医生尚未达成一致 [9]。6 项小样本研究（5 项涉及髋部手术）meta 分析显示，用缝合器缝合伤口发生 SSI 较缝线增加 3 倍 [87]。因相关研究方法的局限性，如对 SSI 定义的不规范或不一致，这一 meta 分析的结果，应慎重对待 [87]。2- 辛基氰基丙烯酸酯胶作为组织黏合剂可用于封闭伤口。组织黏合剂与缝线或缝合器相比，在 SSI 方面的对照研究有限。Khan 及团队在 102 例髋置换和 85 例膝置换中，分别使用 2- 辛基氰基丙烯酸酯胶黏合伤口、表皮下缝合伤口（强生单乔可吸收缝线）及皮肤缝合器缝合伤口，结果显示，术后 24 小时内，黏合剂伤口分泌物最少 [88]。

严重污染的伤口应延迟闭合 [89]。20 世纪 60 年代，首次进行了该方面的随机研究[90]，其他研究也证实[91-93]，在腹部手术中，延迟闭合伤口效果更好。1933 年，延迟闭合伤口原则获得试验支持，在豚鼠手术切口中，术后 5~7 日植入金黄色葡萄球菌，较术后早期植入金黄色葡萄球菌，感染的发生率更低[94]。对开放骨折的患者而言，伤口延迟闭合与早期闭合差别不大[95]，可能与这些患者预防性使用抗生素和早期使用抗生素有关，导致研究结果存在偏倚。

延迟伤口闭合的理念已进一步延伸，如伤口负压疗法[89]。该技术使污染伤口闭合变得简便易行。相关动物实验证实，可明显减少伤口细菌数量[96, 97]。但是，一项针对慢性伤口负压疗法的研究发现，尽管常规更换负压引流材料，但其表面仍有大量细菌定殖[98]。

局部积液及血肿产生的高张力，会影响组织灌注，不利于伤口愈合[99]。引流能清除伤口及体腔内的积液、血肿。另一方面，引流管是异物，可造成逆行感染。上述情况均已获骨科文献证实。涉及 349 例患者的 5 项 RCT 的系统回顾显示，前交叉韧带重建术后，无论是否使用闭式引流，感染率无明显差异[100]；另一涉及 664 例髋部骨折患者的 6 项随机试验，系统回顾表明，无论是否采取闭式引流，SSI 发生率并未增加[101]。

应尽可能缩短手术时间，以预防 SSI 的发生。有证据表明，全膝关节置换术中，长时间手术是 SSI 发生的危险因素之一[102, 103]。此外，手术时间的延长，往往伴随着其他一些危险因素，如肥胖及预防性抗生素的大量流失。

3.2 手术室环境的保持

手术室也会滋生病原微生物。例如，手术室空气取样中可分离出葡萄球菌[104]。在关节置换手术中，感染的发生与手术室空气污染有一定的相关性[105]。因此，手术室应适当通风，以便减少空气中的病原微生物[106]。由手术室向走廊及相邻区域进行正压通风，可避免气流由非洁净区流入洁净区[107]。同样，正压通风应保证气流自屋顶流向地面[3]。

关节置换手术采用层流技术，是骨科热点之一。关节假体作为一种异物，易被细菌附着[82]。层流所带来的额外通风，可进一步清除手术环境中的细菌。层流以匀速气流净化无菌术区周围的无颗粒物空气，可分为水平及垂直净化模式。水平层流由壁挂式分布系统产生；垂直层流由天花板分布系统产生。层流分布系统类型多样，通常产生的层流分布区域应大于 3.2 m × 2.3 m[108]。包括德国[109] 及新西兰[110] 在内的众多国家，已在大多数有内植物的骨科手术室配备层流设施。几项早期的研究表明[106]，层流技术可有效降低手术部位的感染率。但近期的一些研究，如 Brandt 等[111]，对此观点提出了质疑。除非有确凿证据，骨科医生不应在无层流的手术室进行手术。这一理念得到了 85% 骨科医生的认同[9]。上述共识还指出，层流技术是一项复杂技术，必须严格规范使用，才能发挥应有的效用。

手术室内人员众多，包括手术医生、麻醉医生、规培医生、进修医生、手术护士及实习学生。驻留在毛发、皮肤及衣物上的细菌，会播散到手术环境中，同样也可播散至患者[64]。人为的一些活动，会造成湍流，干扰手术室内的空气流通。这种干扰，可由简单的活动或交谈引起[64]。1975 年的一项研究显示，当有 5 个人进入空闲的手术室后，细菌计数由原来的 (13 ± 31) cfu/(ft² · h)，升高至 (447.3 ± 186.7) cfu/(ft² · h)[67]。因此，应尽可能限制进入手术室的人员数量，这一点非常重要。手术室内人员越多，开门的次数也相应增多[112]，也会进一步增加 SSI[113]。一项研究注意到，关节置换术及关节翻修手术时，术中开门的平均次数分别为 0.7 次 / 分、0.8 次 / 分[113]。已有研究证实，不关门手术，室内细菌计数会增加 2 倍[67]。频繁开门引起的另一问题是，因层流压快速降低，需增加通气流量，会造成层流设施过载。通过简单的方式，即可做到减少手术室开门次数，例如沟通采用电话联系，而非直接交谈。

3.3 器械灭菌

与组织及体液直接接触的外科器械，是最重要的[52]。这些器械使用时必须是无菌状态。未经充分消毒的手术器械，会导致疾病传播[114]。绝大多数外科器械为耐热材质，可高压蒸汽消毒灭菌。如为非耐热材质，可采用低温灭菌，如环氧乙烷灭菌、过氧化氢等离子灭菌、过氧乙酸浸泡灭菌及臭氧灭菌等[52]。所谓"无菌器械"，是指经灭菌消毒的器械，出现微生物的概率[52]。这种概率可理解为微生物存活率达到"无菌保证水平"（SAL）。例如，无菌手术刀在任何情况下细菌应低于 10^{-6} 数量级，即每一百万件器械，经灭菌后微生物存活的概率为 1[52]。经灭菌的器械，应保存于手术室内的器械托盘中，建议手术开始前再打开。器械打开后，污染的概率，手术开始后 30 分钟为 4%，4 小时后可高达 30%[115]。外科器械可以"快消"。"快消"是指对未包装的器械在 132℃下，消毒 3 分钟，仅限于如外科器械意外掉落等情况[3]。因此，"快消"器械应尽量避免，而不宜图方便。

4. 术后管理

规范的术后管理，对预防手术创伤引起的 SSI 十分重要。已缝合的手术切口通常采取无菌敷料覆盖 24~48 小时[3]。关于切口是否须用无菌敷料覆盖，患者是否可在 48 小时后洗澡，相关文献有限[3]。临床工作中，常用生理盐水冲洗手术切口，清除伤口组织碎屑及渗液。

手术切口若开放，拟行二期闭合，可暂用无菌湿纱布填塞，无菌敷料覆盖[3]。是否使用含外用溶液的敷料[116, 117]，尚无定论。一项胃肠道手术的研究表明[116-118]，在降低 SSI 发生率方面，尚无证据显示，哪种敷料优于其他敷料[118]。切口开放，拟二期闭合时，局部是否使用抗生素仍存在争议。局部使用抗生素，可能导致耐药及过敏反应。一项髋部骨折 RCT 研究表明，术后局部使用氯霉素，未能显示出对预防感染有良好作用[119]。此研究中，SSI 发生率以 30 天为观察期限。临床上，氯己定、碘伏等消毒剂，有时也用于慢性伤口的治疗。

无论是闭合伤口，还是开放伤口，更换敷料时，可采取"无菌"或"清洁"两种不同的操作。两者均要求仔细洗手。"无菌"换药时，应创建一无菌区域，并使用无菌手套及敷料；而"清洁"技术，可使用清洁手套[120]。显然，"无菌"技术比"清洁"技术成本更高。尽管"无菌"技术缺乏理论依据，但仍被视作金标准，并得到 CDC 的推荐[3]。

患者通常在伤口完全愈合前就已经出院。因此，最重要的是教会患者及家属正确的伤口处理方法。同时，患者及家属也应学会，如何判断 SSI 的临床表现，并及时向医生反馈。

5. 预防使用抗生素

5.1 预防性抗生素使用的原则

预防性使用抗生素可预防 SSI。其有效性在 20 世纪 80 年代初即已有报道。预防性使用头孢唑啉钠，使关节置换术的感染率由 3.3%（对比安慰剂）显著降低至 0.9%[121]。临床工作中，预防性使用抗生素已得到广泛应用，尤其是关节置换手术，并已细化至抗生素的使用时机及剂量。在德国，98% 髋、膝置换术患者，预防性使用了抗生素。术前预防性使用抗生素可导致一些不良反应，例如过敏、抗生素相关性腹泻及耐药。但这些不良反应并不常见。其他不良反应的相关资料极其有限。如发生过敏，可更换其他抗生素，详见下文。

预防使用抗生素的种类，取决于切口部位可能导致感染的致病菌种类。骨科手术切口部位感染，主要由革兰阳性菌引起，其中，金黄色葡萄球菌最为常见。抗菌谱应涵盖上述菌群。骨科手术预防使用抗生素的种类，推荐意见及特点详见表 4-3。为提高药物利用度及效用，预防性抗生素应通过静脉给药。美国骨科医师协会[123]及《苏格兰院际间协作指南》[122]推荐，骨科手术前预防性使用抗生素，首选头孢唑啉及头孢呋辛。头孢唑啉是第一代头孢菌素，能有效对抗链球菌及甲氧西林敏感金黄色葡萄球菌。

头孢呋辛属第二代头孢菌素，对革兰阴性菌的抗菌谱更为广泛。患者注射青霉素出现过敏时，应判明过敏是否是由 IgE 介导的免疫应答（过敏反应）所致。询问患者过敏反应出现的时间，是最有效的方式。给药后最初 1 小时内，出现过敏反应的多由 IgE 所介导。主要表现为荨麻疹、瘙痒、皮疹、哮喘、喉头水肿引起的吞咽困难、支气管痉挛、高血压以及局部肿胀等 [124, 125]。据统计，青霉素过敏的患者中，7% 对头孢菌素过敏；无青霉素过敏史的患者，仅有 1% 对头孢菌素过敏 [127]。

患者如对某种头孢菌素过敏，不应再使用同一种药物，但不同的头孢菌素仍可应用 [126]。患者对 β- 内酰胺类抗生素过敏时，可用其他抗生素替代，如克林霉素（600~900 mg 静脉给药）或万古霉素（1 g 静脉给药）。不推荐使用万古霉素作为常规预防性用药 [128]。否则，极易导致耐万古霉素肠球菌的定殖及相关感染 [9, 129]。

对 β- 内酰胺类抗生素过敏的患者，首选克林霉素。对于已有 MRSA 定殖及术后可能 MRSA 感染的高危人群，如近期住院治疗或长期住院的患者，万古霉素为第二选择 [9]。切记预防性使用抗生素的种类，还应参考地方流行病学。如纽约及芝加哥的两所大学医院，统计发现，金黄色葡萄球菌和表皮葡萄球菌对头孢唑啉的敏感率，分别仅为 74% 和 44% [130]。

上述的预防使用抗生素指南，适用于清洁手术、清洁 - 污染手术及急诊手术。如开放性骨折，术前已存在污染，伤口内同时存在革兰阳性及阴性菌，治疗中还需联合应用其他抗生素 [131]。有文献指出，开放性骨折抗生素的应用，应常规兼顾革兰阴性菌 [132]。为此，推荐了多种联合用药方案，如阿莫西林 / 克拉维酸 [131]、头孢菌素类联合氨基糖苷类 [132]、头孢菌素类联合喹诺酮类抗生素 [133] 等。

5.2 预防性使用抗生素的时机及疗程

术中抗生素在血浆和组织中，应全程维持有效浓度，即药物血浆浓度高于最低抑菌浓度。最低抑菌浓度，是指"抗生素能够抑制细菌生长的最低浓度"。早在 1961 年，就有研究显示，切开前使用抗生素，能有效抑制金黄色葡萄球菌的繁殖 [134]。

一项 30 年的 RCT 研究显示，以清洁手术和清洁 - 污染手术的患者为研究对象，对比了术前（切开前 2 小时）、术前早期（切开前 2~24 小时）、术中（切开 3 小时内）及术后（切开后 3~24 小时）使用抗生素的手术切口感染率差异 [135]。结果显示，SSI 发生率最低的是术前预防性使用抗生素的患者（0.6%），其次是术中（1.4%）、术后（3.3%）及术前早期（3.8%）。

瑞士学者近期的一项研究，进一步地探讨了预防性抗生素使用的时机。研究发现，术前 30~59 分钟使用头孢唑啉，较手术结束前 30 分钟使用更为有效 [136]。切皮前 30 分钟内使用抗生素，手术切口感染率高于切皮前 31~60 分钟的患者，但这种差异无统计学意义 [137]。因此，业内普遍认为，应在切皮前 1 小时内使用抗生素；若使用万古霉素，可放宽至切皮前 2 小时。

德国学者的一项研究，列举了一些关于预防使用抗生素的常见错误，并强调了抗生素使用的时机问题。皮肤切开后，一些病例使用抗生素过早或过晚 [138]。预防性使用抗生素，术前通常为单次使用，如术中出血多（> 1.5 L）或手术时间过长（> 3 小时），可在间隔 1~2 倍抗生素半衰期时，重复给药。作为预防性用药，头孢唑啉及头孢呋辛，可每 3~5 小时重复给药一次，克林霉素每 3~6 小时一次，万古霉素每 6~12 小时一次（表 4-3）[139]。预防性使用抗生素，不应连续使用超过 24 小时。

5.3 预防性使用抗生素特殊病例

如前所述，无症状菌尿患者，择期手术无需抗生素治疗。只有出现尿路感染的患者，关节置换术前才需抗生素治疗 [9]。有植入材料的患者，如心脏瓣膜置换术，预防性抗生素的使用同无植入材料的患者 [9]。使用人工心脏瓣膜的患者，发生心内膜炎的风险更高。导致心内膜炎及关节置换术后感染，最常见的致病菌为金黄色葡萄球菌及表皮葡萄球菌 [140]。

表 4-3　骨科手术中推荐使用的预防性抗生素种类及其特点（参考 Bratzler 等[139]）

	首选用药			替代用药	
	头孢唑林	头孢呋辛	克林霉素（β‑内酰胺类抗生素过敏）	万古霉素（β‑内酰胺类抗生素过敏和筛查有 MRSA 定殖）
剂量（静脉给药）	1~2 g	1.5 g	600~900 mg	1 g
手术时间延长时重复给药间隔	2~5 小时	3~4 小时	3~6 小时	6~12 小时
药物半衰期	1.25~2.5 小时	1~2 小时	2~5.1 小时	3.5~5.0 小时
终末期肾衰患者的药物半衰期	40~70 小时	15~22 小时	3.5~5.0 小时	44.1~406.4 小时
药物输注时间（直接静注或经留置静脉通道）	3~5 分钟	3~5 分钟	10~60 分钟	60 分钟

注：此表中的剂量以体重 70 kg 的患者为标准，具体剂量应依据患者实际体重计算（mg/kg）。MRSA，耐甲氧西林金黄色葡萄球菌。

6. 总结

在 Louis Pasteur、Ignaz Semmelweis、Joseph Lister 和 Alexander Fleming 等伟大学者的引领下，对 SSI 的预防，研究已持续了 150 多年。本文回顾了预防 SSI 的一些临床实践，比如，如何改善患者的相关危险因素，以及术前、术中及术后规范的预防措施等。本章所介绍的 SSI 预防措施，可概括为"综合性预防策略"。健康促进协会[141] 对"综合性预防策略"的定义是，用一套简明、基于循证医学的操作指南（通常 3~5 个），形成临床路径，以优化治疗程序，改善患者预后。

SSI 发生率，常用来衡量医院医疗质量[142] 及综合性预防策略的落实情况。通过术中保持体温正常、术前备皮、预防性使用抗生素及规范的手术室管理等，心血管外科手术 SSI 发生率，已降低了 51%[143]。这些基于循证医学的综合性预防策略，同样可应用于骨科手术中，且易于落实。关于 SSI 的预防措施，现有的理论依据十分有限，需要更多的相关研究，进一步拓展对其的认知。

参考文献

1. **Wallace WC, Cinat ME, Nastanski F, et al.** New epidemiology for postoperative nosocomial infections. *Am Surg.* 2000 Sep, 66(9):874–878.

2. **Horan TC, Gaynes RP, Martone WJ, et al.** CDC definitions of nosocomial surgical site infections, 1992: A modification of CDC definitions of surgical wound infections. *Infect Control Hosp Epidemiol.* 1992 Oct;13(10):606–608.

3. **Mangram AJ, Horan TC, Pearson ML, et al.** Guideline for prevention of surgical site infection, 1999. Hospital Infection Control Practices Advisory Committee. *Infect Control Hosp Epidemiol.* 1999 Apr;20(4):250–278;quiz 279–280.

4. **Leaper D, Tanner J, Kiernan M.** Surveillance of surgical site infection: more accurate definitions and intensive recording needed. *J Hosp Infect.* 2013 Feb;83(2):83–86.

5. **Gastmeier P, Sohr D, Brandt, et al.** Reduction of orthopaedic wound infections in 21 hospitals. *Arch Orthop Trauma Surg.* 2005 Oct;125(8):526–530.

6. **Astagneau P, Rioux C, Golliot F, et al.** Morbidity and mortality associated with surgical site infections: results from the 1997-1999 INCISO surveillance. *J Hosp Infect.* 2001 Aug;48(4):267–274.

7. **Maksimović J, Marković-Denić L, Bumbasirević M, et al.** Surgical site infections in orthopedic patients: prospective cohort study. *Croat Med J.* 2008 Feb;49(1):58–65.

8. **Whitehouse JD, Friedman ND, Kirkland KB, et al.** The impact of surgical-site infections following orthopedic surgery at a community hospital and a university hospital: adverse quality of life, excess length of stay, and extra cost. *Infect Control Hosp Epidemiol.* 2002 Apr;23(4):183–189.

9. **Parvizi J, Gehrke T, Chen AF.** Proceedings of the International Consensus on Periprosthetic Joint Infection. *Bone Joint J.* 2013 Nov;95-B(11):1450–1452.

10. **Anderson DJ, Kaye KS, Classen D, et al.** Strategies to prevent surgical site infections in acute care hospitals. *Infect Control Hosp Epidemiol.* 2008 Oct;29 Suppl 1:S51–61

11. **Dronge AS, Perkal MF, Kancir S, et**

al. Long-term glycemic control and postoperative infectious complications. *Arch Surg.* 2006 Apr;141(4):375–380; discussion 380.

12. **Dowsey MM, Choong PF.** Obese diabetic patients are at substantial risk for deep infection after primary TKA. *Clin Orthop Relat Res.* 2009 Jun;467(6):1577–1581.

13. **Malinzak RA, Ritter MA, Berend ME, et al.** Morbidly obese, diabetic, younger, and unilateral joint arthroplasty patients have elevated total joint arthroplasty infection rates. *J Arthroplasty.* 2009 Sep;24(6 Suppl):8488.

14. **Hu SS, Fontaine F, Kelly B, et al.** Nutritional depletion in staged spinal reconstructive surgery. The effect of total parenteral nutrition. *Spine (Phila Pa 1976).* 1998 Jun 15;23(12):1401–1405.

15. **Møler AM, Villebro N, Pedersen T, et al.** Effect of preoperative smoking intervention on postoperative complications: a randomised clinical trial. *Lancet.* 2002 Jan 12;359(9301):114–117.

16. **Lindströ D, Sadr Azodi O, Wladis A, et al.** Effects of a perioperative smoking cessation intervention on postoperative complications: a randomized trial. *Ann Surg.* 2008; Nov;248(5):739–745.

17. **Schmalzried TP, Amstutz HC, Au MK, et al.** Etiology of deep sepsis in total hip arthroplasty. The significance of hematogenous and recurrent infections. *Clin Orthop Relat Res.* 1992 Jul;(280):200–207.

18. **Stinchfield FE, Bigliani LU, Neu HC, et al.** Late hematogenous infection of total joint replacement. *J Bone Joint Surg Am.* 1980 Dec; 62(8):1345–1350.

19. **Sousa R, Muñz-Mahamud E, Quayle J, et al.** Is asymptomatic bacteriuria a risk factor for prosthetic joint infection? *Clin Infect Dis.* 2014 Jul 1;59(1):41–47.

20. **Weigelt JA, Lipsky BA, Tabak YP, et al.** Surgical site infections: Causative pathogens and associated outcomes. *Am J Infect Control.* 2010 Mar; 38(2):112–120.

21. **Coates T, Bax R, Coates A.** Nasal decolonization of Staphylococcus aureus with mupirocin: strengths, weaknesses and future prospects. *J Antimicrob Chemother.* 2009 Jul;64(1):9–15.

22. **Perl TM, Cullen JJ, Wenzel RP, et al.** Intranasal mupirocin to prevent postoperative Staphylococcus aureus infections. *N Engl J Med.* 2002 Jun 13; 346(24):1871–1877.

23. **Doebbeling BN, Breneman DL, Neu HC, et al.** Elimination of Staphylococcus aureus nasal carriage in health care workers: analysis of six clinical trials with calcium mupirocin ointment. The Mupirocin Collaborative Study Group. *Clin Infect Dis.* 1993 Sep;17(3):466–474.

24. **McConeghy KW, Mikolich DJ, LaPlante KL.** Agents for the decolonization of methicillin-resistant Staphylococcus aureus. *Pharmacotherapy.* 2009 Mar;29(3):263–280.

25. **Dupeyron C, Campillo B, Bordes M, et al.** A clinical trial of mupirocin in the eradication of methicillin-resistant Staphylococcus aureus nasal carriage in a digestive disease unit. *J Hosp Infect.* 2002 Dec; 52(4):281–287.

26. **Kalmeijer MD, Coertjens H, van Nieuwland-Bollen PM, et al.** Surgical site infections in orthopedic surgery: the effect of mupirocin nasal ointment in a double-blind, randomized, placebo-controlled study. *Clin Infect Dis.* 2002 Aug 15;35(4):353–358.

27. **Doebbeling BN, Reagan DR, Pfaller MA, et al.** Long-term efficacy of intranasal mupirocin ointment. A prospective cohort study of Staphylococcus aureus carriage. *Arch Intern Med.* 1994 Jul 11;154(13):1505–1508.

28. **Jones JC, Rogers TJ, Brookmeyer P, et al.** Mupirocin resistance in patients colonized with methicillin-resistant Staphylococcus aureus in a surgical intensive care unit. *Clin Infect Dis.* 2007 Sep 1;45(5):541–547.

29. **Garibaldi RA, Skolnick D, Lerer T, et al.** The impact of preoperative skin disinfection on preventing intraoperative wound contamination. *Infect Control Hosp Epidemiol.* 1988 Mar;9(3):109–113.

30. **Hayek L.** A placebo-controlled trial of the effect of two preoperative baths or showers with chlorhexidine detergent on postoperative wound infection rates. *J Hosp Infect.* 1989 Feb;13(2):202–204.

31. **Karki S, Cheng AC.** Impact of non-rinse skin cleansing with chlorhexidine gluconate on prevention of healthcareassociated infections and colonization with multi-resistant organisms: a systematic review. *J Hosp infect.* 2012 Oct;82(2):71–84.

32. **Webster J, Osborne S.** Preoperative bathing or showering with skin antiseptics to prevent surgical site infection. *Cochrane Database Syst Rev.* 2012 Sep 12;9: CD004985.

33. **Wihlborg O.** The effect of washing with chlorhexidine soap on wound infection rate in general surgery. A controlled clinical study. *Ann Chir Gynaecol.* 1987;76(5):263–265.

34. **Eiselt D.** Presurgical skin preparation with a novel 2% chlorhexidine gluconate cloth reduces rates of surgical site infection in orthopaedic surgical patients. *Orthop Nurs.* 2009 May-Jun;28(3):141–145.

35. **Zywiel MG, Daley JA, Delanois RE, et al.** Advance pre-operative chlorhexidine reduces the incidence of surgical site infections in knee arthroplasty. *Int Orthop.* 2011 Jul; (7):1001–1006.

36. **Lilly HA, Lowbury EJ, Wilkins MD.** Limits to progressive reduction of resident skin bacteria by disinfection. *J Clin Pathol.* 1979 Apr; 32(4): 382–385.

37. **O'Grady NP, Alexander M, Burns LA, et al.** Guidelines for the prevention of intravascular catheter-related infections. *Clin Infect Dis.* 2011 May;52(9):e162–193.

38. **Tanner J, Norrie P, Melen K.** Preoperative hair removal to reduce surgical site infection. *Cochrane database Syst Rev.* 2011 Nov 9;(11):CD004122.

39. **Balthazar ER, Colt JD, Nichols RL.** Preoperative hair removal: a random prospective study of shaving versus clipping. *South Med J.* 1982 Jul;75(7):799–801.

40. **Alexander JW, Fischer JE, Boyajian M, et al.** The influence of hair-removal methods on wound infections. *Arch Surg.* 1983 Mar; 118(3):347–352.

41. **Seropian R, Reynolds BM.** Wound infections after preoperative depilatory versus razor preparation. *Am J Surg.* 1971 Mar;121(3):251–254.

42. **Lister J.** On the Antiseptic Principle in the Practice of Surgery. *Br Med J.* 1867 Sep 21;2(351): 246–248.

43. **Hemani ML, Lepor H.** Skin preparation for the prevention of surgical site infection: which agent is best? *Rev Urol.* 2009 Fall; 11(4):190–195.

44. **Association of Operating Room Nurses.** Recommended practices for skin preparation of patients. *AORN J.* 1996 Nov;64(5):813–816.

45. **Dumville JC, McFarlane E, Edwards P, et al.** Preoperative skin antiseptics for preventing surgical wound infections after clean surgery. *Cochrane Database Syst Rev.* 2013 Mar 28;3:CD003949.

46. **Maiwald M, Chan ES.** The forgotten role of alcohol: a systematic review and meta-analysis of the clinical efficacy and perceived role of chlorhexidine in skin antisepsis. *PloS One.* 2012;7(9):e44277.

47. **Larson EL.** APIC guideline for handwashing and hand antisepsis in health care settings. *Am J Infect Control.* 1995 Aug;23(4):251–269.

48. **Rodeheaver G, Bellamy W, Kody M, et al.** Bactericidal activity and toxicity of iodine-

containing solutions in wounds. *Arch Surg.* 1982 Feb;117(2):181–186.

49. **Tschudin-Sutter S, Frei R, Egli-Gany D, et al.** No risk of surgical site infections from residual bacteria after disinfection with povidone-iodinealcohol in 1014 cases: a prospective observational study. *Ann Surg.* 2012;255(3):565–569.

50. **Darouiche RO, Wall MJ Jr, Itani KM, et al.** Chlorhexidine-Alcohol versus Povidone-Iodine for Surgical-Site Antisepsis. *N Engl J Med.* 2010 Jan 7;362(1):18–26.

51. **Noorani A, Rabey N, Walsh SR, Davies RJ.** Systematic review and metaanalysis of preoperative antisepsis with chlorhexidine versus povidoneiodine in clean-contaminated surgery. *Br J Surg.* 2010 Nov;97(11):1614–1620.

52. **Burlingame B, Denholm B, Link T, et al.** AORN Guidelines for Perioperative Practice. Vol. 1, 2016. Guideline for Sterile Technique. Available at: http://www. aornstandards.org/content/1/SEC5. extract?sid=915f30c9-0da1-4ffb-8621-254589662ac4#. Accessed April, 2016.

53. **Garibaldi RA, Maglio S, Lerer T, et al.** Comparison of nonwoven and woven gown and drape fabric to prevent intraoperative wound contamination and postoperative infection. *Am J Surg.* 1986 Nov;152(5):505–509.

54. **Chiu KY, Lau SK, Fung B, et al.** Plastic adhesive drapes and wound infection after hip fracture surgery. *Aust N Z J Surg.* 1993 Oct;63(10):798–801.

55. **French ML, Eitzen HE, Ritter MA.** The plastic surgical adhesive drape: an evaluation of its efficacy as a microbial barrier. *Ann Surg.* 1976 Jul;184(1):46–50.

56. **Webster J, Alghamdi A.** Use of plastic adhesive drapes during surgery for preventing surgical site infection. *Cochrane Database Syst Rev.* 2013 Jan 31;1:CD006353.

57. **Kampf G, Kramer A.** Epidemiologic background of hand hygiene and evaluation of the most important agents for scrubs and rubs. *Clin Microbiol Rev.* 2004 Oct;17(4):863–893, table of contents.

58. **Widmer AF.** Replace hand washing with use of a waterless alcohol hand rub? *Clin Infect Dis.* 2000 Jul;31(1):136–143.

59. **Chen CF, Han CL, Kan CP, et al.** Effect of surgical site infections with waterless and traditional hand scrubbing protocols on bacterial growth. *Am J Infect Control.* 2012 May;40(4):e15–17.

60. **Hingst V, Juditzki I, Heeg P, et al.** Evaluation of the efficacy of surgical hand disinfection following a reduced application time of 3 instead of 5 min. *J Hosp Infect.* 1992 Feb;20(2):79–86.

61. **Tanner J, Swarbrook S, Stuart J.** Surgical hand antisepsis to reduce surgical site infection. *Cochrane Database Syst Rev.* 2008 Jan 23;(1):CD004288.

62. **Boyce JM, Pittet D, Healthcare Infection Control Practices Advisory Committee, et al.** Hand Hygiene Task Force. Guideline for Hand Hygiene in Health-Care Settings: recommendations of the Healthcare Infection Control Practices Advisory Committee and the HICPAC/SHEA/APIC/IDSA Hand Hygiene Task Force. *Infect Control Hosp Epidemiol.* 2002 Dec;23(12 Suppl):S3–40.

63. **Parienti JJ, Thibon P, Heller R, et al.** Hand-rubbing with an aqueous alcoholic solution vs traditional surgical hand-scrubbing and 30-day surgical site infection rates: a randomized equivalence study. *JAMA.* 2002 Aug 14;288(6):722–727.

64. **Duguid JP, Wallace AT.** Air infection with dust liberated from clothing. *Lancet.* 1948 Nov 27;2(6535):845–849.

65. **Berger SA, Kramer M, Nagar H, et al.** Effect of surgical mask position on bacterial contamination of the operative field. *J Hosp Infect.* 1993 Jan;23(1):51–54.

66. **Romney MG.** Surgical face masks in the operating theatre: re-examining the evidence. *J Hosp Infect.* 2001 Apr;47(4):251–256.

67. **Ritter MA, Eitzen H, French ML, Hart JB.** The operating room environment as affected by people and the surgical face mask. *Clin Orthop Relat Res.* 1975 Sep;(111):147–150.

68. **Mitchell NJ, Hunt S.** Surgical face masks in modern operating rooms - a costly and unnecessary ritual? *J Hosp Infect.* 1991 Jul;18(3):239–242.

69. **Braswell ML, Spruce L.** Implementing AORN recommended practices for surgical attire. *AORN J.* 2012 Jan;95(1):122-37; quiz 138–140.

70. **Misteli H, Weber WP, Reck S, et al.** Surgical glove perforation and the risk of surgical site infection. *Arch Surg.* 2009 Jun;144(6):553–558; discussion 558.

71. **Laine T, Aarnio P.** How often does glove perforation occur in surgery? Comparison between single gloves and a double-gloving system. *Am J Surg.* 2001 Jun;181(6):564–566.

72. **Schindler OS, Spencer RF, Smith MD.** Should we use a separate knife for the skin? *J Bone Joint Surg Br.* 2006 Mar;88(3):382–385.

73. **Ritter MA, French ML, Eitzen HE.** Bacterial contamination of the surgical knife. *Clin Orthop Relat Res.* 1975 May;(108):158–160.

74. **Meka PN KP, Khullar P, Anand VJ.** To compare the superiority of electrocautery over the traditional scalpel for skin incisions. *J Surg Res.* 2004 Oct;121(2):341.

75. **Anglen JO.** Wound irrigation in musculoskeletal injury. *J Am Acad Orthop Surg.* 2001 Jul-Aug;9(4):219–226.

76. **Hassinger SM, Harding G, Wongworawat MD.** High-pressure pulsatile lavage propagates bacteria into soft tissue. *Clin Orthop Relat Res.* 2005 Oct;439:27–31.

77. **Petrisor B, Jeray K, Schemitsch E, et al.** Fluid lavage in patients with open fracture wounds (FLOW): an international survey of 984 surgeons. *BMC Musculoskelet Disord.* 2008 Jan 23;9:7.

78. **Kurz A, Sessler DI, Lenhardt R.** Perioperative normothermia to reduce the incidence of surgical-wound infection and shorten hospitalization. Study of Wound Infection and Temperature Group. *N Engl J Med.* 1996 May 9;334(19):1209–1215.

79. **Greif R, Sessler DI.** Supplemental oxygen and risk of surgical site infection. *JAMA.* 2004 Apr 28;291(16):1957; author reply 1958–1959.

80. **Kabon B, Akca O, Taguchi A, et al.** Supplemental intravenous crystalloid administration does not reduce the risk of surgical wound infection. *Anesth Analg.* 2005 Nov;101(5):1546–1553.

81. **McHugh SM, Hill AD, Humphreys H.** Intraoperative technique as a factor in the prevention of surgical site infection. *J Hosp Infect.* 2011 May;78(1):1–4.

82. **Elek SD, Conen PE.** The virulence of Staphylococcus pyogenes for man; a study of the problems of wound infection. *Br J Exp Pathol.* 1957 Dec;38(6):573–586.

83. **Tajirian AL, Goldberg DJ.** A review of sutures and other skin closure materials. *J Cosmet Laser Ther.* 2010 Dec;12(6):296–302.

84. **Sharp WV, Belden TA, King PH, et al.** Suture resistance to infection. *Surgery.* 1982 Jan;91(1):61–63.

85. **Osterberg B.** Enclosure of bacteria within capillary multifilament sutures as protection against leukocytes. *Acta Chir Scand.* 1983;149(7):663–668.

86. **Gabrielli F, Potenza C, Puddu, et al.** Suture materials and other factors associated with tissue reactivity, infection, and wound dehiscence among plastic surgery outpatients. *Plast Reconstr Surg.* 2001

Jan;107(1):38–45.

87. **Smith TO, Sexton D, Mann C, et al.** Sutures versus staples for skin closure in orthopaedic surgery: meta-analysis. *BMJ.* 2010 Mar 16;340:c1199

88. **Khan RJ, Fick D, Yao F, et al.** A comparison of three methods of wound closure following arthroplasty: a prospective, randomised, controlled trial. *J Bone Joint Surg Br.* 2006 Feb;88(2):238–242.

89. **Alexander JW, Solomkin JS, Edwards MJ.** Updated recommendations for control of surgical site infections. *Ann Surg.* 2011 Jun;253(6):1082–1093.

90. **Bernard HR, Cole WR.** Wound infections following potentially contaminated operations. Effect of delayed primary closure of the skin and subcutaneous tissue. *JAMA.* 1963 Apr 27;184:290–292.

91. **Duttaroy DD, Jitendra J, Duttaroy B, et al.** Management strategy for dirty abdominal incisions: primary or delayed primary closure? A randomized trial. *Surg Infect (Larchmt).* 2009 Apr;10(2):129–136.

92. **Strasen KM, Berne TV.** Wound infection in patients with traumatic small intestinal injuries. *Am Surg.* 1991 Dec;57(12):803–805.

93. **Verrier ED, Bossart KJ, Heer FW.** Reduction of infection rates in abdominal incisions by delayed wound closure techniques. *Am J Surg.* 1979 Jul;138(1):22–28.

94. **DuMortier JJ.** The resistance of healing wounds to infection. *Surg Gynecol Obstet.* 1933;56: 762–766.

95. **Weitz-Marshall AD, Bosse MJ.** Timing of closure of open fractures. *The Journal of the J Am Acad Orthop Surg.* 2002 Nov-Dec;10(6):379–384.

96. **Lalliss SJ, Stinner DJ, Waterman SM, et al.** Negative pressure wound therapy reduces pseudomonas wound contamination more than Staphylococcus aureus. *J Orthop Trauma.* 2010 Sep;24(9):598–602.

97. **Morykwas MJ, Argenta LC, Shelton-Brown EI, et al.** Vacuum-assisted closure: a new method for wound control and treatment: animal studies and basic foundation. *Ann Plast Surg.* 1997 Jun;38(6):553–562.

98. **Yusuf E, Jordan X, Clauss M, et al.** High bacterial load in negative pressure wound therapy (NPWT) foams used in the treatment of chronic wounds. *Wound Repair Regen.* 2013 Sep-Oct;21(5):677–681.

99. **Parker MJ, Roberts CP, Hay D.** Closed suction drainage for hip and knee arthroplasty. A meta-analysis. *J Bone Joint Surg Am.* 2004 Jun;86-A(6):1146–1152.

100. **Clifton R, Haleem S, McKee A, et al.** Closed suction surgical wound drainage after anterior cruciate ligament reconstruction: a systematic review of randomised controlled trials. *Knee.* 2007 Oct;14(5):348–351.

101. **Clifton R, Haleem S, McKee A, et al.** Closed suction surgical wound drainage after hip fracture surgery: a systematic review and meta-analysis of randomised controlled trials. *Int Orthop.* 2008 Dec;32(6):723–727.

102. **Leong G, Wilson J, Charlett A.** Duration of operation as a risk factor for surgical site infection: comparison of English and US data. *J Hosp Infect.* 2006 Jul;63(3):255–262.

103. **Peersman G, Laskin R, Davis J, et al.** Prolonged operative time correlates with increased infection rate after total knee arthroplasty. *HSS J.* 2006 Feb;2(1):70–72.

104. **Edmiston CE, Jr, Seabrook GR, Cambria RA, et al.** Molecular epidemiology of microbial contamination in the operating room environment: Is there a risk for infection? Surgery. *2005 Oct;138(4):573-579; discussion 579–582.*

105. **Lidwell OM, Lowbury EJ, Whyte W, et al.** Airborne contamination of wounds in joint replacement operations: the relationship to sepsis rates. *J Hosp Infect.* 1983 Jun;4(2):111–131.

106. **Friberg B.** Ultraclean laminar airflow ORs. *AORN J.* 1998 Apr;67(4):841–842, 845–851.

107. **Lidwell OM.** Clean air at operation and subsequent sepsis in the joint. *Clin Orthop Relat Res.* 1986 Oct;(211):91–102.

108. **Gastmeier P, Breier AC, Brandt C.** Influence of laminar airflow on prosthetic joint infections: a systematic review. *J Hosp Infect.* 2012 Jun;81(2):73–78.

109. **Breier AC, Brandt C, Sohr D, et al.** Laminar airflow ceiling size: no impact on infection rates following hip and knee prosthesis. *Infect Control Hosp Epidemiol.* 2011 Nov;32(11):1097–1102.

110. **Hooper G, Rothwell, A., Frampton, et al.** Does the use of laminar airflow and space suits reduce early deep infection after total hip and knee replacement? *J Bone Joint Surg Br.* 2011 Jan;93(1):85–90.

111. **Brandt C, Hott U, Sohr D, et al.** Operating room ventilation with laminar airflow shows no protective effect on the surgical site infection rate in orthopedic and abdominal surgery. *Ann Surg.* 2008 Nov;248(5):695–700.

112. **Lynch RJ, Englesbe MJ, Sturm L, et al.** Measurement of foot traffic in the operating room: implications for infection control. *Am J Med Qual.* 2009 Jan-Feb;24(1):45–52.

113. **Panahi P, Stroh M, Casper DS, et al.** Operating room traffic is a major concern during total joint arthroplasty. *Clin Orthop Relat Res.* 2012 Oct;470(10):2690–2694.

114. **Soto LE, Bobadilla M, Villalobos Y, et al.** Post-surgical nasal cellulitis outbreak due to Mycobacterium chelonae. *J Hosp Infect.* 1991 Oct;19(2):99–106.

115. **Dalstrom DJ, Venkatarayappa I, Manternach AL, et al.** Time-dependent contamination of opened sterile operating-room trays. *J Bone Joint Surg Am.* 2008 May;90(5):1022–1025.

116. **Macfie J, McMahon MJ.** The management of the open perineal wound using a foam elastomer dressing: a prospective clinical trial. *Br J Surg.* 1980 Feb;67(2):85–89.

117. **Cannavo M, Fairbrother G, Owen D, et al.** A comparison of dressings in the management of surgical abdominal wounds. *J Wound Care.* 1998 Feb;7(2):57–62.

118. **National Collaborating Centre for Women's and Children's Health (UK).** Surgical site infection prevention and treatment of surgical site infection. *RCOG Press.* London; 2008 Oct.

119. **Kamath S, Sinha S, Shaari E, et al.** Role of topical antibiotics in hip surgery. A prospective randomised study. *Injury.* 2005 Jun;36(6):783–787.

120. **Wound, Ostomy and Continence Nurses Society (WOCN) Wound Committee, Association for Professionals in Infection Control and Epidemiology, Inc. (APIC) 2000 Guidelines Committee.** Clean vs. sterile dressing techniques for management of chronic wounds: a fact sheet. *J Wound Ostomy Continence Nurs.* 2012 Mar-Apr;39(2 Suppl):S30–34.

121. **Hill C, Flamant R, Mazas F, et al.** Prophylactic cefazolin versus placebo in total hip replacement. Report of a multicentre double-blind randomised trial. *Lancet.* 1981 Apr 11;1(8224):795–796.

122. **Scottish Intercollegiate Guidelines Network.** Antibiotic prophylaxis in surgery (SIGN publication no.104). Edinburgh, 2008, updated April, 2014.

123. **American Association of Orthopaedic Surgeons.** Recommendations for the Use of Intravenous Antibiotic Prophylaxis in Primary Total Joint Arthroplasty, 2004. Information Statement 1027, revised March, 2014.

124. **Kalman D, Barriere SL.** Review of the pharmacology, pharmacokinetics, and

clinical use of cephalosporins. *Tex Heart Inst J.* 1990;17(3):203–215.

125. **Legendre DP, Muzny CA, Marshall GD, et al.** Antibiotic hypersensitivity reactions and approaches to desensitization. *Clin Infect Dis.* 2014 Apr;58(8):1140–1148.

126. **Pichichero ME.** A review of evidence supporting the American Academy of Pediatrics recommendation for prescribing cephalosporin antibiotics for penicillin-allergic patients. *Pediatrics.* 2005 Apr;115(4):1048–1057.

127. **Dash CH.** Penicillin allergy and the cephalosporins. *J Antimicrob Chemother.* 1975;1(3 Suppl):107–118.

128. **Koch CG, Nowicki ER, Rajeswaran J, et al.** When the timing is right: Antibiotic timing and infection after cardiac surgery. *J Thorac Cardiovasc Surg.* 2012 Oct;144(4):931–937.e4.

129. **French GL.** Enterococci and vancomycin resistance. *Clin Infect Dis.* 1998 Aug;27 Suppl 1:S75–83.

130. **Fulkerson E, Valle CJ, Wise B, et al.** Antibiotic susceptibility of bacteria infecting total joint arthroplasty sites. *J Bone Joint Surg Am.* 2006 Jun;88(6):1231–1237.

131. **Yusuf E, Steinrücken J, Buchegger T, et al.** A descriptive study on the surgery and the microbiology of Gustilo type III fractures in an university hospital in Switzerland. *Acta Orthop Belgica.* 2015 Jun;81(2):327–332.

132. **Hoff WS, Bonadies JA, Cachecho R, et al.** East Practice Management Guidelines Work Group: update to practice management guidelines for prophylactic antibiotic use in open fractures. *J Trauma.* 2011 Mar;70(3):751–754.

133. **Patzakis MJ, Bains RS, Lee J, et al.** Prospective, randomized, double-blind study comparing single-agent antibiotic therapy, ciprofloxacin, to combination antibiotic therapy in open fracture wounds. *J Orthop Trauma.* 2000 Nov;14(8):529–533.

134. **Burke JF.** The effective period of preventive antibiotic action in experimental incisions and dermal lesions. *Surgery.* 1961 Jul;50:161–168.

135. **Classen DC, Evans RS, Pestotnik SL, et al.** The timing of prophylactic administration of antibiotics and the risk of surgical-wound infection. *N Engl J Med.* 1992 Jan 30;326(5):281–286.

136. **Weber WP, Marti WR, Zwahlen M, et al.** The timing of surgical antimicrobial prophylaxis. *Ann Surg.* 2008 Jun;247(6):918–926

137. **Steinberg JP, Braun BI, Hellinger WC, et al.** Timing of antimicrobial prophylaxis and the risk of surgical site infections: results from the Trial to Reduce Antimicrobial Prophylaxis Errors. *Ann Surg.* 2009 Jul;250(1):10–16.

138. **Dettenkofer M, Forster DH, Ebner W, et al.** The practice of perioperative antibiotic prophylaxis in eight German hospitals. *Infection.* 2002 Jun;30(3):164–167.

139. **Bratzler DW, Houck PM, Surgical Infection Prevention Guidelines Writers Workgroup, et al.** Antimicrobial prophylaxis for surgery: an advisory statement from the National Surgical Infection Prevention Project. *Clin Infect Dis.* 2004 Jun 15;38(12):1706–1715.

140. **Dajani AS, Taubert KA, Wilson W, et al.** Prevention of bacterial endocarditis. Recommendations by the American Heart Association. *JAMA.* 1997 Jun 11;277(22):1794–1801.

141. **Institute for Healthcare Improvement.** Evidence-based care bundles. Available at: http://www.ihi.org/topics/bundles/Pages/default.aspx. Accessed April, 2016.

142. **Kao LS, Ghaferi AA, Ko CY, et al.** Reliability of superficial surgical site infections as a hospital quality measure. *J Am Coll Surg.* 2011 Aug;213(2):231–235.

143. **van der Slegt J, van der Laan L, Veen EJ, et al.** Implementation of a bundle of care to reduce surgical site infections in patients undergoing vascular surgery. *PLoS One.* 2013 Aug 13;8(8):e71566.

第 5 章 全身抗生素治疗

Werner Zimmerli, Parham Sendi

高秋明　樊博　译

1. 概述

抗菌药物的诞生是医学史上最伟大的事件之一。金黄色葡萄球菌性败血症、细菌性脑膜炎常常导致 50% 以上的患者死亡，由于抗生素的出现，才使得这类感染性疾病得到有效治疗，其死亡率降至 20% 以下 [1, 2]。对于骨与关节感染，除非截肢，否则单纯外科手术治疗不能完全清除病原微生物 [3-6]。在无抗生素的年代，葡萄球菌性关节炎通常需要关节融合。同样，开放性骨折所导致的慢性骨髓炎也很常见。数十年来，上述感染性疾病常需反复多次手术治疗 [7]。内植物相关的骨与关节感染，单纯抗生素治疗难以获得成功 [8, 9]。但是，对不涉及内植物的急性血源性骨髓炎，通常无需手术治疗，及早使用抗生素抗感染治疗即可 [10]。为取得最佳的治疗效果，大多数骨与关节感染需要由不同专业的专家组成治疗团队，采取综合性的治疗措施（见本章"5. 团队协作"）。与过去相比，经合理治疗后，关节功能丧失及慢性骨髓炎等并发症已不常见。如果选择正确的多学科治疗策略，80% 的骨髓炎及假体周围感染患者经过一次治疗后能够完全治愈 [8, 11, 12]。

近 10 年来，由于抗生素的滥用，人们反复警示后抗生素时代即将来临 [13]。最常见的错误观念是人们认为抗生素使用越频繁、时间越长，感染发生的风险越低；另一种错误观念是实际需手术治疗的患者仅用抗生素处理。实际上，长期抗生素的预防性治疗不会降低手术感染的发生率；另

一方面，不采用手术治疗的感染，会增加生物膜产生及持续存在的风险 [12, 14]。此外，如果无细菌感染的发热患者，经验性使用抗生素治疗，会导致体内菌群的改变，使其面临耐药菌感染的危险 [15]。因此，医务人员应掌握抗生素的正确使用原则。与降压药等其他药物相比，抗生素的滥用对患者未来有更多不利影响，也就是说，抗生素的滥用可能会降低细菌在整个人群中的敏感性 [16, 17]。这一点可通过不同地区抗生素使用方式不同，而出现不同的多重耐药菌比率，得以解释。因此，抗生素管理已成为感染病专家的一项重要工作，他们不仅要解决单一患者的感染问题，同时还需考虑到人群未来的流行病学变化。

合理使用抗生素取决于感染类型、细菌种类及其对抗生素的敏感性。如果感染难以明确，使用抗生素之前，应咨询有经验的微生物学专家。这有助于合理取样及选择恰当的病原微生物检测方法。这一点是医务人员选择最佳的抗菌药物的基础。

抗生素的选择应根据病原微生物及宿主两方面的情况。抗生素的应用和病原微生物的特性详见本章"2. 抗生素使用中需明确的几个概念""3. 治疗失败怎么办"。使用抗生素治疗时，应考虑宿主的因素，包括患者抗菌药物治疗史、近期住院情况及是否有多重耐药菌高发地区居留史 [18, 19]。前述患者可能潜在皮肤常居菌群的变异，这也是导致手术部位感染难以控制的危险因素 [15]。宿主的免疫力也是一个关键因素。在骨与关节感染方面，恶性骨肿瘤化疗及骨肿瘤切除假体置换的患者，其自身免疫

力至关重要[20]。如这类患者发生内植物相关感染，需接受长期的抗菌治疗；如感染无法彻底根除，甚至需要终身的抗生素治疗。研究表明，由于局部粒细胞缺陷，内植物的存在，即使病原微生物数量很少，宿主也无法完全清除[21, 22]。这是由所谓的吞噬障碍所引起的[22]。此外，病原微生物形成的生物膜对粒细胞具有一定的抵抗作用[23]。

2. 抗生素使用中需明确的几个概念

为合理使用抗生素，治疗开始前应对抗生素使用方式进行明确。抗生素的疗程常被不适当地延长，这是对术后早期应用抗生素可预防感染这一观念的错误解读，事实上恰恰相反。伤口周围皮肤常居菌群的变异，会增加多重耐药菌感染的风险[15]。

以下为常用术语、定义。

2.1 预防性使用抗生素

预防性使用抗生素是指抗生素先于病原微生物出现在伤口中。因抗生素在组织内渗透需要时间，应在外科手术开始前至少 30 分钟开始使用，以获得最佳的预防效果[24, 25]。单次剂量通常就能满足要求。预防性使用超过 24 小时，不会降低手术部位感染的发生率[26-28]。

2.2 抢先治疗

抢先治疗是指抗生素到达伤口时，病原微生物已经存在于伤口内，但尚无显性感染。在开放性骨折行内固定术后数小时内的患者中，可观察到此种情况。该类患者建议采用不超过数天的短疗程抗生素治疗，以预防感染[28-30]。

2.3 经验性治疗

经验性治疗是指对有细菌感染症状及体征的患者，在未明确病原微生物的情况下使用抗生素。经验性治疗也称为"有根据的推测"。这表明医生在选择抗生素时，应考虑感染的类型、流行病学特征、最常见的病原微生物及耐药模式。原则上，一旦明确病原微生物的种类及对抗生素的敏感性，应优化经验性治疗方案，这一过程通常应在数天内完成。

2.4 靶向治疗

靶向治疗是指根据已知的病原微生物及其明确的药物敏感性选择抗生素。治疗时间长短以及从静脉注射改为口服治疗的时间取决于感染类型。

2.5 抑菌性治疗

如根除细菌无法实现，那么长期口服抗生素治疗也可控制感染症状[31]。一般来说，这只是姑息性治疗。无论怎样，对于那些无需终身抑菌治疗的患者，有经验的治疗团队会定期间歇性停用抑菌治疗。

2.6 骨关节感染抗菌治疗的特殊注意事项，包括抗生素在骨组织内的药代动力学等

因所有的抗生素都能很好地渗透到滑膜组织中[32, 33]，原发性化脓性关节炎抗感染治疗的要求通常并不高于肺炎及菌血症。局部抗生素治疗可能导致软骨损伤，存在潜在风险，并不提倡。早期进行抗生素治疗的同时，及时、反复清除炎性的滑膜组织非常重要。与之相比，骨髓炎的治疗则需要长期大剂量使用抗生素，以防复发。对于任何感染，抗生素渗透到感染部位，是消灭病原微生物的先决条件[34, 35]。抗生素在病灶硬化骨及死骨中渗透是有限的，因此抗生素治疗难以获得成功，手术是抗菌治疗成功的必要条件。为治愈患者，必须引流或清除脓液，这是临床共识。关于这一点，有多种原因。当细菌数量增加时，某些抗生素如 β- 内酰胺类抗生素的最低抑菌浓度（MIC）显著升高，此种现象称为接种效应。当使用 β- 内酰胺类抗生素时，这一点相当重要。由于病原微生物在体外对抗菌素的敏感性的检测，是在 10^5 CFU 的浓度下进行，而脓肿中的细菌密度为 10^6~10^8 CFU[36]，故其抗生素敏感性无法作为参考。脓液中不仅含有大量细菌，而

且含有大量的粒细胞,这些粒细胞或许正在吞噬细菌、凋亡或坏死。

不同抗菌药物的骨渗透特性是不相同的。由于各种原因,不能简单地根据骨内抗生素的浓度来推断其疗效。第一,通常只给予患者单次剂量,药物浓度不是恒定的;第二,药物浓度是在无菌骨组织上测量的,这与临床实际情况不尽相同;第三,不同药物给药与起效时间存在差异,药物的血清浓度与骨骼浓度没有可比性;第四,取样技术不同;最后,药物浓度测定方法的不同(高效液相色谱法、生物测定法),妨碍了不同研究结果间的相互比较。不过下列药物可用于临床,如氟喹诺酮类、克林霉素、利奈唑胺及利福平均具有良好的骨渗透特性,这些药物的骨与血清药物浓度比在 0.3~1.1 之间。青霉素衍生物及头孢菌素的骨渗透率分别只有 0.1~0.3 和 0.1~0.5[34]。

2.7 治疗研究

遗憾的是,有关抗生素在骨关节感染中的作用,高质量的临床研究很少。治疗结束后的分析(如 3 个月内)意义不大,此时间段内无法明确感染是否治愈。对于骨与内植物相关感染,应分别随访至少 1 年及 2 年。此外,对慢性骨髓炎及关节假体周围感染来说,适当的外科手术治疗与抗菌治疗同样重要。在 Stengel 等所做的 meta 分析中[37],167 项研究中仅 22 项是有价值的。他们发现除利福平外,不同抗生素组间疗效无差异。与对照组相比,利福平对内植物相关感染的临床治疗成功率更高[38]。由于骨关节感染的治疗不能进行对照研究,无法获得有效的治疗依据,故治疗决策有赖于专家共识[39]。事实上,关于骨关节感染的治疗已有多个指南,如美国感染病学会(IDSA)发布的关于糖尿病足感染治疗指南[40]、关节假体周围感染治疗指南[41]以及椎体骨髓炎治疗指南等[42]。

3. 治疗失败怎么办

一旦治疗失败,须分析手术及抗菌治疗两方面的因素。应重新审视是否遵循了手术治疗的原则。

不同类型骨关节感染的外科治疗策略详见"第 8 章 开放性骨折""第 9 章第 1 节 骨折术后感染""第 9 章第 2 节 感染性骨不连""第 10 章 关节置换术后感染""第 11 章第 1 节 化脓性关节炎""第 11 章第 2 节 前交叉韧带术后化脓性关节炎""第 12 章 椎间盘炎"。同时须考虑继发性感染的可能。从感染性疾病专家的角度来看,重新分析造成抗生素敏感性失效的致病菌及出现耐药的潜在原因至关重要。抗菌治疗失败的原因包括:初次发病时抗菌治疗不充分,患者依存性差,药物间的相互作用,口服抗生素吸收减少(如因胃肠道中的药物与药物间的相互作用)及由于不良事件、药物不能耐受等进而导致药物前后使用不一致。

3.1 治疗失败的微生物学原因

通常易感微生物在治疗期间不会成为耐药菌,不过也有一些例外情况,例如葡萄球菌,在氟喹诺酮类、利福平、夫西地酸等抗菌药物的作用下发生变异,进而产生耐药性[43-45]。类似地,通过选择耐药亚群,铜绿假单胞菌可在治疗期间对目前已知的任何抗生素产生耐药性[46, 47]。当细菌数量繁多或生物膜持续存在时,出现耐药性的风险最高。仅用抗生素(如 β- 内酰胺)无法消除生物膜内的黏附细菌。

表 5-1 影响抗生素杀菌能力的微生物特性

特性	举例
微生物在细胞内持续存在	分枝杆菌、军团菌属、奈瑟菌属、金黄色葡萄球菌、肺炎链球菌
小菌落变异	金黄色葡萄球菌、大肠杆菌等
生物膜形成	存在于死骨、内植物
细菌密度高	脓肿(接种效应)
治疗期间出现耐药	葡萄球菌对氟喹诺酮类、利福平等出现耐药;铜绿假单胞菌对氟喹诺酮类药物出现耐药

表 5-1 总结了导致宿主细菌持续存在的其他因素。如采用不能渗透到细胞内的抗生素治疗细胞内细菌,治疗通常会失败[48, 49]。一些微生物必须在细

胞内才能生存，其他如金黄色葡萄球菌、肺炎链球菌在细胞内、外均可生存。一些细菌的变异小菌落通常在抗菌治疗过程中能够存活，缘于其表型对许多抗生素具有抵抗力，且能持续存活于非专职吞噬细胞内，如成纤维细胞[50, 51]。存在于细胞内的微生物会受到保护，无法被 β- 内酰胺类或氨基糖苷类抗菌药物杀灭[48]。

3.2 治疗失败的医源性因素——抗菌治疗不充分

上文介绍了规范的抗菌治疗原则（详见本章 "2. 抗生素使用中需明确的几个概念"），以及抗生素的具体选择方法[8]。即使抗生素选择正确，但给药时机不当，也是不合理的。例如，在清创手术前，也就是说在细菌数量仍然较多的情况下应用抗生素，葡萄球菌容易产生对利福平耐药[52]。因此，对之前服用过利福平的患者，如果葡萄球菌感染治疗失败，重做药敏试验对选择下一步治疗方案至关重要。同样，氟喹诺酮类在酸性环境中（如大量脓液）疗效较差[53]。而脓肿内游离的 DNA 含量很高，氨基糖苷类抗菌素会被游离 DNA 结合并灭活[54]。革兰阴性菌引起的感染，如肠杆菌，在体外试验中应辨别其是否为假敏感性结果，这是非常重要的。尽管在表型上对第三代头孢菌素敏感，但这些病原体具有耐药基因，如产生头孢菌素酶（AmpC）[55]。换而言之，对一些细菌而言，体外药物敏感性试验无法准确预测体内治疗的成功率。因此，在这种情况下，尤其是在治疗失败时，必须与专业的微生物实验室展开良好的合作。

3.3 治疗失败的医源性因素——患者依从性差

由于社会、心理、经济及学历等方面的原因，在某些情况下，患者对药物依从的重要性并没有显现出来。此外，必须积极评估药物不良事件及没有明显副作用的药物不耐性的可能性（见本章 "3.6 治疗失败的医源性因素——抗生素无法耐受"）。如果患者药物依从性差，没有及时被主治医生发现，则可能导致治疗失败。这种情况下，可选择门诊留观或门诊静脉治疗。

3.4 治疗失败的医源性因素——药物间的相互作用

大多数骨关节感染的患者，常常合并多种并发症，因此除使用抗生素外，还必须使用其他药物进行治疗，所以在使用抗生素治疗之前，必须评估药物间的相互作用。此外，对已服用抗生素治疗的患者，在辅助应用的每种新药前，都必须检查是否存在药物间的相互作用。同时必须评估患者联合用药，是否会降低抗生素的血清浓度，同时也应评估食物是否会减少口服抗生素的吸收。表 5-2 中概述了骨关节感染中常用抗生素及可能降低其血清浓度的食物。

3.5 治疗失败的医源性因素——口服抗生素吸收减少

抗酸剂、食物（如奶制品）及螯合剂（如螯合铁、螯合钙、螯合镁）会降低多种抗生素的吸收（表 5-2）。这方面必须仔细询问患者病史，因许多患者并不认为微量元素补充剂（如镁、钙）是真正的药物。在大范围人群中难以评估抗生素血清浓度降低的临床相关性，但已观察到治疗失败的病例[56, 57]。因此，应评估这些补充剂的摄入量，并严格按照规定的时间服用（如服用其他药物、食物前 1 小时或后 2 小时）。出院前由医院药剂师对患者及家属提供咨询服务是有益的。

3.6 治疗失败的医源性因素——抗生素无法耐受

接受抗生素治疗的患者，随访期间必须对无明显药物毒性的不良事件及药物不耐性进行评估。恶心、呕吐应及时发现并予以妥善处理。如果服用止吐药无效，则应考虑改用其他抗生素。但在治疗内植物相关的葡萄球菌感染时，维持利福平的治疗非常重要。作者建议每天两次空腹口服利福平 450 mg，每次一杯水，最好在饭前 1 小时或饭后 2 小时服用。也有人建议每日单次 900 mg、600 mg，或每日两次，每次 300 mg（文献[39] 中已有描述）。根据作者的经验，900 mg 通常难以耐受。如果每天两次空腹口服 450 mg 会引起恶心、呕吐，则建议餐后服用，如果恶心、呕吐症状持续存在，可将剂量减少至 300 mg，每天两次。

表 5-2　骨关节感染常用抗生素口服制剂以及影响其肠道吸收和（或）血清浓度的化合物（该表并不详尽）

药物	其他药物→抗生素*		抗生素→其他药物†		避免联合应用的药物‡	服用方式§	减少吸收的机制	常见的不良反应/注释‖
	升高抗生素血清浓度	降低抗生素血清浓度	可能升高药物血清浓度	可能降低药物血清浓度				
青霉素 阿莫西林 氨苄青霉素 阿莫西林/克拉维酸	丙磺舒 水杨酸盐¶ 吲哚美辛¶ 磺吡酮¶	氯噻#，镧#	甲氨蝶呤，维生素 K 拮抗剂，地高辛#，别嘌呤醇**	麦考酚酯，激素类避孕药，阿替洛尔**	抑菌作用的抗生素，如四环素类生物	空腹	过酸不稳定	腹泻，过敏反应，仅适用于长疗程静脉注射治疗后的 OAI 病例††
环丙沙星 左氧氟沙星	甲氧氯普胺（吸收更快）	阳离子（如铝、钙、铁、镁），抗酸剂（如奥美拉唑）	细胞色素 P450 同工酶 1A2 及 3A4 同工酶抑制剂‡‡，西地那非，维生素 K 拮抗剂，甲氨蝶呤	—	阳离子，抗心律失常药 I A 或 III 类（QT 间期延长）	忌奶制品	螯合	恶心，腹泻，疲劳，神经毒性，肌腱病，关节痛
利福平	丙磺舒，复方磺胺甲噁唑***	抗酸剂，鸦片衍生物，抗胆碱能化合物，酮康唑	—	细胞色素 P450 同工酶强诱导剂‡‡，维生素 K 拮抗剂，激素类避孕药	（化合物）增强副作用的化合物	空腹	食物会增加首过效应	恶心，呕吐，腹痛，肝酶升高，过敏反应，血管炎
多西环素 米诺环素	—	阳离子（如铝、钙、铁、镁），抗酸剂，利福平，酒精	维生素 K 拮抗剂，氨蝶呤，环孢菌素	激素类避孕药	甲氧氟烷	忌奶制品	螯合	恶心，光毒性
夫西地酸	他汀类，利托那韦	—	他汀类，利托那韦，环孢菌素	—	HIV 蛋白酶抑制剂，他汀类	—	—	恶心，疲劳
复方磺胺甲噁唑	吲哚美辛***	利福平***	地高辛，霉酚酸钠，甲氨蝶呤，多非利特	三环类抗抑郁药，激素类避孕药	多非利特，增加副作用的药物（如利奈唑胺，血液毒性药物）	饭后	—	过敏反应，血液毒性，肌酐升高，高钾血症

（续表）

药物	其他药物→抗生素*		抗生素→其他药物†			服用方式§	减少吸收的机制	常见的不良反应/注释‖
	升高抗生素血清浓度	降低抗生素血清浓度	可能升高药物血清浓度	可能降低药物血清浓度	避免联合应用的药物‡			
利奈唑胺	—	—	拟交感神经药、升压药、多巴胺类药物、5-羟色胺摄取抑制剂	—	增加不良反应的药物（如复方磺胺甲噁唑、血液毒性药物）	—	—	高血糖、头痛、腹泻、呕吐、恶心、肝脏受损或肝酶升高、可逆性血液毒性、不可逆神经毒性
克林霉素	—	—	神经肌肉阻断剂	—	红霉素（拮抗剂）	—	—	恶心、呕吐、腹泻
甲硝唑	西咪替丁	苯巴比妥、苯妥英钠	维生素 K 拮抗剂、锂、环孢菌素 5-氟尿嘧啶	—	酒精、双硫仑、白消安	—	—	恶心、腹痛、头痛、偶发神经毒性

注：OAI, 骨关节感染；HIV, 人类免疫缺陷病毒。

* 影响抗生素或其代谢产物血清浓度及效度使用的其他药物。

† 影响其他药物及代谢产物血清浓度及效度使用的抗菌素。

‡ 避免易受抗生素影响的活疫苗（如减毒疫苗、卡介苗）。建议咨询药理学专家或查询监控药物间相互作用的计算机软件。必须密切监测或避免所有会引起其他药物血清浓度升高、副作用增强及毒性增强的联合用药。

§ 建议首选饮食。

‖ 所有抗生素都会引起腹泻。腹泻时抗生素的再吸收会受影响。仅列出常见的不良反应。有关详细信息，请查询本国药典。

¶ 主要描述青霉素。

主要介绍氨苄青霉素及阿莫西林超敏反应的可能性。

** 可能会增加氨苄霉素及阿莫西林毒敏反应的可能性。

†† 如有明显证据提示患者有肠内吸收功能障碍，作者推荐这类药物可用于治疗由青霉素最低抑菌浓度较低的菌引起的骨关节感染（如百日咳杆菌、β-溶血性链球菌及对阿莫西林敏感的球菌）。与青霉素 V 相比，阿莫西林氨苄青霉素的生物利用度更高，疗效更可靠。

‡‡ 由于药物间存在多种多样的相互作用，应监测药物的治疗成功率及潜在的不良反应。

*** 此种相互作用在治疗骨关节感染中的临床意义尚不清楚，强烈建议咨询药理学专家或查询监控药物间相互作用的计算机软件。有关详细信息，请查询本国药典。

引自参考文献[65-67]。

表 5-3　用于骨关节感染静脉治疗的主要抗生素 [41, 68]

作用机制及注解			
类别：β-内酰胺类	通过灭活位于细菌细胞膜上的酶来抑制细菌生长，这些酶参与细胞壁的合成，通常具有杀菌作用		
抗生素	**应用范围**	**剂量***	**注解**
青霉素 G	痤疮丙酸杆菌、链球菌、葡萄球菌（对青霉素敏感）	每 4~6 小时 300 万 ~500 万 U	作者建议在治疗前测定 MIC
阿莫西林（欧洲） 氨苄西林（美国）	见青霉素 G 肠球菌属（阿莫西林敏感）	每 4~6 小时 2.0 g 每 4 小时 2.0 g	通常针对肠球菌引起 OAI 的治疗
阿莫西林/克拉维酸钾（欧洲） 氨苄西林/舒巴坦（美国）	葡萄球菌（对苯唑西林敏感）、链球菌、厌氧菌、肠球菌属（对阿莫西林敏感）、流感嗜血杆菌、易感肠杆菌属	每 6 小时 2.2 g 每 6 小时 3.0 g	在 MRSA 及产 ESBL 肠杆菌属发病率低的地区，常用作经验性治疗
氟氯西林（欧洲） 奈夫西林（美国）	葡萄球菌（对苯唑西林敏感）†	每 6 小时 2.0 g 每 4~6 小时 1.5~2.0 g	常作为治疗葡萄球菌的窄谱抗生素
头孢唑啉	葡萄球菌（对苯唑西林敏感）†、链球菌	每 6 小时 1.5~2.0 g	对青霉素衍生物过敏时的治疗选择
头孢曲松	链球菌、流感嗜血杆菌、易感肠杆菌属	每 24 小时 2.0 g	常用于门诊静脉治疗
头孢他啶	见头孢曲松‡‡	每 8 小时 2.0 g	
头孢吡肟	见头孢他啶，对葡萄球菌（苯唑西林敏感）、链球菌及肠杆菌属的体外活性较高	每 8 小时 2.0 g	对肠杆菌属的治疗，作者建议测定 MIC。监测神经毒性，尤其是肾功能受损的患者
类别：碳青霉烯类	具有 β-内酰胺环（可能存在交叉过敏反应），碳青霉烯类通常对大多数质粒及染色体 β-内酰胺酶的裂解具有抵抗力；鉴于其广谱性，使用时应严格限制疗程及特定病原体		
抗生素	**应用范围**	**剂量***	**注解**
亚胺培南	见头孢吡肟，加革兰阴性菌，包括肠杆菌属、非发酵物，例如铜绿假单胞菌	每 6 小时 0.5 g	治疗证实存在多重耐药的革兰阴性菌
美罗培南		每 8 小时 1.0~2.0 g	
厄他培南	见亚胺培南和美罗培南，但对铜绿假单胞菌无效	每 24 小时 1.0 g	见亚胺培南或美罗培南，但常用于门诊静脉治疗
类别：糖肽类	通过阻断肽聚糖的合成来抑制细胞壁形成；它们与细胞壁内的氨基酸结合，从而干扰肽聚糖链形成新单体		
抗生素	**应用范围**	**剂量***	**注解**
万古霉素 替考拉宁（欧洲）	革兰阳性菌、葡萄球菌、链球菌、丙酸杆菌属、肠球菌属	每 12 小时 15 mg/kg 第 1 天冲击剂量 0.8 g，然后每 24 小时 0.4 g	治疗已证实的葡萄球菌（苯唑西林耐药），肠球菌属（阿莫西林耐药）
类别：脂肽类	插入细胞膜并改变细胞膜曲率，在细胞膜上产生孔隙，导致细胞内离子丢失并快速去极化，干扰细胞复制，最终导致细胞死亡		
抗生素	**应用范围**	**剂量***	**注解**
达托霉素	革兰阳性菌、葡萄球菌、链球菌、肠球菌属	每 24 小时 6~10 mg/kg	治疗前必须测定肠球菌 MIC

注：MIC，最低抑菌浓度；OAI，骨关节感染；MRSA，耐甲氧西林金黄色葡萄球菌；ESBL，超广谱 β-内酰胺酶。

* 抗菌药物推荐剂量是基于肝、肾功能正常的患者；肝、肾功能不全时需要调整药物剂量。

† 对于凝固酶阴性葡萄球菌，必须测定其对苯唑西林的敏感性。

‡‡ 其用于治疗假单胞菌属时，因 AmpC 酶的产生而导致多重耐药，需咨询微生物学专家。

4. 全身性抗生素在使用中哪些是重要药物

表 5-3、5-4 列出了骨科医生应该掌握的最常见抗菌药物，该清单并不全面，也并非每种抗生素在世界各地都有销售。肝、肾功能正常的患者建议使用上述剂量；如肝、肾功能受损，剂量必须做相应调整。化脓性关节炎、骨髓炎以及内植物相关感染的剂量是否应该有所不同，尚未得到深入研究。大多数抗生素具有良好的血清 / 关节液浓度比[33]。因此，对于化脓性关节炎的抗菌治疗，建议使用较低剂量和（或）更长疗程。而对于静脉注射用 β- 内酰胺类抗生素，针对上述三种情况，可使用相同剂量。

4.1 经验性治疗药物

对特定患者，骨科医生应掌握哪种经验性治疗药物是最适合的。经验性治疗应覆盖骨关节感染最常见的病原体，包括葡萄球菌、链球菌及肠杆菌属（见"第 3 章 微生物学"）。其次，应根据当地细菌耐药情况确定经验性治疗方案。因此，需对细菌耐药情况进行持续的流行病学监测，并与微生物学家及流行病学专家密切配合。此外，如果耐药趋势发生变化，则经验性治疗方案应做相应调整。对苯唑西林耐药的葡萄球菌及超广谱 β- 内酰胺酶（ESBL）的肠杆菌患病率较低地区，阿莫西林 / 克拉维酸或头孢呋辛是常用的经验性静脉治疗用药。相反，在耐苯唑西林的葡萄球菌及产 ESBL 肠杆菌科的高发地区，常常使用糖肽（如万古霉素）及碳青霉烯类抗生素（如美罗培南）。

4.2 影响经验性治疗的危险因素

存在多重耐药菌，这一危险因素会影响经验性治疗抗菌素的选择。因此，对患者病史进行筛查非常重要，以了解患者之前的致病菌及相应的耐药情况。静脉吸毒者应考虑铜绿假单胞菌或耐甲氧西林

金黄色葡萄球菌（MRSA）感染[58]。还应考虑医院间的交叉感染。如来自地方性多重耐药菌国家（如中东地区）的患者，转诊至产 ESBL 肠杆菌属及 MRSA 患病率较低的国家时，应相应调整经验性治疗方案。

4.3 不能用于口服治疗的抗菌药物

利福霉素（利福平、利福布丁）、氟喹诺酮、克林霉素、复方磺胺甲恶唑及四环素等口服制剂具有良好的生物利用度（表 5-4）。相比之下，头孢菌素类的生物利用度不如前者。因此，在骨关节感染的治疗中，头孢菌素类抗生素可静脉使用而不宜口服。青霉素衍生物口服制剂的生物利用度一般较低，只适用于一些特定的病例（如痤疮丙酸杆菌、β- 溶血性链球菌），且应在较长时间的静脉抗菌素有效治疗之后，同时还应咨询微生物学家及传染病专家后方可使用。

4.4 抗多重耐药革兰阴性菌药物

令人担忧的是，流行病学观察显示产生碳青霉烯酶的细菌日益增加，已有报道称内植物相关的骨、关节感染与这些细菌相关[59]。在这种情况下，可供选择的抗生素非常有限，磷霉素、呋喃妥因及多黏菌素目前可用于这些病例的治疗，其他抗生素正在试验评估中（头孢他啶 / 阿维巴坦）[60, 61]。其他类型感染（如尿路感染）的治疗经验，不应不加区分地应用于骨关节感染。鉴于这类感染的复杂性及可用的抗生素有限，传染病专家、微生物学家及药理学家应尽早参与到治疗计划中来。

4.5 何时使用利福平

利福平是治疗葡萄球菌性骨关节感染的常用抗生素[62]。必须与另一种抗生素联合使用，现有文献仅支持用于利福平敏感葡萄球菌引起的感染。评估何时使用利福平之前，明确该抗生素的适应证非常重要。图 5-1 中给出使用策略。

表 5-4　骨关节感染常用口服抗生素 [41, 68]

抗生素	应用范围 *	生物利用度（%）†	剂量‡	注解
阿莫西林	痤疮丙酸杆菌、β- 溶血性链球菌	70~80§	每 8 小时 1 g§	单次给药后骨渗透率为 10%~20%，仅限于低 MIC 病原体感染‖
阿莫西林 / 克拉维酸	痤疮丙酸杆菌、β- 溶血性链球菌、厌氧菌	70~80§	每 8 小时 1 g§	
克林霉素	葡萄球菌、链球菌、痤疮丙酸杆菌、厌氧菌	90	每 6~8 小时 0.3~0.45 g	应测定 MIC 和克林霉素的耐药性
环丙沙星	革兰阴性菌、与利福平联合治疗葡萄球菌感染	80	每 12 小时 0.75 g	监测副作用（表 5-2），尤其是老年患者
左氧氟沙星	革兰阴性菌、与利福平联合治疗葡萄球菌感染	> 90	每 12 小时 0.5 g 或每 24 小时 0.75 g	左氧氟沙星对葡萄球菌的 MIC 比环丙沙星低
莫西沙星	革兰阴性菌、与利福平联合治疗葡萄球菌感染	90	每 24 小时 0.4 g	依据制备工艺不同，还可防治厌氧菌
米诺环素	葡萄球菌、痤疮丙酸杆菌	> 90	每 12 小时 0.1 g	用于葡萄球菌感染的抑菌性治疗，或与利福平联合应用
强力霉素	葡萄球菌、痤疮丙酸杆菌	> 90	每 12 小时 0.1 g	
复方磺胺甲恶唑	革兰阴性菌¶、与利福平联合治疗葡萄球菌感染	> 90	每 8 小时 1 次（首剂加倍）	监测副作用（表 5-2），尤其是老年患者
夫西地酸	葡萄球菌	90	每 8 小时 0.5 g	监测患者依从性（因需服用大量药片）
利福平	与其他抗葡萄球菌口服抗生素联合治疗葡萄球菌感染	> 90	每 12 小时 0.3~0.45 g	切勿单用利福平抗感染治疗
利奈唑胺	革兰阳性菌、葡萄球菌、肠球菌	> 90	每 12 小时 0.6 g	监测不良反应（表 5-2），尤其是老年患者
甲硝唑	厌氧菌、梭状杆菌属	> 80	每 8 小时 0.5 g	长期治疗时需监测神经毒性

注：MIC，最低抑菌浓度。

* 抗菌药物的选择必须基于药敏试验结果，并咨询微生物学专家或传染病专家。

† 生物利用度以四舍五入的百分比表示。

‡ 抗菌药物剂量是基于肝、肾功能正常的患者，如肝、肾功能不全，需要调整剂量。

§ 静脉注射（表 5-3）及口服制剂的剂量差异较大。口服制剂禁忌过大剂量。

‖ 如无明显证据提示患者有肠内吸收功能障碍，作者推荐这类药物可用于治疗由青霉素最低抑菌浓度较低的细菌引起的骨关节感染（如痤疮丙酸杆菌、β - 溶血性链球菌）。与青霉素 V 相比，阿莫西林及氨苄青霉素的生物利用度更高，疗效更可靠。

¶ 有内植物存在的革兰阴性菌感染，疗效尚未证实。

4.5.1 无内植物的骨关节感染

非生物膜感染的患者使用利福平，是基于其良好的生物利用度。依据此观点，目前临床研究只分析了利福平与喹诺酮的联合治疗效果 [63]。β- 内酰胺类抗菌素必须经静脉治疗，而利福平 / 氟喹诺酮联合用药可早期使治疗从静脉过渡到口服。为避免出现利福平耐药菌的超级感染，只有当伤口干燥且肠内吸收可靠时，才能开始使用利福平联合治疗。

4.5.2 内植物相关的骨关节感染

在内植物相关的骨关节感染病例中，使用利福平是基于其对附着在内植物上的细菌具有抗菌

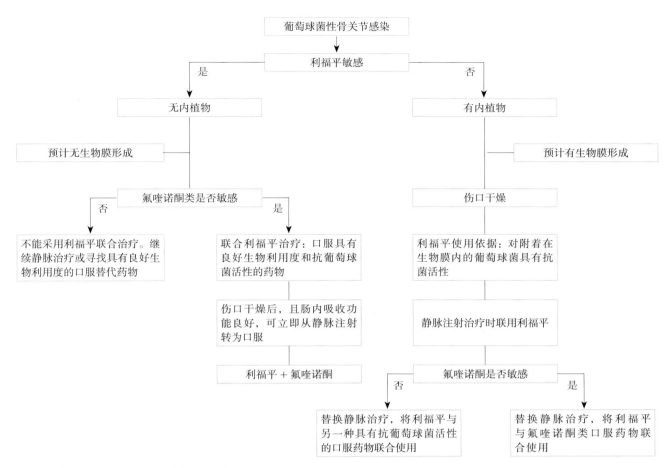

图 5-1 利福平在骨关节感染中使用策略。

活性。这种感染称为生物膜感染。因此，当保留内植物时，应尽早给予利福平治疗，但在使用利福平治疗之前有一些重要问题需要考虑。感染过程中过早使用利福平需谨慎，原因如下：首先，围手术期使用利福平治疗会增加耐利福平葡萄球菌超级感染的风险[52]；其次，当细菌数量较大时，耐药性的发生率也较高[44, 64]。作者建议不要在开始时使用利福平联合治疗，应在外科手术及早期静脉抗生素治疗降低细菌数量、拔除引流管、伤口干燥后使用为宜。

当达到上述要求后，可将利福平纳入已确定的抗葡萄球菌静脉注射治疗计划之中（如静脉注射氟氯西林联合利福平口服）。这样，在住院期间就可观察到患者对利福平的耐受性。出院时，静脉注射药物可被具有良好生物利用度的抗葡萄球菌口服抗菌素替代。如致病菌对氟喹诺酮敏感，笔者建议首

选氟喹诺酮类药物；如致病菌对氟喹诺酮类耐药，可选复方磺胺甲恶唑、四环素（如米诺环素）或克林霉素[39]。

5. 团队协作

骨关节感染的治疗需要骨科医生、感染病专家之间的团队协作与配合。通常整形外科医生、药理学专家、微生物学专家、病理学专家及放射科医生等其他专家也需加入到整个团队。当患者存在复杂的骨关节感染时，必须考虑转院至专门的感染治疗中心。大多数专业治疗中心都设有骨关节感染的跨学科治疗科室，或有跨学科团队临床查房及定期病例讨论的机制。非外科医生也因此提高了他们判断术中情况，术前、术后处理伤口方面的知识及经验，同时也提高了他们理解骨关节感染临床及

影像学方面的技能。另一方面，外科医生也能将临床表现与特定致病菌（如毒力相对较低的感染）联系起来，参与卫生预防，改进微生物预分析，优化取样结果，并及时改善抗菌治疗方案，减少潜在的不良反应。跨学科的治疗理念有助于学院式氛围的形成，并进一步促进跨学科工作的开展。我们相信，通过这种跨学科的团队共同努力，患者将真正受益，更重要的是能避免很多不合理的医疗事件发生。

6. 总结

抗菌药物使用不当可能会损害患者健康。常见错误是在无确切感染证据的情况下，长期使用抗生素进行预防性及经验性治疗。其副作用包括患者正常微生物菌群的失调，引发难以治疗的致病菌超级

感染及治疗期间耐药性的出现。因此，骨关节感染治疗团队都应了解抗生素的相关知识。大多数抗生素的骨渗透研究是基于单次给药，而长期治疗后，药物的骨渗透会受影响。因此，推荐大剂量及长疗程使用。但对口服抗生素而言，氟喹诺酮类、克林霉素、利奈唑胺及利福平的骨渗透性要优于青霉素类及头孢菌素类。此外，大多数骨关节感染需要抗生素联合外科治疗。因此，需要一支专业的医疗团队，包括骨科医生、感染病专家。必要时，其他专家如整形外科医生、药理学专家、微生物学专家、病理学专家及放射科医生也应参与进来。治疗失败的原因多种多样，因此在更改抗生素治疗方案之前，应分析治疗失败的具体原因。其原因包括手术不当、微生物检测缺失或方法不当、药物间相互作用、抗菌素治疗剂量及疗程不足、出现耐药性或患者的依存性差等。

参考文献

1. **McGowan JE Jr, Barnes MW, Finland M.** Bacteremia at Boston City Hospital: Occurrence and mortality during 12 selected years (1935-1972), with special reference to hospital-acquired cases. *J Infect Dis.* 1975 Sep;132(3):316–335.

2. **Kaech C, Elzi L, Sendi P, et al.** Course and outcome of Staphylococcus aureus bacteraemia: a retrospective analysis of 308 episodes in a Swiss tertiary-care centre. *Clin Microbiol Infect.* 2006 Apr;12(4):345–352.

3. **McWilliams CA.** Central bone abscess: Brodie's abscess. Chronic suppurative osteomyelitis. *Ann Surg.* 1921 Nov;74(5):568–578.

4. **O'Connell JG.** Cases of chronic suppurative osteomyelitis. *Proc R Soc Med.* 1945 Oct;38(12):687–688.

5. **Keir DM.** Penicillin in chronic osteomyelitis. *Lancet.* 1946 Jun 8;1(6406):848.

6. **Widmer A, Barraud GE, Zimmerli W.** [Reactivation of Staphylococcus aureus osteomyelitis after 49 years]. *Schweiz Med Wochenschr.* 1988 Jan 9;118(1): 23–26. German.

7. **Zweifel-Schlatter M, Haug M, Schaefer DJ, et al.** Free fasciocutaneous flaps in the treatment of chronic osteomyelitis of the tibia: a retrospective study. *J Reconstr Microsurg.* 2006 Jan;22(1): 41–47.

8. **Zimmerli W, Trampuz A, Ochsner PE.** Prosthetic-joint infections. *N Engl J Med.* 2004 Oct 14;351(16):1645–1654.

9. **Kowalski TJ, Berbari EF, Huddleston PM, et al.** The management and outcome of spinal implant infections: contemporary retrospective cohort study. *Clin Infect Dis.* 2007 Apr 1;44(7):913–920.

10. **Zimmerli W.** Clinical practice. *Vertebral osteomyelitis. N Engl J Med.* 2010 Mar 18;362(11):1022–1029.

11. **Conterno LO, Turchi MD.** Antibiotics for treating chronic osteomyelitis in adults. *Cochrane Database Syst Rev.* 2013 Sep 6;9:CD004439.

12. **Zimmerli W.** Clinical presentation and treatment of orthopaedic implant-associated infection. *J Intern Med.* 2014 Aug;276(2):111–119.

13. **Livermore DM.** Has the era of untreatable infections arrived? *J Antimicrob Chemother.* 2009 Sep;64 Suppl 1:i29–36.

14. **Andy UU, Harvie HS, Ackenbom MF, et al.** Single versus multi-dose antibiotic prophylaxis for pelvic organ prolapse surgery with graft/mesh. *Eur J Obstet Gynecol Reprod Biol.* 2014 Jul 30;181C:37–40.

15. **Morgan XC, Huttenhower C.** Chapter 12: Human microbiome analysis. *PLoS Comput Biol.* 2012;8(12):e1002808.

16. **Tamma PD, Holmes A, Ashley ED.** Antimicrobial stewardship: another focus for patient safety? *Curr Opin Infect Dis.* 2014 Aug;27(4):348–355.

17. **Tamma PD, Turnbull AE, Milstone AM, et al.** Ventilator-associated tracheitis in children: does antibiotic duration matter? *Clin Infect Dis.* 2011 Jun;52(11):1324–1331.

18. **Jain A, Hopkins KL, Turton J, et al.** NDM carbapenemases in the United Kingdom: an analysis of the first 250 cases. *J Antimicrob Chemother.* 2014 Jul;69(7):1777–1784.

19. **Biswal I, Arora BS, Kasana D, et al.** Incidence of multidrug resistant pseudomonas aeruginosa isolated from burn patients and environment of teaching institution. *J Clin Diagn Res.* 2014 May;8(5):DC26–29.

20. **Pala E, Henderson ER, Calabro T, et al.** Survival of current production tumor endoprostheses: complications, functional results, and a comparative statistical analysis. *J Surg Oncol.* 2013 Nov;108(6):403–408.

21. **Zimmerli W, Waldvogel FA, Vaudaux P, et al.** Pathogenesis of foreign body infection: description and characteristics of an animal model. *J Infect Dis.* 1982

Oct;146(4):487–497.

22. **Zimmerli W, Lew PD, Waldvogel FA.** Pathogenesis of foreign body infection. Evidence for a local granulocyte defect. *J Clin Invest.* 1984 Apr;73(4):1191–1200.

23. **Kristian SA, Birkenstock TA, Sauder U, et al.** Biofilm formation induces C3a release and protects Staphylococcus epidermidis from IgG and complement deposition and from neutrophil-dependent killing. *J Infect Dis.* 2008 Apr 1;197(7):1028–1035.

24. **Classen DC, Evans RS, Pestotnik SL, et al.** The timing of prophylactic administration of antibiotics and the risk of surgical-wound infection. *N Engl J Med.* 1992 Jan 30;326(5):281–286.

25. **Weber WP, Marti WR, Zwahlen M, et al.** The timing of surgical antimicrobial prophylaxis. *Ann Surg.* 2008 Jun;247(6):918–926.

26. **Dellinger EP, Gross PA, Barrett TL, et al.** Quality standard for antimicrobial prophylaxis in surgical procedures. *The Infectious Diseases Society of America. Infect Control Hosp Epidemiol.* 1994 Mar;15(3):182–188.

27. **Anderson DJ, Podgorny K, Berrios-Torres SI, et al.** Strategies to prevent surgical site infections in acute care hospitals: 2014 update. *Infect Control Hosp Epidemiol.* 2014 Jun;35(6):605–627.

28. **Bratzler DW, Dellinger EP, Olsen KM, et al.** Clinical practice guidelines for antimicrobial prophylaxis in surgery. *Surg Infect (Larchmt).* 2013 Feb;14(1):73–156.

29. **Hauser CJ, Adams CA, Jr., Eachempati SR, et al.** Surgical Infection Society guideline: prophylactic antibiotic use in open fractures: an evidence-based guideline. *Surg Infect (Larchmt).* 2006 Aug;7(4):379–405.

30. **Dellinger EP, Caplan ES, Weaver LD, et al.** Duration of preventive antibiotic administration for open extremity fractures. *Arch Surg.* 1988 Mar;123(3):333–339.

31. **Hoiby N, Ciofu O, Johansen HK, et al.** The clinical impact of bacterial biofilms. *Int J Oral Sci.* 2011 Apr;3(2):55–65.

32. **Somekh E, Golan T, Tanay A, et al.** Concentration and bactericidal activity of fusidic acid and cloxacillin in serum and synovial fluid. *J Antimicrob Chemother.* 1999 Apr;43(4):593–596.

33. **Bamberger DM, Foxworth JW, Bridwell DL, et al.** Extravascular antimicrobial distribution and the respective blood and urine concentrations in humans. In: Lorian V, ed. *Antibiotics in laboratory medicine.* 5th ed. Philadelphia: Lippincott Williams & Wilkins; 2005: 719–814.

34. **Landersdorfer CB, Bulitta JB, Kinzig M, et al.** Penetration of antibacterials into bone: pharmacokinetic, pharmacodynamic and bioanalytical considerations. *Clin Pharmacokinet.* 2009;48(2):89–124.

35. **Landersdorfer CB, Kinzig M, Hennig FF, et al.** Penetration of moxifloxacin into bone evaluated by Monte Carlo simulation. *Antimicrob Agents Chemother.* 2009 May;53(5):2074–2081.

36. **Tshefu K, Zimmerli W, Waldvogel FA.** Short-term administration of rifampicin in the prevention or eradication of infection due to foreign bodies. *Rev Infect Dis.* 1983 Jul-Aug;5 Suppl 3:S474–480.

37. **Stengel D, Bauwens K, Sehouli J, et al.** Systematic review and meta-analysis of antibiotic therapy for bone and joint infections. *Lancet Infect Dis.* 2001 Oct;1(3):175–188.

38. **Zimmerli W, Widmer AF, Blatter M, et al.** Role of rifampicin for treatment of orthopedic implant-related staphylococcal infections: a randomized controlled trial. Foreign-Body Infection (FBI) Study Group. *JAMA.* 1998 May 20;279(19):1537–1541.

39. **Sendi P, Zimmerli W.** Antimicrobial treatment concepts for orthopaedic device-related infection. *Clin Microbiol Infect.* 2012 Dec;18(12):1176–1184.

40. **Lipsky BA, Berendt AR, Cornia PB, et al.** 2012 Infectious Diseases Society of America clinical practice guideline for the diagnosis and treatment of diabetic foot infections. *Clin Infect Dis.* 2012 Jun;54(12):e132–173.

41. **Osmon DR, Berbari EF, Berendt AR, et al.** Diagnosis and management of prosthetic joint infection: clinical practice guidelines by the Infectious Diseases Society of America. *Clin Infect Dis.* 2013 Jan;56(1):e1–e25.

42. **Berbari EF, Kanj SS, Kowalski TJ, et al.** 2015 Infectious Diseases Society of America (IDSA) Clinical Practice Guidelines for the Diagnosis and Treatment of Native Vertebral Osteomyelitis in Adults. *Clin Infect Dis.* 2015 Sep;61(6):e26–46.

43. **de Lastours V, Chau F, Roy C, et al.** Emergence of quinolone resistance in the microbiota of hospitalized patients treated or not with a fluoroquinolone. *J Antimicrob Chemother.* 2014 Dec;69(12):3393–400.

44. **John AK, Baldoni D, Haschke M, et al.** Efficacy of daptomycin in implant-associated infection due to methicillinresistant Staphylococcus aureus: importance of combination with rifampicin. *Antimicrob Agents Chemother.* 2009 Jul;53(7):2719–2724.

45. **Howden BP, Grayson ML.** Dumb and dumber-the potential waste of a useful antistaphylococcal agent: emerging fusidic acid resistance in Staphylococcus aureus. *Clin Infect Dis.* 2006 Feb 1;42(3):394–400.

46. **Sriramulu D.** Evolution and impact of bacterial drug resistance in the context of cystic fibrosis disease and nosocomial settings. *Microbiol Insights.* 2013 Apr 14;6:29–36.

47. **Giwercman B, Lambert PA, Rosdahl VT, et al.** Rapid emergence of resistance in Pseudomonas aeruginosa in cystic fibrosis patients due to in-vivo selection of stable partially derepressed betalactamase producing strains. *J Antimicrob Chemother.* 1990 Aug;26(2):247–259.

48. **Vaudaux P, Waldvogel FA.** Gentamicin antibacterial activity in the presence of human polymorphonuclear leukocytes. *Antimicrob Agents Chemother.* 1979 Dec;16(6):743–749.

49. **Hohl P, Buser U, Frei R.** Fatal Legionella pneumophila pneumonia: treatment failure despite early sequential oral-parenteral amoxicillin-clavulanic acid therapy. *Infection.* 1992 Mar-Apr;20(2):99–100.

50. **von Eiff C, Becker K, Metze D, et al.** Intracellular persistence of Staphylococcus aureus small-colony variants within keratinocytes: a cause for antibiotic treatment failure in a patient with darier's disease. *Clin Infect Dis.* 2001 Jun 1;32(11):1643–1647.

51. **Sendi P, Rohrbach M, Graber P, et al.** Staphylococcus aureus small colony variants in prosthetic joint infection. *Clin Infect Dis.* 2006 Oct 15;43(8):961–967.

52. **Achermann Y, Eigenmann K, Ledergerber B, et al.** Factors associated with rifampicin resistance in staphylococcal periprosthetic joint infections (PJI): a matched case-control study. *Infection.* 2013 Apr;41(2):431–437.

53. **Iravani A, Welty GS, Newton BR, et al.** Effects of changes in pH, medium, and inoculum size on the in vitro activity of amifloxacin against urinary isolates of Staphylococcus saprophyticus and Escherichia coli. *Antimicrob Agents Chemother.* 1985 Apr;27(4):449–451.

54. **Vaudaux P, Waldvogel FA.** Gentamicin inactivation in purulent exudates: role of cell lysis. *J Infect Dis.* 1980 Oct;142(4):586–593.

55. **Jacoby GA.** AmpC beta-lactamases. *Clin Microbiol Rev.* 2009 Jan;22(1):161-182.

56. **Noyes M, Polk RE.** Norfloxacin and absorption of magnesium-aluminum. *Ann Intern Med.* 1988 Jul 15;109(2):168–169.

57. **Radandt JM, Marchbanks CR, Dudley MN.** Interactions of fluoroquinolones with other drugs: mechanisms, variability, clinical

significance, and management. *Clin Infect Dis.* 1992 Jan;14(1):272–284.

58. **Allison DC, Holtom PD, Patzakis MJ, et al.** Microbiology of bone and joint infections in injecting drug abusers. *Clin Orthop Relat Res.* 2010 Aug;468(8):2107–2112.

59. **de Sanctis J, Teixeira L, van Duin D, et al.** Complex prosthetic joint infections due to carbapenemaseproducing Klebsiella pneumoniae: a unique challenge in the era of untreatable infections. *Int J Infect Dis.* 2014 Aug;25:73–78.

60. **Sader HS, Farrell DJ, Castanheira M, et al.** Antimicrobial activity of ceftolozane/tazobactam tested against Pseudomonas aeruginosa and Enterobacteriaceae with various resistance patterns isolated in European hospitals (2011-12). *J Antimicrob Chemother.* 2014 Oct;69(10):2713–2722.

61. **Farrell DJ, Sader HS, Flamm RK, et al.** Ceftolozane/tazobactam activity tested against Gram-negative bacterial isolates from hospitalised patients with pneumonia in US and European medical centres (2012). *Int J Antimicrob Agents.* 2014 Jun;43(6):533–539.

62. **Kim BN, Kim ES, Oh MD.** Oral antibiotic treatment of staphylococcal bone and joint infections in adults. *J Antimicrob Chemother.* 2014 Feb;69(2):309–322.

63. **Schrenzel J, Harbarth S, Schockmel G, et al.** A randomized clinical trial to compare fleroxacin-rifampicin with flucloxacillin or vancomycin for the treatment of staphylococcal infection. *Clin Infect Dis.* 2004 Nov 1;39(9):1285–1292.

64. **Widmer AF, Frei R, Rajacic Z, et al.** Correlation between in vivo and in vitro efficacy of antimicrobial agents against foreign body infections. *J Infect Dis.* 1990 Jul;162(1):96–102.

65. **UpToDate.** Available at: http://www.uptodate.com. Accessed May, 2016.

66. **Drugs compendium.** Available at: http://www.pdr.net/browse-by-drugname. Accessed June, 2016.

67. **Rosin D, Henschler D.** Antibiotika und Chemotherapeutika–Antiinfektiöe Therapie [Antibiotics and chemotherapy—noninfective therapies]. In: Forth W, Henschler D, Rummel W, et al., eds. *Allgemeine und spezielle Pharmakologie und Toxikologie.* 7. Heidelberg: Spektrum Akademischer Verlag; 1996: 677–787.

68. **Zimmerli W, Sendi P.** Orthopedic Implant-Associated Infections. In: Bennett JE, Dolin R, Blaser MJ, eds. *Mandell, Douglas, and Bennett's Principles and Practice of Infectious Diseases.* 8th ed. Philadelphia:Elsevier;2015:1328–1340.

第 6 章　抗生素及消毒剂的局部用药

Volker Alt

高秋明　沈伟伟　董文刚　译

1. 概述

骨与内植物相关感染的防治，基于两个原则：彻底的外科清创、抗生素及消毒剂的合理使用。局部使用抗生素、消毒剂目的在于提高局部抗生素浓度，减少全身抗生素引起的不良反应。抗生素局部给药不仅可获得局部高浓度，还能降低全身不良反应发生的风险。此外，局部应用抗生素可使药物进入血运较差的感染骨组织中，而这仅靠静脉给药无法实现。

为成功治疗开放性骨折、骨与内植物相关感染，外科医生需要掌握不同种类的抗生素使用方法。抗生素不能取代外科清创，而应视为补充手段。

本章介绍了不同抗生素、消毒剂的使用方法及作用机制，以便为术中合理使用，提供实用性指南。同时阐述了抗菌涂层内植物的临床特性。

2. 消毒剂

消毒剂是一种用于伤口灭菌的抗菌物质。与抗生素不同，消毒剂不能全身性给药，只能局部使用，以处理感染或污染组织。消毒剂也具有抗菌特性，但只能应用于无生命物体。

创伤骨科常用的消毒剂，包括聚己缩胍、盐酸奥替尼啶、聚维酮碘。

2.1 聚己缩胍

聚己缩胍常用于感染或严重污染伤口（包括愈合不良和慢性创面），也可用于伤口抗菌敷料中[1]，是严重污染伤口的最佳选择，具有抗真菌及抗细菌活性，包括耐甲氧西林金黄色葡萄球菌（MRSA）和万古霉素中度耐药性金黄色葡萄球菌（VISA）。目前尚不清楚其对生物膜中细菌的作用大小，但其有效性已有相关报道[1]。在 0.04% 浓度的定量悬液试验中，其抗菌活性起效较慢，需 5~20 分钟。聚己缩胍能选择性地作用于细菌细胞膜中的酸性脂质，而对人细胞膜中的中性脂质影响不大。其具有极好的生物相容性，能够促进伤口愈合。这些特点使得聚己缩胍有别于其他大多数消毒剂。其禁忌证包括：

- 腹腔灌洗。
- 静脉应用。
- 由于其软骨毒性，禁止用于关节内灌洗（> 0.005%）。
- 中枢神经系统、中耳或内耳的任何部位。
- 眼内[1]。

2.2 盐酸奥替尼啶（OCT）

盐酸奥替尼啶是一种高效的消毒剂，适用于严重污染创面及慢性感染创面。它是一种广谱的革兰阳性、阴性抗菌剂，同时具有抗真菌、抗病毒的活性，可杀灭如单纯疱疹病毒、乙型肝炎病毒等包膜病毒[1]。盐酸奥替尼啶对透明软骨具有毒性，且禁用于腹腔灌洗。术中如未能充分引流，则不应对空腔进行加压冲洗。

2.3 聚维酮碘

聚维酮碘仅适用于刺伤、切割伤及咬伤[1]。相对于聚己缩胍而言，聚维酮碘具有全身毒性作用，包括抑制甲状腺功能及伤口愈合。体内实验显示，即使在低于 0.75% 浓度的情况下，仍可抑制伤口愈合。聚维酮碘对革兰阳性及阴性菌、真菌、原虫具有杀灭作用，同时能够有效对抗乙、丙型肝炎病毒和 HIV 病毒。聚维酮碘起效迅速。

2.4 氯己定（葡萄糖酸盐/双葡萄糖酸盐）

氯己定不宜用于伤口消毒，其对革兰阴性菌株有效性较低，遇蛋白和血液时，其有效性会进一步降低。氯己定具有细胞毒性，可导致伤口愈合不良。过敏反应、潜在致癌也有报道[1]。

2.5 消毒剂在开放性骨折中的应用

开放性骨折的早期治疗原则包括：静脉应用抗生素、彻底清创、冲洗及骨折的良好固定。文献中已报道众多冲洗添加剂，如聚维酮碘、氯己定及橄榄皂液，同时也介绍了冲洗液的不同冲洗压力[2-4]。

近期一项对 111 例开放性伤口液体冲洗（FLOW）随机对照研究中，作者分析了橄榄皂液与生理盐水冲洗的潜在差异。Gustilo-Anderson Ⅰ型及Ⅱ/Ⅲ型开放性骨折中，冲洗量分别至少为 3 L 和 6 L。橄榄皂液组中，每 3 L 盐水中加入 80 mL 的橄榄皂液。同时进一步比较了低压力灌洗（6~10 psi）与高压力灌洗（25~30 psi）的差异。结果显示，开放性骨折初次手术后 12 个月，橄榄皂液组与生理盐水组相比，因感染、伤口及骨折不愈合等问题导致的再手术率方面，两者间并无显著的统计学差异[2]。橄榄皂液组的感染率明显高于生理盐水组。作者认为在开放性伤口早期灌洗后，细菌的生长存在潜在的反弹效应，而橄榄皂液应对该效应，比单纯生理盐水或混合添加剂的盐水，效果较差[3]。另一种解释是，皂液对皮肤具有刺激性，可导致局部红斑及继发性感染。另一项对 400 例患者（458 处开放性骨折）的随机对照研究，结果表明，

与非无菌皂液相比，使用抗生素溶液冲洗开放性骨折并无任何优势[5]。在一项开放性骨折动物实验中，盐水与氯己定冲洗后，感染发生率与细菌数量无显著的统计学差异[4]。该研究同时也不支持在开放性骨折中使用氯己定。关于灌洗压力，研究发现低压力灌洗与高压力灌洗统计学并无显著差异，但强烈支持采用低压力脉冲灌洗[2]。

3. 抗生素及其载体

一般来说，不同抗生素可与不同载体结合局部使用。常用的局部抗生素，包括庆大霉素、妥布霉素及万古霉素。载体分为不可降解材料和生物可降解材料两种。最常用的不可降解载体是聚甲基丙烯酸甲酯（PMMA）。硫酸钙、胶原基质载体是常用的生物可降解材料。利福平不能与 PMMA 混合，但可与可吸收载体材料混合使用。生物活性玻璃具有抗菌及诱导成骨特性，近年来已经成为一种新选择。

3.1 抗生素的局部应用

创伤骨科中，局部应用的抗生素必须满足以下先决条件：必须对致病微生物有效；杀菌剂优于抑菌剂；必须确保载体中抗生素良好的生物利用度。使用 PMMA 作为载体时，发热聚合反应可产生 80℃高温[6]，抗生素的热稳定性非常重要；液体抗生素可显著降低 PMMA 强度，故抗生素必须以粉末状态使用[7]。液体抗生素更适合用于可降解载体。为保证抗生素的有效释放，抗生素的水溶性及亲水性非常重要。此外，抗生素不应对真核细胞具有毒性，也不应干扰骨折愈合；同时还必须考虑到全身不良反应及过敏反应的可能性。

常用的局部抗生素，包括庆大霉素、妥布霉素及万古霉素。利福平不能与 PMMA 联合使用，因其干扰 PMMA 的聚合反应[8]，但可与硫酸钙羟基磷灰石载体材料结合使用[9]。

尽管庆大霉素、妥布霉素及万古霉素具有良好的生物相容性[10]，但有报道显示，含上述抗生

素的 spacer，均能引起如急性肾衰竭等全身性并发症[11-13]。故局部抗生素使用时，必须考虑到药物剂量，提高警惕，谨慎监测肾毒性风险。

3.1.1 庆大霉素和妥布霉素

庆大霉素和妥布霉素是杀菌性氨基糖苷类抗生素，与细菌核糖体 30S 亚基结合，能干扰细菌蛋白质的合成。庆大霉素、妥布霉素可用于治疗金黄色葡萄球菌或革兰阴性菌，如假单胞菌、变形杆菌或沙雷菌导致的感染。庆大霉素、妥布霉素高耐热性和良好的释放动力学，适合与 PMMA 结合，且被证实具有良好的临床效果[10]。高达 400 μg/mL 的庆大霉素和妥布霉素，不会抑制人成骨细胞的代谢活性[14]。

3.1.2 万古霉素

万古霉素是一种糖肽类抗生素。对大多数革兰阳性菌具有良好的抗菌活性，如金黄色葡萄球菌（包括 MRSA）。因此，可用于明确或推荐 MRSA 感染的病例。万古霉素分子量较大（> 600 Da），其释放动力学并非理想，但可满足局部使用要求，故仍是 PMMA 负载的第二大抗生素，仅次于氨基糖苷类[15]。小于 1 μg/mL 浓度的万古霉素对成骨细胞增殖并无影响或影响很小，而 >10 000 μg/mL 的极高浓度万古霉素，可导致真核细胞死亡[16]。

3.1.3 利福平

利福平属利福霉素类抗生素，通过抑制细菌 DNA 所依赖的 RNA 合成而发挥杀菌活性。对金黄色葡萄球菌（包括 MRSA）和肠球菌都具有良好的抗菌活性，在骨与内植物相关感染中，利福平已成为抗感染治疗的基石[17, 18]。利福平的另一大优点，其为唯一可杀灭生物膜中细菌的抗生素，已被许多实验和临床研究证实[19, 20]。利福平对骨细胞具有良好的生物相容性，且对成骨细胞内细菌，如金黄色葡萄球菌，具有良好的细胞内抗菌活性[21]。利福平可快速发生耐药，故应避免单一使用，其主要不良反应包括肝毒性、过敏反应、可逆的中性粒细胞减少及血小板减少。可导致如尿液、泪液、汗液及粪便呈橙色，但无任何临床不良影响。如上文所述，利福平可干扰 PMMA 的聚合反应，故不能与

PMMA 联合使用[8]，但可荷载于可降解载体材料[9]。

3.1.4 达托霉素

近年来，达托霉素被认为也可荷载于 PMMA。单一应用时，效价低于万古霉素。当与氨基糖苷类联合荷载于 PMMA 时，其效价明显高于万古霉素[22, 23]。

3.2 载体

PMMA 是最常用的不可吸收抗生素载体。市面上可提供不少商品化抗生素 PMMA 骨水泥和抗生素 PMMA 珠链。目前生物可降解材料很少，大多基于胶原、硫酸钙、磷酸钙及荷载抗生素的同种异体骨松质移植材料。

3.2.1 聚甲基丙烯酸甲酯

20 世纪 70 年代，Buchholz 和 Engelbrecht 首次报道了将 PMMA 作为局部抗生素释放载体，治疗全关节置换术后感染[24]。Klemm[25] 将这一原理应用于慢性骨髓炎的治疗，在感染骨组织中，局部直接使用抗生素 PMMA 珠链，以达到局部较高的抗生素浓度。

抗生素 PMMA 载体有不同的形式和适应证。第一种情况是低剂量抗生素 PMMA 预防性应用，用于初次全关节置换术中感染的预防；第二种情况是抗生素 PMMA 治疗性应用，如抗生素 PMMA 珠链用于骨髓炎及感染性骨不连，或用于关节假体周围感染的两阶段翻修中，取出关节假体后，以占位器形式填充于关节间隙。后者可参考"第 10 章 关节置换术后感染"。Masquelet 及其团队介绍了一种"两阶段治疗"的新理念，在感染骨组织切除后，用团块状抗生素 PMMA 占位器充填，不仅可局部释放抗生素，还可形成诱导膜，后者可促进新骨生成[26]。

商用庆大霉素 PMMA 珠链

商用庆大霉素 PMMA 珠链，与自制的 PMMA 珠链有一定差别。常用的庆大霉素 PMMA 珠链，有不同长度的规格（图 6-1）。其 PMMA 珠直径为 7 mm，重量为 200 mg，由 PMMA 与 7.5 mg 硫酸庆大霉素（相当于 4.5 mg 庆大霉素）构成，并包

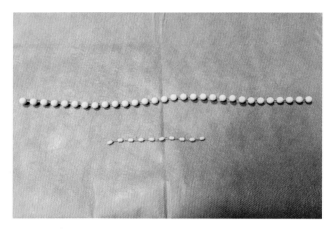

图 6-1 商用 PMMA 珠链，由 30 颗直径 7 mm、含 7.5 mg 硫酸庆大霉素 PMMA 珠组成。"迷你型珠链"由 10 颗 3 mm×5 mm 大小、含 2.8 mg 硫酸庆大霉素 PMMA 珠组成。

含少量可提升释放动力学的甘氨酸及 20 mg 可显影锆。同时还有所谓的"迷你型珠链"，含 10 或 20 颗 PMMA 珠，每颗 PMMA 珠 3 mm×5 mm 大小，含 2.8 mg 硫酸庆大霉素（相当于 1.7 mg 庆大霉素），适用于小范围的骨缺损。PMMA 珠串在铬-镍丝线上。该珠链公认的适应证，是临时应用于庆大霉素敏感菌所致骨与软组织感染的外科治疗，其禁忌证是对庆大霉素和载体材料过敏。若对镍或其他金属过敏，金属丝线中的铬、镍成分将引发组织反应。

商用庆大霉素 PMMA 珠链的药物释放动力学

PMMA 中抗生素的释放，通常依赖于 PMMA 的表面积及孔隙率，加入甘氨酸或头孢唑啉，作为"孔生因子"可促进药物释放。这是庆大霉素荷载 PMMA 珠链的基本原理之一。抗生素总量及骨水泥成分的构成，均可影响药物释放动力学[27]。

与所有荷载抗生素的 PMMA 一样，PMMA 中的庆大霉素可扩散到周围体液中[28]。抗生素以浓度梯度渗入邻近组织。临床资料显示：在二期髋关节感染治疗中，使用 360 颗庆大霉素 PMMA 珠，术后第 1 天伤口渗液中庆大霉素浓度高达 200~300 μg/mL[29]，远高于杀灭 90% 金黄色葡萄球菌所需的最低抑菌浓度（MIC90，1 μg/mL）[30]。相比之下，血清中庆大霉素浓度仅为 0.4 μg/mL，尿液中仅为 10~30 μg/mL。治疗 9~14 天后，庆大霉素释放量达到总置入量的 20%~70%。Jenny 等对使用 3~390 颗庆大霉素 PMMA 珠的 188 例患者进行了研究，测定了术后第 1 天引流液中庆大霉素的浓度[31]。置入 17 颗 PMMA 珠的平均浓度为 16 μg/mL，置入 156 颗 PMMA 珠的平均浓度为 420 μg/mL，证实局部庆大霉素浓度远高于金黄色葡萄球菌所需的 MIC90（1 μg/mL）。但置入 PMMA 珠的数量与庆大霉素平均浓度并无相关性，故无法准确预测患者实际可获得的局部抗生素浓度。在早期"爆发式"释放后，PMMA 中庆大霉素仍可低剂量释放[32, 33]。

置入 48~360 颗庆大霉素 PMMA 珠的 5 例患者，庆大霉素血清浓度为 0.03~0.4 μg/mL，肾排泄率为 3~40 μg/min[29]，未发现慢性肾脏功能损害，及其他的全身性不良反应。就笔者所知，仅一例患者在置入 210 颗（庆大霉素 2 g 及 PMMA 240 g）PMMA 珠后，出现晚期肾功能不全，去除内植物后，肾功能恢复正常。总的来说，商用庆大霉素珠链相对安全，但还是应考虑到上述风险。

商用 PMMA 珠链释放庆大霉素稳定、可靠，而自制珠链因抗生素在 PMMA 中分布不均匀，后续药物释放不够稳定[34]。

商用庆大霉素 PMMA 珠链的外科应用

庆大霉素 PMMA 珠链的外科应用必须考虑以下问题。首先，感染病灶必须进行彻底清创。局部应用抗生素不能取代外科手术。抗生素珠链宜用于外科手术的最后阶段。只有当所有感染和累及组织被彻底清除，并经充分冲洗后，才可使用（图 6-2）[35]。伤口负压引流会导致局部抗生素流失，故宜采用无负压引流管。根据引流量及手术医生的习惯，一般在术后 1~3 天拔除引流管。由于抗生素释放逐渐减少，低于最低抑菌浓度，导致耐药菌出现及细菌定植，故应在 2~4 周后取出 PMMA 珠链。长期留置的 PMMA 珠链，反而成为新的感染源[32, 33]。

目前仅在欧洲市场有商用抗生素 PMMA 珠链销售，在世界大部分地区，局部抗生素 PMMA 珠链都是自制的。

自制抗生素 PMMA 珠链

自制抗生素 PMMA 珠链的优点：可根据药敏

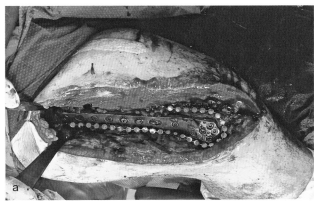

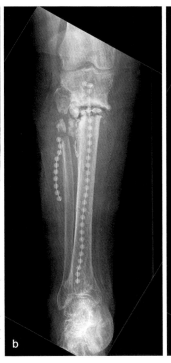
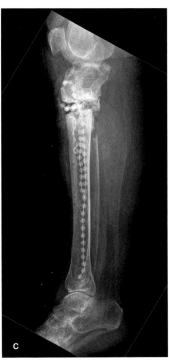

图 6-2a~c 抗生素珠链的应用。

a. 术中使用商用 PMMA 珠链：严重感染伤口中，将 30 颗 PMMA 珠置于股骨远端锁定接骨板周围。

b、c. 术后 X 线片显示：胫骨髓腔内置入 30 颗 PMMA 珠，骨不连部位置入 10 颗 PMMA 珠，腓骨近端髓外置入 10 颗 PMMA 珠（b，正位；c，侧位）。

试验结果，选择敏感抗生素，而不仅仅是庆大霉素，尤其是在庆大霉素耐药的情况下。自制抗生素珠链一般要比商用珠链便宜。此外，自制 PMMA 珠链中，可同时加入氨基糖苷类抗生素和万古霉素，二者的药物释放动力学及协同抗菌效能，都可增强（表 6-1）[36, 37]。

自制 PMMA 珠链的药物释放动力学

自制抗生素 PMMA 珠链，每 40 g PMMA 中加入 0.5 g 庆大霉素和 2 g 万古霉素。Anagnostakos 等[36] 分析了 11 例患者应用上述自制 PMMA 珠链，7~13 天伤口引流液中抗生素的浓度。第 1 天时，庆大霉素峰值浓度均值为 116 μg/mL（12~371 μg/mL），万古霉素峰值浓度均值为 80 μg/mL（21~198 μg/mL）（图 6-3）。第 13 天时，庆大霉素及万古霉素的峰值浓度最低，分别为 3.7 μg/mL 及 23 μg/mL。作者把抗生素释放浓度的个体差异，归因于抗生素是手工混合于骨水泥粉末中。然而，所有病例中庆大霉素及万古霉素的浓度，第 13 天时依然大于金黄色葡萄球菌 MIC90，且无肝肾功能障碍发生，因此该剂量的自制 PMMA 珠链是安全的。

Rasyid 等介绍了一种自制庆大霉素 PMMA 珠链的方法，将 1 g 硫酸庆大霉素加入 40 g PMMA 粉末中，仅加入 50% 的单体，形成一种低密度聚

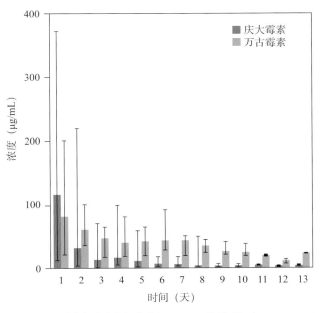

图 6-3 11 例患者置入自制 PMMA 珠链后（40 g PMMA 中加入 0.5 g 庆大霉素和 2 g 万古霉素），1~13 天内伤口引流液中庆大霉素及万古霉素的药物释放动力学。已获 Anagnosatakos 等[39]、Taylor & Francis 有限公司、www.tanddonline.com 许可。

合物，可改善药物释放动力学特性[38]。加入质量15% 的聚乙烯吡咯酮（PVP）-17，作为凝胶形成聚合物充填剂，可进一步优化抗生素的药物释放动力学特性。第 14 天时，体外试验显示抗生素释放浓度甚至优于商用珠链。这是一种经济实用的方法，能改善自制 PMMA 珠链中庆大霉素的药物释放特性。

除这项研究外，关于其他自制抗生素 PMMA 珠链在患者体内药物释放动力学的临床研究非常少，因此对具体的抗生素组合及剂量，无法做相应推荐。Citak 等在关节假体周围感染研究进展的国际共识会议上，公布了一张表格，表中列出了所有临床报道的关节假体周围感染治疗中，所用 spacer 抗生素的负荷剂量[10]。然而，必须说明的是，此标准只适用于块状 PMMA，并不适用于 PMMA 珠链。因为 PMMA 珠链有着更大的表面积，如将此剂量的抗生素应用于珠链，理论上存在过量释放的风险。

表 6-1　自制 PMMA 珠链的抗生素和剂量

抗生素	剂量	潜在不良反应
庆大霉素	1 g/40 g PMMA 粉末	过敏反应、肾毒性
妥布霉素	1 g/40 g PMMA 粉末	过敏反应、肾毒性
庆大霉素 + 万古霉素	0.5 g 庆大霉素、2 g 万古霉素 /40 g PMMA 粉末	过敏反应、肾毒性

自制 PMMA 珠链的实用技巧

制作 PMMA 珠链时，将抗生素粉末在无菌条件下预置于混合容器中，依据药物混合原则，加入等量的 PMMA 粉末，搅拌混匀，以便抗生素能在 PMMA 珠链中均匀分布[40]。再加入与抗生素 PMMA 粉末混合物等量的 PMMA 粉末，再次搅拌均匀。反复此项操作，直至 PMMA 粉末用完。加入单体，在抗生素 PMMA 开始硬化时，制作珠链。手工制作珠链时，可自制或购买模具[41, 42]，以使 PMMA 珠大小、结构一致。

Masquelet 技术中自制抗生素骨水泥 spacer 的应用

Masquelet 技术的原理是基于两阶段的外科手术。第一阶段，彻底清创后，在骨缺损部位置入抗生素 PMMA。此阶段的主要目的是，通过释放抗生素根除残存细菌，并诱导在 PMMA 表面形成生物活性膜[26]（图 6-4a、b）。6~8 周后进行第二阶段手术，小心切开 PMMA 表面的诱导膜，去除骨水泥，植入自体骨或人工骨，以重建骨质（图 6-4c、d）。6~8 周后 PMMA 诱导膜可血管化，膜内含一定数量的生长因子，如血管内皮生长因子（VEGF）、转化生长因子 β-1（TGFβ-1）和骨形态发生蛋白 -2（BMP-2）等，为骨缺损重建提供良好的生物学环境[43]。

Masquelet 技术实用技巧

抗生素 PMMA 按上述方法制备，然后将 PMMA 置入骨缺损处。PMMA 应包裹骨缺损的近、远端，以便在第二阶段植骨时，形成的生物膜呈"袖套"状包绕骨缺损近远端[44]。第二阶段时，应小心切开 PMMA 表面诱导膜，取出骨水泥。髓腔应予清创、凿通，去皮质化处理。然后用 1~2 mm³ 大小的骨松质和（或）骨替代材料填充骨缺损处，最后闭合诱导膜。重建胫骨时，如需要胫腓融合，PMMA 应与腓骨相接触。

84 例长节段骨干骨缺损病例中，90% 的病例获得骨重建。采用该技术成功治疗胫骨干缺损，最长达 230 mm[44]。

3.2.2 胶原

胶原是一种可降解载体，因其良好的生物相容性、低成本及易获取，而被广泛研究[45]。抗生素荷载的胶原纤维，以牛、马的皮肤或肌腱为原材料制成，也可作为止血材料[6]。目前已有多种商用产品面市。这类产品均含庆大霉素，植入体内数天内，抗生素迅速大量释放。体外研究表明，最初的 1.5 小时内，95% 以上的庆大霉素可从胶原纤维中释放出来[45]。临床应用简便易行，可轻松植入骨与软组织中。胶原纤维在 8 周内可生物降解，故不需取出。降解过程中可形成皮下积液，原因很可能是由于对胶原蛋白的组织反应[45, 46]。在小的伤口中，胶原纤维可切成小块，以减少植入的抗生素载体数量。

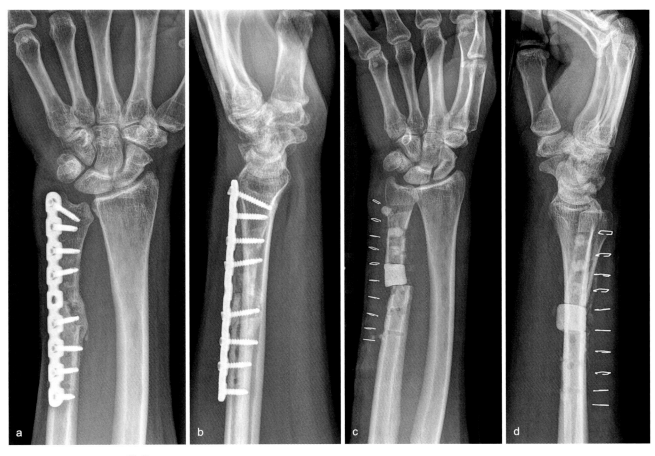

图 6-4 a~d Masquelet 技术。
a、b. X 线片显示金黄色葡萄球菌感染，导致尺骨远端感染性骨不连，采用两阶段 Masquelet 技术治疗。切除感染骨不连病灶，缺
    损处置入庆大霉素 PMMA spacer（第一阶段）；
c、d. 第一阶段术后 6 周，行第二阶段手术。取出 PMMA，带皮质的自体髂骨移植、锁定板固定。

3.2.3 硫酸钙

对于需行骨移植的感染性骨缺损病例，可吸收骨替代材料是理想的抗生素载体。这类抗生素缓释系统，兼具抗生素释放及诱导成骨属性，可消灭细菌，又可促进新骨形成。硫酸钙，尤其是其半水化物（$CaSO_4 \cdot 0.5H_2O$），是众所周知的熟石膏，自 1892 年以来已获得广泛应用[47]。尽管存在理论上的诱导成骨属性，硫酸钙的新骨形成能力是非常有限的，其降解产物具有轻度细胞毒性，可导致伤口长期持续渗出[48]。水溶性抗生素，如氨基糖苷类、万古霉素、达托霉素及替考拉宁，都是适宜的荷载抗生素[49]。硫酸钙中抗生素的释放非常快，据报道在最初 24 小时内，可释放出大约 45%~80% 的抗

生素[48]。

目前已有两种商品化医用级硫酸钙，包含 4% 硫酸妥布霉素。一种是 3.3 mm × 4.4 mm 大小颗粒，可用于填充骨缺损，且不需取出。另一种产品为直径 6 mm 双凸面圆柱体，每颗包含 2.5 mg 庆大霉素（图 6-5）。

复合硫酸钙的纳米颗粒羟基磷灰石是另一种可降解的抗生素载体。该材料在自制庆大霉素或万古霉素荷载颗粒时，具有可靠的药物释放动力学特性[9]。与单纯的硫酸钙载体相比，能显著提高生物相容性。此种颗粒是固体，植入前可根据抗生素的敏感性，选择不同类型的抗生素。

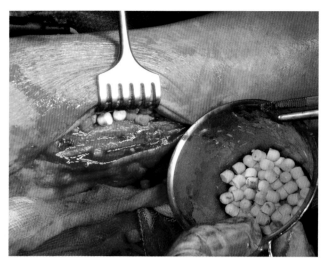

图 6-5　含万古霉素的硫酸钙 - 纳米羟基磷灰石颗粒,填充于胫骨中段骨髓炎所致骨缺损处,具有可降解性及诱导成骨特性。

3.2.4 生物玻璃

生物活性玻璃有抗菌、诱导成骨及血管生成特性,已成为该领域研究的热点,植入后无需取出[50,51]。

生物活性玻璃的抗菌效应主要是由于钙离子、钠离子及磷酸盐,以及局部增加的 pH 值及渗透压,共同作用形成一种抑制细菌黏附及增殖的环境[52]。

值得一提的是,SiO_2、Na_2O、CaO、P_2O_5 即 BAG-S53P4 混合物,具有良好的抗菌及成骨活性[53]。目前已是商品化的生物材料。最新的研究表明,该材料具有抗 MRSA、表皮葡萄球菌、铜绿假单胞菌及鲍曼不动杆菌的活性[54]。

骨组织彻底清创后,该生物材料可直接以颗粒或粉末形式植入骨缺损处。最早的临床研究,将 BGA-S53P4 颗粒用于 24 例慢性骨髓炎患者的治疗,结果显示治愈率为 88.9%[54]。

3.3 内植物涂层

内植物及所有异物均可造成细菌黏附、定植及生物膜形成,后者是发生内植物相关感染病理生理学的关键步骤。生物膜的形成非常棘手,细菌被包裹于生物膜基质中,可阻隔宿主免疫细胞及抗生素发挥作用(详见"第 1 章　内植物相关生物膜")。

因此,内植物涂层的目的,在于阻止细菌定植及生物膜形成。涂层可采用不同方式,如抗生素涂层或用其他抗感染因子作表面修饰。目前,已有市售的庆大霉素及银离子涂层的骨折固定装置和关节假体。

3.3.1 庆大霉素涂层胫骨髓内钉

聚乳酸(PLA)- 庆大霉素涂层胫骨髓内钉,是第一代市售产品[55]。该产品已被更新版本的产品所取代。

聚乳酸 - 庆大霉素涂层的厚度约为 50 μm,根据髓内钉的大小可荷载 10~50 g 硫酸庆大霉素。体外研究表明,庆大霉素在最初的几分钟内,呈快速大量释放[56]。涂层具有耐磨损性,可耐受髓内钉插入时的摩擦力,大约 6 个月后完全吸收。庆大霉素涂层髓内钉,主要应用于高感染风险的病例,如开放性骨折、翻修手术、全身免疫缺陷患者(如未经控制的糖尿病、病态肥胖)及多发伤患者。禁忌证仅限于对庆大霉素或聚乳酸过敏的患者。Fuchs 等进行了最早的庆大霉素涂层髓内钉应用的前瞻性非随机试验研究,21 例复杂胫骨骨折及翻修患者,采用庆大霉素涂层髓内钉治疗[55]。经临床、实验室及 X 线检查,结果表明疗效良好,未发生内植物相关感染、全身性或局部性内植物涂层相关不良反应。

3.3.2 银离子涂层

数百年前,人们就已经认识到银离子具有广谱性抗菌作用,原因在于游离银离子能够有效结合细胞的各个成分,例如酶、结构蛋白、-SH 亚基,从而导致相关分子功能的改变[57]。银离子另一优点是对多重耐药菌株具有抗菌活性,如 MRSA 等。在临床细菌分离株中,对银离子耐药的报道很少。使用银离子涂层内植物需注意的是,银离子对真核细胞有毒性作用,需确保其生物相容性。

复合金银涂层的巨大肿瘤假体,已有报道应用于临床。钛质假体表面的金元素基质,可诱导银离子自 10~15 μm 厚的银离子涂层中释放出来[58]。一项 20 例骨肿瘤切除后,采用巨大肿瘤假体治疗的研究中,银离子血清浓度小于 56.4 ppb,而该浓度是无毒性的。虽然假体中含有 2.89 g 银离子，但并无如银中毒等全身不良反应发生。另一项 51 例银离子涂层巨大肿瘤假体治疗患者的前瞻性研究中，报道的感染率仅为 5.9%，在骨肿瘤这一高风险手术领域中，结果是非常令人信服的[59]。

另一种含有银离子微粒的硅氧烷涂层的骨折内固定装置，已有文献报道，但仍未有市售产品[60]。

4. 总结

经局部药物治疗骨与内植物相关感染，已受到高度关注。抗菌药物主要用于消除污染及感染伤口中的细菌。

庆大霉素、妥布霉素及万古霉素，是骨与内植物感染局部治疗中主要的抗生素。聚甲基丙烯酸甲酯是抗生素珠链及 spacer 最常用的载体。一般来说，市售产品可提供更稳定的药物释放动力学。相比之下，自制抗生素骨水泥，为手术医生提供了更多的抗生素选择自由。PMMA 珠链及 spacer 在临床上是安全的，对于有过敏史及肾功能障碍的个体，应考虑到具体剂量。

对于 Masquelet 技术而言，抗生素 PMMA spacer 的作用包括：①释放抗生素杀灭细菌；②诱导生物活性膜形成，以促进第二阶段骨的重建。可降解载体如胶原、硫酸钙及生物玻璃，无需二次手术取出。生物玻璃具有良好的骨传导性，可用于感染骨节段性切除后骨缺损的填充。利福平不能与 PMMA 混合使用，但可用于如硫酸钙 - 羟基磷灰石等可降解载体。目前市面上仅有两种商品化抗菌涂层内植物，一种是聚乳酸 - 庆大霉素涂层胫骨髓内钉，另一种是银离子涂层巨大肿瘤假体。这两种涂层技术和其他涂层技术，与局部抗生素其他治疗策略相结合，将会有助于改善骨与内植物相关感染的治疗效果。

参考文献

1. **Kramer A, Assadian O, Below H, et al.** Wound antiseptics today—an overview. In: Willy C, ed. *Antiseptics in surgery—update 2013.* Berlin: Lindqvist Book Publishing; 2013:85–111.

2. **FLOW Investigators, Petrisor B, Sun X, et al.** Fluid lavage of open wounds (FLOW): a multicenter, blinded, factorial pilot trial comparing alternative irrigating solutions and pressures in patients with open fractures. *J Trauma.* 2011 Sep;71(3):596–606.

3. **Owens BD, White DW, Wenke JC.** Comparison of irrigation solutions and devices in a contaminated musculoskeletal wound survival model. *J Bone Joint Surg Am.* 2009 Jan;91(1):92–98.

4. **Anglen JO.** Comparison of soap and antibiotic solutions for irrigation of lower-limb open fracture wounds. A prospective, randomized study. *J Bone Joint Surg Am.* 2005 Jul;87(7):1415–1422.

5. **Penn-Barwell JG, Murray CK, Wenke JC.** Comparison of the antimicrobial effect of chlorhexidine and saline for irrigating a contaminated open fracture model. *J Orthop Trauma.* 2012 Dec;26(12):728–732.

6. **Kluin OS, van der Mei HC, Busscher HJ,** et al. Biodegradable vs nonbiodegradable antibiotic delivery devices in the treatment of osteomyelitis. *Expert Opin Drug Deliv.* 2013 Mar;10(3):341–351.

7. **Seldes RM, Winiarsky R, Jordan LC, et al.** Liquid gentamicin in bone cement: a laboratory study of a potentially more cost-effective cement spacer. *J Bone Joint Surg Am.* 2005 Feb;87(2):268–272.

8. **Anguita-Alonso P, Rouse MS, Piper KE, et al.** Comparative study of antimicrobial release kinetics from polymethylmethacrylate. *Clin Orthop Relat Res.* 2006 Apr;445:239–244.

9. **Inzana JA, Trombetta RP, Schwarz EM, et al.** 3D printed bioceramics for dual antibiotic delivery to treat implant-associated bone infection. *Eur Cell Mater.* 2015 Nov 4;30:232–247.

10. **Citak M, Argenson JN, Masri B, et al.** Spacers. *J Orthop Res.* 2014 Jan;32 Suppl 1:S120–129.

11. **Patrick BN, Rivey MP, Allington DR.** Acute renal failure associated with vancomycin- and tobramycin-laden cement in total hip arthroplasty. *Ann Pharmacother.* 2006 Nov;40(11):2037–2042.

12. **Curtis JM, Sternhagen V, Batts D.** Acute renal failure after placement of tobramycin-impregnated bone cement in an infected total knee arthroplasty. *Pharmacotherapy.* 2005 Jun;25(6):876–880.

13. **van Raaij TM, Visser LE, Vulto AG, et al.** Acute renal failure after local gentamicin treatment in an infected total knee arthroplasty. *J Arthroplasty.* 2002;17:948–950.

14. **Düwelhenke N, Krut O, Eysel P.** Influence on mitochondria and cytotoxicity of different antibiotics administered in high concentrations on primary human osteoblasts and cell lines. *Antimicrob Agents Chemother.* 2007 Jan;51(1):54–63.

15. **Mader JT, Calhoun J, Cobos J.** In vitro evaluation of antibiotic diffusion from antibiotic-impregnated biodegradable beads and polymethylmethacrylate beads. *Antimicrob Agents Chemother.* 1997 Feb;41(2):415–418.

16. **Edin ML, Miclau T, Lester GE, et al.** Effect of cefazolin and vancomycin on osteoblasts in vitro. *Clin Orthop Relat Res.* 1996 Dec;(333):245–251.

17. **Pankey G, Ashcraft D, Patel N.** In vitro

synergy of daptomycin plus rifampin against Enterococcus faecium resistant to both linezolid and vancomycin. *Antimicrob Agents Chemother.* 2005 Dec;49(12):5166–5168.

18. **Giron KP, Gross ME, Musher DM, et al.** In vitro antimicrobial effect against Streptococcus pneumoniae of adding rifampin to penicillin, ceftriaxone, or 1-ofloxacin. *Antimicrob Agents Chemother.* 1995 Dec; 39(12):2798–2800.

19. **Baldoni D, Haschke M, Rajacic Z, et al.** Linezolid alone or combined with rifampin against methicillin-resistant Staphylococcus aureus in experimental foreign-body infection. *Antimicrob Agents Chemother.* 2009 Mar; 53(3):1142–1148.

20. **Trampuz A, Widmer AF. 2006.** Infections associated with orthopedic implants. *Curr Opin Infect Dis.* 2006 Aug;19(4):349–356.

21. **Mohamed W, Sommer U, Sethi S, et al.** Intracellular proliferation of S. aureus in osteoblasts and effects of rifampicin and gentamicin on S. aureus intracellular proliferation and survival. *Eur Cell Mater.* 2014 Oct 23;28:258–268.

22. **Yusuf E, Perrottet N, Orasch C, et al.** Daptomycin-associated eosinophilic pneumonia in two patients with prosthetic joint infection. *Surg Infect (Larchmt).* 2014 Dec;15(6):834–837.

23. **Peñalba Arias P, Furustrand Tafin U, Bétrisey B, et al.** Activity of bone cement loaded with daptomycin alone or in combination with gentamicin or PEG600 against Staphylococcus epidermidis biofilms. *Injury.* 2015 Feb;46(2):249–253.

24. **Buchholz HW, Engelbrecht H.** [Depot effects of various antibiotics mixed with Palacos resins]. *Chirurg.* 1970 Nov;41(11):511–515. German.

25. **Klemm K.** Gentamicin-PMMA-Kugeln in der Behandlung abszedierender Knochen- und Weichteilinfektionen [Gentamicin-PMMA-beads in treating bone and soft tissue infections (author's transl.)]. *Zentralbl Chir.* 1979;104(14):934–942. German.

26. **Masquelet AC, Fitoussi F, Begue T, et al.** Reconstruction des os longs par membrane induite et autogreffe spongieuse. [Reconstruction of the long bones by the induced membrane and spongy autograft]. *Ann Chir Plast Esthet.* 2000 Jun;45(3):346–353. French.

27. **Baker AS, Greenham LW.** Release of gentamicin from acrylic bone cement. Elution and diffusion studies. *J Bone Joint Surg Am.* 1988 Dec;70(10):1551–1557.

28. **Wahlig H.** Experimentelle Grundlagen für die Anwendung von antibiotikahaltigem Polymethymetharylat. In: Burri C and Rüter A, eds. *Lokalbehandlung chirurgischer Infektionen. Aktuelle Probleme in Chirurgie und Orthopädie, Vol. 12.* Bern: Huber, 1979:103.

29. **Wahlenkamp GH, Vree TB, van Rens TJ.** Gentamicin-PMMA beads. Pharmacokinetic and nephrotoxicological study. *Clin Orthop Relat Res.* 1986 Apr;(205):171–183.

30. **Fluit AC, Jones ME, Schmitz FJ, et al.** Antimicrobial susceptibility and frequency of occurrence of clinical blood isolates in Europe from the SENTRY antimicrobial surveillance program, 1997 and 1998. *Clin Infect Dis.* 2000 Mar;30(3):454–460.

31. **Jenny JY, Jenny G, Lambert J, et al.** Utility of measurement of gentamicin release from PMMA beads in wound drainage fluid after in-vivo implantation. *Acta Orthop Belg.* 1995;61(1):10–13.

32. **Diefenbeck M, Mückley T, Hofmann GO.** Prophylaxis and treatment of implantrelated infections by local application of antibiotics. *Injury.* 2006 May;37 Suppl 2:S95–104. Review.

33. **Neut D, van de Belt H, van Horn JR, et al.** Residual gentamicin-release from antibiotic-loaded polymethylmethacrylate beads after 5 years of implantation. *Biomaterials.* 2003. May;24(10):1829–1831.

34. **Neut D, van de Belt H, van Horn JR, et al.** The effect of mixing on gentamicin release from polymethylmethacrylate bone cements. *Acta Orthop Scand.* 2003. Dec;74(6):670–676.

35. **Schnettler R.** Surgical treatment of osteomyelitis. Acute and chronic post-traumatic osteomyelitis. In: Schnettler R and Stein U, eds. *Septic bone and joint surgery.* New York: Thieme; 2010:94–125.

36. **Anagnostakos K, Kelm J, Regitz T, et al.** In vitro evaluation of antibiotic release from and bacteria growth inhibition by antibiotic-loaded acrylic bone cement spacers. *J Biomed Mater Res B Appl Biomater.* 2005 Feb 15;72(2):373–378.

37. **Cui Q, Mihalko WM, Shields JS, et al.** Antibiotic-impregnated cement spacers for the treatment of infection associated with total hip or knee arthroplasty. *J Bone Joint Surg Am.* 2007 Apr;89(4):871–882.

38. **Rasyid HN, van der Mei HC, Frijlink HW, et al.** Concepts for increasing gentamicin release from handmade bone cement beads. *Acta Orthop.* 2009 Oct;80(5):508–513.

39. **Anagnostakos K, Wilmes P, Schmitt E, et al.** Elution of gentamicin and vancomycin from polymethylmethacrylate beads and hip spacers in vivo. *Acta Orthop.* 2009 Apr;80(2):193–197.

40. **Frommelt L.** Local antibiotic therapy. *In:* Schnettler R and Stein U, eds. *Septic bone and joint surgery.* New York: Thieme; 2010:78–86.

41. **Decoster TA, Bozorgnia S.** Antibiotic beads. *J Am Acad Orthop Surg.* 2008 Nov;16(11):674–678.

42. **Kelm J, Anagnostakos K, Regitz T, et al.** MRSA-Infektionen des Bewegungsapparats Behandlung mit intraoperativ herstellbaren Gentamicin-Vancomycin-PMMAKetten [MRSA-infections-treatment with intraoperatively produced gentamycin-vancomycin PMMA beads]. *Chirurg.* 2004 Oct;75(10):988–995. German.

43. **Viateau V, Guillemin G, Calando Y, et al.** Induction of a barrier membrane to facilitate reconstruction of massive segmental diaphyseal bone defects: an ovine model. *Vet Surg.* 2006 Jul;35(5):445–452.

44. **Karger C, Kishi T, Schneider L, et al.** Treatment of posttraumatic bone defects by the induced membrane technique. *Orthop Traumatol Surg Res.* 2012 Feb;98(1):97–102.

45. **Sørensen TS, Sørensen AI, Merser S.** Rapid release of gentamicin from collagen sponge. In vitro comparison with plastic beads. *Acta Orthop Scand.* 1990 Aug;61(4):353–356.

46. **Zilberman M, Elsner JJ.** Antibioticeluting medical devices for various applications. *J Control Release.* 2008 Sep 24;130(3):202–215.

47. **Dressmann H.** Über Knochenplombierung bei Hohlenformigen Defekten des Knochens. [Filling cave-shaped bone defects.] *Beitr Klin Chir.* 1892;9:804–810. German.

48. **El-Husseiny M, Patel S, MacFarlane RJ, et al.** Biodegradable antibiotic delivery systems. *J Bone Joint Surg Br.* 2011 Feb;93(2):151–157.

49. **Wichelhaus TA, Dingeldein E, Rauschmann M, et al.** Elution characteristics of vancomycin, teicoplanin, gentamicin and clindamycin from calcium sulphate beads. *J Antimicrob Chemother.* 2001 Jul;48(1):117–119.

50. **Arkudas A, Balzer A, Buehrer G, et al.** Evaluation of angiogenesis of bioactive glass in the arteriovenous loop model. *Tissue Eng. Part C: Methods.* 2013 Jun;19(6):479–486.

51. **Hu S, Chang J, Liu M, Ning C.** Study on antibacterial effect of 45S5 Bioglass. *J Mater Sci Mater Med.* 2009 Jan;20(1):281–286.

52. **Munukka E, Leppäranta O, Korkeamäki M, et al.** Bactericidal effects of bioactive glasses on clinically important aerobic bacteria. *J Mater Sci Mater Med.* 2008 Jan;19(1):27–32.

53. **Lindfors NC, Hyvönen P, Nyyssönen M, et al.** Bioactive glass S53P4 as bone graft substitute in treatment of osteomyelitis. *Bone.* 2010 Aug;47(2):212–218.

54. **Drago L, Romanò D, De Vecchi E, et al.** Bioactive glass BAG-S53P4 for the adjunctive treatment of chronic osteomyelitis of the long bones: an in vitro and prospective clinical study. *BMC Inf Dis.* 2013 Dec 10(13):584–592.

55. **Fuchs T, Stange R, Schmidmaier G, et al.** The use of gentamicin-coated nails in the tibia: preliminary results of a prospective study. *Arch Orthop Trauma Surg.* 2011 Oct;131(10):1419–1425.

56. **Schmidmaier G, Wildemann B, Stemberger A, et al.** Biodegradable poly(D,L-lactide) coating of implants for continuous release of growth factors. *J Biomed Mater Res.* 2001;58(4):449–455.

57. **Petering HG.** Pharmacology and toxicology of heavy metals: Silver. *Pharmacol Ther.* 1976;1:127–130.

58. **Hardes J, Ahrens H, Gebert C, et al.** Lack of toxicological side-effects in silver-coated megaprostheses in humans. *Biomaterials.* 2007 Jun;28(18):2869–2875.

59. **Hardes J, von Eiff C, Streitbuerger A, et al.** Reduction of periprosthetic infection with silver-coated megaprostheses in patients with bone sarcoma. *J Surg Oncol.* 2010 Apr 1;101(5):389–395.

60. **Khalilpour P, Lampe K, Wagener M, et al.** Ag/SiO(x)C(y) plasma polymer coating for antimicrobial protection of fracture fixation devices. *J Biomed Mater Res B Appl Biomater.* 2010 Jul;94(1):196–120.

第7章 | 诊断

Stéphane Corvec, María Eugenia Portillo, Josephina A Vossen, Andrej Trampuz, Peter J Haar

高秋明　石杰　译

1. 概述

人工关节感染（PJI）的处理经常受传统观念、个人经验和责任心方面的影响，因此不同治疗机构和国家间的差异较大。持不同理念的专家，诸如矫形外科医生、传染病专家和微生物学家对PJI的处理方式各不相同。事实上，目前并没有公认的骨关节感染定义的金标准。尽管说法各不相同，来自世界各地的专家团队在人工关节感染的国际共识会议上，试图达成关于PJI诊断的国际共识[1]。

跨学科协作对成功处理骨关节感染至关重要。正确的诊断，包括致病微生物的鉴定及药敏试验，是成功治疗的第一步（图7-1）。

明确PJI的诊断通常需综合实验室检查、组织病理学、微生物学和影像学检查结果（表7-1）。为尽早进行抗生素治疗，并及时制订恰当的手术方案，准确的术前诊断至关重要。

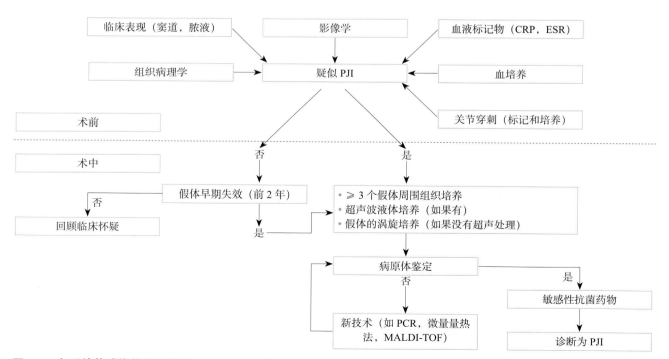

图7-1　人工关节感染的诊断流程。CRP，C反应蛋白；ESR，红细胞沉降率；PJI，人工关节感染；PCR，聚合酶链反应；MALDI-TOF，基质辅助激光解吸／电离－飞行时间质谱。

表 7-1　关节假体感染诊断指标

送检标本	诊断指标
血液	白细胞分类，CRP，ESR，PCT 和 TNF-α，IL-6，免疫学指标
关节穿刺	细胞计数及分类，革兰染色，关节造影，白细胞酯酶检测，细菌培养，其他新的标志物（如 α- 防御素）
影像学	X 线，CT，MRI，超声，核医学，PET-CT，骨显像
术中标本（如组织活检，滑液，超声裂解液）	细菌培养，PCR，ESI，MALDI-TOF，组织学，量热法，抗体，超声

注：CRP，C 反应蛋白；ESR，红细胞沉降率；PCT，降钙素原；TNF-α，肿瘤坏死因子-α；IL-6，白细胞介素-6；CT，计算机断层扫描；MRI，磁共振成像；PET-CT，正电子发射断层扫描计算机断层扫描；PCR，聚合酶链反应；ESI，电喷雾电离时间；MALDI-TOF，基质辅助激光解吸 / 电离 - 飞行时间质谱。

2. 血液检查

骨关节感染诊断中，外周血常规检测有赖于宿主对感染病原体的反应。表 7-2 总结了最有价值的血清炎症标志物。

表 7-2　诊断人工关节感染的血清炎症标志物

标志物	临界值	敏感性（%）	特异性（%）	参考文献
WBC	11.000×10^9/L	45	87	[2]
CRP	10 mg/L	80	74	[2]
ESR	30 mm/h	75	70	[2]
PCT	0.3 ng/mL	33	98	[3]
TNF-α	40 ng/mL	43	97	[3, 4]
IL-6	10 pg/mL	97	91	[2]

注：WBC，白细胞计数；CRP，C 反应蛋白；ESR，红细胞沉降率；PCT，降钙素原；TNF-α，肿瘤坏死因子-α；IL-6，白细胞介素-6。

2.1　白细胞计数与分类

通常将血液白细胞（WBC）计数，作为常规血液分析的一部分。许多问题都可能导致 WBC 计数升高。尽管如此，细菌感染仍然是主要原因。然而，其敏感性有限（45%），但特异性（87%）较高，在某些情况下有一定价值[2]。全身性炎症标志物，无法区分是细菌感染，还是真菌感染[5]。

2.2　C 反应蛋白

C 反应蛋白（CRP）是最常用的炎症标志物之一，易于检测、成本低廉且操作简单。CRP 水平与年龄、性别、失血量及手术方式无关。其应用得到了美国传染病学会[6] 和美国矫形外科医师学会（AAOS）[7] 的支持。然而，单独使用该标志物，并不具有足够的敏感性或特异性来精确地诊断或排除感染[8]。在炎症情况下，CRP 水平在 6~24 小时内升高，半衰期为 1 天。CRP 正常，并不能排除感染，特别是在低度感染的情况下。此外，手术后 CRP 水平也会正常升高（3~4 天后达峰值），属干预后的炎症反应，并受潜在炎症性疾病的影响。因此，连续的术后监测较单一检测值，更具诊断价值[9]。CRP 较比红细胞沉降率（ESR），具有更好的敏感性及特异性[2, 10]。

2.3　红细胞沉降率

ESR 同 CRP 一样，是最常用的炎症标志物之一。然而，ESR 在准确检测人工关节感染方面，缺乏敏感性及特异性。而且，手术后 ESR 水平也通常升高。此外，人们还认识到，对肩关节术后感染而言，ESR 和 CRP 检测的准确性不如髋、膝关节[11]。慢性感染早期或晚期患者，ESR 及 CRP 的检测特征曲线有一定差异[12]。这一现象可能与痤疮丙酸杆菌感染在肩部感染中的比例较高有关，表明 CRP 和（或）ESR 水平正常，也不能排除低度感染[13]。因此，很多学者认为，ESR 诊断 PJI 已趋于淘汰。

2.4　降钙素原与肿瘤坏死因子 - α

血中降钙素原（PCT）检测，已证实可用于其他一些感染，但很少用于 PJI 的诊断。结果显示，血清 PCT 特异性较高（98%），但敏感性较低

（33%）[3]。然而，CRP 联合 PCT 检测的敏感性和特异性均为 83%，阳性预测值为 89%，阴性预测值为 74%[10]。在诊断化脓性关节炎和急性骨髓炎时，以 0.4 ng/mL 为阈值，PCT 是一个较为敏感及特异性的标志物[15]。根据近期系统回顾及 meta 分析，PCT 更适合作为常规诊断的辅助手段，而不适合用于排除化脓性关节炎或骨髓炎。使用较低的阈值，可提高其诊断率[16]。

与对照组相比，发生骨溶解的患者，肿瘤坏死因子（TNF）-α 会升高。鉴于 TNF-α 的作用，以及作为防止骨溶解的非手术治疗潜在靶点，有必要进行更大规模的前瞻性研究[17]。置入骨水泥的患者，TNF-α 水平显著高于无骨水泥患者（$P=0.042$）[18]。尚需进一步的研究，来证实这种新标志物在 PJI 及其他感染诊断中的价值。

2.5 白细胞介素 -6

白细胞介素 -6（IL-6）由巨噬细胞和受刺激的单核细胞产生。单核细胞可对聚乙烯颗粒产生免疫应答，进而分泌 IL-6，但在松动内植物周围的界面膜中，也可检测到高浓度的 IL-6[18, 19]。愈合过程中，IL-6 最早可在术后数小时内，恢复至基线水平；关节置换术后 2~3 天，即可恢复正常，故其可作为术后早期诊断 PJI 的标志物[20]。近期一项系统回顾和 meta 分析表明，IL-6 和 CRP 在鉴别诊断关节翻修术后，感染及非感染方面，诊断率明显优于 WBC 计数和 ESR[2]。尽管存在理论上的优势，但由于缺乏一致的数据支持，与其他炎症标志物相比，IL-6 不易检测，成本较高。因此，目前 IL-6 还无法作为常规检测项目。

总而言之，2010 年一项针对 PJI 血液炎性标志物的系统回顾和 meta 分析显示，与其他血液炎性标志物一样，必须牢记的一点是，即使这些检测值完全正常，也无法排除感染[2]。因而，今后尚需研发更多的诊断手段。

2.6 免疫学

金黄色葡萄球菌是导致 PJI 和内植物相关感染的主要致病菌。葡萄球菌感染由于诸多原因（如培养阴性、抗生素治疗或小菌落变异），难以诊断，目前尚无有效的宿主免疫临床诊断方法。已研发出一种测定抗氨基葡萄糖苷酶效价的方法，经济有效，与常规血清学相结合，可提高诊断水平，评估宿主针对金黄色葡萄球菌的免疫力[21]。与其他生物标志物一样，尚需进一步的免疫学、血清标志物和炎症失衡等方面的研究，以便更好地了解与低浓度金属颗粒相关联的内植物相关感染，对成骨的作用及影响。例如，近期有报道瘦素在骨与软骨功能中的作用，以及对感染性和退行性关节疾病的影响。瘦素是一种具有调节食物摄取、能量代谢、炎症及免疫等多种作用的脂肪因子，还在骨与软骨层面上，参与了复杂的骨骼生物学调控[22]。

2.7 血液标志物展望

参与 PJI 诊疗的多学科团队，进行了大量的检查，以便诊断 PJI[23]，包括：

• 滑膜炎症的局部检测：滑液 WBC 计数及分类、滑膜组织学。

• 全身炎症的检测：血清 CRP、ESR、IL-6。

• 放射学检查：X 线、骨扫描、MRI、CT、PET-CT。

• 细菌鉴定方法：革兰染色、细菌培养。

关于 PJI 及内植物相关感染的诊断，尚无统一标准和明确的定义。如何准确诊断，面临极大的挑战。一些学会，如美国传染病学会[6]、肌肉骨骼感染学会[7]和法国的 La Société de Pathologie Infectieuse de Langue Française（SPILF）[24]等，结合大量临床数据及上述六项炎性标志物检测结果，于近期公布了各自不同的 PJI 定义。近来，生物标志物再次受到重视。近期的一项研究，筛选出了 43 种生物标志物。这些生物标志物在 PJI 时会升高，对 PJI 有潜在的诊断价值（表 7-3）。其中，16 个用于评估的生物标志物，在筛选中表现出较为一致性的升高：人 α- 防御素 1-3、IL-1a、IL-1、IL-6、IL-8、IL-10、IL-17、粒细胞集落刺激因子

（G-CSF）、血管内皮生长因子（VEGF）、CRP、中性粒细胞弹性蛋白酶 2（ELA-2）、乳铁蛋白、中性粒细胞明胶酶相关脂质运载蛋白（NGAL）、抵抗素、血小板反应蛋白及杀菌 / 通透性增加蛋白（BPI）。仅 5 种生物标志物，包括人 α- 防御素 1-3、ELA-2、BPI、NGAL 及乳铁蛋白，可以正确预测

肌肉 - 骨骼感染协会对所有患者的分类，在诊断 PJI 上，敏感性和特异性达 100%。虽然患者数量有限（46 例），但近期一项研究显示，滑膜流体 α- 防御素免疫分析法，正确预测了肌肉 - 骨骼感染协会对所有患者的分类，证实其对 PJI 诊断的敏感性及特异性可达 100%[25]。

表 7-3　人工关节感染与化脓性关节炎诊断阈值

	正常关节		人工关节	参考文献
	正常	化脓性关节炎	人工关节感染	
白细胞（×10^9 / L）	< 0.2	> 50	> 1.7（膝），> 4.2（髋）	[27, 33]
中性粒细胞（%）	< 25	> 90	> 65（膝），> 80（髋）	[27, 33]

3. 关节穿刺

3.1 如何进行关节穿刺

关节穿刺术，即滑液抽吸术，借此可对自身关节或人工关节进行诊断或治疗。膝关节的滑液抽吸术，在诊室就可进行，但人工髋关节置换术后的滑液抽吸，通常需要超声或放射引导。然而，尤其是术前，此方式取样需最大限度地避免样品或关节本身的污染。

滑液通常可行细胞计数、分类及微生物培养。此外，尽管炎症标志物目前尚未广泛应用，但仍可对其进行检测。

3.2 细胞计数，分类，革兰染色检查

滑液中白细胞的检测，包括细胞计数及分类，是鉴别人工关节感染或无菌性松动的一种简单而有效的方法。尽管阳性结果的临界值基本相仿，但具体数值在不同人群和不同关节中并不一致，故相关指南诊断标准中，并没有一个明确的阈值[6, 26]。显然，诊断 PJI 的阈值远低于化脓性关节炎（表7-3）。髋关节置换术的阈值高于膝关节，这可能与髋关节 PJI 时，金黄色葡萄球菌的出现率更高有

关，而高毒力致病菌引起的感染，白细胞计数通常更高[27]。上述大多数研究中，已将炎性疾病排除在外。对于此类患者而言，预计会有一个更高的有核细胞计数。因此，上述阈值并无特异性[1]。不同于人工关节，自身关节感染并没有一个明确的阈值，故单独细胞计数本身并不能作为感染的充分证据。因此，准确诊断通常需等待细菌培养结果（> 10天）。在白细胞计数较高的情况下，确诊之前可进行紧急手术干预。

为测定白细胞计数及分类，标本收集瓶中应含有乙二胺四乙酸（EDTA）、柠檬酸盐或肝素，以防止抽取液凝固。可通过自动血液学或手动细胞计数器来进行细胞计数。使用自动化细胞计数仪时，金对金髋关节置换患者，滑液细胞计数可假性升高，需通过手动细胞计数来纠正。需要强调的是，该类患者的中性粒细胞百分比，还是手动测定，故仍然是准确的[1]。凝固的样品应在检测前用透明质酸酶在室温下处理 10 分钟。

滑液检测的其他指标，如葡萄糖、乳酸或CRP，尚不能提供有关感染诊断更多有价值的信息[28-31]。

晶体分析常用于晶体性关节病的诊断。滑液的大体外观可提示炎症的严重程度，以及关节是否存在积血。滑液的细菌培养是确定关节感染与否的关

键指标。关节炎症常导致滑液量增加、黏度降低、浊度及细胞数量增加、多形核细胞与单核细胞比例增加，但这种变化并无特异性，须结合临床具体分析。然而，滑液中检测到尿酸单钠和二水焦磷酸钙晶体，即使在临床静止期无炎症的关节，也可以精确诊断痛风和焦磷酸钙晶体相关性关节炎[32]。

应留取一部分滑液，直接行显微镜下革兰染色检查。革兰染色后，可直接观察到细菌，尤其是在细胞离心后。革兰染色特异性高（高达97%），但敏感度差（< 25%）[27, 34, 35]。因此，不常规推荐革兰染色[36]。

3.3 关节造影术

在穿刺完成后，通过原位针头注入造影剂进行成像，尤其适用于人工髋关节。即便没有肉眼可见的窦道，它也可以显示关节腔、脓肿腔和瘘管。这些征象，往往是两阶段翻修的指征。通过数字减影技术可以提高分辨率。2005年，一项meta分析发现，数字减影关节造影术是一项检查全髋关节假体松动的敏感技术，与关节造影术相比具有更高的参考价值，特别适用于股骨柄假体的评估[37]。

3.4 白细胞酯酶检测

白细胞酯酶是一种存在于中性粒细胞中的酶，通常采用比色条测定，以诊断尿路感染（图7-2）。近期关于滑液的两项研究，采用了该试纸以辅助PJI的诊断[38, 39]。该项检查的局限性在于，属半定量检测（结果需与印在产品标签上的颜色进行比对来读取），且滑液中血液的存在，可能会导致假阳性结果。事实上，上述一项研究中，滑液中血液过

多的患者（10%），被排除在外[38]。而另一项研究中，由于血液、组织碎片或结果模糊而无法识别，近30%的检测是无效的[22]。

3.5 关于标志物的展望

其他标志物，包括血液中的标志物，对PJI的诊断具有一定的前景。滑液中CRP测定的敏感性，从85%~87%不等，但特异性变化很大[14, 30, 40]。

滑液IL-6水平的检测，具有较高的特异性（93%~100%），但敏感性（69%~100%）和特异性变异较大[14, 40, 41]。近期的一项研究还探讨了PCT在滑液检测中的价值，作者认为该标志物具有很高的阴性预测价值，可排除自身关节或人工关节感染。然而，仅有14名PJI受试者被纳入研究[42]。因此，尚需进一步的研究来确认这些结果。

滑液中的其他白细胞介素，如白细胞介素-1β（IL-1β），已经进行了相应的研究，其敏感性和特异性低于IL-6[40]。近期，已有学者研究了抗菌肽，如α-防御素和β-防御素的作用。免疫细胞含有这类多肽，可协助杀死吞噬的细菌和几乎全部上皮细胞。大多数防御素，通过与微生物细胞膜相结合而发挥作用，一旦嵌入，就会形成孔状膜缺陷，导致必需离子和营养物质流失。尽管这项研究显示了令人鼓舞的结果，但仅有15例葡萄球菌PJI患者被纳入研究[4]。目前，这些新标志物被认为在诊断及随访中是有价值的，但仍然缺乏可靠数据的支持。目前尚需进一步的研究证实，并降低检测成本，否则还不能在临床推广使用[1]。

3.6 培养阴性感染

术前滑液培养，对于早期明确感染致病菌和敏感抗菌药物非常有价值。一些外科医生将采集的关节穿刺液，直接接种到血培养皿中，但仍应留取一部分穿刺液，送微生物实验室进行细胞计数、分类检查，以及传统的琼脂平板细菌培养和浓缩肉汤细菌培养。穿刺液培养的阳性率约为65%~100%，血培养皿阳性率可能会进一步提高[43, 44]。阳性率的不同，可能与低毒力致病菌相关感染或关节穿刺术前

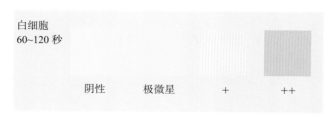

白细胞
60~120秒

阴性　　　极微星　　　+　　　++

图7-2　白细胞酯酶比色条测定结果。

抗菌治疗有关。如果患者在关节穿刺术前 2~3 周接受抗生素治疗 [45-47]，培养阳性率会降低。感染类型也会影响阳性率，急性感染者阳性率较高，可能与致病菌的毒力有关 [46]。不过，为避免培养结果假阴性，常常建议延长培养时间。应尽可能于穿刺前至少 2 周，停用抗生素，并将穿刺液直接接种到血培养皿中，表面涂抹一层滑液。为降低感染培养的阴性率，应将需氧琼脂平板至少培养 5~7 天，厌氧琼脂平板至少培养 10 天，以检测生长缓慢的微生物，如小菌落变异体或厌氧菌 [48]。事实上，在近期的一项研究中，髋、膝关节 PJI 患者，术前穿刺液培养与术中细菌培养的假阴性率分别为 56% 和 46%，两者不一致的各为 25% 和 21.4%。髋关节 PJI 术中培养阴性率为 15%，膝关节 PJI 为 20.7%[49]。

当前，为分离出 PJI 的致病菌，精准的术前、术中及术后取材的预分析是有必要的。本章 5.2 将讨论几种相关技术。对其他内植物相关感染而言，可根据需要在超声引导下进行内植物部位的穿刺抽液。按上述方法进行细菌培养，必要时进行细胞计数。

4. 肌肉骨骼系统感染的放射学检查

4.1 引言

肌肉骨骼系统感染的早期诊断，对于及时治疗和预防潜在的并发症至关重要。肌肉骨骼成像，是医生诊断包括感染在内的肌肉骨骼系统疾病所必需的诊断手段。X 线是最基本的检查。X 线检查有助于发现随时间而发生的细微变化。每种影像学检查方式，都具有特定的优势和局限性，因此通常采用多种检查方法相结合的方式。本章的这一部分内容，将明确哪些放射学检查对临床医生、外科医生在诊断肌肉骨骼系统感染和随访治疗效果方面更有价值。本节将使用大量临床病例图像，来阐述每种检查方式的优缺点。在肌肉骨骼系统感染的病例中，放射科医生与传染病医生及外科医生一样，是

治疗团队的重要一员。主治医师应与放射科医生沟通协商，选择最合适的检查方法，以便提供最有利于患者诊断与治疗的相关信息。

4.2 标准 X 线检查

常规 X 线通常作为首选的影像学检查，有助于正确诊断，并排除其他病因，如肿瘤或创伤。骨感染的早期阶段，普通 X 线检查通常是不敏感的，骨质破坏至少 30%~50%，X 线检查才能发现异常 [50, 51]。初期细微的放射学征象包括：局灶性软组织肿胀、骨膜隆起或增厚、骨质减少及骨溶解（图 7-3，图 7-4）。在骨髓炎的亚急性或慢性阶段，放射学征象包括脓肿、死骨（即坏死硬化骨）、骨包壳（即围绕死骨的骨膜新骨）、窦道等（图 7-5）。髓内囊性结构常为骨内脓肿或 Brodie 骨脓肿（图 7-6）。有骨科内植物的患者，感染常表现为内植物松动，可伴或不伴有病理性骨折或脱位（图 7-7~图 7-9）。这些放射性征象，通常与无菌性松动时所见相似，其诊断仍需结合病史、实验室检查及假体周围液体的穿刺检查结果。

化脓性关节炎是一种医学急症，发病率较高，需紧急诊断和处理。X 线表现为关节周围骨质疏松、积液、软组织肿胀和关节间隙变窄。随感染进展，可引起骨侵蚀、骨膜反应、关节紊乱和强直。

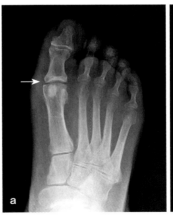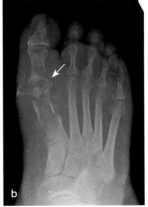

图 7-3 a、b 63 岁女性，糖尿病合并足部感染。
a. 早期 X 线显示第一跖骨头内侧软组织肿胀（箭头）。
b. 4 周后，X 线显示软组织缺损、骨溶解、骨质硬化及碎裂，局部可见气体影（箭头）。

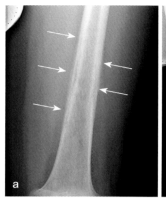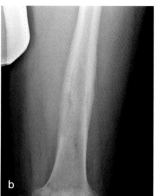

图 7-4a、b　24 岁男性，耐甲氧西林金黄色葡萄球菌感染，股骨可见骨膜反应。

a. 早期 X 线可见骨膜反应（箭头）。

b. 3 周后 X 线显示，骨膜反应增加伴骨皮质溶解。

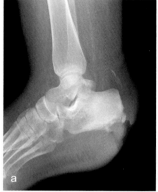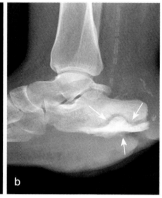

图 7-5a、b　35 岁女性，免疫功能受损，足跟溃疡，死骨形成。

a. X 线可见足跟处较大溃疡，伴骨质侵蚀。

b. 后期 X 线可见大块死骨（箭头）。

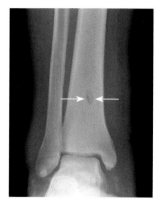

图 7-6　15 岁男孩，Brodie 脓肿，胫骨正位可见细长透亮区（箭头）。

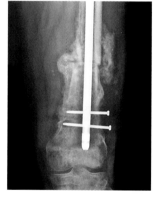

图 7-7　左股骨骨折交锁髓内钉固定术后，可见广泛的骨质改变。X 线可见交锁钉周围透亮区，交锁钉脱出。后期手术证实系内植物相关感染。

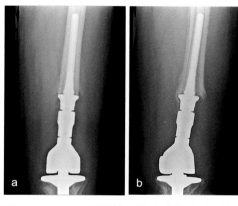

图 7-8a、b　42 岁男性，骨肉瘤切除术后长柄定制股骨假体置换。

a. 早期 X 线，可见假体位置良好。

b. 随访 X 线检查，可见假体松动伴骨膜反应。基于病史、实验室检查和假体周围穿刺液培养，考虑感染。后期手术证实为假体相关感染。

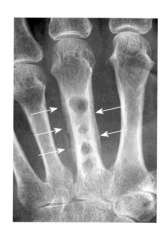

图 7-9　53 岁男性，钢板螺钉处疼痛伴有分泌物。钢板已取出，X 线可见钉孔扩大和骨膜炎性反应（箭头），符合内植物相关感染的诊断标准。

4.3 计算机断层扫描

计算机断层（CT）扫描成像具有良好的骨与软组织的空间、密度分辨率。CT 检查过程中，静脉增强剂的主要用途是显示感染的范围、定位软组织病变并确定周围筋膜室的受累情况。此外，CT 是检测软组织和骨结构中气体的首选方式[52]。急性骨髓炎的 CT 特征包括感染性水肿所致的髓内脂肪密度增加、信号模糊及骨膜反应[53]。慢性感染患者中，CT 可显示骨皮质异常增厚、髓腔侵犯、死骨形成及慢性窦道形成（图 7-10）[54, 55]。CT 扫描也是引导活检、术前评估及规划手术入路的重要手段。

4.4 磁共振成像

磁共振成像（MRI）在肌肉骨骼感染的诊断和治疗等诸多方面有较高的价值。MRI 空间分辨率高，有助于了解感染范围、脓肿形成情况和规划治疗。MRI 对早期骨髓炎有较高的敏感性，最早 3~5 天即可发现异常表现（图 7-11~ 图 7-13）。骨髓炎急性期的髓内水肿和渗出物，可在 T1 加权像上呈现减弱信号，在 T2 加权图像和反转恢复序列上呈现增强信号。通常周围软组织也会有异常，皮肤溃疡的窦道可追踪至骨质。骨皮质可被破坏，并有增强的异常信号。慢性骨感染可见皮质增厚，该表

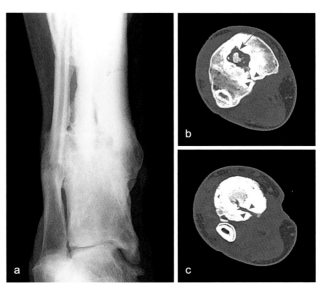

图 7-10a~c 47 岁男性，胫腓骨远端骨折，行切开复位内固定后发生感染，其后取出内固定。

a. X 线可见外伤术后广泛改变，骨膜增厚。

b、c. CT 显示死骨（箭头）及窦道（三角箭头）。

现不会出现在急性骨髓炎期。钆增强扫描有助于识别窦道，并区分蜂窝织炎与脓肿[56]。不应将骨髓炎与继发于邻近感染的反应性骨髓改变相混淆。在 T2 加权像上，反应性骨髓改变表现为高信号，而在 T1 加权像上，无急性骨髓炎所表现出的低信号[57]。

随着人口老龄化，人工关节置换越来越多。在金属内植物患者中，MRI 的使用受伪影的制约，感

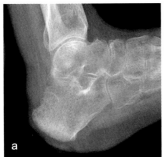
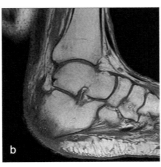
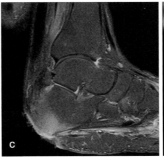
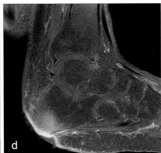

图 7-11a~d 42 岁截瘫男性，足跟溃疡并骨髓炎。

a. X 线侧位片可见足跟软组织缺损及跟骨下方硬化。

b~d. 矢状位 T1 加权 [重复时间（TR）/ 回波时间（TE）=719/9.9 ms]，液体衰减反转恢复加权（TR/TE/TI=6 783/28/130 ms）和使用钆增强剂后（TR/TE=812/9.9 ms）序列图像显示跟腱后部 T1 信号异常减弱，液体衰减反转恢复（FLAIR）信号增加。在该区域可看到后对比图像的增强。随后的手术证实为骨髓炎。

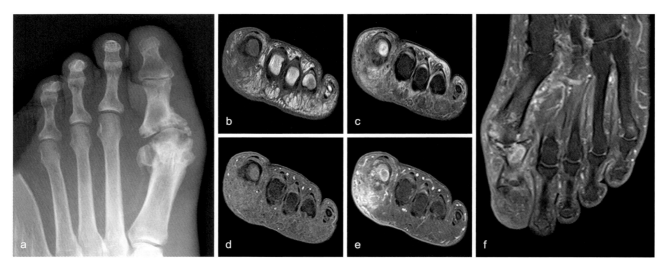

图 7-12a~f 61 岁女性，糖尿病足伴溃疡。

a.　X 线可见关节周围骨质疏松，软骨损伤致关节间隙严重变窄，以及第一跖趾关节两侧软骨下骨破坏，伴邻近软组织肿胀。

b~e.　冠状位 T1 加权（TR / TE = 615/11 ms），脂肪抑制 T2 加权（TR / TE = 3 821/46 ms），使用钆增强剂前、后（TR / TE = 630/11 ms）的磁共振图像，可见跖趾关节第一跖骨头侧及近节趾骨 T1 信号减弱，T2 信号增强。此区域对比后图像增强。

f.　轴向和钆增强图像，显示第一跖趾关节受累、骨质破坏，符合化脓性关节炎表现。关节周围可见广泛软组织肿胀，考虑脓肿形成。在糖尿病足中，化脓性关节炎通常是由邻近的骨与软组织感染直接扩散所致。

染征象会被掩盖。减少金属伪影的标准 MRI 技术，包括在低场强磁体上进行扫描，并使用高带宽参数、较小的三维像素和适当的序列。进一步减少金属伪影的先进 MRI 技术，包括使用专用序列，诸如层间编码金属伪影校正技术（SEMAC）及多采集可变共振成像组合技术（MAVRIC）。将上述技术应用于有金属材料和可疑感染的患者，可以提高图像的质量[58]。故应事先与放射科医生沟通，讨论特定的 MRI 序列，以及对造影剂的潜在需求，以提高这种成像方式的检查效果。

4.5 超声检查

超声检查是诊断感染的有效手段，特别是超声检查可用于确定脓腔及积液的大小、范围和位置。大功率多普勒超声检查，可显示脓肿壁血管增多和充血。此外，超声检查可鉴别感染与其他具有相似临床表现的病理状态。在骨科金属内固定复杂的部位，与 CT 和 MRI 相比，超声检查的可视化效果更佳。在儿童中，超声可用于识别与早期化脓性关节炎、骨髓炎相关的关节积液或骨膜下积液[59]。当进行诊断性或治疗性穿刺、引流或活检时，超声已被

证明是指导放射科医生的有效方法（图 7-14）[60]。

4.6 核医学

核素成像研究，可在早期阶段发现肌肉骨骼感染，比普通 X 线显示变化早 10~14 天。研究包括锝 -99 m 标记的亚甲基二膦酸（Tc-99 m MDP），枸橼酸镓 -67 和铟 -111 标记的白细胞。这些研究，特别适用于多发部位感染患者和具有金属内固定物患者。其灵敏度通常很高，但特异性较低。使用氟 -18 脱氧葡萄糖正电子发射计算机断层（FDG PET-CT）扫描，对于感染的检测是一种新的方式，提供了较高的诊断准确性和良好的空间分辨率。

4.6.1 正电子发射计算机断层显像

FDG PET-CT 显像对于肌肉骨骼感染的具体病例有较高的价值。FDG PET-CT 的应用，有助于定位感染，并将感染与影响肌肉骨骼系统的其他病变相鉴别。当感染病灶多发时，FDG PET-CT 尤其有价值[61]。FDG PET-CT 未来的发展，包括研发可标记生物膜或抗菌肽的造影剂，以便外科医生能够全面了解感染的进程[62]。

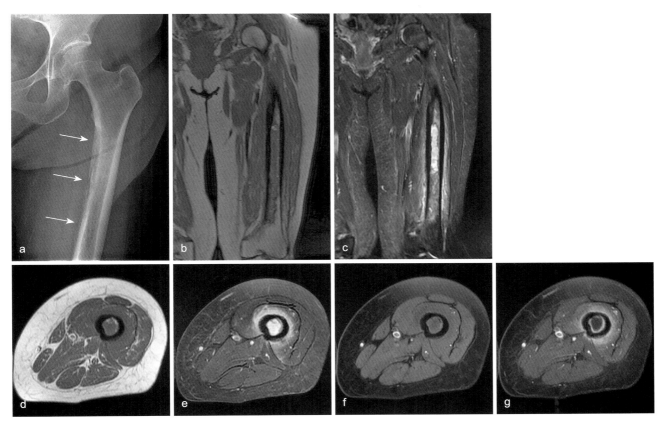

图 7-13a~g **47 岁女性，耐甲氧西林金黄色葡萄球菌骨髓炎。**

a.　X 线显示，沿股骨近端内侧的骨膜反应，骨皮质不规则（箭头）。

b、c. 冠状位 T1 加权（TR / TE = 717/14 ms）和液体衰减反转恢复加权（TR / TE / TI = 4 600/55/145 ms）磁共振图像，显示髓内
　　 T1 信号异常减弱，T2 信号增强。周围软组织水肿。

d~g. 轴位 T1 加权（TR / TE = 517/8 ms），脂肪抑制 T2 加权（TR / TE = 3 300/60 ms），钆增强前后（TR / TE = 583/8 ms）磁共振
　　 图像，证实 T1 信号异常减弱，T2 信号增强，对比后图像增强。

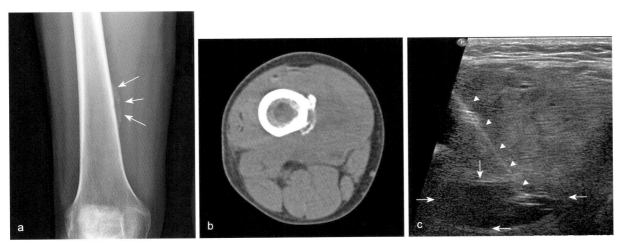

图 7-14a~c **29 岁男性，急性粒细胞性白血病，合并全血细胞减少，右股骨下段脓肿细菌培养提示耐甲氧西林金黄色葡萄
球菌。**

a、b. X 线及 CT 扫描可见右股骨干远端内侧骨膜反应（箭头）。

c.　超声引导下对右大腿内侧脓肿处穿刺，可见穿刺针（三角箭头）位于脓肿内（箭头）。

4.6.2 闪烁显像法

基础骨闪烁显像研究，是采取 Tc-99 m 标记亚甲基二膦酸盐进行骨扫描。成像的第一阶段，在示踪剂注射后 60 秒获得（血流研究或血管造影），包括对感兴趣区域的动态研究；第二阶段（血池），由注射后数分钟的静态图像构成；第三阶段，在注射后 2~4 小时进行，显示骨结构及受累骨中放射性活性增加。三相骨扫描提供了诸多诊断信息，包括感染定位、蜂窝织炎与骨髓炎之间的鉴别以及骨感染的范围[63]。在 Tc-99 m 骨扫描上，骨髓炎的异常征象，通常包括血流相、血池相放射性活性增加，以及 3 小时图像上的阳性摄取（图 7-15）。急性骨髓炎症状发作后 24~48 小时内，三相骨扫描均可呈阳性[64]。骨显像敏感性大于 90%，但特异性有限，仅为 50%。

采用铟 -111 标记白细胞，以及近来使用 Tc-99 m 六甲基－丙二基胺肟（HMPAO）标记白细胞，进行的 WBC 扫描与骨扫描相比，特异性有所提高。特别是在复杂情况下，如有创伤史、手术史或糖尿病史时，较有价值。据报道，其对骨髓炎的总体敏感性为 88%，特异性可达 91%[65]。

锝 -99 m 硫胶体扫描，可添加到 WBC 扫描方案中，以提高关节置换术后感染等复杂感染病例的特异性。在标记的 WBC 扫描摄取增加区域，如硫胶体扫描骨髓活性较低或无活性时，可以确诊感染；当硫胶体扫描骨髓活性等于或大于 WBC 扫描活性时，属正常生理活性，可排除感染。

感染也可以通过注射枸橼酸镓 -67 来鉴别，枸橼酸镓 -67 可从血液渗漏到炎症区域。尽管较三相骨扫描更具特异性，但与三相骨扫描相比，图像质量略有下降，成像时间更长（18~72 小时）[66]。成功治疗骨髓炎后约 6 周，镓 -67 活性才恢复至基础水平，故可用于监测疾病的临床进程[67]。

5. 活检

5.1 引言

术中的组织样本可用于检测感染致病菌，其准确性为 65%~95%[48, 68]。应从不同的解剖部位，采集至少 3~5 份术中组织标本进行细菌培养[69, 70]。感染程度越低，应收集更多的样本，来进行随机检测，包括内植物 / 假体周围组织，代价较低。样本数量较少，可能会造成分析困难；而样本数量较多时，则有可能导致污染增加，且没有证据表明，可

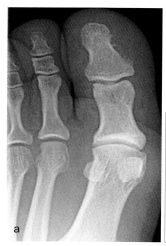
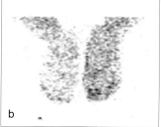
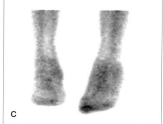
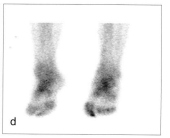

图 7-15a~d　56 岁男性，跗趾骨髓炎。

a.　X 线可见跗趾近节趾骨远端内侧，轻微的骨膜反应，周围软组织肿胀。

b~d.　三相骨扫描：伴有局部高灌注的血流相（b）、局部充血的血池相（c）以及延迟图像上，局部骨质放射性活性增加（d）。与骨髓炎表现一致。

提高检验的敏感性，反而会增加微生物实验室的额外负担。拭子灵敏度低，应避免使用[48]。组织革兰染色的特异性非常高（98%），但其敏感性较低（0%~27%）[69, 71-74]，因此不常规推荐进行组织革兰染色。

术中标本应在琼脂平板上培养，并预先注入浓缩肉汤。这些标本应分别做含 5% CO_2 的有氧培养及厌氧培养。一些学者建议，在血培养瓶中预先注入滑液，以提高培养的敏感性[70]。有氧培养应达 7 天，厌氧培养（尤其是培养液）至少培养 2 周[75, 76]。重要的是，2 周后应将厌氧肉汤系统接种于需氧和厌氧琼脂平板上，以检测混合感染菌、厌氧菌及低活力细菌[77]。如所有培养结果均为阴性，但临床上仍怀疑感染，则可从 −80℃ 保存的样品中检测少见微生物，如分枝杆菌或念珠菌属。每个不同的菌落，其形态类型都应进行鉴定和药敏试验，以避免遗漏具有不同耐药属性的致病菌。

半自动匀浆技术的应用（图 7-16），可提高微生物的检出率[78, 79]。

包括持续时间、速度、液体体积、珠粒的尺寸及数量等均质化条件，对于避免微生物破坏至关重要。均质样本可在固体和液体培养基上培养，也可直接对嗜中性粒细胞（吉姆萨染色后）和细菌（革兰染色后）进行检测，但检出率较低（< 10%）[24]。该样本也可用于 16S rDNA PCR、多重聚合酶链反应（PCR）或微阵列。一些学者建议

在血培养瓶中加入珠磨悬浮液。这样，自动化系统检测可节省细菌检测的时间[44, 80]。然而，一部分混合感染的情况可能会被遗漏，而仅检出繁殖最快的细菌。

从窦道分离的微生物通常只是伤口或周围皮肤定殖的微生物，而非导致深部组织感染的真正致病菌。由于这些结果具有误导性，故应避免窦道培养[81, 82]。在经窦道培养出的致病菌中，仅金黄色葡萄球菌对预测骨或内植物相关感染是有价值的[83]。当出现发热或寒战时，应采集两组血培养标本，以检测血源性致病菌[6, 48]。

5.2 抗生素干扰诊断

5.2.1 何时停用抗生素

接受抗菌药物治疗的患者，术前停用药物 14 天以上，假体周围组织培养的敏感性约为 77%，停药 4~14 天及 0~3 天，敏感性分别降低至 48% 及 41%[70]。因此，如果可能的话，在采集术中培养标本前，应至少停用抗生素 3 周。这段较长的间隔，有助于提高诊断率[6, 79, 84]。

预防性抗生素——何时给药

尽管明确怀疑系内植物相关感染，但致病菌并不是总能成功地从术中所取标本中分离出来。一些学者推测，预防性抗生素可能会干扰术中标本致病菌的分离[43, 81, 85]。因此，预防性抗生素通常被禁用，直至术中标本采集完成后。不过，人们应意识

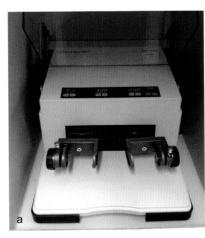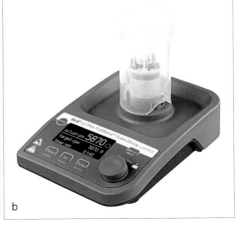

图 7-16a、b 使用两个半自动化装置将术中用无菌瓶收集的标本均质化。加入 10 mL 无菌水和 10 个无菌不锈钢珠（直径 4 mm）后，将无菌瓶置于珠磨机上震荡 2 分 30 秒，每分钟震荡 30 次。

到此种做法有一定的危险性，可能会导致感染全身播散[86-88]。术中预防用抗生素，推荐使用第一代或第二代头孢菌素，切开前 30~60 分钟给药。预防使用时间不超过 24 小时。而在感染率低的治疗中心，单次剂量就可以了[86]。

5.2.2 如何转送至实验室

组织活检、滑液、骨骼和其他微生物标本应尽快在室温下送达微生物学实验室，并正确识别、编号。在无菌容器中保存最好不超过 4 小时。如果不能达到这个期限，必须使用运输介质来保持脆弱的细菌和厌氧菌的存活。样本必须附有临床信息，如抗生素治疗史、感染史和内植物类型。运送延迟必须向微生物实验室交待清楚。标本必须在二级生物安全柜中，由穿着一次性工作服和手套的技术人员使用无菌设备处理。

5.2.3 微生物学检查

活检组织、滑液、骨及与内植物相接触的组织，可用于组织学、显微镜检查及细菌培养。显微镜检查，包括革兰染色（特异性高但不敏感，详见本章第 4 部分）、白细胞定量及中性粒细胞半定量分析。不推荐使用拭子进行培养[1, 36]。

通常将临床采集的标本接种在普通琼脂平板上，如血琼脂、有氧或（和）5%~10% CO_2 条件下巧克力琼脂平板中培养至少 7 天。用于厌氧菌培养的琼脂，如血琼脂或 Schaedler 琼脂，厌氧培养 1 周后，再加入液体培养基，如 Schaedler 肉汤或巯基乙酸盐肉汤。这些液体培养基，可用于一些难培养的致病菌（当培养 10~14 天后，仍怀疑是否有细菌生长时）。不同环境下，可优选不同类型的琼脂平板进行细菌培养。

可考虑在自动化微生物系统检测中使用血培养瓶（尤其是在已行抗生素治疗后，可加入抗生素吸收剂）。根据特定的临床情况，添加其他介质。

分析平板时，重点在于查看菌落的不同外观，如包括小菌落变异体在内的不同形态类型[89, 90]。

一些研究人员指出，取样过程中、延长平板培养时间，均可能出现污染[91-93]。最近的一项研究表明，通过遵循一些重要的基本微生物学准则，例

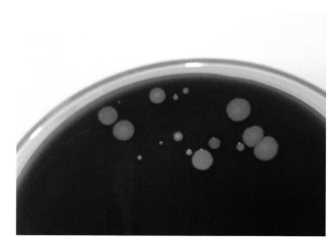

图 7-17 髋部感染行细菌培养，在应用同等敏感抗生素后，金黄色葡萄球菌呈现出不同形态类型（病历资料来自 Nantes University Hospital）。

如在无菌条件下操作及遵循相关共识[84, 94]，平板培养即使长达 2 周，也没有观察到污染率有明显上升[68]。

必须对所有分离的菌落进行鉴定和抗生素药敏试验（图 7-17）。

建议测定常用抗生素的最低抑菌浓度。微生物学家必须谨慎对待以前从其他实验室鉴定出的微生物，特别是凝固酶阴性葡萄球菌。这些检测的可重复性，有时是有限的。如有疑问，可以采用 16S rRNA、*sodA*、*tuf*、*rpoB* 基因测序等分子生物学鉴定手段，并根据不同菌株进行适当调整。出于临床考虑，分离的细菌菌株应通过冷冻进行系统保存。分子生物学方法，可作为传统培养技术的补充，而非替代。因此，由于之前的抗菌治疗、致病菌接种量低、感染生物膜阶段、组织标本不足、培养基不当、培养时间不足及运送标本至实验室延误等原因，内植物周围组织培养都有可能为假阴性[36]。

采集多个样本进行培养，已被证明有助于提高诊断的准确性，并且有越来越多的证据支持使用新的取样技术。丹麦研究团队提出的"箱式采样理念"，可避免手术室遗失，或使用不适合的运输介质[95]。将来，此概念有利于制定和完善国际标准化的取样程序[95]。

5.2.4 聚合酶链反应试验

尽管分子生物学方法的使用仍存在争议，但其有助于提高感染的诊断率[96]。虽然分子生物学方法已被证明是有效的，但相关人员仍需经过严格的专业培训，以避免污染[97-99]。

聚合酶链反应（PCR）是一种相对简单的技术，可检测核酸片段，并扩增序列。近年来，PCR 技术通过不断改良，提高了检测性能和特异性，以实现对感兴趣的分子片段扩增，如核糖核酸（RNA）[100]。一些改良的 PCR 检测技术包括：

- 多重 PCR：通过添加目的引物组，同时检测多个脱氧核糖核酸（DNA）序列。
- 巢式 PCR：新引物位于第一次 PCR 扩增片段内部，进行第二次 PCR 扩增，以提高检测的特异性。
- 半定量 PCR：用于测定样本中核酸的相对数量。
- 逆转录聚合酶链反应（RT-PCR）：通过 PCR 扩增合成 cDNA（与 RNA 互补的 DNA），再进行 RNA 的扩增。
- 实时 PCR：对通过 PCR 获得的核酸拷贝进行定量。

因细菌中普遍存在 16S rRNA 基因，通过聚合酶链反应扩增，对产物测序，获得 16S rRNA 基因片段，通过分析该基因序列，从而检测到特定细菌，或采用多重 PCR 得到一组细菌，或采用广谱 PCR 得到一系列细菌[101]。尽管与多重属定向 PCR 相比，敏感度较低[47]，但广谱 PCR 可鉴定原先认为不会引起感染的细菌；而特异性 PCR（包括多重 PCR），仅限于包含目标引物的那些微生物。

广谱 PCR 的主要缺点是敏感性低、污染易导致假阳性结果，需进一步测序，以及结果解读较为困难[96, 102]。此外，该方法并不能明确是多种致病菌感染，还是单一致病菌感染；就前一种情况而言，序列分析可能是无意义的（因电泳图峰值的重叠）或误导性的（因少数微生物的漏检）。尽管如此，细菌亚克隆试验是揭示与 PJI 相关混合感染的唯一方法，但并非所有微生物实验室都有能力完成，也不适用于日常临床工作中[103]。

PCR 的应用价值，主要在于对滑膜液或假体周围组织标本的检测[79, 104, 105]，最近才用于超声裂解液的检测[102, 106, 107]。有几种多重 PCR 商用试剂盒，可用于检测常见细菌，尤其是在血液感染中。移除内植物的超声裂解液细菌培养和超声裂解液多重实时 PCR，作为两种互补的诊断手段，可提高 PJI 和内植物周围感染的诊断准确性，尤其是对于术前接受过抗生素治疗的患者，以及多种致病菌感染的患者[102, 107]。在最近的一项研究中，与细菌培养相比，多重 PCR 可提高致病菌的检测效率。多重 PCR 对多种致病菌感染的检出率为 29%，而细菌培养为 13%~17%。此外，在大约 1/3 的 PJI 病例，细菌培养呈阴性，而多重 PCR 仅漏诊一例，该例 PJI 由痤疮丙酸杆菌引起，其特异性引物未包含在多重引物组中，故无法被该 PCR 试剂盒检出[107]。该结果与另一项研究的结果基本一致，该研究认为，接受抗感染治疗的患者，超声裂解液细菌培养的敏感性降至 42%，而多重 PCR 仍保持在 100%[102, 108]。

有必要进行进一步的研究，使用修饰的特异性引物来优化 PCR，包括与慢性感染或迟发性 PJI 感染有关的低毒力细菌，如痤疮丙酸杆菌、棒状杆菌或厌氧菌，以及血源性细菌，如沙门菌或弯曲杆菌。事实上，近期的一项研究提出了一组 10 种实时 PCR 检测方法，专门针对 PJI 的常见致病菌[47]。作者认为，超声裂解液 PCR 对 PJI 的微生物学诊断，较组织细菌培养更为敏感，并可提供当日诊断。

5.2.5 IBIS T5000 或 ESI-MS 电喷雾质谱技术

这一新技术是基于核酸扩增技术，具备高效电喷雾质谱（ESI-MS）和分析碱基组成的性能。该技术结合了两种众所周知的方法：PCR 和基质辅助激光解吸 / 电离（MALDI-TOF）技术。后者在 8 年前被引入微生物实验室，用以快速鉴定细菌及真菌。基质辅助激光解吸 / 电离，可用作滑液或珠磨标本的快速跟踪鉴定手段，直接导入血培养瓶，节省检测和鉴定时间[109]。这种创新技术成本昂贵，但该系统能够鉴别和定量各种病原体，包括所有已知的细菌、所有主要致病性真菌群（3 400 个细菌，

40 个念珠菌属），以及导致人类和动物染病的主要病毒家族，同时可检测毒力因子和抗生素耐药标志物[110, 111]。IBIS T5000 还可检测控制抗生素耐药性的细菌基因，这样可在数小时内报告微生物的种类及抗生素的敏感性。然而，近期的一项研究表明，许多人工关节翻修术病例，应用该技术均为阳性结果，显示出非常低的特异性，并使结果解释变得非常困难[112]。

IBIS T5000 生物传感器 Plex-ID PCR 电喷雾电离质谱（PCR-ESI/MS）系统，市场定位并不在于常规应用，但随着检测技术的发展，仍是一种有前景的检测手段。最近研究评估采用该技术对超声裂解液和滑液进行检测，用于诊断 PJI 的效果[1, 112]。学者们发现，Plex-ID 系统的敏感性约为 80%。至于特异性方面，结果解释依然较为困难。最近的研究将超声降解液 PCR-ESI/MS 与细菌培养进行了比较，结果表明 PCR-ESI/MS 检测 PJI 的敏感性为 77.6%，细菌培养的敏感性为 69.7%（P=0.010 5）；特异性分别为 93.5% 和 99.3%（P=0.000 2）。对取自植入假体表面标本进行 PJI 诊断时，PCR-ESI/MS 较体外细菌培养更敏感，但特异性较低。该方法可作为快速检测内植物相关感染的一种有效手段，也可作为人工关节置换术失败病例的辅助诊断方法，尤其适用于细菌生长缓慢、接种量低及术前接受抗生素治疗的患者[113]。应用 PCR-ESI/MS 技术对滑液进行检测，其敏感性与细菌培养类似，但特异性较低。PCR-ESI/MS 可在大约 12~16 小时内完成，甚至在混合感染中也是如此，不仅可提供准确的微生物鉴定结果，也可提供相关微生物的耐药信息。然而，由于这些研究的局限性，需进一步进行新鲜样本（而非冷冻）的前瞻性研究[114]。

5.2.6 组织学诊断

组织病理学检查提示急性炎症，表现为感染的内植物邻近区域中性粒细胞浸润，诊断 PJI 的敏感性 >80%，特异性 >90%[115]。这项检查可在固定液处理的组织（标准切片）上进行，也可在新鲜冰冻切片上进行，以便立即进行急性炎症的术中确认，指导术中决策[116]。

假体周围组织中，急性炎症的典型定义因作者不同存在差异，400 倍显微镜下，每高倍视野可见 1~10 个或更多中性粒细胞[117]。数年前，Morawietz 及其团队介绍了明确的组织病理学标准，用于假体周围膜的标准化评估。这种膜可能出现在全关节翻修术后的病例中[118]。因此，基于组织形态学标准，定义了 4 种类型的假体周围膜：

- 磨损颗粒诱导型（检测到异物颗粒；局部巨噬细胞和多核巨细胞比例至少达 20%：Ⅰ型）。
- 感染型 [具有嗜中性粒细胞、浆细胞的肉芽组织和极少量（如果有的话）的磨损颗粒：Ⅱ型]。
- 混合型（兼具Ⅰ型和Ⅱ型的特点：Ⅲ型）。
- 不确定型（既不符合Ⅰ型，也不符合Ⅱ型标准：Ⅳ型）[119]。

尽管经常被遗忘，但组织学分析仍然是排除感染的重要手段。大多数研究中，其阴性预测值在 90%~100% 之间。这一发现，使其成为一个非常重要的检查手段，并与大多数有助于诊断 PJI 的炎性标记物相互补充。如果临床无感染征象，且每高倍视野的中性粒细胞 < 5 个，则有 91% 的可能不是感染[120]。

组织学检查的优势在于不受先前使用抗生素的干扰。另一方面，该技术的缺点是不能鉴别病原体，也无法指导抗菌治疗。炎性细胞浸润程度，在不同标本间，甚至在同一标本不同组织切片间也不尽相同；不同的观察者之间，也会存在差异。当合并有炎性关节疾病时，结果通常难以解释。而假阴性病例，多由低毒力病原体所引起，如痤疮丙酸杆菌、放线菌属或凝固酶阴性葡萄球菌[121]。新鲜冷冻组织的组织学检查，在数天就可获得结果，可作为快速诊断感染的一种手段。

新鲜冰冻切片

新鲜冰冻切片检查，是快速诊断感染的一种手段。外科医生在手术期间，就可得到检查结果。鉴于没有急性感染症状也不能完全排除感染，在完善的术前评估后，怀疑有潜在感染时，如该检查的结果阳性，则支持诊断感染。近期的一项研究中，利用现有的组织病理分级系统，冰冻切片具有较好的特异性，但对痤疮丙酸杆菌感染的敏感性较低。将5个高倍视野中总计 10 个或以上多形核白细胞作为新的阈值，可提高冰冻切片诊断的敏感性，而对特异性影响较小[122]。

另一项研究中，术中组织学检查，对于判断人工肘关节翻修术中是否存在感染，具有较高的特异性和阴性预测价值，但敏感性和阳性预测值较低。因此，术中组织学检查应与其他检查手段相结合，以明确人工肘关节翻修术中是否存在感染[123]。

因此，该技术应被视为人工关节翻修患者众多检查中一种非常有价值的手段[124]。

5.2.7 微生物检测的前景

在内植物感染病例中，未能分离出致病菌，常常会得出系无菌性松动的诊断结论，甚至在临床感染征象明显存在的情况下也是如此。这会给患者带来严重后果——不再寻求感染的治疗。近年来，学者们提出了多种新技术，以使微生物诊断更加精确[125]。

量热法

微量量热法可从细菌培养产物中检测到增殖微生物所产生的热量，最早作为一种快速、准确、简便的血小板浓缩物筛选法。此后，将微量量热法用于检测大鼠细菌性脑膜炎脑脊液（CSF）中细菌生长的情况，证实能够在 CSF 量较少，且细菌浓度较低的情况下，快速准确地诊断细菌性脑膜炎[126]。有趣的是，能量－时间曲线有种属特异性，与微生物的初始浓度无关。热流量（μW）表明细菌增殖过程中代谢产热量的增加[127]。近期在一项涉及 90 例关节穿刺后急性关节炎患者的前瞻性研究中，对该技术进行了评估（未公开的数据）。

对滑液细菌培养和滑液微量量热检测法（检测低限 0.25 μW，阳性标准为热流量 > 10 μW）进行了比较。化脓性关节炎患者中，所有病例用微量量热法，平均可在 4.3 小时（2.8~7.5 小时）内，检测出致病微生物，而常规细菌培养方式需 24~48 小时。滑液微量量热法，可在 8 小时内准确鉴别化脓性关节炎与非化脓性关节炎。在近期的一项研究中，超声降解液微量量热法的灵敏度和特异性

分别为 100% 和 97%。平均检测耗时（标准为达到 20 μW 热流信号的时间）为 10.9 小时，这是达到精确测量所需平衡后的检测结果。超声降解液微量量热法，可作为一种快速、可靠的手段，用于检测骨科内植物相关感染的微生物（图 7-18）[128]。未来，感染的早期诊断变得愈发重要，多方法联合应用，可提供更好、更快速的诊断[129]。

化脓性关节炎或内植物相关感染的早期诊断，有利于早期治疗，改善患者预后，减少住院时间并节省费用。除滑液外，还可对患者的其他组织样本进行研究，如超声降解液或珠磨悬浮液。

抗体

由于内植物相关感染的发病机制复杂，学者们对血清学检测的关注较少。为检测抗体，需要确定相应的抗原[130, 131]。血清学检查对于细菌培养假阴性、感染复发病例，以及抗菌治疗期间、治疗后的随访、评估，可能较有价值。2011 年，一种新的葡萄球菌 IgM 酶联免疫吸附试验（ELISA），被应用于迟发性 PJI 的诊断，通常是疾病进展的晚期。该项检测最早用于检测人造血管移植物迟发性感染葡萄球菌生物膜的多糖抗原血清抗体，现被应用于骨关节感染病例。研究发现，迟发性 PJI 组（植入后 > 1 年）与无感染关节假体组及对照组（无假体和感染的受试者）之间，存在统计学差异。采用 0.35 ELISA 单位作为阈值时，该检测的

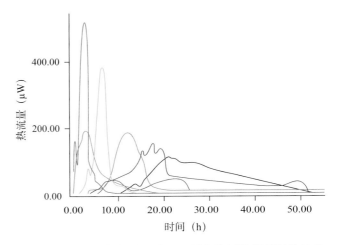

图 7-18　内植物去除后 7 种不同超声降解液微量量热法的测量曲线。

敏感性为90%，特异性为95%。考虑到只要有抗原刺激，就会有免疫应答，故IgG未作为评估指标。该项检测还可用于评估感染对治疗的反应[132]。应筛选其他候选抗原，以提高检测的敏感性和特异性，联合检测的效果会更好。近期的一项研究表明，应用酶联免疫吸附试验，感染动物血清中抗细胞外蛋白IgG水平显著高于对照组。与对照组相比，也发现感染患者的抗细胞外蛋白IgG水平明显升高。然而，受试者工作特征曲线（ROC）无助于感染诊断。需进一步的研究，如何来分离这些蛋白质，并检测其抗原性，以诊断人工关节假体周围感染[133]。

最近，InGen BioSciences研发了一种新的血清学检测方法，称为BJI InoPlex。它采用了Luminex技术，是基于含有有色聚苯乙烯微球可结合抗原的方法。该系统采用多种重组抗原，检测抗金黄色葡萄球菌和表皮葡萄球菌IgG。BJI InoPlex试验是一项无创、快速（2小时）的血清学检测方法。该技术应做进一步评估，包括在准确辅助诊断感染，以及生物学监控抗生素的疗效等方面。

5.2.8 超声

微生物在内植物表面构成生物膜，很难通过常规方法，如假体周围组织培养来检测致病菌。超声降解处理内植物，目的在于将致病菌从内植物表面的生物膜上分离出来。生物膜中的微生物处于低代谢或生长静止状态。游离细菌（浮游细菌），很容易被抗生素和宿主免疫系统杀死，而黏附细菌（生物膜细菌）能够存活并持续存在于生物膜的细胞外基质中[115]（图7-19）。

超声降解法是通过利用低强度超声波，产生微泡（空化作用），以免引起细菌胞体破坏。微泡附于假体表面，并内爆释放能量。之后，细菌扩散到假体周围的液体中，从而能够从超声降解液中培养出活的微生物。

内植物应在手术室无菌状态下取出，置于密闭的固体容器中，并运送至微生物实验室。应避免在塑料袋中作超声降解处理，以避免因塑料袋破裂导致污染的风险[84]。一些研究表明，超声降解液培养比假体周围组织培养具有更高的敏感性和特异性[68, 70, 94, 102, 134, 135]。除了敏感性和特异性之外，超声降解处理的其他优点包括：

• 有助于进一步明确原先接受抗生素治疗患者的诊断。

• 定量结果，有助于区分污染和感染。

• 对混合感染（多种微生物感染）的检测更有价值。

• 鉴定难治性微生物和微生物的不同形态类型。

• 检测快于假体周围组织细菌培养[68]。

取出的内植物应置于无菌容器中，运送至微生物实验室。加入林格液或生理盐水覆盖约80%的内植物后，将容器涡旋30秒钟，并做超声降解处理（40 kHz 1分钟），最后在超声降解液移植培养皿前，再做30秒涡旋（图7-20）。一些学者会在超声降解处理后，辅以离心浓缩以浓集细菌[136]。

对于假体周围组织细菌培养，推荐延长培养时间达2周，以检测生长缓慢的致病菌，如痤疮丙酸杆菌[75, 76, 137]。近期的一项研究表明，超声降解液培养也应延长培养时间（2周），尤其是对于厌氧

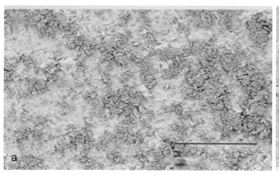
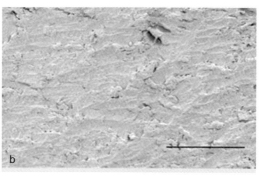

图7-19a、b 电镜下，聚乙烯表面上的表皮葡萄球菌生物膜。

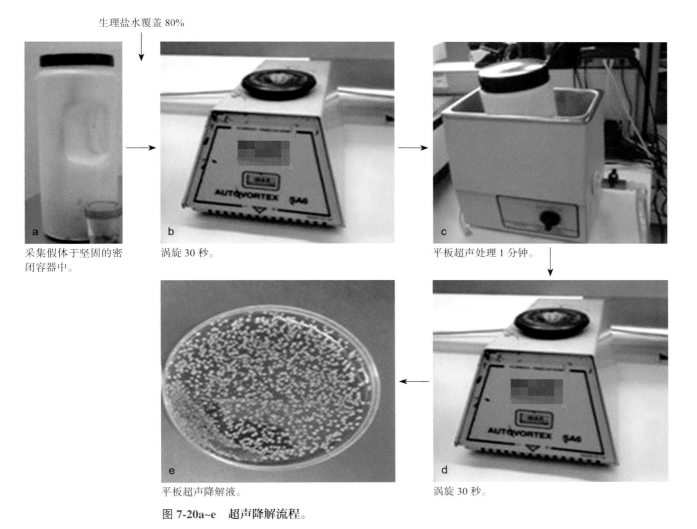

生理盐水覆盖 80%

a 采集假体于坚固的密闭容器中。

b 涡旋 30 秒。

c 平板超声处理 1 分钟。

d 涡旋 30 秒。

e 平板超声降解液。

图 7-20a~e 超声降解流程。

菌的检测[68]。

超声降解液细菌培养的阳性结果，最佳阈值取决于超声降解后，是否有离心浓缩步骤。当做离心浓缩后，常使用的阈值为 200 CFU/mL[47, 135, 138]，而未做离心浓缩时，报道的阈值为 1~50 CFU/mL 不等[70, 94, 139]。尽管阈值范围差异很大，但通常情况下，超声降解液培养常会产生大量的菌落。如患者术前接受了抗生素治疗，或仅仅是内植物衬垫经超声降解处理，超声降解液平板培养中，菌落生长较少（图 7-21），但与急性 PJI 的表现相符，应高度怀疑之前曾使用过抗生素。据报道，在接受抗生素治疗的患者中，任何细菌生长都应被认

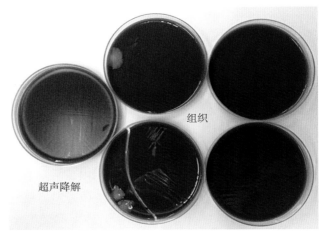

组织

超声降解

图 7-21 抗生素对细菌培养的影响。 超声降解液培养仍为阴性，四种假体周围组织培养中只有两种有微生物生长。

为是有价值的 [94]。

超声降解对假体衬垫和骨水泥 spacer 的作用尚不明确。关于上述嵌入物，近期的一项研究显示，17% 的 PJI 病例超声降解液细菌培养的微生物生长 <50 CFU/mL。所有病例，都做了保留内植物的清创术，而仅对假体衬垫做了更换，并行超声降解处理 [68]。此现象也出现在以前的一些研究中 [94]。阳性率较低的原因可能包括：与整个关节假体相比，衬垫的表面积较小 [94]，之前抗生素的使用，以及在急性感染中出现更新的生物膜 [46, 94, 140]。

在两阶段翻修期间，骨水泥 spacer 超声降解液细菌培养，其结果的解读较为困难。因 spacer 通常载有抗生素，第二阶段翻修时，难以鉴别是持续存在的感染，还是感染复发。同时，超声降解液细菌培养的阈值尚不明确 [141, 142]。

有趣的是，慢性 PJI 患者超声降解液细菌培养的敏感性，高于急性 PJI 患者 [94]。这些结果表明，急性 PJI 时的生物膜，多为不成熟的生物膜，细菌仅松散地附着于表面。相比之下，慢性 PJI 时，生物膜通常牢固附着数层细菌，这些细菌需要更高效的分离手段，如超声降解处理。近期的一篇文献论述了内植物相关生物膜体内自然形成史 [140]。

涡旋是普通微生物实验室中广泛使用的一种传统混合技术。在超声降解之前，也可作为预备步骤以产生微泡，从而增强空化效应 [70]。单纯的涡旋是一种简单而易行的方法，已证明其具有可接受的敏感性和特异性，特别是在急性 PJI 的诊断中，也可用于没有超声降解处理能力的实验室 [94]。另外，涡旋液作为独立的临床标本，其检测的敏感性与多个假体周围组织标本培养相当（约 70%）。此外，超声降解法有可能杀死细菌，特别是革兰阴性杆菌和厌氧菌，而涡旋对细菌无损伤。

尽管应用了超声降解处理，PJI 培养阴性的病例依然存在。造成培养阴性的可能原因包括：病例分类错误、某些条件下微生物难以生长（如不适当的培养基、培养时间不足及标本转送期间的失活

等）或早期的抗微生物治疗 [143-146]。一研究小组评估了 BacT/Alert FAN 需氧和厌氧血培养瓶接种超声降解液，用于诊断内植物相关感染的价值，并将其与假体周围组织细菌培养、超声降解液普通培养进行了比较。经检测所有内植物相关感染的病例，包括那些之前曾接受抗生素治疗的患者，其特异性高达 100%。此外，与其他技术相比，该系统对病原体的检测时间显著缩短。该技术可能是一种有前景、易于操作的方法，可提高 PJI 的诊断率。

最后，超声降解液含有大量细菌，使得该标本适合进一步的微生物和免疫学分析（如 PCR、MALDI-TOF、微量量热法、生物标志物测定、基因表达等）。

6. 总结

一些内植物可能会被生物膜细菌定殖，这些细菌并未引起明显的临床症状 [147, 148]。这类无症状定殖的比例尚不清楚，很大程度上取决于所采用的诊断技术。超声降解法、PCR 及较新的分子生物学技术等高敏感性诊断技术，取得的结果解读较为困难，需长期深入的研究，来鉴别是样本处理过程中的污染，还是真正的细菌定殖。目前，尚不清楚是否所有无症状定殖，都会在临床某一时段引起感染。宿主可使生物膜细菌的生长长期受到抑制，一些已有细菌定殖的内植物，可长期保持无症状状态。目前还不清楚，是什么机制触发了无症状生物膜细菌出现分离、复制，并引起临床感染。

一方面，需要研究和开发新的诊断方法，以提高诊断率和准确性，缩短检测时间，并使整个诊断过程完全自动化。另一方面，具有生物膜感染专业知识的多学科团队的临床观察也非常重要。比如，仅通过观察假体失败是否早期发生（植入后 2 年内），发现感染所致的概率约为 70%，而无菌性松动仅为 16% [13]。

参考文献

1. **Tande AJ, Patel R.** Prosthetic joint infection. *Clin Microbiol Rev.* 2014 Apr;27(2):302–345.

2. **Berbari E, Mabry T, Tsaras G, et al.** Inflammatory blood laboratory levels as markers of prosthetic joint infection: a systematic review and meta-analysis. *J Bone Joint Surg Am.* 2010 Sep 1;92(11):2102–2109.

3. **Bottner F, Wegner A, Winkelmann W, et al.** Interleukin-6, procalcitonin and TNF-alpha: markers of peri-prosthetic infection following total joint replacement. *J Bone Joint Surg Br.* 2007 Jan;89(1):94–99.

4. **Gollwitzer H, Dombrowski Y, Prodinger PM, et al.** Antimicrobial peptides and proinflammatory cytokines in periprosthetic joint infection. *J Bone Joint Surg Am.* 2013 Apr 3;95(7):644–651.

5. **Bracken CD, Berbari EF, Hanssen AD, et al.** Systemic inflammatory markers and aspiration cell count may not differentiate bacterial from fungal prosthetic infections. *Clin Orthop Relat Res.* 2014 Nov;472(11):3291–3294.

6. **Osmon DR, Berbari EF, Berendt AR, et al.** Executive summary: diagnosis and management of prosthetic joint infection: clinical practice guidelines by the Infectious Diseases Society of America. *Clin Infect Dis.* 2013 Jan;56(1):1–10.

7. **Della Valle C, Parvizi J, Bauer TW, et al.** American Academy of Orthopaedic Surgeons clinical practice guideline on: the diagnosis of periprosthetic joint infections of the hip and knee. *J Bone Joint Surg Am.* 2011 Jul 20;93(14):1355–1357.

8. **Moran E, Byren I, Atkins BL.** The diagnosis and management of prosthetic joint infections. *J Antimicrob Chemother.* 2010 Nov;65 Suppl 3:iii, 45–54.

9. **Zimmerli W, Trampuz A, Ochsner PE.** Prosthetic-joint infections. *N Engl J Med.* 2004 Oct 14;351(16):1645–1654.

10. **Glehr M, Friesenbichler J, Hofmann G, et al.** Novel biomarkers to detect infection in revision hip and knee arthroplasties. *Clin Orthop Relat Res.* 2013 Aug;471(8):2621–2628.

11. **Piper KE, Fernandez-Sampedro M, Steckelberg KE, et al.** C-reactive protein, erythrocyte sedimentation rate and orthopedic implant infection. *PLoS One.* 2010 Feb 22;5(2):e9358.

12. **Alijanipour P, Bakhshi H, Parvizi J.** Diagnosis of periprosthetic joint infection: the threshold for serological markers. *Clin Orthop Relat Res.* 2013 Oct;471(10):3186–3195.

13. **Portillo ME, Salvado M, Alier A, et al.** Prosthesis failure within 2 years of implantation is highly predictive of infection. *Clin Orthop Relat Res.* 2013 Nov;471(11):3672–3678.

14. **Jacovides CL, Parvizi J, Adeli B, et al.** Molecular markers for diagnosis of periprosthetic joint infection. *J Arthroplasty.* 2011 Sep;26(6 Suppl):99–103e1.

15. **Maharajan K, Patro DK, Menon J, et al.** Serum Procalcitonin is a sensitive and specific marker in the diagnosis of septic arthritis and acute osteomyelitis. *J Orthop Surg Res.* 2013 Jul 4;8:19.

16. **Shen CJ, Wu MS, Lin KH, et al.** The use of procalcitonin in the diagnosis of bone and joint infection: a systemic review and meta-analysis. *Eur J Clin Microbiol Infect Dis.* 2013 Jun;32(6):807–814.

17. **Chaganti RK, Purdue E, Sculco TP, et al.** Elevation of serum tumor necrosis factor alpha in patients with periprosthetic osteolysis: a casecontrol study. *Clin Orthop Relat Res.* 2014 Feb;472(2):584–589.

18. **Konttinen YT, Xu JW, Waris E, et al.** Interleukin-6 in aseptic loosening of total hip replacement prostheses. *Clinical and experimental rheumatology.* 2002 Jul-Aug;20(4):485–490.

19. **Villacis D, Merriman JA, Yalamanchili R, et al.** 3rd. Serum interleukin-6 as a marker of periprosthetic shoulder infection. *J Bone Joint Surg Am.* 2014 Jan 1;96(1):41–45.

20. **Wirtz DC, Heller KD, Miltner O, et al.** Interleukin-6: a potential inflammatory marker after total joint replacement. *Int Orthop.* 2000;24(4):194–196.

21. **Gedbjerg N, LaRosa R, Hunter JG, et al.** Anti-glucosaminidase IgG in sera as a biomarker of host immunity against Staphylococcus aureus in orthopaedic surgery patients. *J Bone Joint Surg Am.* 2013 Nov 20;95(22):e171.

22. **Scotece M, Conde J, Lopez V, et al.** Leptin in joint and bone diseases: new insights. *Curr Med Chem.* 2013;20(27):3416–3425.

23. **Drago L, Vassena C, Dozio E, et al.** Procalcitonin, C-reactive protein, interleukin-6, and soluble intercellular adhesion molecule-1 as markers of postoperative orthopaedic joint prosthesis infections. *Int J Immunopathol Pharmacol.* 2011 Apr-Jun;24(2):433–440.

24. **Société de Pathologie Infectieuse de Langue F, Collège des Universitaires de Maladies Infectieuses et T, Groupe de Pathologie Infectieuse P, et al.** Recommendations for bone and joint prosthetic device infections in clinical practice (prosthesis, implants, osteosynthesis). Société de Pathologie Infectieuse de Langue Française. *Médecine et maladies infectieuses.* 2010 Apr;40(4):185–211.

25. **Deirmengian C, Kardos K, Kilmartin P, et al.** The Alpha-defensin Test for Periprosthetic Joint Infection Outperforms the Leukocyte Esterase Test Strip. *Clin Orthop Relat Res.* 2015 Jan;473(1):198–203.

26. **Parvizi J.** New definition for periprosthetic joint infection. *Am J Orthop (Belle Mead NJ).* 2011 Dec;40(12):614–615.

27. **Trampuz A, Hanssen AD, Osmon DR, et al.** Synovial fluid leukocyte count and differential for the diagnosis of prosthetic knee infection. *Am J Med.* 2004 Oct 15;117(8):556–562.

28. **Ho G, Jr.** Bacterial arthritis. *Curr Opin Rheumatol.* 1991 Aug;3(4):603–609.

29. **Parvizi J, Jacovides C, Adeli B, et al.** Coventry Award: synovial C-reactive protein: a prospective evaluation of a molecular marker for periprosthetic knee joint infection. *Clin Orthop Relat Res.* 2012 Jan;470(1):54–60.

30. **Parvizi J, McKenzie JC, Cashman JP.** Diagnosis of periprosthetic joint infection using synovial C-reactive protein. *J Arthroplasty.* 2012 Sep;27(8 Suppl):12–16.

31. **Wiener E, Zanetti M, Hodler J, et al.** Lactate and T (2) measurements of synovial aspirates at 1.5 T: differentiation of septic from nonseptic arthritis. *Skeletal Radiol.* 2008 Aug;37(8):743–748.

32. **Courtney P, Doherty M.** Joint aspiration and injection and synovial fluid analysis. *Best Pract Res Clin Rheumatol.* 2013 Apr;27(2):137–169.

33. **Schinsky MF, Della Valle CJ, Sporer SM, et al.** Perioperative testing for joint infection in patients undergoing revision total hip arthroplasty. *J Bone Joint Surg Am.* 2008 Sep;90(9):1869–1875.

34. **Borens O, Nussbaumer F, Baalbaki R, et al.** [Update on implant related infections in orthopaedic surgery. Diagnosis and treatment]. *Revue medicale suisse.* 2009 Dec 16;5(230):2563–2568. French.

35. **Trampuz A, Steinrucken J, Clauss M,**

et al. [New methods for the diagnosis of implant-associated infections]. *Revue medicale suisse.* 2010 Apr 7;6(243):731–734. French.

36. **Legout L, Senneville E.** Periprosthetic joint infections: clinical and bench research. *ScientificWorldJournal.* 2013 Oct 27;2013:549091.

37. **Temmerman OP, Heyligers IC, Teule GJ, et al.** The value of contrast and subtraction arthrography in the assessment of aseptic loosening of total hip prostheses: a meta-analysis. *Eur J Radiol.* 2005 Oct;56(1):113–119.

38. **Parvizi J, Jacovides C, Antoci V, et al.** Diagnosis of periprosthetic joint infection: the utility of a simple yet unappreciated enzyme. *J Bone Joint Surg Am.* 2011 Dec 21;93(24):2242–2248.

39. **Wetters NG, Berend KR, Lombardi AV, et al.** Leukocyte esterase reagent strips for the rapid diagnosis of periprosthetic joint infection. *J Arthroplasty.* 2012 Sep;27(8 Suppl):8–11.

40. **Deirmengian C, Hallab N, Tarabishy A, et al.** Synovial fluid biomarkers for periprosthetic infection. *Clin Orthop Relat Res.* 2010 Aug;468(8):2017–2023.

41. **Nilsdotter-Augustinsson A, Briheim G, Herder A, et al.** Inflammatory response in 85 patients with loosened hip prostheses: a prospective study comparing inflammatory markers in patients with aseptic and septic prosthetic loosening. *Acta Orthop.* 2007 Oct;78(5):629–639.

42. **Saeed K, Dryden M, Sitjar A, et al.** Measuring synovial fluid procalcitonin levels in distinguishing cases of septic arthritis, including prosthetic joints, from other causes of arthritis and aseptic loosening. *Infection.* 2013 Aug;41(4):845–849.

43. **Barrack RL, Harris WH.** The value of aspiration of the hip joint before revision total hip arthroplasty. *J Bone Joint Surg Am.* 1993 Jan;75(1):66–76.

44. **Hughes JG, Vetter EA, Patel R, et al.** Culture with BACTEC Peds Plus/F bottle compared with conventional methods for detection of bacteria in synovial fluid. *J Clin Microbiol.* 2001 Dec;39(12):4468–4471.

45. **Ali F, Wilkinson JM, Cooper JR, et al.** Accuracy of joint aspiration for the preoperative diagnosis of infection in total hip arthroplasty. *J Arthroplasty.* 2006 Feb;21(2):221–226.

46. **Font-Vizcarra L, Garcia S, Martinez-Pastor JC, et al.** Blood culture flasks for culturing synovial fluid in prosthetic joint infections. *Clin Orthop Relat Res.* 2010 Aug;468(8):2238–2243.

47. **Cazanave C, Greenwood-Quaintance KE, Hanssen AD, et al.** Rapid molecular microbiologic diagnosis of prosthetic joint infection. *J Clin Microbiol.* 2013 Jul;51(7):2280–2287.

48. **Corvec S, Portillo ME, Pasticci BM, et al.** Epidemiology and new developments in the diagnosis of prosthetic joint infection. *Int J Artif Organs.* 2012 Oct;35(10):923–934.

49. **Shanmugasundaram S, Ricciardi BF, Briggs TW, et al.** Evaluation and Management of Periprosthetic Joint Infection-an International, Multicenter Study. *HSS J.* 2014 Feb;10(1):36–44.

50. **Mellado Santos JM.** Diagnostic imaging of pediatric hematogenous osteomyelitis: lessons learned from a multi-modality approach. *Eur Radiol.* 2006 Sept;16(9):2109–2119.

51. **Ardran GM.** Bone destruction not demonstrable by radiography. *Br J Radiol.* 1951 Feb;24(278):107–109.

52. **Ram PC, Martinez S, Korobkin M, et al.** CT detection of intraosseous gas: a new sign of osteomyelitis. *AJR Am J Roentgenol.* 1981 Oct;137(4):721–723.

53. **Chandnani VP, Beltran J, Morris SN, et al.** Acute experimental osteomyelitis and abscesses: detection with MR imaging versus CT. *Radiology.* 1990 Jan;174(1):233–236.

54. **Wing VW, Jeffrey MP, Federle MP.** Chronic osteomyelitis examined by CT. *Radiology.* 1985 Jan;154(1):171–174.

55. **Gold RH, Hawkins RA, Katz RD.** Bacterial osteomyelitis: findings on plain radiography, CT, MR, and scintigraphy. *JR Am J Roentgenol.* 1991 Aug;157(2):365–370,

56. **Boutin RD, Brossmann J, Sartoris DJ, et al.** Update on imaging of orthopedic infections. *Orthop Clin North Am.* 1998 Jan;29(1):41–66.

57. **Low KT, Peh WC.** Magnetic resonance imaging of diabetic foot complications. *Singapore Med J.* Jan;56;(1):23–34

58. **Gupta A, Subhas N, Primak AN, et al.** Metal artifact reduction: standard and advanced magnetic resonance and computed tomography techniques. *Radiol Clin North Am.* 2015 May;53(3):531–547.

59. **Chau CLF, Griffith JF.** Musculoskeletal infections: ultrasound appearances. *Clin Radiol.* 2005 Feb;60(2):149–159.

60. **Cardinal E, Bureau NJ, Aubin B, et al.** Role of ultrasound in musculoskeletal infections. *Radiol Clin North Am.* 2001 Mar;39(2):191–201.

61. **Strobel K, Stumpe KD.** PET/CT in musculoskeletal infection. *Semin Musculoskelet Radiol.* 2007 Dec;11(4):353–364.

62. **Arteaga de Murphy C, Gemmel F, Balter J.** Clinical trial of specific imaging of infections. *Nucl Med Commun.* 2010 Aug;31(8):726–733,

63. **Schauwecker DS.** The scintigraphic diagnosis of osteomyelitis. *AJR Am J Roentgenol.* 1992 Jan;158(1):9–18.

64. **Song KM, Sloboda JF.** Acute hematogenous osteomyelitis in children. *J Am Acad Orthop Surg.* 2001 May-Jun;9(3):166–175.

65. **Kolindou A, Liu Y, Ozker K, et al.** In-111 WBC imaging of osteomyelitis in patients with underlying bone scan abnormalities. *Clin Nucl Med.* 1996 Mar;21(3):183–191.

66. **Johnson JE, Kennedy EJ, Shereff MJ.** Prospective study of bone, indium-111-labeled white blood cell, and gallium-67 scanning for the evaluation of osteomyelitis in the diabetic foot. *Foot Ankle Int.* 1996 Jan;17(1):10–16.

67. **Rosenthall L, Kloiber R, Damtew B, et al.** Sequential use of radiophosphate and radiogallium imaging in the differential diagnosis of bone, joint and soft tissue infection: quantitative analysis. *Diagn Imaging.* 1982;51(5):249–258.

68. **Portillo ME, Salvado M, Alier A, et al.** Advantages of sonication fluid culture for the diagnosis of prosthetic joint infection. *J Infect.* 2014 Jul;69(1):35–41.

69. **Atkins BL, Athanasou N, Deeks JJ, et al.** Prospective evaluation of criteria for microbiological diagnosis of prosthetic-joint infection at revision arthroplasty. The OSIRIS Collaborative Study Group. *J Clin Microbiol.* 1998 Oct;36(10):2932–2939.

70. **Trampuz A, Piper KE, Jacobson MJ, et al.** Sonication of removed hip and knee prostheses for diagnosis of infection. *N Engl J Med.* 2007 Aug 16;357(7):654–663.

71. **Morgan PM, Sharkey P, Ghanem E, et al.** The value of intraoperative Gram stain in revision total knee arthroplasty. *J Bone Joint Surg Am.* 2009 Sep;91(9):2124–2129.

72. **Chimento GF, Finger S, Barrack RL.** Gram stain detection of infection during revision arthroplasty. *J Bone Joint Surg Br.* 1996 Sep;78(5):838–839.

73. **Johnson AJ, Zywiel MG, Stroh DA, et al.** Should gram stains have a role in diagnosing hip arthroplasty infections? *Clin Orthop Relat Res.* 2010 Sep;468(9):2387–2391.

74. **Spangehl MJ, Masterson E, Masri BA, et al.** The role of intraoperative gram stain in the diagnosis of infection during revision total hip arthroplasty. *J Arthroplasty.* 1999 Dec;14(8):952–956.

75. **Schafer P, Fink B, Sandow D, et al.** Prolonged bacterial culture to identify late periprosthetic joint infection: a promising strategy. *Clin Infect Dis.* 2008 Dec 1;47(11):1403–1409.

76. **Butler-Wu SM, Burns EM, Pottinger PS, et al.** Optimization of Periprosthetic Culture for Diagnosis of Propionibacterium acnes Prosthetic Joint Infection. *J Clin Microbiol.* 2011 Jul;49(7):2490–2495.

77. **Illiaquer M, Corvec S, Touchais S, et al.** Anaerobes isolated from bone and joint infections and their susceptibility to antibiotics. *J Infect.* 2012 Nov;65(5):473–475.

78. **Roux AL, Sivadon-Tardy V, Bauer T, et al.** Diagnosis of prosthetic joint infection by beadmill processing of a periprosthetic specimen. *Clin Microbiol Infect.* 2011 Mar;17(3):447–450.

79. **Bémer P, Plouzeau C, Tande D, et al.** Evaluation of 16S rDNA PCR Sensitivity and Specificity for Diagnosis of Prosthetic-Joint Infection: a prospective multicenter cross-sectional study. *J Clin Microbiol.* 2014 Oct;52(10):3583–3589.

80. **Velay A, Schramm F, Gaudias J, et al.** Culture with BACTEC Peds Plus bottle compared with conventional media for the detection of bacteria in tissue samples from orthopedic surgery. *Diagn Microbiol Infect Dis.* 2010 Sep;68(1):83–85.

81. **Spangehl MJ, Masri BA, O'Connell JX, et al.** Prospective analysis of preoperative and intraoperative investigations for the diagnosis of infection at the sites of two hundred and two revision total hip arthroplasties. *J Bone Joint Surg Am.* 1999 May;81(5):672–683.

82. **Schindler M, Christofilopoulos P, Wyssa B, et al.** Poor performance of microbiological sampling in the prediction of recurrent arthroplasty infection. *Int Orthop.* 2011 May;35(5):647–654.

83. **Tetreault MW, Wetters NG, Aggarwal VK, et al.** Should draining wounds and sinuses associated with hip and knee arthroplasties be cultured? *J Arthroplasty.* 2013 Sep;28(8 Suppl):133–136.

84. **Trampuz A, Piper KE, Hanssen AD, et al.** Sonication of explanted prosthetic components in bags for diagnosis of prosthetic joint infection is associated with risk of contamination. *J Clin Microbiol.* 2006 Feb;44(2):628–631.

85. **Toms AD, Davidson D, Masri BA, et al.** The management of peri-prosthetic infection in total joint arthroplasty. *J Bone Joint Surg Br.* 2006 Feb;88(2):149–155.

86. **Trampuz A, Zimmerli W.** Antimicrobial agents in orthopaedic surgery: Prophylaxis and treatment. *Drugs.* 2006;66(8):1089–1105.

87. **Ghanem E, Parvizi J, Clohisy J, et al.** Perioperative antibiotics should not be withheld in proven cases of periprosthetic infection. *Clin Orthop Relat Res.* 2007 Aug;461:44–47.

88. **Burnett RS, Aggarwal A, Givens SA, et al.** Prophylactic antibiotics do not affect cultures in the treatment of an infected TKA: a prospective trial. *Clin Orthop Relat Res.* 2010 Jan;468(1):127–134.

89. **Sendi P, Frei R, Maurer TB, et al.** Escherichia coli variants in periprosthetic joint infection: diagnostic challenges with sessile bacteria and sonication. *J Clin Microbiol.* 2010 May;48(5):1720–1725.

90. **Sendi P, Proctor RA.** Staphylococcus aureus as an intracellular pathogen: the role of small colony variants. *Trends Microbiol.* 2009 Feb;17(2):54–58.

91. **Esteban J, Alvarez-Alvarez B, Blanco A, et al.** Prolonged incubation time does not increase sensitivity for the diagnosis of implant-related infection using samples prepared by sonication of the implants. *Bone Joint J.* 2013 Jul;95-B(7):1001–1006.

92. **Cobo J, Del Pozo JL.** Prosthetic joint infection: diagnosis and management. *Expert Rev Anti Infect Ther.* 2011 Sep;9(9):787–802.

93. **Sierra JM, Garcia S, Martinez-Pastor JC, et al.** Relationship between the degree of osteolysis and cultures obtained by sonication of the prostheses in patients with aseptic loosening of a hip or knee arthroplasty. *Arch Orthop Trauma Surg.* 2011 Oct;131(10):1357–1361.

94. **Portillo ME, Salvado M, Trampuz A, et al.** Sonication versus vortexing of implants for diagnosis of prosthetic joint infection. *J Clin Microbiol.* 2013 Feb;51(2):591–594.

95. **Corvec S, Portillo ME, Pasticci BM, et al.** Epidemiology and new developments in the diagnosis of prosthetic joint infection. *Int J Artif Organs.* 2012 Oct;35(10):923–934.

96. **De Man FH, Graber P, Luem M, et al.** Broad-range PCR in selected episodes of prosthetic joint infection. *Infection.* 2009 Jun;37(3):292–294.

97. **Fenollar F, Levy PY, Raoult D.** Usefulness of broad-range PCR for the diagnosis of osteoarticular infections. *Current opinion in rheumatology.* 2008 Jul;20(4):463–470.

98. **Song DS, Kang BK, Lee SS, et al.** Use of an internal control in a quantitative RT-PCR assay for quantitation of porcine epidemic diarrhea virus shedding in pigs. *Journal of virological methods.* 2006 Apr;133(1):27–33.

99. **Levy PY, Fenollar F.** The role of molecular diagnostics in implant-associated bone and joint infection. *Clin Microbiol Infect.* 2012 Dec;18(12):1168–1175.

100. **Bergin PF, Doppelt JD, Hamilton WG, et al.** Detection of periprosthetic infections with use of ribosomal RNA-based polymerase chain reaction. *J Bone Joint Surg Am.* 2010 Mar;92(3):654–663.

101. **Gomez E, Cazanave C, Cunningham SA, et al.** Prosthetic joint infection diagnosis using broad-range PCR of biofilms dislodged from knee and hip arthroplasty surfaces using sonication. *J Clin Microbiol.* 2012 Nov;50(11):3501–3508.

102. **Achermann Y, Vogt M, Leunig M, et al.** Improved diagnosis of periprosthetic joint infection by multiplex PCR of sonication fluid from removed implants. *J Clin Microbiol.* 2010 Apr;48(4):1208–1214.

103. **Fenollar F, Roux V, Stein A, et al.** Analysis of 525 samples to determine the usefulness of PCR amplification and sequencing of the 16S rRNA gene for diagnosis of bone and joint infections. *J Clin Microbiol.* 2006 Mar;44(3):1018–1028.

104. **Gallo J, Kolar M, Dendis M, et al.** Culture and PCR analysis of joint fluid in the diagnosis of prosthetic joint infection. *New Microbiol.* 2008 Jan;31(1):97–104.

105. **Vandercam B, Jeumont S, Cornu O, et al.** Amplification-based DNA analysis in the diagnosis of prosthetic joint infection. *J Mol Diagn.* 2008 Nov;10(6):537–543.

106. **Esteban J, Alonso-Rodriguez N, Del-Prado G, et al.** PCR-hybridization after sonication improves diagnosis of implant-related infection. *Acta Orthop.* 2012 Jun;83(3):299–304.

107. **Portillo ME, Salvado M, Sorli L, et al.** Multiplex PCR of sonication fluid accurately differentiates between prosthetic joint infection and aseptic failure. *J Infect.* 2012 Dec;65(6):541–548

108. **Titecat M, Loiez C, Senneville E, et al.** Evaluation of rapid mecA gene detection versus standard culture in staphylococcal chronic prosthetic joint infections. *Diagn Microbiol Infect Dis.* 2012 Aug;73(4):318–321.

109. **Prod'hom G, Bizzini A, Durussel C, et al.** Matrix-assisted laser desorption ionization-time of flight mass spectrometry for direct bacterial identification from positive blood culture pellets. *J Clin Microbiol.* 2010 Apr;48(4):1481–1483.

110. **Ecker DJ, Sampath R, Massire C, et al.** Ibis T5000: a universal biosensor approach for microbiology. *Nat Rev Microbiol.* 2008

Jul;6(7):553–558.

111. **Costerton JW, Post JC, Ehrlich GD, et al.** New methods for the detection of orthopedic and other biofilm infections. *FEMS Immunol Med Microbiol.* 2011 Mar;61(2):133–140.

112. **Jacovides CL, Kreft R, Adeli B, et al.** Successful identification of pathogens by polymerase chain reaction (PCR)-based electron spray ionization time-of-flight mass spectrometry (ESI-TOF-MS) in culture-negative periprosthetic joint infection. *J Bone Joint Surg Am.* 2012 Dec 19;94(24):2247–2254.

113. **Greenwood-Quaintance KE, Uhl JR, Hanssen AD, et al.** Diagnosis of prosthetic joint infection by use of PCR-electrospray ionization mass spectrometry. *J Clin Microbiol.* 2014 Feb;52(2):642–649.

114. **Melendez DP, Uhl JR, Greenwood-Quaintance KE, et al.** Detection of prosthetic joint infection by use of PCR-electrospray ionization mass spectrometry applied to synovial fluid. *J Clin Microbiol.* 2014 Jun;52(6):2202–2205.

115. **Trampuz A, Osmon DR, Hanssen AD, et al.** Molecular and antibiofilm approaches to prosthetic joint infection. *Clin Orthop Relat Res.* 2003 Sep;(414):69–88.

116. **Trebse R.** The diagnostic protocol for evaluation of periprosthetic joint infection. *Hip Int.* 2012 Jul-Aug;22 Suppl 8:S25–35.

117. **Del Pozo JL, Patel R.** Clinical practice. Infection associated with prosthetic joints. *N Engl J Med.* 2009 Aug 20;361(8):787–794.

118. **Muller M, Morawietz L, Hasart O, et al.** Histopathologische Diagnose der periprothetischen Gelenkinfektion nach Hüftgelenkersatz. [Histopathological diagnosis of periprosthetic joint infection following total hip arthroplasty: use of a standardized classification system of the periprosthetic interface membrane]. *Der Orthopäe.* 2009 Nov;38(11):1087–1096. German.

119. **Morawietz L, Classen RA, Schroder JH, et al.** Proposal for a histopathological consensus classification of the periprosthetic interface membrane. *J Clin Pathol.* 2006 Jun;59(6):591–597.

120. **Nunez LV, Buttaro MA, Morandi A, et al.** Frozen sections of samples taken intraoperatively for diagnosis of infection in revision hip surgery. *Acta Orthop.* 2007 Apr;78(2):226–230.

121. **Bori G, Soriano A, Garcia S, et al.** Neutrophils in frozen section and type of microorganism isolated at the time of resection arthroplasty for the treatment of infection. *Arch Orthop Trauma Surg.* 2009 May;129(5):591–595.

122. **Grosso MJ, Frangiamore SJ, Ricchetti ET, et al.** Sensitivity of frozen section histology for identifying Propionibacterium acnes infections in revision shoulder arthroplasty. *J Bone Joint Surg Am.* 2014 Mar 19;96(6):442–447.

123. **Ahmadi S, Lawrence TM, Morrey BF, et al.** The value of intraoperative histology in predicting infection in patients undergoing revision elbow arthroplasty. *J Bone Joint Surg Am.* 2013 Nov 6;95(21):1976–1979.

124. **Tsaras G, Maduka-Ezeh A, Inwards CY, et al.** Utility of intraoperative frozen section histopathology in the diagnosis of periprosthetic joint infection: a systematic review and meta-analysis. *J Bone Joint Surg Am.* 2012 Sep 19;94(18):1700–1711.

125. **Corvec S, Portillo ME, Pasticci BM, et al.** Epidemiology and new developments in the diagnosis of prosthetic joint infections. *Int J Artif Organs.* 2012 Oct;35(10):923–934.

126. **Trampuz A, Steinhuber A, Wittwer M, et al.** Rapid diagnosis of experimental meningitis by bacterial heat production in cerebrospinal fluid. *BMC Infect Dis.* 2007 Oct 10;7:116.

127. **Trampuz A, Salzmann S, Antheaume J, et al.** Microcalorimetry: a novel method for detection of microbial contamination in platelet products. *Transfusion.* 2007 Sep;47(9):1643–1650.

128. **Borens O, Yusuf E, Steinrucken J, et al.** Accurate and early diagnosis of orthopedic device-related infection by microbial heat production and sonication. *J Orthop Res.* 2013 Nov;31(11):1700–1703.

129. **Yusuf E, Steinrucken J, Nordback S, et al.** Necrotizing fasciitis after breast augmentation: rapid microbiologic detection by using sonication of removed implants and microcalorimetry. *Am J Clin Pathol.* 2014 Aug;142(2):269–272.

130. **Trampuz A, Zimmerli W.** Diagnosis and treatment of implant-associated septic arthritis and osteomyelitis. *Curr Infect Dis Rep.* 2008 Sep;10(5):394–403.

131. **Nishitani K, Beck CA, Rosenberg AF, et al.** A Diagnostic Serum Antibody Test for Patients With Staphylococcus aureus Osteomyelitis. *Clin Orthop Relat Res.* 2015 Sep;473(9):2735–2749.

132. **Artini M, Romano C, Manzoli L, et al.** Staphylococcal IgM enzyme-linked immunosorbent assay for diagnosis of periprosthetic joint infections. *J Clin Microbiol.* 2011 Jan;49(1):423–425.

133. **Wang X, Sadovskaya I, Leterme D, et al.** A comparative study of antibodies against proteins extracted from staphylococcal biofilm for the diagnosis of orthopedic prosthesis-related infections in an animal model and in humans. *Diagn Microbiol Infect Dis.* 2013 Feb;75(2):124–129.

134. **Holinka J, Bauer L, Hirschl AM, et al.** Sonication cultures of explanted components as an add-on test to routinely conducted microbiological diagnostics improve pathogen detection. *J Orthop Res.* 2011 Apr;29(4):617–622.

135. **Piper KE, Jacobson MJ, Cofield RH, et al.** Microbiologic diagnosis of prosthetic shoulder infection by use of implant sonication. *J Clin Microbiol.* 2009 Jun;47(6):1878–1884.

136. **Esteban J, Gomez-Barrena E, Cordero J, et al.** Evaluation of quantitative analysis of cultures from sonicated retrieved orthopedic implants in diagnosis of orthopedic infection. *J Clin Microbiol.* 2008 Feb;46(2):488–492.

137. **Lutz MF, Berthelot P, Fresard A, et al.** Arthroplastic and osteosynthetic infections due to Propionibacterium acnes: a retrospective study of 52 cases, 1995–2002. *Eur J Clin Microbiol Infect Dis.* 2005 Nov;24(11):739–744.

138. **Vergidis P, Greenwood-Quaintance KE, Sanchez-Sotelo J, et al.** Implant sonication for the diagnosis of prosthetic elbow infection. *J Shoulder Elbow Surg.* 2011 Dec;20(8):1275–1281.

139. **Puig-Verdie L, Alentorn-Geli E, Gonzalez-Cuevas A, et al.** Implant sonication increases the diagnostic accuracy of infection in patients with delayed, but not early, orthopaedic implant failure. *Bone Joint J.* 2013 Feb;95-B(2):244–249.

140. **Nishitani K, Sutipornpalangkal W, de Mesy Bentley KL, et al.** Quantifying the natural history of biofilm formation in vivo during the establishment of chronic implant-associated Staphylococcus aureus osteomyelitis in mice to identify critical pathogen and host factors. *J Orthop Res.* 2015 Sep;33(9):1311–1319.

141. **Sorli L, Puig L, Torres-Claramunt R, et al.** The relationship between microbiology results in the second of a two-stage exchange procedure using cement spacers and the outcome after revision total joint replacement for infection: the use of sonication to aid bacteriological analysis. *J Bone Joint Surg Br.* 2012 Feb;94(2):249–253.

142. **Mariconda M, Ascione T, Balato G, et al.** Sonication of antibiotic-loaded cement

spacers in a two-stage revision protocol for infected joint arthroplasty. *BMC Musculoskelet Disord.* 2013 Jun 24;14:193.

143. **Vasoo S, Mason EL, Gustafson DR, et al.** Desulfovibrio legallii Prosthetic Shoulder Joint Infection and Review of Antimicrobial Susceptibility and Clinical Characteristics of Desulfovibrio Infections. *J Clin Microbiol.* 2014 Aug;52(8):3105–3110.

144. **Farrell JJ, Larson JA, Akeson JW, et al.** Ureaplasma parvum prosthetic joint infection detected by PCR. *J Clin Microbiol.* 2014 Jun;52(6):2248–2250.

145. **Kloesel B, Beliveau M, Patel R, et al.** Bulleidia extructa periprosthetic hip joint infection, United States. *Emerg Infect Dis.* 2013 Jul;19(7):1170–1171.

146. **Tande AJ, Cunningham SA, Raoult D, et al.** A case of Q fever prosthetic joint infection and description of an assay for detection of Coxiella burnetii. *J Clin Microbiol.* 2013 Jan;51(1):66–69.

147. **Rohacek M, Weisser M, Kobza R, et al.** Bacterial colonization and infection of electrophysiological cardiac devices detected with sonication and swab culture. *Circulation.* 2010 Apr 20;121(15):1691–1697.

148. **Rieger UM, Pierer G, Luscher NJ, et al.** Sonication of removed breast implants for improved detection of subclinical infection. *Aesthetic Plast Surg.* 2009 May;33(3):404–408.

第2篇

特殊类型感染

第 8 章 开放性骨折

Charalampos G Zalavras

郭树章 译

1. 概述

开放性骨折的典型特征是骨折部位通过损伤的软组织与外界相通[1]。高能量损伤导致的开放性骨折多见于年轻男性，而低能量开放性骨折则多见于老年女性[2]。胫骨、股骨及肱骨开放性骨折通常多由高能量损伤导致，道路交通伤是最常见的致伤机制[2]。交通事故所致的开放性骨折中，胫骨、股骨和肱骨分别占 46%、54% 和 50%[2]。

开放性骨折增加了发生感染和骨不连等并发症的风险，需要一种规范的方法来降低发病率，改善预后。开放性骨折的处理原则，包括对患者及伤情的仔细评估，早期全身应用抗生素，局部抗生素可作为补充治疗，彻底清创，软组织覆盖创面并固定骨折。在这类具有挑战性的损伤中，遵循这些原则来处理开放性骨折，将有助于预防感染，促进骨折愈合及功能康复[3]。

2. 评估及分类

2.1 伤情评估

开放性骨折往往合并有严重、潜在的胸腹部、头部和其他部位危及生命的损伤。开放性胫骨干、股骨干及肱骨干骨折的损伤严重度评分平均分别为 13.5 分、18.1 分和 17.5 分[2]。因此，对每位开放性骨折患者进行全面评估，按照高级生命支持方案，给予有效的复苏并处理其他损伤，是至关重要的。

伤肢的评估包括仔细的神经血管检查，伤口大小、部位及污染程度（图 8-1a）。清创时应反复冲洗，清除伤口内肉眼可见的所有污染，并用无菌敷料包扎。骨折部位应大致复位后临时固定（图 8-1b、c）。应尽早开始静脉抗生素治疗，必要时予以精制破伤风抗毒素。

尽管骨折有开放伤口，接诊医生仍应意识到有骨筋膜室综合征发生的可能，尤其是挤压伤患者[4]（图 8-2）。

骨折的具体特点，如是否为关节内骨折，粉碎程度如何，术前应采用相应的影像学检查手段来明确，以便确定固定骨折的方式。

2.2 开放性骨折分型

不同患者损伤的严重程度差别很大。为描述伤情、指导治疗、判断预后及对比不同治疗方法的优劣，提出了开放性骨折的分型。

- Ⅰ 型：伤口 <1 cm，轻度污染或肌肉挫伤。
- Ⅱ 型：伤口 >1 cm，中等程度软组织损伤或挫伤，轻度粉碎性骨折并有充分的软组织覆盖。
- Ⅲ A 型：广泛软组织损伤，常为高能量损伤伴有碾挫伤。此亚型包括伤口严重污染、严重粉碎性骨折或多段性骨折，但骨折处有足够的软组织覆盖。
- Ⅲ B 型：广泛的软组织损伤，伴骨膜剥离及骨外露，通常为严重污染的粉碎性骨折，需要皮瓣修复。
- Ⅲ C 型：有需要修复的动脉损伤[6]。

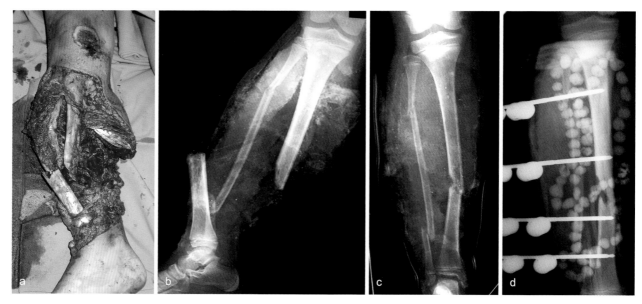

图 8-1a~d 胫腓骨开放性骨折伴有严重软组织损伤和污染。

a. 注意嵌入软组织中的异物颗粒和污染物。

b. 通过评估膝关节和踝关节体表标志的差异可看出下肢有严重移位和旋转畸形。这个部位骨折可能会导致肢体血管损伤，这张 X 线片应该是在复位并用夹板固定之前拍摄。

c. 大体复位肢体旋转和力线，可以恢复血液灌注并防止软组织进一步损伤。

d. 术中使用外固定架固定骨折，注意伤口内放置了抗生素水泥珠链。

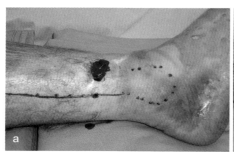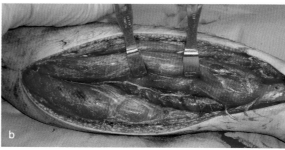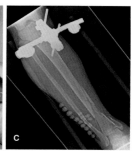

图 8-2a~c 患者开放性胫腓骨骨折，导致小腿骨筋膜室综合征。

a. 外伤导致的开放性骨折。

b. 将较小的伤口连为一个切口沿着腓骨后缘向两端延伸，先进行小腿 4 个筋膜间室减压，然后进行清创并对开放骨折进行灌洗。

c. 使用跨关节外固定架作为临时固定。受伤的软组织不会受到固定针的再次伤害，当外固定架不作为最终固定方式时，外固定以跨关节方式放置，固定针远离受伤区域，便于进行影像学检查和后续固定。同时，外科医生也应当考虑到后续手术切口位置，避免在此区域打入外固定针。

感染的风险取决于开放性骨折的严重程度：Ⅰ型 0%~2%，Ⅱ型 2%~10%，Ⅲ型 10%~50%[5, 7]。

然而，此分型的可信度并非最佳。Brumback 和 Jones[8] 研究发现，骨科医生根据视频对胫骨开放性骨折进行分类的一致性仅为 60%。

骨科创伤协会提出了一种新分类系统来确定开放性骨折的严重程度。此分类根据损伤的病理解剖学特点，对皮肤、肌肉、动脉损伤、骨丢失以及污染程度进行详细的评估[9]，一致率可达 86%，但在肌肉损伤及污染程度方面，可信度欠佳[10]。

不管如何分类，开放性骨折的分类都不应在急诊科进行，而应在手术室对伤口探查及清创时进行。只有这样，外科医生才能更准确地评估损伤范围、严重性及污染程度。

3. 抗生素

3.1 全身抗生素治疗

多数开放性骨折都受到细菌侵袭[5, 7, 11]。使用抗生素的目的不仅是预防感染，更是治疗。抗生素可降低开放性骨折的感染风险。Patzakis 等[11] 在一项前瞻随机研究中，明确了抗生素的重要作用，研究表明清创前使用头孢唑林钠（84 例中 2 例感染，占 2.3%）与不使用抗生素（79 例中 11 例感染，占 13.9%）相比，感染率明显下降。

患者到达急诊室后，使用抗生素越早越好。动物实验及临床研究[7, 12] 均表明，早期使用抗生素非常重要。伤后超过 3 小时使用抗生素，感染风险显著升高[7]。

推荐抗生素使用时间为 3 天[7, 13]，尽管有研究[14] 表明使用抗生素 1~5 天，感染发生率无差别，故建议尽可能使用 1 天。如后期需外科手术治疗（如反复清创、创面覆盖等），建议再使用抗生素 3 天为宜[7, 13, 15]。

开放伤口的细菌培养，无助于优化抗生素治疗方案。因细菌培养耗时较长，且往往无法明确引起后续感染的致病菌[16, 17]。多数情况下，感染并非由最初在伤口上检测到的细菌引起，而是由院内致病菌导致，如葡萄球菌及需氧革兰阴性杆菌。一项随机对照试验（RCT）[18] 表明，171 例开放性骨折患者中，发生的 17 例感染仅有 3 例（18%）是由创伤时的细菌引起。因此，不推荐在清创前进行伤口细菌培养[17]。清创完毕后行细菌培养，有助于后续选择抗生素或早期感染的治疗。

严重开放性骨折（Ⅲ型），联合应用对革兰阳性菌（即一代头孢，如头孢唑林）和革兰阴性菌（即氨基糖苷类，如庆大霉素）敏感的抗生素，已获得广泛认可[7, 13, 15, 19, 20]。若术中局部使用含氨基糖苷类抗生素的骨水泥珠链，则不必全身应用该类抗生素。

部分学者认为，Ⅰ型、Ⅱ型开放性骨折可单纯使用头孢菌素[13, 19, 20]；而另一部分学者则认为对这类并不严重的骨折，联合使用抗革兰阳性及阴性菌抗生素，其抗菌谱更全面[7, 15]。Patzakis 和 Wilkins 报道了胫骨开放性骨折治疗中，联合使用抗生素（109 例中 5 例感染，占 4.5%）较单独使用头孢菌素（192 例中 25 例感染，占 13%），可显著降低感染率[7]。Ⅰ型和Ⅱ型骨折不是独立进行分析的，但这两种骨折类型的分布在两组间有可比性。有时，伤口较小的Ⅲ型骨折会被误认为Ⅰ型或Ⅱ型骨折，而单独使用头孢菌素（图 8-3）。

如伤口可能存在梭状芽孢杆菌污染时（如农业损伤），应加用能覆盖厌氧菌的抗生素（如氨苄青霉素或青霉素）。合并血管损伤可造成组织缺血缺

图 8-3 a~c 股骨远端开放性骨折。

a. 膝关节周围的小伤口与损伤的严重程度不符。

b、c. 正位（b）及侧位（c）X 线，可见此例开放性股骨骨折远端粉碎严重。这种骨折极易被错误归为Ⅰ型或Ⅱ型，事实上为Ⅲ型开放性骨折。

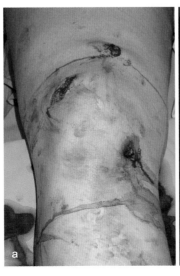
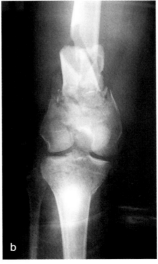
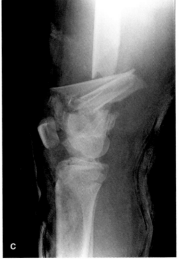

氧，应预防梭菌性肌坏死（即气性坏疽）。应时刻谨记抗生素治疗不能替代彻底的外科清创。

层出不穷的耐药菌，尤其是耐甲氧西林金黄色葡萄球菌（MRSA），引发了人们对合理使用抗生素的质疑。一项对 101 名患者的随机对照试验，比较了万古霉素与头孢唑啉联合用药及单用头孢唑啉的抗菌疗效，随访时间至少 30 天，平均为 10 个月[21]。结果显示，鼻腔有 MRSA 定殖的患者，其MRSA 感染率明显增高，但万古霉素 / 头孢唑啉联合用药组（19%）与单用头孢唑啉组（15%），感染率无显著差异。上述各组中均有一例 MRSA 感染[21]。现有资料不推荐在开放性骨折中，常规使用万古霉素。耐糖肽类抗生素致病菌的出现，应引起严重关切。

3.2 局部抗生素治疗

抗生素除全身应用外，还可以使用载抗生素局部缓释系统，进行局部治疗[22]。常用的载体为聚甲基丙烯酸甲酯（PMMA）骨水泥，可制成直径5~10 mm 珠链（图 8-1d）或较大的骨水泥 spacer。生物可吸收载体如硫酸钙，也是一个不错的选择[23]（详见"第 6 章　抗生素及消毒剂的局部用药"）。

目前，已有多种抗生素可载入骨水泥作为局部缓释药物使用，包括氨基糖苷类、万古霉素及头孢菌素[22]。局部使用的抗生素应具备热稳定性，粉末状态，并对致病菌有效。开放性骨折中，氨基糖苷类抗生素较为常用，其抗菌谱广、热稳定性良好，过敏反应发生率较低。

洗脱是抗生素从载体释放到周围组织的过程，取决于抗生素载体系统与周围环境间的浓度差。高浓度抗生素及载体孔隙率的增加，有助于抗生素的洗脱[24, 25]。洗脱还取决于抗生素的类型，妥布霉素较万古霉素更易于洗脱[26]。液体介质对于抗生素洗脱是必要的，但也会降低局部抗生素浓度[27]。PMMA 珠链抗生素的洗脱特点是初始快速洗脱，后期缓慢洗脱[28]。

将抗生素骨水泥珠链置入开放性骨折的伤口内，伤口可用半透膜封闭，以便洗脱的抗生素聚集

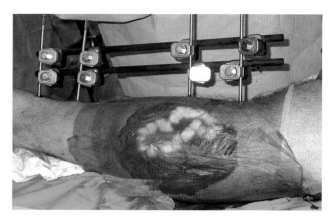

图 8-4　软组织缺损区置入抗生素骨水泥。伤口用半透膜封闭，以保留体液及释放的抗生素，同时可维持伤口内有氧环境，避免二次污染。

在相应区域，以提高局部抗生素的浓度（图 8-4）。

抗生素珠链技术，可在不增加全身抗生素浓度的情况下，增加局部抗生素浓度，从而最大限度地提高损伤部位的药效，降低全身毒性[29]。通过半透性膜封闭创面，可避免院内致病菌的二次污染，建立有氧环境，减少换药次数，提高了患者的舒适度。

全身抗生素治疗严重开放性骨折时，辅助抗生素骨水泥珠链技术，可降低感染率[30, 31]。Ostermann 等[30] 对 1 085 名开放性骨折患者进行研究，将单纯全身使用抗生素与辅助使用抗生素骨水泥珠链技术相对比。结果表明，联合骨水泥珠链组感染率（845 例中仅 31 例感染，3.7%），较单纯全身应用抗生素组（240 例中 29 例感染，12%）明显减低。根据开放性骨折严重程度的不同，其有效性也存在差异。仅在 Ⅲ 型开放性骨折中（6.5% vs20.6%），感染率的降低具有统计学意义。需注意的是，两组患者伤口的管理方式不同。单纯全身应用抗生素组，63% 的伤口初期是开放的，易导致伤口二次污染；而辅助抗生素骨水泥珠链组，95% 的伤口为一期关闭或以半透膜封闭。

4. 清创术

在开放性骨折的治疗中，彻底的清创至关重

要。无论是骨髓炎的治疗,还是开放性骨折感染的预防,清创的质量都是最关键的因素[32, 33]。失活组织及异物可促进致病菌的繁殖、生物膜的形成,阻碍宿主防御机制发挥作用。

4.1 清创原则

清创原则上应在手术室进行。当原开放性伤口无法对伤情做充分评估时,有必要扩大伤口(图8-2a、b)。扩大伤口时,应考虑到软组织血运、骨折固定及后期的重建手术。如果较小伤口所在部位切开后,不利于后续操作,应避开伤口另做切口,进行清创及处理骨折。

清创应系统地以无创方式进行,同时要保护邻近神经血管。皮肤及皮下组织应锐性清创至边缘渗血。伤口内的肌肉组织,应锐性清除至有活力的肌肉。其特征是切割出血、用电刀头触碰或用镊子钳夹时有收缩。骨折片如有软组织附着,应予以保留。外露骨表面的点状出血,表明骨质有活力。无血供的游离骨片,应予以去除。但关节内骨块除外,如骨块较大,仍应予以保留,以便重建受累关节。较大的游离骨干骨块,有助于引导骨折复位,但复位后可舍弃,不宜保留。

4.2 灌洗

开放性骨折清创后灌洗,可进一步物理清除小的异物,降低细菌浓度。作者更倾向重力灌洗(图8-5)。由于大多数数据来源于体外及动物实验,冲洗液类型及冲洗压力仍存在争议。

杀菌剂对宿主细胞有毒性,故不推荐使用[34]。Owens 等[35]用山羊制作了一个复杂的骨骼肌肉损伤模型,并接种了铜绿假单胞菌。伤口清创后,分别用生理盐水、杆菌肽溶液、橄榄皂液及氯化苯扎溴铵灌洗。结果显示,生理盐水灌洗后细菌数量减少最小(为处理前的29%),但灌洗后48小时细菌计数反弹最小(为处理前的68%)。相反,橄榄皂液组灌洗后细菌数量减少最多(为处理前的13%),但48小时后细菌计数反弹最大(为处理前的120%)。

解剖标本研究显示,高压脉冲灌洗可促使细

菌侵入髓腔[36],灌洗48小时后伤口内细菌数量增加[35]。在兔模型中,高压脉冲灌洗对早期新骨形成有不良影响[37]。

有关开放性骨折创面灌洗的临床资料不多。Anglen[38]进行了一项随机对照试验,对比了杆菌肽溶液与无菌橄榄皂液在开放性骨折中的灌洗效果。结果发现,在感染及骨不愈合率方面,两者无显著差异,但杆菌肽组的伤口愈合较差。该研究未评估生理盐水灌洗的效果。

一项随机对照试验[39]对比了不同灌洗方式(橄榄皂液与生理盐水,高压与低压脉冲灌洗),对开放性骨折患者再手术率及并发症发生率的影响。橄榄皂液组(13/56,23%)与生理盐水组(13/55,24%)随访 1 年后,再手术率相似。高压组(16/57,28%)较低压组(10/54,19%)再手术率有所增加,但差异无显著性。应注意到,该研究样本量较小,各研究中心间的抗生素及伤口处理

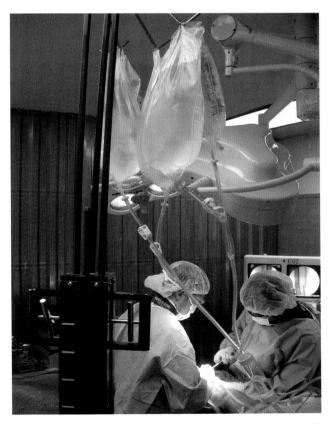

图 8-5 作者更倾向重力灌洗技术。需要注意的是,盐水袋应尽可能升高(大约离地面 3 m),利用重力产生压力。

方法未统一标准化。

4.3 清创时间

一般认为，开放性骨折伤后 6 小时内急诊清创，对预防感染非常重要。然而，文献并不支持这一观点 [7, 40-43]。

Patzakis 和 Wilkins[7] 于 1989 年报道，开放性骨折伤后 12 小时内（27/396，6.8%）清创，与超过 12 小时（50/708，7.1%）清创，感染率相似。因此得出结论，接受抗生素治疗的患者，从损伤到清创的时间并不是形成感染的关键因素。

Harley 等 [40] 证实了手术清创时间，无论是伤后 8 小时内，还是 8 小时后，都与感染及骨不连的发生率无关。多因素分析表明，开放性骨折的严重程度，是感染及骨不连的独立预测因素，而非清创时机。

Skaggs 等 [43] 比较了儿童开放性骨折中，6 小时内接受手术（12/344，3%），与 7~24 小时接受手术（4/202，2%），急性感染的发生率相似。根据 Gustilo-Anderson 分类，不同程度的开放性骨折，感染发生率并无显著差异。Ⅲ 型开放性骨折感染的发生率，早期组 61 例有 6 例感染，为 10%，而延迟组 36 例中有 2 例感染，为 6%。

Pollak 等 [41] 发现，307 例严重下肢开放性骨折的患者，手术清创时间与感染无关。受伤 5 小时内、5~10 小时、10 小时后进行清创，感染发生率分别为 28%、29% 及 26%。有趣的是，从受伤伊始到转入最终治疗的创伤中心所需的时间，是可能发生感染的一个独立预测因素。

随着时间推移，在未经处理的伤口内，细菌数量有所增加。早期使用抗生素和彻底的手术清创，可有效减少伤口污染。因此，外科治疗的些许延迟，并不会增加感染的发生率，反而有利于病情稳定及患者复苏，同时可由经验丰富的外科团队，充分准备所有必要的设备，对患者进行治疗。

4.4 二次清创

经验丰富的外科医生通常进行一次彻底清创就可达到治疗要求，尤其是一些不太严重的开放性骨折。清创后可一期闭合伤口，或部分闭合创面（详见本章 "5. 伤口闭合与软组织修复"）。

另一方面，根据污染及软组织损伤程度，48 小时后可再次清创。此时，如果创面清洁，组织血供良好，可直接闭合伤口。如创面需要皮瓣修复，进行软组织重建前应反复清创。

5. 伤口闭合与软组织修复

5.1 伤口一期闭合

开放性骨折的伤口能否一期闭合，伤口闭合的最佳时机，仍然存在争议 [44]。传统上，开放性骨折不主张一期闭合伤口，是基于一期闭合伤口有可能导致感染，尤其是气性坏疽（梭菌性肌坏死）此类灾难性并发症，极端情况下甚至有可能截肢，或导致患者死亡 [45, 46]。

然而，气性坏疽主要出现于复杂战创伤，多合并有严重的组织损伤及广泛污染，尤其是在抗生素治疗不合理或清创不彻底的情况下，更容易发生。一项临床研究 [7, 47-49] 提示，普通创伤一期闭合创面与延期闭合创面相比，术后感染率并未增加，而前者可预防继发性感染，减少外科并发症，缩短住院时间及降低医疗费用 [47, 48]。Patzakis 和 Wilkins [1] 于 1989 年报道，一期闭合伤口不造成感染率增加。数据显示，一期闭合伤口的感染率为 10.6%，而延期闭合伤口的感染率为 13.4%[7]。DeLong 等 [47] 认为一期闭合伤口是安全的，与伤口感染率及不愈合率的升高无关。Jenkinson 等 [48] 近期的一项临床研究显示，伤口一期闭合后，感染率反而下降。

系统评估开放性骨折伤口，下列情况可行一期闭合：

• 无严重的软组织损伤、血管损伤或严重污染，尤其是伤口内无土壤或粪便污染。

• 已早期使用抗生素。

• 由经验丰富的外科医生进行彻底清创，清创后创面健康，血供良好。

• 创缘可无张力缝合。不太严重的创伤，伤口部分闭合也不失为一种选择[50]。

Ⅰ型及Ⅱ型开放性骨折，清创时扩大创口，以便充分评估骨折及软组织损伤程度，也利于清创。扩创切口可一期缝合，仅保留原伤口敞开，并留作延期闭合。

如果对组织的活力或清创是否彻底尚存疑问，则伤口不宜一期闭合，而应进行二次清创，并根据软组织情况，决定延期闭合伤口或行软组织重建手术（图 8-6）。

5.2 延期闭合伤口

延期闭合伤口可避免伤口内的缺氧环境及发生梭菌性感染，伤口通畅引流，二次清创时易发现活力不佳的组织。当然，这也会导致住院时间延长和医疗费用增加。

对于较严重的损伤，应延期闭合伤口，包括：就诊明显延迟伴广泛软组织损伤及严重污染、清创后伤口内组织活力仍存疑、创面难以无张力闭合的患者。

应该强调的是，当决定延迟闭合开放性骨折伤口时，或伤口无法闭合需行软组织重建时，不应将

伤口直接暴露于外部环境，以免发生院内感染。可采用抗生素骨水泥珠链技术[30]或负压伤口治疗技术[51]。

5.3 软组织覆盖与重建

广泛软组织损伤时，如ⅢB型开放性骨折，伤口延期闭合无法实现，需行软组织重建，以良好覆盖骨组织。可采取局部皮瓣转移，或游离肌皮瓣移植，进行软组织缺损的修复。带血运的软组织覆盖，可促进骨折愈合，增强抗生素释放，避免二次污染，防止暴露的骨、软骨及肌腱等组织干燥坏死。通常根据软组织缺损的部位及大小[52-55]，采取局部或游离组织瓣进行软组织重建。Pollak 等[55]认为，在四肢严重骨损伤中，与带蒂皮瓣相比，游离皮瓣移植术后，需手术处理的伤口并发症相对较少。

对于伴广泛软组织损伤的开放性骨折患者，显微外科医生应尽早参与治疗。软组织重建宜在 7 天内尽早进行。超过 7~10 天，感染率及皮瓣并发症显著增加[16, 56]。Godina[57]甚至主张应在 72 小时内进行皮瓣修复。Gopal 等[54]在 ⅢB 型及 ⅢC 型开放性骨折中，采用早期积极治疗方案，并观察

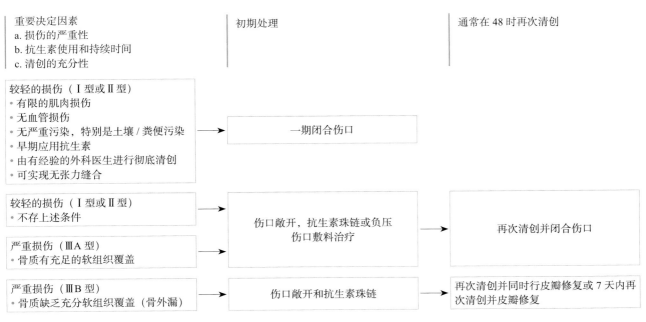

图 8-6 开放性骨折伤口的处理流程。

到，72 小时内修复的 63 例中仅有 4 例（6%）发生深部感染，而超过 72 小时修复的 21 例中有 6 例（29%）发生深部感染。值得注意的是，这些研究中未使用抗生素骨水泥珠链，因此，二次污染可能是一个重要的发病因素。

6. 骨折固定

6.1 固定方式

恢复骨折的长度、力线，纠正旋转移位并可靠固定，是开放性骨折的治疗要点。稳定固定可防止失稳的骨折端对周围软组织进一步损伤，便于伤口处理，允许邻近关节尽早活动，有助于患者早期运动及康复。尽管存在内植物，但骨折的稳定仍有利于防治感染[58]。

骨折固定可以是终极固定也可以是临时固定，方法包括髓内钉、外固定架及钢板。依据骨与软组织情况、患者的病情特点，来决定采用何种固定方式[15]。对于某个具体的损伤，有多种方式可供选择，应综合考虑外科医生的专业能力及可提供固定装置的类型。

6.2 髓内钉

髓内钉常用于固定下肢骨干骨折，固定效果良好（图 8-7）[59-61]。静态交锁髓内钉能维持骨折长度及力线，生物力学上优于其他方法，且不影响周围软组织的处理。但扩髓会不同程度地破坏骨内膜血供。

扩髓髓内钉常用于开放性股骨干骨折，效果较好。有研究表明[61]，扩髓髓内钉治疗开放性骨折，62 例 I 型、II 型及 III A 型股骨骨折均未发生感染，27 例 III B 型骨折，3 例发生感染（11%）[61]。扩髓与非扩髓髓内钉均可应用于胫骨干开放性骨折的治疗。扩髓髓内钉对骨内膜血供的破坏，远超非扩髓髓内钉，但破坏的血供会逐渐重建[62, 63]。扩髓有助于置入直径更大的髓内钉，可提高骨折的稳定性。三项随机试验[64-66]比较了扩髓及不扩髓髓内钉治

疗胫骨开放性骨折的疗效，感染率方面并无显著差异。Keating 等[64]报道，非扩髓髓内钉组的感染率为 2.5%（1/40），扩髓髓内钉组感染率 4.4%（2/45）。Finkemeier 等[65]报道，非扩髓髓内钉组感染率 3.8%（1/26），扩髓髓内钉组感染率 5.3%（1/19）。两组研究均显示扩髓髓内钉固定失败率更低。一项多中心随机对照试验[66]，比较了 400 例使用扩髓髓内钉及非扩髓髓内钉治疗胫骨开放性骨折，因感染需再手术的发生率，其结果表明两者无显著差异，扩髓组 19/206（9.2%），非扩髓组 16/194（8.2%）。胫骨开放性骨折采用扩髓还是非扩髓技术，目前尚无定论。

6.3 外固定

外固定技术具有简单、安全、方便、出血少的特点。基于此原因，需要损伤控制时，如 III C 型骨折，可迅速实现骨折端稳定。对不稳定的多发性创伤患者，可将手术引起的炎症及生理负担降至最低[67, 68]。外固定充分保护了骨折部位的血供，避免在损伤部位植入内植物。

因此，外固定对严重软组织损伤及污染严重的创面（如 III B 型骨折），非常有用（图 8-1d）[69-71]。对于胫骨干开放性骨折，外固定可作为终极固定，

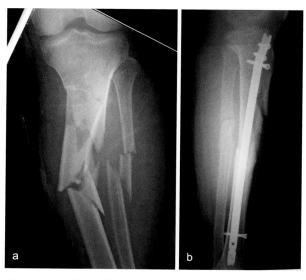

图 8-7a、b　髓内钉治疗（b）胫腓骨开放性多段骨折（a）。

效果良好[69-71]。两项前瞻性随机研究[59, 60]，比较了外固定与髓内钉作为胫骨开放性骨折的终极固定方式，结果显示，感染率及骨不愈合发生率无显著差异[59, 60]。相反，上述并发症与开放性骨折的严重程度呈正相关[59]。然而，外固定需要患者良好的依从性，常合并针道感染，如过早去除会导致骨折对线不良[59, 72]。

外固定晚期更换为髓内钉，感染率可高达44%~50%[16, 73]。然而，无针道感染情况下，早期（2 周内）更换为髓内钉固定相对安全[74, 75]。开放性关节周围骨折中，外固定作为临时固定是非常有用的（图 8-2c）[76]。跨关节外固定架可稳定骨折，恢复长度，纠正力线及旋转，二期可改行终级固定。环形外架也可用于关节周围骨折的终极治疗，必要时可联合有限的内固定[77, 78]。

6.4 钢板螺钉固定

钢板螺钉固定在关节内骨折及干骺端骨折中非常有用，因其可解剖复位骨折，恢复关节对合关系。可作为早期终极固定方式[79]，也可在跨关节外固定架临时稳定骨折后，二期应用[76]。当前锁定钢板的设计及微创技术，对开放性关节周围骨折这类具有挑战性的损伤，非常适合（图 8-8）[80, 81]。对于前臂和肱骨干开放性骨折，推荐使用钢板螺钉固定，除非有严重的肌肉损伤和污染[82, 83]。

7. 肢体毁损

随着外科学和医学的进步，严重创伤肢体的保肢技术（图 8-9）获得了长足的发展。然而，虽然重建手段众多，严重创伤肢体的功能恢复仍不理想，致残率高，患者住院时间长，长期受心理困扰，还受到经济能力的制约[84]。

基于上述原因，尽力去挽救每一个毁损的肢体，尤其是伴有血管损伤时，尽管技术上可行，但可能对患者反而是一种伤害[85]。与成功的保肢相比，膝以下截肢的替代方案，甚至被认为是更好的选择[84]，有利于患者快速恢复，避免长期的残疾。

一项多中心前瞻性观察研究（下肢评估项目），评估了患者危及肢体的下肢损伤，为此类损伤的长期功能恢复提供了一些有价值的信息[86-88]。Bosse等[86]报道，术后 2 年截肢组与保肢组患者，肢体功能恢复情况相似。疾病影响程度量表（SIP），截肢组 12.6 分，保肢组 11.8 分。两组患者及伤情特

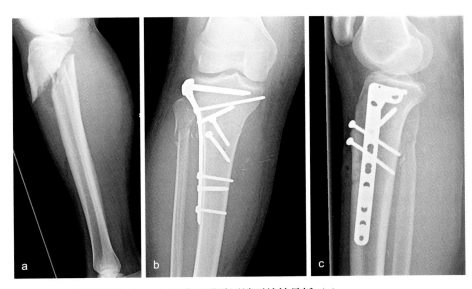

图 8-8a~c 锁定钢板（b、c）固定胫腓骨近端开放性骨折（a）。

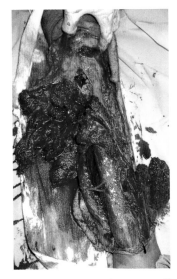

图 8-9 下肢毁损伤，ⅢC 型胫腓骨开放性骨折，严重肌肉损伤及粉碎性骨折。

征调整后，结果仍然相似。

2 年后重返工作的情况基本相似，保肢组为 49%，截肢组为 53%。然而，保肢与截肢相比，患者因并发症的再住院率（48% vs 34%，$P=0.002$）及再手术率（19% vs 5%，$P<0.001$）均显著升高。与创伤无关的一些因素，对肢体功能恢复也存在不利影响，如教育程度低、非白种人、贫困、缺乏私人医疗保险、社会救助差、自律性差、吸烟及卷入诉讼等[86]。

MacKenzie 等[88]证实，严重的下肢创伤，伤后 7 年仍有不同程度的残疾。近半数的患者有严重残疾，无论是保肢还是截肢的患者，其功能恢复无显著差异。伤后 2~7 年内的再住院率，保肢组为 39%，截肢组为 33%。对于Ⅲ C 型骨折失活肢体及Ⅲ B 型骨折毁损肢体，截肢还是保肢，通常很难决策，需兼顾医学、心理及社会经济等方面的影响。

手术医生在面临保肢与截肢的选择时，应充分评估患者及肢体多方面的因素。患者因素包括：年龄、合并伤、心肺功能及血流动力学情况、既往健康状况、功能需求及社会经济能力。

肢体因素包括：肢体伤前的功能状态及损伤严重程度，如血管损伤的程度、热缺血时间、骨与软组织损伤程度以及胫神经损伤情况。值得注意的是，足底感觉的丧失，曾被认为是保肢预后不良的重要因素。但与足底感觉存在的病例相比，足底感觉丧失的患者，伤后 2 年肢体功能恢复并不差[89]。事实上，超过一半的患者可在伤后 2 年恢复足部感觉[89]。一些特殊的评分系统，如毁损肢体严重程度评分（MESS），旨在为下肢毁损伤的患者提供治疗决策[90]。

然而，依据 MESS、保肢指数（LSI）、预测挽救指数（PSI）以及神经损伤、缺血、软组织损伤、骨骼损伤、休克及患者年龄评分（NISSSA）和汉诺威骨折量表 -97（HFS-97）等进行的前瞻性评估，结果表明，所有这些评分系统，均不能明确判断，肢体是否可成功保肢，还是应截肢[91]。因此，当评分达到或超过截肢阈值时，不应单纯根据评分作出截肢的决定。当然，低评分预示着保肢成功的可能性更大。最终的决策应基于对患者及肢体情况的充分评估、正确判断，如果可能的话，需与患者及家属共同协商，最终得出个体化的结论[92]。

8. 总结

开放性骨折的治疗非常棘手，感染、骨不愈合甚至截肢的风险与损伤的严重程度密切相关。此类患者应充分评估合并伤及潜在致命性损伤。还应关注肢体神经血管损伤的情况、骨筋膜室综合征、创面污染的严重程度、软组织损伤及骨损伤情况等。患者就诊早期就应开始抗生素治疗，严重创伤患者还可应用抗生素 PMMA 珠链局部缓释系统。彻底清除所有失活组织及异物，是预防感染的关键。对于不太严重的创伤，由经验丰富的外科医生彻底清创后，如创面健康、组织活力良好，可一期闭合。对于严重的创伤，建议 48 小时后二次清创，延迟闭合伤口。如此时条件容许，应尽可能闭合伤口。在软组织损伤广泛的情况下，可能需行游离皮瓣或局部皮瓣移植。开放性骨折的感染，通常是由于院内致病菌二次污染所致。因此，开放性骨折伤口不宜敞开，可采用抗生素骨水泥珠链技术或负压伤口治疗技术。开放性骨折可最终固定，也可临时固定。固定的时机及方式，取决于骨与软组织损伤程度、患者的情况以及外科医生的专业技术能力。按原则规范处理开放性骨折，有助于预防感染、促进骨愈合，并良好恢复肢体功能。

参考文献

1. **Zalavras CG, Patzakis MJ.** Open fractures: evaluation and management. *J Am Acad* *Orthop Surg.* 2003 May-Jun;11(3):212–219.

2. **Court-Brown CM, Bugler KE, Clement** **ND, et al.** The epidemiology of open fractures in adults. *A 15-year review. Injury.*

2012 Jun;43(6):891–897.

3. **Gustilo RB.** Management of open fractures. An analysis of 673 cases. *Minn Med.* 1971 Mar; 54(3):185–189.

4. **Blick SS, Brumback RJ, Poka A, et al.** Compartment syndrome in open tibial fractures. *J Bone Joint Surg Am.*1986 Dec;68(9):1348–1353.

5. **Gustilo RB, Anderson JT.** Prevention of infection in the treatment of one thousand and twenty-five open fractures of long bones: retrospective and prospective analyses. *J Bone Joint Surg Am.*1976 Jun;58(4):453–458.

6. **Gustilo RB, Mendoza RM, Williams DN.** Problems in the management of type III (severe) open fractures: a new classification of type III open fractures. *J Trauma.* 1984 Aug; 24(8):742–746.

7. **Patzakis MJ, Wilkins J.** Factors influencing infection rate in open fracture wounds. *Clin Orthop Relat Res.*1989 Jun;(243):36–40.

8. **Brumback RJ, Jones AL.** Interobserver agreement in the classification of open fractures of the tibia. The results of a survey of two hundred and forty-five orthopaedic surgeons. *J Bone Joint Surg Am.* 1994 Aug;76(8):1162–1166.

9. **Orthopaedic Trauma Association: Open Fracture Study Group.** A new classification scheme for open fractures. *Journal of orthopaedic trauma.* 2010 Aug;24(8):457–464.

10. **Agel J, Evans AR, Marsh JL, et al.** The OTA open fracture classification: a study of reliability and agreement. *Journal of orthopaedic trauma.* 2013 Jul; 27(7):379–384; discussion 384–375.

11. **Patzakis MJ, Harvey JP, Jr., Ivler D.** The role of antibiotics in the management of open fractures. *J Bone Joint Surg Am.* 1974 Apr;56(3):532–541.

12. **Penn-Barwell JG, Murray CK, Wenke JC.** Early antibiotics and debridement independently reduce infection in an open fracture model. *J Bone Joint Surg Br.* 2012 Jan;94(1):107–112.

13. **Templeman DC, Gulli B, Tsukayama DT, et al.** Update on the management of open fractures of the tibial shaft. *Clin Orthop Relat Res.* 1998 May;(350):18–25.

14. **Dellinger EP, Caplan ES, Weaver LD, et al.** Duration of preventive antibiotic administration for open extremity fractures. *Arch Surg.* 1988 Mar;123(3):333–339.

15. **Zalavras CG, Marcus RE, Levin LS, et al.** Management of open fractures and subsequent complications. *J Bone Joint Surg Am.* 2007 Apr;89(4):884–895.

16. **Fischer MD, Gustilo RB, Varecka TF.** The timing of flap coverage, bone-grafting, and intramedullary nailing in patients who have a fracture of the tibial shaft with extensive soft-tissue injury. *J Bone Joint Surg Am.*1991 Oct;73(9):1316–1322.

17. **Lee J.** Efficacy of cultures in the management of open fractures. *Clin Orthop Relat Res.* 1997 Jun;(339):71–75.

18. **Patzakis MJ, Bains RS, Lee J, et al.** Prospective, randomized, double-blind study comparing single-agent antibiotic therapy, ciprofloxacin, to combination antibiotic therapy in open fracture wounds. *J Orthop Trauma.* 2000 Nov:14(8):529–533.

19. **Hoff WS, Bonadies JA, Cachecho R, et al.** East Practice Management Guidelines Work Group: update to practice management guidelines for prophylactic antibiotic use in open fractures. *J Trauma.* 2011 Mar;70(3):751–754.

20. **Luchette FA, Bone LB, Born CT, et al.** EAST Practice Management Guidelines Workgroup: Practice management guidelines for prophylactic antibiotic use in open fractures. Eastern Association for the Surgery of Trauma. 2000. Available at http:// www.east.org/tgp/openfrac.pdf. Accessed February, 2016.

21. **Saveli CC, Morgan SJ, Belknap RW, et al.** Prophylactic antibiotics in open fractures: a pilot randomized clinical safety study. *J Orthop Trauma.* 2013 Oct;27(10):552–557.

22. **Zalavras CG, Patzakis MJ, Holtom P.** Local antibiotic therapy in the treatment of open fractures and osteomyelitis. *Clin Orthop Relat Res.* 2004 Oct;(427):86–93.

23. **McKee MD, Wild LM, Schemitsch EH, et al.** The use of an antibioticimpregnated, osteoconductive, bioabsorbable bone substitute in the treatment of infected long bone defects: early results of a prospective trial. *J Orthop Trauma.* 2002 Oct;16(9):622–627.

24. **Baker AS, Greenham LW.** Release of gentamicin from acrylic bone cement. Elution and diffusion studies. *J Bone Joint Surg Am.*1988 Dec;70(10):1551–1557.

25. **Beenken KE, Bradney L, Bellamy W, et al.** Use of xylitol to enhance the therapeutic efficacy of polymethylmethacrylate-based antibiotic therapy in treatment of chronic osteomyelitis. *Antimicrob Agents Chemother.* 2012 Nov;56(11):5839–5844.

26. **Greene N, Holtom PD, Warren CA, et al.** In vitro elution of tobramycin and vancomycin polymethylmethacrylate beads and spacers from Simplex and Palacos. *Am J Orthop (Belle Mead NJ).* 1998

Mar;27(3):201–205.

27. **Holtom PD, Patzakis MJ.** Newer methods of antimicrobial delivery for bone and joint infections. *Instr Course Lect.* 2003;52:745–749.

28. **Torholm C, Lidgren L, Lindberg L, et al.** Total hip joint arthroplasty with gentamicin-impregnated cement. A clinical study of gentamicin excretion kinetics. *Clin Orthop.* 1983 Dec;(181):99–106.

29. **Adams K, Couch L, Cierny G, et al.** In vitro and in vivo evaluation of antibiotic diffusion from antibiotic-impregnated polymethylmethacrylate beads. *Clinical orthopaedics and related research.*1992 May;(278):244–252.

30. **Ostermann PA, Seligson D, Henry SL.** Local antibiotic therapy for severe open fractures. A review of 1085 consecutive cases. *J Bone Joint Surg Br.* 1995 Jan;77(1):93–97.

31. **Keating JF, Blachut PA, O'Brien PJ, et al.** Reamed nailing of open tibial fractures: does the antibiotic bead pouch reduce the deep infection rate? *J Orthop Trauma.*1996; 10(5):298–303.

32. **Tetsworth K, Cierny G, 3rd.** Osteomyelitis debridement techniques. *Clin Orthop Relat Res.*1999 Mar;(360):87–96.

33. **Swiontkowski MF.** Criteria for bone debridement in massive lower limb trauma. *Clinical orthopaedics and related research.*1989 Jun;(243):41–47.

34. **Bhandari M, Adili A, Schemitsch EH.** The efficacy of low-pressure lavage with different irrigating solutions to remove adherent bacteria from bone. *J Bone Joint Surg Am.* 2001 Mar;83-A(3):412–419.

35. **Owens BD, White DW, Wenke JC.** Comparison of irrigation solutions and devices in a contaminated musculoskeletal wound survival model. *J Bone Joint Surg Am.* 2009 Jan;91(1):92–98.

36. **Bhandari M, Adili A, Lachowski RJ.** High pressure pulsatile lavage of contaminated human tibiae: an in vitro study. *J Orthop Trauma.* 1998 Sep-Oct;12(7):479–484.

37. **Dirschl DR, Duff GP, Dahners LE, et al.** High pressure pulsatile lavage irrigation of intraarticular fractures: effects on fracture healing. *J Orthop Trauma.* 1998 Sep-Oct;12(7):460–463.

38. **Anglen JO.** Comparison of soap and antibiotic solutions for irrigation of lower-limb open fracture wounds. A prospective, randomized study. *J Bone Joint Surg Am.* 2005 Jul;87(7):1415–1422.

39. **Petrisor B, Sun X, Bhandari M, et al.** Fluid lavage of open wounds (FLOW): a

multicenter, blinded, factorial pilot trial comparing alternative irrigating solutions and pressures in patients with open fractures. *J Trauma.* 2011 Sep;71(3):596–606.

40. **Harley BJ, Beaupre LA, Jones CA, et al.** The effect of time to definitive treatment on the rate of nonunion and infection in open fractures. *J Orthop Trauma.* 2002 Aug;16(7):484–490.

41. **Pollak AN, Jones AL, Castillo RC, et al.** The relationship between time to surgical debridement and incidence of infection after open high-energy lower extremity trauma. *J Bone Joint Surg Am.* 2010 Jan;92(1):7–15.

42. **Schenker ML, Yannascoli S, Baldwin KD, et al.** Does timing to operative debridement affect infectious complications in open long-bone fractures? A systematic review. *J Bone Joint Surg Am.* 2012 Jun;94(12):1057–1064.

43. **Skaggs DL, Friend L, Alman B, et al.** The effect of surgical delay on acute infection following 554 open fractures in children. *J Bone Joint Surg Am.* 2005 Jan;87(1):8–12.

44. **Weitz-Marshall AD, Bosse MJ.** Timing of closure of open fractures. *J Am Acad Orthop Surg.* 2002 Nov;10(6):379–384.

45. **Patzakis MJ.** Clostridial myonecrosis. *Instr Course Lect.* 1990;39:491–493.

46. **Patzakis MJ, Dorr LD, Hammond W, et al.** The effect of antibiotics, primary and secondary closure on clostridial contaminated open fracture wounds in rats. *J Trauma.* 1978 Jan;18(1):34–37.

47. **DeLong WG, Jr., Born CT, Wei SY, et al.** Aggressive treatment of 119 open fracture wounds. *J Trauma.* 1999 Jun;46(6):1049–1054.

48. **Jenkinson RJ, Kiss A, Johnson S, et al.** Delayed wound closure increases deep-infection rate associated with lower-grade open fractures: a propensity-matched cohort study. *J Bone Joint Surg Am.* 2014 Mar;96(5):380–386.

49. **Hohmann E, Tetsworth K, Radziejowski MJ, et al.** Comparison of delayed and primary wound closure in the treatment of open tibial fractures. *Arch Orthop Trauma Surg.* 2007; 127(2):131–136.

50. **Patzakis MJ, Wilkins J, Moore TM.** Considerations in reducing the infection rate in open tibial fractures. *Clin Orthop Relat Res.* 1983 Sep;(178):36–41.

51. **Stannard JP, Volgas DA, Stewart R, et al.** Negative pressure wound therapy after severe open fractures: a prospective randomized study. *J Orthop Trauma.* 2009 Sep;23(8):552–557.

52. **Shepherd LE, Costigan WM, Gardocki RJ, et al.** Local or free muscle flaps and unreamed interlocked nails for open tibial fractures. *Clin Orthop Relat Res.*1998 May;(350):90–96.

53. **Yaremchuk MJ.** Acute management of severe soft-tissue damage accompanying open fractures of the lower extremity. *Clin Plast Surg.* 1986 Oct;13(4):621–632.

54. **Gopal S, Majumder S, Batchelor AG, et al.** Fix and flap: the radical orthopaedic and plastic treatment of severe open fractures of the tibia. *J Bone Joint Surg Br.* 2000 Sep; 82(7):959–966.

55. **Pollak AN, McCarthy ML, Burgess AR.** Short-term wound complications after application of flaps for coverage of traumatic soft-tissue defects about the tibia. The Lower Extremity Assessment Project (LEAP) Study Group. *J Bone Joint Surg Am.* 2000 Dec; 82-A(12):1681–1691.

56. **Cierny G, 3rd, Byrd HS, Jones RE.** Primary versus delayed soft tissue coverage for severe open tibial fractures. A comparison of results. *Clin Orthop Relat Res.* 1983 Sep;(178):54–63.

57. **Godina M.** Early microsurgical reconstruction of complex trauma of the extremities. *Plast Reconstr Surg.*1986 Sep;78(3):285–292.

58. **Worlock P, Slack R, Harvey L, et al.** The prevention of infection in open fractures: an experimental study of the effect of fracture stability. *Injury.* 1994 Jan;25(1):31–38.

59. **Henley MB, Chapman JR, Agel J, et al.** Treatment of type II, IIIA, and IIIB open fractures of the tibial shaft: a prospective comparison of unreamed interlocking intramedullary nails and half-pin external fixators. *J Orthop Trauma.*1998 Jan;12(1):1–7.

60. **Tornetta P, 3rd, Bergman M, Watnik N, et al.** Treatment of grade-IIIb open tibial fractures. A prospective randomised comparison of external fixation and non-reamed locked nailing. *J Bone Joint Surg Br.* 1994 Jan;76(1):13–19.

61. **Brumback RJ, Ellison PS, Jr., Poka A, et al.** Intramedullary nailing of open fractures of the femoral shaft. *J Bone Joint Surg Am.*1989 Oct;71(9):1324–1331.

62. **Schemitsch EH, Kowalski MJ, Swiontkowski MF, et al.** Comparison of the effect of reamed and unreamed locked intramedullary nailing on blood flow in the callus and strength of union following fracture of the sheep tibia. *J Orthop Res.*1995 May;13(3):382–389.

63. **Schemitsch EH, Kowalski MJ, Swiontkowski MF, et al.** Cortical bone blood flow in reamed and unreamed locked intramedullary nailing: a fractured tibia model in sheep. *J Orthop Trauma.*1994 Oct;8(5):373–382.

64. **Keating JF, O'Brien PJ, Blachut PA, et al.** Locking intramedullary nailing with and without reaming for open fractures of the tibial shaft. A prospective, randomized study. *J Bone Joint Surg Am.*1997 Mar;79(3):334–341.

65. **Finkemeier CG, Schmidt AH, Kyle RF, et al.** A prospective, randomized study of intramedullary nails inserted with and without reaming for the treatment of open and closed fractures of the tibial shaft. *J Orthop Trauma.* 2000 Mar-Apr;14(3):187–193.

66. **Bhandari M, Guyatt G, Tornetta P, 3rd, et al.** Randomized trial of reamed and unreamed intramedullary nailing of tibial shaft fractures. *J Bone Joint Surg Am.* 2008 Dec;90(12):2567–2578.

67. **Roberts CS, Pape HC, Jones AL, et al.** Damage control orthopaedics: evolving concepts in the treatment of patients who have sustained orthopaedic trauma. *Instr Course Lect.* 2005;54: 447–462.

68. **Pape HC, Tornetta P, 3rd, Tarkin I, et al.** Timing of fracture fixation in multitrauma patients: the role of early total care and damage control surgery. *J Am Acad Orthop Surg.* 2009 Sep;17(9):541–549.

69. **Edwards CC, Simmons SC, Browner BD, et al.** Severe open tibial fractures. Results treating 202 injuries with external fixation. *Clin Orthop Relat Res.*1988 May;(230):98–115.

70. **Behrens F, Searls K.** External fixation of the tibia. Basic concepts and prospective evaluation. *J Bone Joint Surg Br.* 1986 Mar;68(2):246–254.

71. **Marsh JL, Nepola JV, Wuest TK, et al.** Unilateral external fixation until healing with the dynamic axial fixator for severe open tibial fractures. *J Orthop Trauma.*1991;5(3):341–348.

72. **Bhandari M, Guyatt GH, Swiontkowski MF, et al.** Treatment of open fractures of the shaft of the tibia. *J Bone Joint Surg Br.* 2001 Jan;83(1):62–68.

73. **McGraw JM, Lim EV.** Treatment of open tibial-shaft fractures. External fixation and secondary intramedullary nailing. *J Bone Joint Surg Am.* 1988 Jul;70(6):900–911.

74. **Blachut PA, Meek RN, O'Brien PJ.** External fixation and delayed intramedullary nailing of open fractures of the tibial shaft. A sequential protocol. *J Bone Joint Surg Am.* 1990 Jun;72(5):729–735.

75. **Scalea TM, Boswell SA, Scott JD,**

et al. External fixation as a bridge to intramedullary nailing for patients with multiple injuries and with femur fractures: damage control orthopedics. *J Trauma.* 2000 Apr;48(4):613–621; discussion 621–613.

76. **Sirkin M, Sanders R, DiPasquale T, et al.** A staged protocol for soft tissue management in the treatment of complex pilon fractures. *J Orthop Trauma.* 1999 Feb;13(2):78–84.

77. **Tornetta P, 3rd, Weiner L, Bergman M, et al.** Pilon fractures: treatment with combined internal and external fixation. *J Orthop Trauma.* 1993;7(6):489–496.

78. **Watson JT.** High-energy fractures of the tibial plateau. *Orthop Clin North Am.* 1994 Oct;25(4):723–752.

79. **Benirschke SK, Agnew SG, Mayo KA, et al.** Immediate internal fixation of open, complex tibial plateau fractures: treatment by a standard protocol. *J Orthop Trauma.* 1992;6(1):78–86.

80. **Kregor PJ, Stannard JA, Zlowodzki M, et al.** Treatment of distal femur fractures using the less invasive stabilization system: surgical experience and early clinical results in 103 fractures. *J Orthop Trauma.* 2004 Sep;18(8):509–520.

81. **Stannard JP, Wilson TC, Volgas DA, et al.** The less invasive stabilization system in the treatment of complex fractures of the tibial plateau: shortterm results. *J Orthop Trauma.* 2004 Sep;18(8):552–558.

82. **Moed BR, Kellam JF, Foster RJ, et al.** Immediate internal fixation of open fractures of the diaphysis of the forearm. *J Bone Joint Surg Am.* 1986 Sep;68(7):1008–1017.

83. **Vander Griend R, Tomasin J, Ward EF.** Open reduction and internal fixation of humeral shaft fractures. Results using AO plating techniques. *J Bone Joint Surg Am.* 1986 Mar;68(3):430–433.

84. **Georgiadis GM, Behrens FF, Joyce MJ, et al.** Open tibial fractures with severe soft-tissue loss. Limb salvage compared with below-the-knee amputation. *J Bone Joint Surg Am.* 1993 Oct;75(10):1431–1441.

85. **Hansen ST, Jr.** The type-IIIC tibial fracture. Salvage or amputation. *J Bone Joint Surg Am.* 1987 Jul;69(6):799–800.

86. **Bosse MJ, MacKenzie EJ, Kellam JF, et al.** An analysis of outcomes of reconstruction or amputation after leg-threatening injuries. *The New England journal of medicine.* 2002 Dec; 347(24):1924–1931.

87. **MacKenzie EJ, Bosse MJ.** Factors influencing outcome following limb-threatening lower limb trauma: lessons learned from the Lower Extremity Assessment Project (LEAP). *J Am Acad Orthop Surg.* 2006;14(10 Spec No.):S205–210. Review.

88. **MacKenzie EJ, Bosse MJ, Pollak AN, et al.** Long-term persistence of disability following severe lower-limb trauma. Results of a seven-year follow-up. *J Bone Joint Surg Am.* 2005 Aug;87(8):1801–1809.

89. **Bosse MJ, McCarthy ML, Jones AL, et al.** The insensate foot following severe lower extremity trauma: an indication for amputation? *J Bone Joint Surg Am.* 2005 Dec;87(12):2601–2608.

90. **Johansen K, Daines M, Howey T, et al.** Objective criteria accurately predict amputation following lower extremity trauma. *J Trauma.* 1990 May;30(5):568–572; discussion 572–563.

91. **Bosse MJ, MacKenzie EJ, Kellam JF, et al.** A prospective evaluation of the clinical utility of the lower-extremity injury-severity scores. *The Journal of bone and joint surgery American volume.* 2001 Jan;83-A(1):3–14.

92. **Tornetta P, 3rd, Olson SA.** Amputation versus limb salvage. *Instr Course Lect.* 1997; 46:511–518.

第 9 章 骨折后感染和感染性骨不连

第 1 节 骨折后感染

Martin A McNally

——邓银栓 李闯兵 董文刚 译

1. 概述

骨折的治疗包括骨折愈合期间并发症的预防及治疗。随着内固定应用越来越多，骨折术后感染愈发成为一个严重的问题。肢体开放性损伤往往合并有骨缺损、严重污染及大面积软组织缺损，这类损伤常常会造成感染及感染性骨不连，治疗非常棘手。如何保肢，仍是一项非常具有挑战性的工作。

随着对微生物、内植物及宿主免疫力相互复杂关系理解的加深，人们对内植物相关感染的概念也在更新。在人工关节置换术后感染的治疗过程中，我们熟悉了"生物膜效应"[1-3]。骨折后感染治疗理念各不相同，尚未达成共识。多数研究报道的仅为小样本单一治疗模式，难以比较各种治疗方法的优劣，也很难针对具体病例制定治疗策略。不管怎样，骨折后感染的治疗原则与人工关节置换术后感染的治疗，有诸多相似之处。内植物保留与否、软组织病变的处理、局部及全身抗生素的选择，都是临床上需要面对的问题。

1.1 病因学及发病率

闭合性骨折保守治疗很少发生感染。感染大多发生在开放性损伤后或内固定术后。因此，骨折后的感染主要是外源性的，包括受伤时或外科手术期间发生的污染。因此，早期伤口清创、骨折固定及预防性抗生素应用，对防止感染具有重要作用（见"第 4 章 术中感染的预防"和"第 8 章 开放性骨折"）。

在某些情况下，骨折后感染可发生在骨折固定及愈合后的很长一段时间，常为菌血症患者血行播散所致。尤其是对于免疫系统受损、骨折愈合后仍有疼痛的患者，应高度怀疑感染。

骨折后的感染率，取决于骨折损伤的严重程度、软组织损伤的情况及 Gustilo-Anderson 分型[4]。在开放性骨折中，Gustilo-Anderson Ⅰ 型的感染较为少见，约 0%~2%，Ⅱ 型损伤升至 2%~10%，而 Ⅲ 型损伤可高达 10%~50%[5]。胫骨开放性骨折的感染率，是其他部位相同程度开放性骨折的两倍[6]。

在骨盆骨折中，深部感染发生率较高，原因在于开放性骨折常伴有污染，或固定方法过于复杂。

骶骨及 C 型不稳定骨折后路固定，深部感染率达 10%[7]。总体而言，无论采用何种治疗方式，骨盆骨折深部感染的发生率约为 7%（2%~11%）[8]。使用外固定架治疗骨盆骨折时，据报道针道感染率为 2.5%~50% 不等[8, 9]。针道感染可能导致严重后果，包括固定针松动及骨折复位丢失。

髋臼骨折多为闭合性损伤，但治疗后仍有约 3%~9% 会发生深部感染[10]。开放性损伤或伴有严重软组织脱套伤的闭合性损伤患者（即 Morel-Lavallé 损伤）中，这一比率可能更高[11]。术后放疗治疗异位骨化，也会导致感染率增加[12]。髋臼骨折后发生深部感染，会导致一半以上的患者髋关节破坏，需要进行分期重建，甚至截肢[10, 13]。

足部骨折感染的发生率同样较高。这种高感染风险，常与糖尿病及外周血管病变所致血供不良有关，也与足部骨折常伴广泛软组织挤压伤有关。开放性损伤最有可能发生感染。在一项 36 例开放性跟骨骨折内固定治疗的研究中，60% 的粉碎性骨折（Ⅲ 型骨折）并发骨髓炎[14]。其他研究进一步证实了开放性骨折具有较高的感染率。即使早期积极清创、重建软组织和及时的抗生素治疗，感染发生率依然高达 4%~19%[15, 16]。感染风险与软组织损伤的程度密切相关[16]。

对降低骨折感染风险，改善感染治疗的预后，局部因素非常重要，患者的全身状况也起着同样重要的作用。开放性骨折合并 1~2 个内科疾病，可使感染的风险增加将近 3 倍；合并 3 个及以上的内科疾病，则使感染风险增加 5~6 倍[17]。吸烟是导致胫骨开放性骨折感染率增加，以及延迟愈合的独立危险因素[18]。

1.2 发病机制

骨折后感染通常是由定殖在内植物表面、死骨块及血运不良的软组织中的细菌所致。浮游细菌处于代谢活跃状态，能很快被宿主的免疫系统识别，从而被宿主细胞或体液免疫反应所清除。大多数抗生素，能够通过作用于蛋白质合成途径或细胞核分裂，有效杀灭浮游细菌。

由于开放性骨折或手术时骨质外露，骨表面首先被细菌污染，细菌通过一系列复杂作用，如被称为"黏附素"的细胞壁蛋白的作用，迅速黏附于骨表面。短时间内，细菌分泌多糖细胞外基质（糖萼），在基质包被中通过减少新陈代谢而存活（处于静止状态）[19, 20]。这种多糖中细菌定殖的复杂结构，被称为"生物膜"（见"第 1 章　内植物相关生物膜"）。在生物膜内，细菌之间增加了信号传导（群体感应），这有助于促进生物膜的扩展。它们还能从生物膜脱落、迁徙到其他地方，或在生物膜片段之间游走，加强相互作用，改变细菌行为[21, 22]。

组织中的异物会增加感染的风险，并可减少形成感染所需的细菌数量[20]。有证据表明，金属内植物可改变宿主免疫细胞反应，使内植物表面的粒细胞功能受损，并抑制 T 细胞活化及浆细胞功能[21]。

由于生物膜的隔离效应、极低水平的新陈代谢及受损宿主免疫反应的共同作用，细菌难以被根除，且更能抵抗抗生素的治疗[20, 23]。已证实，部分细菌（尤其是金黄色葡萄球菌）可侵入宿主细胞，并在成骨细胞内存活。这可能是治疗很长一段时间后，感染仍能复发的原因之一[24]。

大多数骨折内植物相关感染，常合并有生物膜形成，理解这一点非常重要[2, 20]。因此，有效的治疗必须清除生物膜。

1.3 组织病理学

骨折后感染的病理学特性，主要表现为死骨形成及周围组织的炎性反应。原始损伤、骨折手术入路、钻孔或钝性扩髓、高速钻扩髓所致的热损伤，都可造成骨坏死[26]。致病菌产生的毒素、滋养血管栓塞及骨膜下脓肿导致的骨膜剥离，也可造成骨坏死。

与正常骨组织相连的死骨（如骨折断端外露的皮质尖端），如不出现感染，可通过爬行替代获得血运重建。一旦细菌附着在死骨上，死骨将与正常骨组织分离，形成游离死骨块，或被巨噬细胞吞噬吸收。游离的死骨碎片，无法获得血运重建。死骨块可经窦道排出，也可包裹在新生骨组织（即骨包壳）中（图 9.1-1）。一般来说，新生骨血运良好，

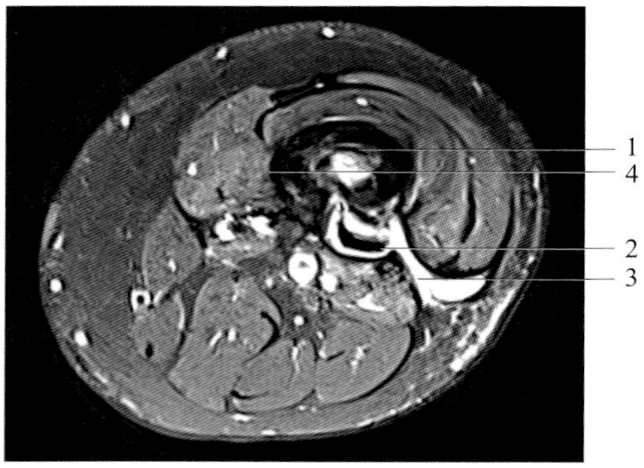

图 9.1-1　股骨骨折髓内钉术后感染的 MRI 表现：
(1) 髓腔中央的死骨。
(2) 游离死骨。
(3) 延伸至皮肤表面的窦道。
(4) 股骨周围骨膜新生骨组织。

能抵抗细菌定殖。在感染病灶内，只有当骨膜有血运时，才会有新骨生成。

1.4　骨折后感染分类

疾病的分类，有助于理解病情、指导治疗。

目前对骨折后感染的分类，主要针对长骨骨髓炎[27]及人工关节感染[28]。这种分类方式，具有明显的局限性。例如，最常用的 Cierny-Mader 分类[27]，就未考虑到软组织因素及致病菌种类。唯一——项试图结合软组织因素进行分类的研究发表于

1977 年，当时尚未采用整形外科技术来处理感染性骨与软组织缺损[29]。近年来，结合骨关节感染患者的 7 个要素，尝试对其进行更全面的分类[30]。

基于发病时间的感染分类，具有临床意义。骨折后感染可分为"急性"（骨折后 2 周内发病），"亚急性"（骨折后 3~10 周）及"慢性"（骨折后 > 10 周 [25, 31]）（表 9.1-1）。骨折后的最初几周内，对早期感染的及时诊断，经验性抗生素的应用，会推迟感染的症状及体征发作时间。

软组织的完整性，会极大地影响创伤后或内固定术后感染的进展速度。表浅部位骨折（如鹰嘴、外踝及髌骨）内固定术后的感染，通常很快会出现皮肤的破溃及流脓。而股骨近端髓内钉或钢板内固定术后发生的深部感染，早期仅表现为大腿近侧的疼痛进行性加重。患者可有发热、全身乏力等，但手术切口常常愈合良好，几乎无局部感染征象。

区分早期急性感染与后期慢性感染至关重要。急性感染时，很少形成死骨，骨折固定较为稳定。在这种情况下，早期处理，无需过于复杂的手术，大多可获得骨折愈合，预后良好。慢性感染时，致病菌长期定殖会导致生物膜形成、组织坏死、内固定松动及骨折不稳定。此类并发症大都需要更全面、专业的治疗，以便根治感染，获得骨愈合[25]。

表 9.1-1　依据发病时间对骨折后感染的分类

分期	临床表现	微生物学	治疗原则
急性期 骨折或内固定术后 2 周内	• 局部红肿、疼痛、伤口愈合不良、全身性症状	• 毒力较强的致病菌 • 金黄色葡萄球菌 • 革兰阴性杆菌 • A 型链球菌	• 快速诊断 • 在内固定失效前进行加固 • 软组织彻底清创 • 针对性抗感染治疗
亚急性期 骨折或内固定术后 3~10 周	• 症状不明显 • 持续疼痛 • 骨折愈合不良 • 内固定松动	• 低毒力致病菌 • 凝固酶阴性葡萄球菌、皮肤菌群	• 个体化治疗 • 视情况更换内固定、坏死骨切除、软组织重建及长期抗感染治疗
慢性期 骨折或内固定术后 > 10 周	a.新发内植物血源性感染所致的急性症状（罕见） b.伴有疼痛，骨折不稳定、伤口破溃及窦道形成等慢性症状	a.金黄色葡萄球菌及大肠杆菌 b.常为多种微生物，系早期或迟发感染，治疗不佳所产生的耐药菌株所致	• 取决于骨折愈合情况

1.4.1　分类

骨折后感染相关的骨髓炎 Cierny-Mader 分类，应考虑 2 大要素：①感染病灶及死骨的解剖定位；

②人体的生理状况。这尤其适用于慢性感染。

患者健康状况在骨折后感染治疗中的作用，应予以重点强调。根据患者的生理机能，Cierny-

Mader 分类将患者分为三类：A 类，患者无全身性合并症，不影响机体对应激、创伤或感染的反应及伤口愈合；B 类，患者有全身性合并症，对肢体局部情况（影响伤口愈合）及全身情况均有影响；C 类，患者全身情况差，无法承受手术或对感染几乎无全身应答，广泛手术后不太可能改善生活质量。

在骨折后感染中，身体健康的年轻患者往往伴有严重开放性损伤（B 类，合并局部病变），或年长患者伴有多种合并症，比如外周血管疾病和糖尿病（B 类，合并全身性或局部病变）。与慢性血源性骨髓炎相反，骨折后感染很少是无症状的，或不需要治疗。

Cierny 和 DiPasquale[33] 对一项 1 651 名慢性感染患者进行保肢治疗的研究中发现：96% 的 A 类患者感染得到了根治，但 B 类患者只有 73%。这突显了治疗伊始对患者进行全面评估，并改善全身健康状况的重要性。表 9.1-2 列出了一些可能干扰正常伤口愈合及手术效果的情况。

Cierny-Mader 分类的另一大要素，是骨感染的解剖学定位。该分类中描述了 4 种不同的骨感染类型。

Ⅰ 型为髓内型骨髓炎。死骨局限于髓腔及内骨膜（图 9.1-2，图 9.1-3）。可表现为广泛的骨松质坏死，但骨皮质活性良好，有正常骨膜附着。周围软组织未受累，无窦道形成。可能存在局部软组织红肿。此类感染通常由于细菌髓腔内血行扩散所致，创伤后较为少见。

Ⅱ 型为浅表型骨髓炎。死骨多由骨皮质外表面血供障碍所致。常继发于软组织损伤后，如胫前脱套伤、烧伤、压疮或静脉淤滞性溃疡所致的骨外露（图 9.1-4～图 9.1-7）。

Ⅲ 型为局限型骨髓炎。此型骨皮质及髓腔均受累。因感染区域内仍有部分健康的活骨桥接，因此局部骨质是稳定的。此种情况是骨愈合后期最常见的感染形式（图 9.1-8，图 9.1-9）。死骨多系受伤或内固定时失去血供的骨折碎块，常包埋在骨痂中。通常认为髓内针术后感染为 Ⅰ 型，钢板内固定术后感染为 Ⅱ 型，实际上均属于 Ⅲ 型。

表 9.1-2 影响伤口愈合及骨髓炎治疗预后的因素

肢体局部因素（B^L 宿主）	全身因素（B^S 宿主）
动脉缺血	营养不良
静脉功能不全	糖尿病
既往手术史	吸烟
深静脉血栓形成	吸毒
淋巴水肿	凝血功能障碍
放射性纤维化	缺氧
组织瘢痕形成	肝肾功能衰竭
残留异物 / 内植物	免疫抑制
骨质疏松	恶性肿瘤
骨筋膜室综合征	镰状细胞病
肥胖	药物抑制剂 *
	精神疾病

注：B^L：肢体局部病变；B^S：宿主全身性疾病。

* 例如类固醇、细胞毒性药物、改善症状的抗风湿药物，可能会抑制伤口愈合或产生免疫抑制。

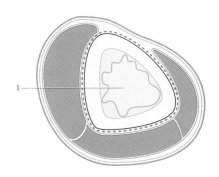

图 9.1-2 Cierny-Mader Ⅰ 型：髓内型骨髓炎。感染（淡绿色）局限于髓腔（1）内，无骨皮质（灰色）坏死，周围骨膜（绿色虚线）未受累。

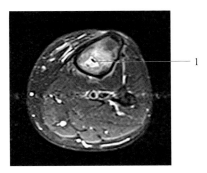

图 9.1-3 Cierny-Mader Ⅰ 型骨髓炎 MRI T1 像：髓内高信号，骨皮质及软组织未见异常，髓内中央有死骨（1）。

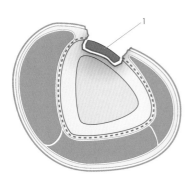

图 9.1-4 Cierny-Mader Ⅱ型：浅表型骨髓炎。死骨（褐色区域）（1）常伴受累区域软组织缺损。

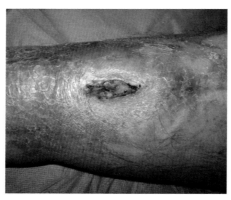

图 9.1-5 既往植皮区部分皮肤坏死，中央可见死骨。

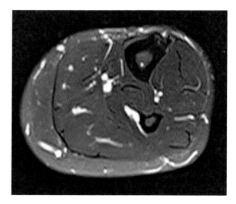

图 9.1-6 MRI 显示髓腔未受累，可见滋养动脉，但通常无法清楚显示Ⅱ型中坏死的骨皮质。

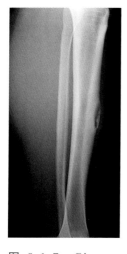

图 9.1-7 Cierny-Mader Ⅱ型，胫骨前皮质坏死。X 线片显示良好。

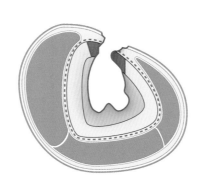

图 9.1-8 Cierny-Mader Ⅲ型局限型骨髓炎：髓腔及骨皮质均受累。通常病变扩展至周围软组织，局部窦道形成，有渗出。

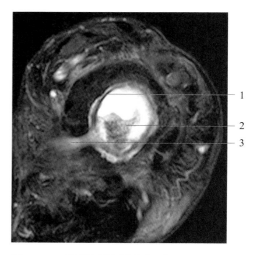

图 9.1-9 胫骨远端髓内钉术后 Cierny-Mader Ⅲ型骨髓炎，MRI 显示：髓腔内骨内膜层（1）及碎骨片（坏死骨松质）（2），经皮质延伸到皮肤形成窦道（3）。

Ⅳ型为弥漫型骨髓炎。累及骨皮质及髓腔，呈节段性坏死。局部骨折常不稳定，骨膜下脓肿形成，骨膜与皮质分离，血供破坏致骨皮质坏死（图9.1-10，图9.1-11）。骨折不愈合、骨折后感染及感染性骨不连均为Ⅳ型。感染早期，骨坏死区多局限于骨折断端及游离骨碎片。在感染后期及确诊的感染性骨不连病例中，感染可能已扩散至整个髓腔及邻近骨皮质。

Cierny-Mader 分型基于病史及影像学表现可做出诊断，但必须经手术证实。Ⅲ型局限型感染，如健康桥接骨组织极少，完整切除后产生节段性骨缺损，可转变为Ⅳ型。

1.5 依据固定方式分类

骨折中死骨及骨感染的形成，取决由于骨折类型、固定方式及软组织破坏程度。典型的 Gustilo-Anderson Ⅲ B 型胫骨骨折[4]（图9.1-12），骨膜剥离常会导致骨断端失活。骨折碎块如与软组织失去连接会形成死骨，如仍有部分骨膜相连，则存在部分抗感染能力，且有助于骨折愈合。

值得关注的是，钢板、髓内钉及外固定所导致的骨坏死类型不同，术前应考虑到，并设计相应的

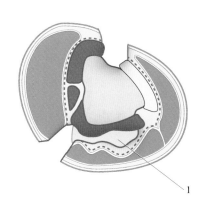

图 9.1-10　Cierny-Mader 弥漫型骨髓炎（Ⅳ型）。感染累及骨皮质周径及相应髓腔（褐色）。脓肿（1）致骨膜下剥离，进一步引起骨坏死及感染扩散。

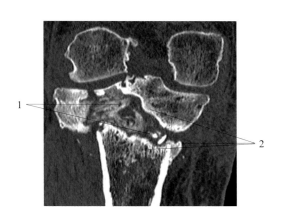

图 9.1-11　胫骨近端 Schatzker Ⅵ 骨折，CT 扫描显示：Cierny-Mader Ⅳ型骨髓炎，游离死骨（1）位于新生骨（2）中。

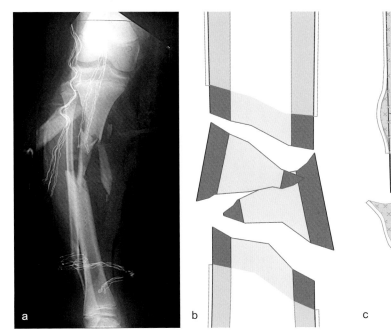

图 9.1-12a~c　开放性胫骨干骨折存在不同程度的骨膜剥离，导致局部血供不良或死骨形成（b、c 中央的棕色骨）。数周后，活骨区域新骨形成（×），但中央死骨块无法再血管化。这些死骨为细菌定殖后生物膜形成提供了骨表面。如果患者后期最终表现为感染性骨不连，则可从最初的骨折类型判断死骨的位置。随着时间的推移，感染骨组织逐渐被新生骨组织所包埋[26]。

死骨切除及重建方案[26, 32]。

1.5.1 钢板固定术后感染

　　钢板固定于骨表面，会导致被覆于骨面的软组织袖及骨膜剥离。即使小切口经皮微创内固定，也会导致部分骨膜剥离及其下方的骨皮质失活。在固定稳定且无细菌感染的情况下，小范围骨皮质坏死可通过爬行替代获得重建；当发生细菌污染时，细菌就会大量定殖并形成生物膜。感染沿内植物扩散，并在死骨块及无骨膜骨皮质表面形成生物膜。如果在骨折复位及固定时，骨膜剥离广泛，则存在感染扩大，累及整个周径，有形成弥漫性骨髓炎的潜在风险（Cierny-Mader Ⅳ型）（图 9.1-13，图 9.1-14）。

　　钢板（或髓内钉）固定后辅助钢丝环扎，会导致节段性骨皮质血供阻断。

1.5.2 髓内钉术后感染

闭合复位髓内钉内固定，可减少骨折周围软组织损伤，但无法避免对内骨膜血供造成破坏。不扩髓和扩髓的髓内钉，均可导致内骨膜下骨坏死，这种损伤还会因髓腔狭窄处超扩或使用钝性扩髓钻而加重，从而导致骨皮质的热坏死。

在扩髓过程中，髓腔内骨松质产生的骨屑，经骨折断端溢出。无感染情况下，相当于自体骨移植，有助于骨折愈合。当感染存在时，这些死骨碎屑会成为细菌定殖的培养基，可在骨折周围形成骨膜下脓肿（图 9.1-15）。

髓内钉辅助切开复位内固定，由于骨折断端的暴露及骨膜的广泛剥离等缺点，容易导致局部骨坏死。而这类因切开复位造成的骨坏死，也会增加深部感染及骨不连的风险。

当感染累及髓内钉时，细菌常定殖于整个主钉

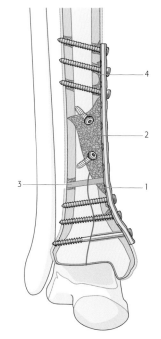

图 9.1-13　钢板内固定术后。
（1）钢板下骨坏死区域发生感染。
（2）无活力碎骨块。
（3）空螺钉孔。
（4）热坏死区域。

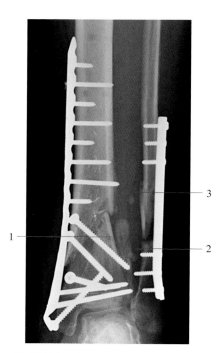

图 9.1-14　胫骨骨折固定不良，提示创伤及固定术后骨质有广泛失活。
（1）远端碎骨块外侧面骨膜已剥离。
（2）远离胫骨表面有新骨形成。
（3）胫骨远端未见明显新骨形成，而近端外侧可见大量骨膜下新骨形成。

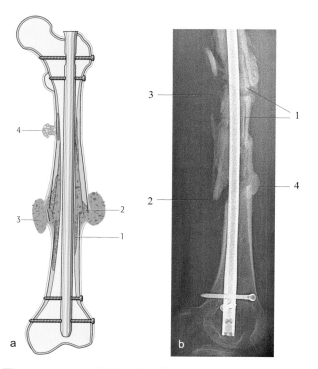

图 9.1-15a、b　死骨位于髓内钉周围（1）及骨折端（2）。当存在感染，扩髓产生的血肿成为细菌培养基，导致小范围死骨形成（3）。即使存在感染，有活力的骨皮质仍然可通过骨膜下新骨形成促进骨愈合（4）。

及交锁螺钉，甚至波及主钉周围的死骨区。即便存在髓内钉骨髓炎，骨皮质表面仍可见骨膜下新骨形成，有助于骨桥接及骨折愈合。

1.5.3 外固定术后感染

一般来说，合理使用外固定，能稳定骨折断端，且不影响骨折端血供（除外受伤因素），但外固定针道的感染较常见。外固定针避开损伤区，则有助于减少针道感染。

早期感染有可能发生在外固定架安装时，由于钻头不锋利或使用高速钻，产生热坏死所致。应根据外固定针直径选用合适的钻头。置针时，应合理设计皮肤切口，以避免钻孔及穿针时，挤压皮肤边缘。挤压所致皮缘坏死是早期针道感染的重要原因（图 9.1-16）。

晚期针道感染常由于外固定针松动或针道周围软组织感染，造成细菌侵入。牵张固定装置（Ilizarov 环形外固定架）中，外固定针的张力，会

因治疗期间骨折端不稳定、针道感染而丢失。

由此可见，确定骨折后感染的类型，并将患者分类是可行的。仔细研究上述内容，将有助于临床医生在治疗伊始更好地理解每个病例。对特定患者的感染发病机制认识不清，往往导致感染无法根除。

2. 诊断

目前，尚无任何化验检查或影像学检查，能明确鉴别骨折后感染、正常骨愈合及无菌性骨不连。感染的最终诊断应基于以下要素：临床症状、实验室检查、细菌培养及影像学表现。而骨折部位的窦道形成，以及多个深部组织标本的细菌培养结果，可作为诊断骨折后感染的确定性指标。

2.1 临床诊断

骨折周围出现局部疼痛、红肿、压痛，伤口愈

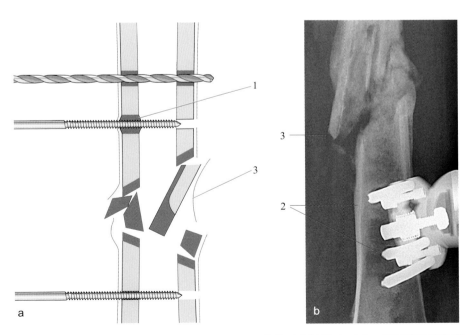

图 9.1-16a、b 外固定针周围死骨（1），可能导致外固定针松动（2）。骨折端失活的碎骨块（3）。

合不良，应怀疑骨折后存在感染。此外，患者可因发热、精神萎靡、纳差及心动过速而感到不适。近期身体其他部位可有疾病或感染史。住 ICU 的多发伤患者，常合并有呼吸道及泌尿道感染，此类患者易发生早期骨折后感染。

肢体创伤后感染的早期阶段，局部临床表现与骨折后血肿或深静脉血栓非常相似。如骨折部位出现炎症急性发作，进行性加重，应高度怀疑感染，并早期干预。

骨折后感染的主要表现在于伤口的愈合情况。正常伤口应在数天内干燥，创伤及术后的红肿应在 7~10 天内逐渐消失。出现任何异常都需考虑感染的可能。术后伤口破溃渗液，可为骨折后血肿所致，但更应考虑到感染的可能，尤其是在开放性损伤中。上述情况均需外科手术处理（图 9.1-17）。

2.2 实验室检查

骨折或内固定术后的最初几天，CRP、白细胞计数、ESR 均会升高。1~2 周内，多数病例 CRP 恢复正常。因此，具有感染临床表现，且白细胞计数持续升高，可以确诊为早期急性感染。

在感染后期，之前正常的血象可出现异常，但多数患者的炎性指标并不会明显升高。同样，合并渗出的慢性局限性骨髓炎患者，全身症状可能非常轻微，化验检查也几乎完全正常[20]。

骨折后感染通常不常规行血培养检查。但当患者出现高热时，应在静脉应用抗生素前进行血培养。这可能是鉴定致病菌的唯一机会[25]。

2.3 影像学检查

2.3.1 普通 X 线

普通 X 线检查，有助于明确是否存在进行性骨溶解及内固定松动（图 9.1-18）。感染后骨溶解通常会加快。这时候，与骨折原始 X 线片及术后 X 线片对比，显得十分重要。参见"第 7 章　诊断"。

伤后制动将导致骨质疏松，直至完全负重后才能逐渐恢复。骨质疏松仅发生于血运良好的骨质

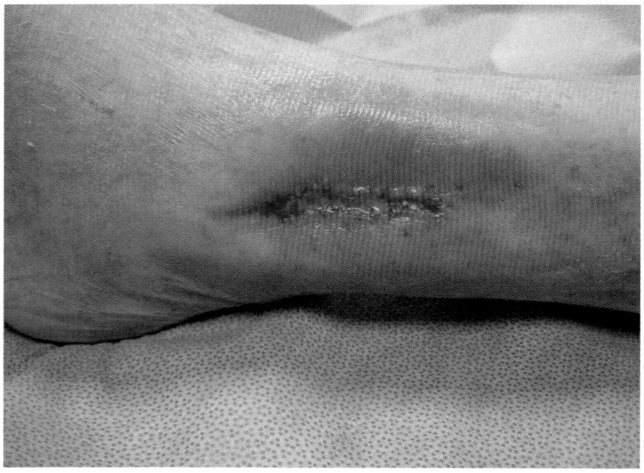

图 9.1-17　腓骨骨折内固定术后。4 周内伤口持续红肿，有少量渗出。考虑系"伤口浅表感染"，由社区护士定期换药。家庭医生嘱口服氟氯西林抗感染治疗。伤后 6 周，打开伤口发现大量脓液溢出。患者伴有发热及乏力等全身不适症状。该患者骨折后感染早期治疗的延误，导致内固定松动，相应地也失去了使用敏感抗生素、早期清创并保留内固定的机会。

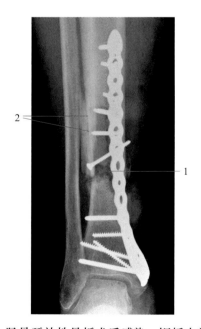

图 9.1-18　胫骨开放性骨折术后感染。钢板中间 1/3 及骨折端边缘发生骨溶解（1）。骨折远、近端外侧活力良好，有较多的骨膜下新骨形成。骨折端上方两枚螺钉明显松动（2），其他螺钉周围无明显骨溶解。以上变化自骨折后 10 周开始。

中。疏松的骨质中依然会存在部分密度增高的骨皮质区域（常被误认为是"硬化"），通常是缺血的表现（图 9.1-19）。

因缺乏特异性，普通 X 线无法确诊或排除骨折后感染。

2.3.2 超声检查

超声检查有助于检测内植物周围的积液及关节积液。对于早期疑似感染的病例，超声检查可用于引导穿刺，以鉴别血肿或感染。

2.3.3 CT 扫描

CT 扫描可用于确定骨坏死的范围及术中切除的范围，尤其可清晰显示小块死骨及新生骨区域（图 9.1-11，图 9.1-20a），但无法清晰显示软组织瘘管。金属内植物会降低 CT 图像分辨率，但新版金属伪影滤除软件（MARS）可解决该问题。随着MRI 的出现，CT 增强扫描已很少应用。

2.3.4 MRI

无金属内植物的情况下，骨折后感染的影像学检查首选 MRI。MRI 软组织分辨率高，可显示死

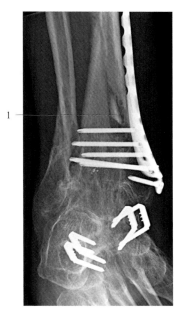

图 9.1-19 后足融合患者开放性骨折：早期发生感染，给予冲洗及抗生素治疗。12 周后骨折愈合，周围骨质表现为创伤后常见的骨质疏松。而中央失活骨块未见骨质疏松（1），表明其为死骨。

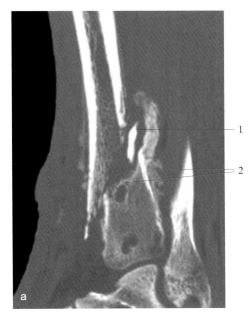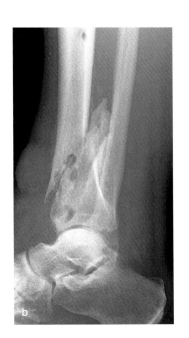

图 9.1-20a、b 胫骨远端骨折后感染 CT 扫描：普通 X 线无法显示的死骨（1）；胫骨远折端内骨膜、外骨膜新骨形成（2）。

骨（通常不如 CT 清晰）、骨皮质窦道、髓腔脓肿、骨外包壳及骨膜下积液等（图 9.1-6，图 9.1-9，图 9.1-21，图 9.1-22）。MRI 无法鉴别死骨及正常骨皮质。由于骨髓腔及周围软组织水肿，MRI 显示的骨感染范围较实际范围增大。此外，MRI 难以鉴别感染性及无菌性骨不连。

2.3.5 核素扫描

核素扫描在骨感染的诊断中已经得到广泛应用[34]，但很少应用于骨折相关感染的诊断。伤后早期，同位素扫描无特异性；而后期，MRI 或联合 CT 均可提供高分辨率图像。核素联合 CT 扫描可提高分辨率，明确感染的解剖学定位（图 9.1-22）。

对于损伤后数月或数年后出现的骨折部位疼痛，常规同位素骨扫描可用于排除感染的可能性。

近期，正电子发射断层扫描（PET）或联合 CT 已用于诊断内植物感染[35]。放射性标记的葡萄糖示踪药物（18FDG）结合 PET-CT，对多次手术的患者有较大诊断价值。在感染区域内，葡萄糖可被巨噬细胞大量吞噬，并被 PET 识别、CT 定位。具体内容请参见"第 7 章 诊断"。

2.4 微生物学诊断

骨折周围无菌方式取材行致病菌培养，依然是最有价值的诊断手段。这对于明确诊断以及指导术后合理抗菌治疗，是必不可少的一步。

尽量不采用浅部拭子取材，以避免出现非典型及误导性的细菌培养结果。标本可经皮组织活检获得，但术中采集的深部标本最为理想[25, 36]。应自感染病灶周围采集 5~6 个无污染的深部标本。每个标本应独立封装，取材的标本（和仪器）不应接触患者的皮肤，以避免交叉污染。标本在行细菌培养的同时，应做病理学检查[25]。

如病情允许，取活检及深部标本前，应停用抗生素 2 周，以提高细菌培养阳性率。

超声裂解法处理移除的内植物，有利于破坏细菌生物膜，提高诊断正确率。这在关节假体感染中已得到了证实[37]，但在早期内固定相关感染的诊断中，尚未得到证实[38]。在采样组织不足的情况下，该方法价值较大。趾骨或小骨骨折后感染，对小块组织样本及取出的螺钉、钢丝进行超声裂解处理，

图 9.1-21a、b 尽管存在活动性感染，桡骨骨折内固定术后获得骨愈合。钢板取出后，感染骨未做清理，术后感染持续存在。MRI 显示了坏死的骨皮质（1）及髓内感染范围。因髓内新生健康骨质（髓内硬化壁）的阻挡，感染被局限于骨折部位，桡骨远端髓腔是正常的（2）。

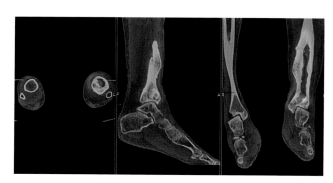

图 9.1-22 胫骨骨折髓内钉术后慢性感染的 SPECT／CT 扫描，显示胫骨远端高浓集区，对髓内腔性骨缺损具有良好的定位。

可使诊断更为可靠。

3. 骨折后感染的治疗

骨折后感染的治疗应遵循以下原则[39]。
- 术前：
  - 改善患者的全身健康状况。
  - 充分讨论治疗方案、潜在的并发症及疗效。
  - 完善全身及患肢的各项检查。
- 术中：
  - 无菌方式留取深部组织标本，行细菌培养及病理学检查。
  - 清创并切除坏死及病变组织。
  - 骨折固定（保留或更换感染的内固定）。
  - 取样后抗感染治疗（局部及全身用药）。
  - 消灭死腔。
  - 软组织缺损修复。
- 术后：
  - 早期功能锻炼。
  - 持续敏感抗生素治疗。
  - 监测并尽早发现并发症。
  - 对畸形愈合、关节挛缩及骨不连，进行分期重建。

骨折后感染的治疗，在遵循以上原则的基础上，还需要创伤骨科、感染科、放射科及整形外科等科室医生的紧密合作和共同努力。某些特定部位的损伤，也可能需要血管外科、泌尿外科或其他外科医生的协作。大多数创伤治疗中心都能够治疗骨折后早期急性感染，但对于复杂感染、慢性感染及感染性骨不连的治疗，需要在专科治疗中心，在多学科专业团队的协作下才能更好地完成。该理念已被证实可改善患者的预后[41, 42]。

有时，严重的早期感染及合并全身脓毒症（即发热、低血压、心动过速）的患者，需急诊处理。此时，几乎没有时间来进行完善的术前准备，但至少应对患者进行补液抗休克治疗，并在静脉应用广谱抗生素之前进行血培养。手术的主要目的，在于获取组织标本行细菌培养，并引流脓肿。此举有助

于挽救生命及保肢。对于全身情况较差的患者，不宜进行复杂的重建手术。伤口可以开放，短期内也可采用负压伤口治疗[43]。待患者全身状况改善后，再进行确定性的外科治疗，包括伤口的闭合。

3.1 急性感染

值得注意的是，开放性骨折及内固定术后的早期急性感染，通常是由高毒力致病菌引起（表 9.1-1），可导致组织急性坏死、骨质溶解、内固定松动及骨不连。这种情况需及时处理，以挽救内固定，预防并发症。

骨折后感染不建议单独采用抗生素治疗。通常认为，如骨折端稳定、局部软组织覆盖良好，在有效抗生素的治疗下，骨折是可以获得愈合的。手术的目的，在于减少细菌数量，确保骨折稳定性，改善软组织覆盖，并在有效抗生素的治疗下，促进骨折愈合。

骨折后感染均应尽早手术探查，留取深部组织标本行细菌培养，引流脓肿，清除坏死组织，包括失活的骨质。不要试图保留大块的失活骨片，以保持骨折稳定性。这些失活碎骨块，很容易形成细菌生物膜，进而导致感染性骨不连。如骨清创后形成部分性骨缺损或大段骨缺损，可依照感染性骨不连的治疗原则进行处理（见"第 9 章第 2 节　感染性骨不连"）。如骨缺损较小，可在一段时间的抗生素治疗后，二期采用植骨来修复缺损。

清创后可静脉给予广谱抗生素治疗，以涵盖多数致病菌。两项独立研究显示，糖肽类抗生素与抗假单胞菌抗生素（万古霉素＋美罗培南）联合应用，是一种较为理想的经验方案[36, 44]。该药物组合可应用数天，待细菌培养结果回报后，再改用敏感抗生素。

早期感染常常可以保留内固定，但仅限于内固定稳定，且表面有良好软组织覆盖的情况下[20, 45, 46]。感染的内固定，取与留难以决断。保留的内固定表面会形成细菌生物膜，将导致清创后致病菌持续存在[47]。这个问题只能通过术后使用对生物膜有效的抗生素，来得到部分解决[48]。

去除内固定会导致骨折失稳，需替代性固定。而复杂的关节周围骨折，不保留内固定，维持骨折的

稳定性会很困难。在一项 97 例踝关节骨折后深部感染的研究中，结果表明骨折愈合前早期去除内固定，预后不良，发生永久性并发症的风险明显增加[49]。

保留内固定治疗早期骨折后感染的研究表明，约 70% 的病例可获得骨愈合[45,46,49]，但常存在持续的感染（29%~40%），需进一步手术处理，术后感染复发也较为常见。在另一项研究中，治疗后 6 个月，仅49% 的患者在没有感染的情况获得骨愈合[46]。

部分研究表明，开放性骨折患者如合并吸烟、糖尿病、软组织覆盖不良等情况，均可导致治疗失败。在 Cierny-Mader 分类的 B 类患者中，如果有理想的替代固定手段，应去除受感染的内固定。

髓内钉具备应力分散的结构，是一种相对稳定的内固定。早期感染时，其稳定性通常会受到影响，尤其是未扩髓的小直径髓内钉。骨干内表面的死骨（图 9.1-15）及髓内钉中心死腔，均难以处理，且会成为感染源[50]。这种情况下，保留髓内钉治疗骨折后感染，几乎不可能获得成功[51,52]。故大多数感染的髓内钉应予以去除，髓腔应行超扩[53]，并留取深部组织标本做细菌培养。此时，铰刀灌洗抽吸装置（RIA）有较大的临床应用价值[54]。可更换髓内钉，使用含抗生素的骨水泥针或外固定架来重建骨折的稳定性。一项实验性研究表明，使用实心钛针预防感染复发，优于空心不锈钢针[50]。近期有报道表明，含抗生素涂层髓内钉治疗股骨及胫骨感染骨不连[55]，成功率可达 60%。但对早期骨折后感染的疗效尚不清楚。

清创后，骨皮质或髓腔内可能存在不同程度的骨缺损。表浅骨缺损可用健康的软组织充填，但深部骨缺损处理较为困难。不建议在感染急性期进行骨移植。采用抗生素缓释材料充填骨缺损，能有效减少细菌负载。庆大霉素骨水泥（PMMA）珠链是应用最广泛的抗生素缓释系统[25,31,33,56]，但目前研究发现，部分可吸收生物材料也能在骨折局部释放出高浓度抗生素[57,58]。相关内容参见"第 6 章 抗生素及消毒剂的局部用药"。诸如硫酸钙及硫酸钙-羟基磷灰石等可吸收材料，可在一段时期后溶解，无需手术去除。然而在骨折愈合前，这类材料

均无足够的机械强度来支撑骨折，必须与固定装置相结合（图 9.1-23）。

骨折部位软组织条件，对骨折后感染的预后影响较大。在股骨、胫骨近端及肱骨，常可用邻近软组织或局部肌瓣转移来覆盖钢板及感染病灶。鹰嘴、腓骨远端及胫骨骨折感染，清创后常伴有不同程度的皮肤软组织缺损，需行游离带血管组织瓣移植修复。已证实肌瓣可促进骨折部位再血管化，充分供氧，并源源不断输送机体免疫细胞及抗菌药物，有助于控制感染、杀灭细菌[25]。

以往通常的做法是，对伤口进行反复清创，并在数天及数周内保持伤口开放。这种方法会导致伤口延迟愈合，无助于改善预后[20]，甚至可能引发严重的感染。在早期清创的同时，一期采用如游离肌瓣移植等方式，修复局部软组织缺损是安全的。受实际情况所限，如无法行软组织重建，短期内也应采用临时封闭性敷料或负压伤口敷料覆盖创面。然而，伤口负压治疗并非骨折后感染软组织缺损的最终治疗手段。负压治疗海绵会快速被细菌定殖，进而导致继发性感染，产生抗药性[43]。一般而言，应在清创后 7 天内或尽早闭合伤口。

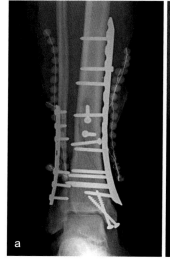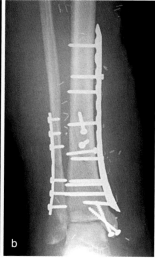

图 9.1-23a、b　该患者胫骨骨折术后早期感染。清创、深部组织细菌培养提示金黄色葡萄球菌。手术医生认为内固定较稳定，予以保留。

a. 庆大霉素骨水泥珠链填充。

b. 10 天后取出珠链，行游离肌瓣修复缺损。继续口服抗生素治疗。

早期可疑感染的有效处理，包括保留未松动的内固定及敏感抗生素治疗，以促进骨折愈合。骨折后感染如能得到早期诊断及治疗，抗生素治疗仍应持续3 个月[59] 或直至骨折愈合。一旦骨折愈合，就应取出内固定，并切除残留死骨。由此产生的骨缺损，应按慢性骨髓炎死腔作相应处理（参见本章 3.2）。

抗生素治疗期间，须定期复查 X 线，并观察伤口情况。如伤口裂开、全身不适（如发热、心动过速、厌食），无法耐受抗菌药物或 X 线表现恶化，都表明抗菌治疗无效，需做进一步处理。如患者骨溶解进行性加重、软组织持续感染或全身情况较差，均不宜继续观察（图 9.1-24）。

3.2 慢性感染

慢性感染通常表现为以下两种方式。第一种情况，早期感染漏诊或抗生素治疗效果不佳，导致病变逐步进展，形成严重感染。多在伤后 10~12 周内出现迟发性临床症状，伴有骨不连。第二种情况，是由低毒力细菌引起的亚临床感染，早期无典型临床表现。该类患者通常可有隐痛或局部肿胀，无窦道形成及全身感染症状。实验室检查常无明

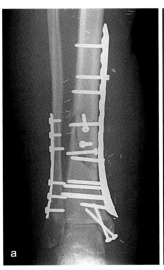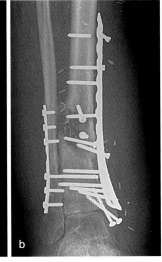

图 9.1-24a、b　随访 5 个月，患者情况良好，局部伤口干燥。术后 2 个月（a）及 5 个月（b）复查 X 线如上图所示。X 线显示骨溶解进行性加重，内固定松动，螺钉断裂，表明早期处理失败，骨折存在活动性感染。应行节段性骨切除及 Ilizarov 骨运输术，以促进骨愈合。

显异常。当骨折愈合不良、内固定松动时，感染趋于明朗。

诊断检查应侧重于确定骨折是否愈合。普通 X线及 CT 是最有价值的检查手段。有时内翻、外翻应力位影像学检查，有助于判断骨折愈合情况。

3.2.1 迟发感染

与早期感染相比，慢性感染持续时间较长，晚期可在内固定及死骨表面形成广泛的细菌生物膜。感染经骨膜下脓肿及窦道扩散至邻近软组织中。髓内钉术后，感染可沿髓腔扩散至交锁钉处。股骨逆行髓内钉或胫骨髓内钉术后，膝关节可能受累，发展为化脓性关节炎。干骺端钢板术后感染可波及邻近关节。抗生素的不合理使用，均会导致耐药菌株的产生。晚期感染治疗的成功率，很大程度上取决于感染的持续时间 [23, 25]。

骨折后迟发感染，会导致全身废用性骨质疏松，骨折端及内固定周围局部骨质吸收。此现象多提示慢性感染后内固定松动。通常情况下，慢性感染性骨不连应取出内固定。若骨折未愈合，则需更换固定装置，大多数情况下可采用外固定。外固定会对患者造成一定的不便，但它有可能使骨折在无感染情况下获得愈合，而无需二期翻修 [40]。

骨折后迟发感染的患者中，常见广泛的软组织受累及缺血性瘢痕形成。胫骨骨折钢板内固定术后尤为明显。建议由整形外科医生协助早期评估，必要时对上述软组织行根治性切除及游离皮瓣移植。

骨段切除可彻底去除死骨及残余生物膜，减少伤口内细菌数量。但可能会产生大段骨缺损，必要时可采用健康组织（带血管组织瓣）或抗生素缓释载体充填（图 9.1-25）。

慢性骨折后感染的治疗中，更换固定方式有时会比较困难。某些部位骨折后感染（如肱骨近端、股骨近端、骨盆），常无法使用外固定，因此内固定还是有必要的。但在活动性感染中，使用内固定存在很高的感染复发及再手术的风险 [40, 55, 60]。

骨折后慢性感染的治疗，有学者主张采用交锁髓内钉固定，但尚未达成共识 [61]。在精心挑选的

一组胫骨感染病例中，交锁髓内钉固定后，仅有不到一半的患者获得骨愈合，而无需进一步干预[62]。

这促使一些外科医生选择分期手术。一期，取除感染髓内钉，超扩髓腔，并留取标本。插入抗生素

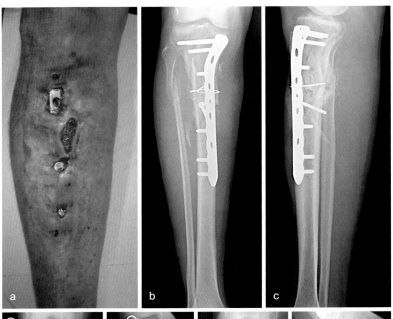

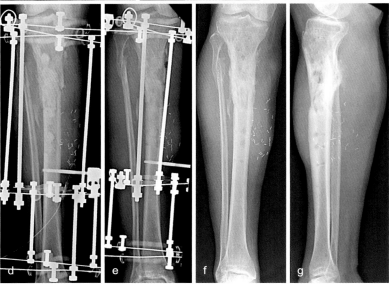

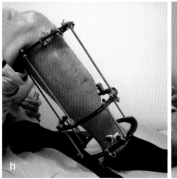
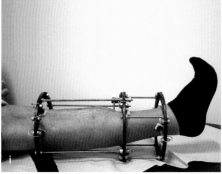
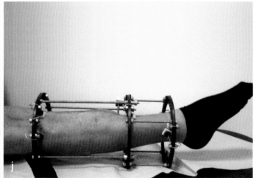

图 9.1-25a~j 摩托车事故致胫骨开放性骨折，伤后出现感染。伤后 16 周转入作者所在医院骨感染治疗中心。

a. 皮肤缺损伴钢板外露。

b、c. 骨折固定不稳定，有游离死骨块，后侧骨包壳 / 骨痂形成。

d. 未手术情况下，患者口服抗生素 7 周，感全身不适。术中将松动的内固定及数个坏死皮质骨块一并取除。胫骨 Ilizarov 架外固定，游离背阔肌皮瓣修复皮肤缺损。清创后大段骨缺损，取 20 mL 载庆大霉素硫酸钙 - 羟基磷灰石生物可吸收材料充填。深层组织标本细菌培养提示金黄色葡萄球菌、克雷伯氏杆菌及变形杆菌混合感染。

e. 术后 9 周，生物复合材料重塑，骨折在愈合中。

f、g. 术后 13 周（伤后 29 周）去除外固定，肢体感染无复发。术后 9 个月获得骨愈合。

h~j. 外固定治疗期间，患肢功能恢复良好。

PMMA 针临时固定。二期，3~4 周后将 PMMA 针更换为交锁髓内钉[61, 63]。

3.2.2 晚期感染

骨折感染后数月，如未做干预，在感染持续的情况下有可能获得骨愈合，也可能出现骨折不愈合，即感染性骨不连。手术可择期进行。术前充分评估，并改善患者的全身情况尤为重要。花时间劝说患者戒烟、改善营养状况、加强糖尿病护理、合理用药及改善血管条件等[33, 39, 64]是有必要的。如果患者全身情况良好，应至少术前 2 周停用抗生素，以提高术中深部组织标本细菌培养的检出率[25, 36]。

晚期感染——骨折愈合

骨折后早期感染，在骨折愈合后，依然可能存在残余感染。少数情况下，愈合良好的单纯骨折，可因邻近病灶直接蔓延或远隔病灶血源性播散，发展为感染。这通常是高毒力致病菌所致，可表现为急性骨髓炎的临床症状。

在骨折部位或手术切口处窦道形成前，患者常感疼痛、肿胀或全身不适症状。比较少见的是，取出内固定后，出现新的病理性骨折。

任何原因所致的慢性骨髓炎，应遵循如下治疗原则[20, 33, 39]：取除内固定，采集深部组织标本，行细菌培养及病理学检查。这些病例，至少为 Cierny-Mader Ⅲ 型骨感染，皮质、髓腔均受累。内固定取出后，彻底的骨清创非常重要。内固定钢板下通常有一层骨皮质坏死，钉孔内也常存在坏死或

感染的组织（图 9.1-26）。

取除感染的髓内钉后，应超扩髓腔至少 1~4 mm[61]。有学者建议股骨髓腔应扩至 17 mm（±1.5 mm），胫骨扩至 15 mm（±1.5 mm）[53]。值得注意的是，对于狭窄的髓腔，超扩过程中应避免穿透及热损伤，导致骨折或骨坏死。

必须彻底冲洗干净髓腔内骨碎屑。为了做到这一点，可在远端锁定钉周围行骨皮质开窗。

髓内钉去除后感染复发较为常见，原因在于感染骨清创不彻底，或未处理髓内死腔。当髓内钉术后感染持续时间较长时，原髓腔锉所至之处均可能形成死骨。这些死骨常位于骨折部位、锁定螺孔周围、骨皮质内及干骺端（图 9.1-27），通常只能通过局部开窗来清除。髓内钉去除后可通过 MRI 或 SPECT / CT 来定位这类病灶。

内固定取出及骨清创后所致骨缺损，必须予以处理。表浅缺损，可用周围健康组织充填。深部腔性骨缺损也应处理，否则会导致感染复发或再骨折[57, 65, 66]。髓腔内骨缺损，可用抗生素 PMMA 珠链或定制的抗生素 PMMA 棒充填[63]。两者均需在置入 4 周后去除，并行骨移植，以免再骨折[67]。

晚期感染——骨折不愈合

创伤后（＞3 个月）感染性骨折不愈合是矫形外科最难处理的问题之一。需多学科团队紧密合作，并具备良好的手术技巧、渊博的微生物学专业知识，才能取得良好的治疗效果[25, 40, 41, 42]，参见

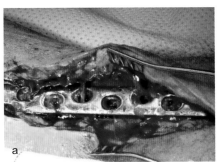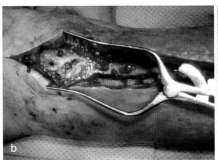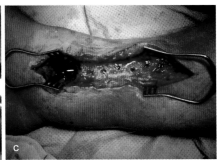

图 9.1-26a~c　胫骨闭合性骨折钢板内固定术后，伤口周围出现疼痛、红肿。

a. 取除钢板，清理脓液。

b. 钢板下有一薄层骨皮质坏死，骨断端也有部分坏死（可与图 9.1-13 和图 9.1-14 进行比较）。骨折端已有骨痂连接。

c. 取除钢板后，彻底切除坏死骨皮质，超扩钉孔，以免感染复发，可吸收庆大霉素缓释载体充填远端骨缺损。术后深部组织标本培养出凝固酶阴性葡萄球菌，给予短程口服抗生素治疗。

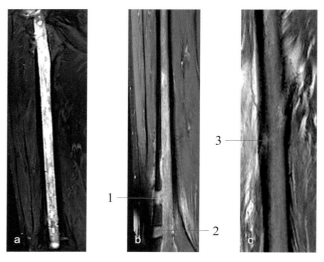

图 9.1-27a~c 去除感染髓内钉术后 7 个月，出现持续疼痛，远端交锁钉处窦道形成。

a. MRI 显示髓内高信号。

b. 股骨远端骨内膜受累（1），交锁钉孔周围死骨形成（2）。

c. 原骨折处皮质内脓肿（3）。单纯扩髓无法清除上述病灶。

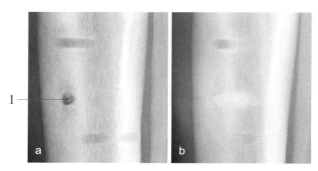

图 9.1-28a、b 去除外固定后，数周内自骨干外固定针眼处有持续渗出。其他针眼无感染，愈合良好。

a. X 线显示胫骨中段典型的环形死骨：中央环形死骨及周围骨吸收（1）。

b. 钻除死骨，载庆大霉素可吸收生物复合材料充填，以免再骨折及感染复发。

"第 9 章第 2 节 感染性骨不连"。

可吸收硫酸钙颗粒应用于骨缺损的充填，已在大宗病例研究中显示出良好的效果，但并不促进骨形成[57, 66]。生物活性玻璃用于感染性骨缺损，早期结果令人满意[68]。既能释放抗生素又能促进骨生长的复合材料，近期取得了引人注目的进展[69]。有报道慢性骨感染治疗后，再骨折的发生率为 3%~8%[57]。

外固定针可造成一种特征性的慢性感染，即便去除外固定针后，感染仍持续存在。X 线显示为一圈死骨，即环形死骨（图 9.1-28）。死骨可在感染治愈后，自行排出，但多数情况下需切除死骨，并短期给予抗生素治疗。

4. 总结

骨折后感染的有效治疗，需要对感染的病因及发病机制深入理解。手术医生应充分了解是否有细菌生物膜的形成，以及骨折和内固定周围死骨的解剖分布。治疗方案应由多学科团队协商决定，并遵循上述治疗原则。治疗上至少应包括：改善患者的全身状况、深部组织取样、彻底的骨清创、稳定固定、死腔充填、软组织覆盖及敏感抗生素应用。

5. 致谢

感谢 Geert Walenkamp、Peter Ochsner 及已故的 George Cierny Ⅲ开创性地提出了本章中所述的众多新理念，借此成功治愈了大量的患者。

参考文献

1. **Zimmerli W, Trampuz A, Ochsner PE.** Prosthetic joint infections. *N Engl J Med.* 2004 Oct 14;351(16):1645–1654.

2. **Trampuz A, Osmon DR, Hanssen AD, et al.** Molecular and antibiofilm approaches to prosthetic joint infection. *Clin Orthop Relat Res.* 2003;414:69–88.

3. **Zimmerli W, Moser C.** Pathogenesis and treatment concepts of orthopaedic biofilm infections. *FEMS Immunol Med Microbiol.* 2012 Jul;65(2):158–168.

4. **Gustilo RB, Anderson JT.** Prevention of infection in the treatment of one thousand and twenty-five open fractures of long bones: retrospective and prospective analyses. *J Bone Joint Surg Am.* 1976 Jun; 58:453–458.

5. **Zalavras CG, Marcus RE, Levin SL, et al.** Management of open fractures and subsequent complications. *J Bone Joint Surg Am.* 2007 Apr;89(4):884–895.

6. **Patzakis MJ, Wilkins J.** Factors influencing infection rate in open fracture wounds. *Clin Orthop Relat Res.* 1989 Jun;(243):36–40.

7. **Suzuki T, Hak DJ, Ziran BH, et al.** Outcome and complications of posterior transiliac plating for vertically unstable sacral fractures. *Injury.* 2009 Apr;40(4):405–409.

8. **Papakostidis C, Kanakaris NK, Kontakis G, et al.** Pelvic ring disruptions: treatment modalities and analysis of outcomes. *Int Orthop.* 2009 Apr;33(2):329–338.

9. Vaidya R, Kubiak EN, Bergin PF, et al. Complications of anterior subcutaneous internal fixation for unstable pelvis fractures: a multicenter study. *Clin Orthop Relat Res.* 2012 Aug;470(8):2124–2131.

10. **Kim HT, Ahn JM, Hur JO, et al.** Reconstruction of acetabular posterior wall fractures. *Clin Orthop Surg.* 2011 Jun;3(2):114–120.

11. **Hak DJ, Olson SA, Matta JM.** Diagnosis and management of closed internal degloving injuries associated with pelvic and acetabular fractures: the Morel-Lavallée lesion. *J Trauma.* 1997 Jun;42(6):1046–1051.

12. **Haas ML, Kennedy AS, Copeland CC, et al.** Utility of radiation in the prevention of heterotopic ossification following repair of traumatic acetabular fracture. *Int J Radiat Oncol Biol Phys.* 1999 Sep 1;45(2):461–466.

13. **Matta J.** Fractures of the acetabulum: accuracy of reduction and clinical results in patients managed operatively within three weeks after the injury. *J Bone Joint Surg Am.* 1996 Nov;78(11):1632–1645.

14. **Siebert CH, Hansen M, Wolter D.** Follow-up evaluation of open intraarticular fractures of the calcaneus. *Arch Orthop Trauma Surg.* 1998;117(8):442–447.

15. **Berry GK, Stevens DG, Kreder HJ, et al.** Open fractures of the calcaneus: a review of treatment and outcome. *J Orthop Trauma.* 2004 Apr;18(4):202–206.

16. **Heier KA, Infante AF, Walling AK, et al.** Open fractures of the calcaneus: soft-tissue injury determines outcome. *J Bone Joint Surg Am.* 2003 Dec;85-A(12):2276–2282.

17. **Bowen TR, Widmaier JC.** Host classification predicts infection after open fractures. *Clin Orthop Relat Res.* 2005 Apr;(433):205–211.

18. **Castillo RC, Bosse MJ, MacKenzie EJ, et al.** Impact of smoking on fracture healing and risk of complications in limb-threatening open tibia fractures. *J Orthop Trauma.* 2005 Mar;19(3):151–157.

19. **Gristina AG, Costerton JW.** Bacterial adherence and the glycocalyx and their role in musculoskeletal infection. *Orthop Clin North Am.* 1984 Jul;15 (3):517–535.

20. **Trampuz A, Zimmerli W.** Diagnosis and treatment of infections associated with fracture-fixation devices. *Injury.* 2006 May;37 Suppl 2:S59–S66.

21. **Schmidt AH, Swiontkowski MF.** Pathophysiology of infections after internal fixation of fractures. *J Am Acad Orthop Surg.* 2000 Sep–Oct;8(5):285–291.

22. **Watnick P, Kolter R.** Biofilm, city of microbes. *J Bacteriol.* 2000 May;182(10):2675–2679.

23. **Stewart PS, Costerton JW.** Antibiotic resistance of bacteria in biofilms. *Lancet.* 2001 Jul 14;358(9276):135–138.

24. **Bosse MJ, Gruber HE, Ramp WK.** Internalization of bacteria by osteoblasts in a patient with recurrent, long-term osteomyelitis. A case report. *J Bone Joint Surg Am.* 2005 Jun;87(6):1343–1347.

25. **McNally MA, Sendi P.** Implant-Associated Osteomyelitis of Long Bones. In: Zimmerli W, ed. *Bone and Joint Infections: From Microbiology to Diagnostics and Treatment.* John Wiley & Sons, 2015:303–323.

26. **Ochsner PE, Hailemariam S.** Histology of osteosynthesis associated bone infection. *Injury.* 2006 May;37 Suppl 2:S49–S58.

27. **Cierny G, 3rd, Mader JT, Penninck JJ.** A clinical staging system for adult osteomyelitis. *Clin Orthop Relat Res.* 2003 Sep;(414):7–24.

28. **McPherson EJ, Woodson C, Holtom P, et al.** Periprosthetic total hip infection: outcomes using a staging system. *Clin Orthop Relat Res.* 2002 Oct;(403):8–15.

29. **Ger R.** Muscle transposition for treatment and prevention of chronic traumatic osteomyelitis of the tibia. *J Bone Joint Surg Am.* 1977 Sep;59(6):784–791.

30. **Romanò CL, Romanò D, Logoluso N, et al.** Bone and joint infections in adults: a comprehensive classification proposal. *Eur Orthop Traumatol.* 2011 May;1(6):207–217.

31. **Willenegger H, Roth B.** Behandlungstaktik und Spaetergebnisse bei Fruhinfarkt nach Osteosynthese. [Treatment tactics and late results in early infection following osteosynthesis]. *Unfallchirurgie.* 1986 Oct;12(5):241–246. German.

32. **Burri C.** *Post-traumatic osteomyelitis.* Bern Stuttgart Vienna: Hans Huber Publishers; 1975.

33. **Cierny G 3rd, DiPasquale D.** Treatment of chronic infection. *J Am Acad Orthop Surg.* 2006;14(10):S105–110.

34. **Ziran BH, Smith W, Rao N.** Orthopaedic infections and osteomyelitis. In Rockwood CA. Green RW, Buchholz JD, et al, eds. *Rockwood and Green's Fractures in Adults.* Vol. 1, Wolters Kluwer/Lippincott Williams and Wilkins, 7th ed, 2012 624–627.

35. **Schiesser M, Stumpe KD, Trentz O, et al.** Detection of metallic implant-associated infections with FDG PET in patients with trauma: correlation with microbiologic results. *Radiology.* 2003 Feb;226(2):391–398.

36. **Sheehy SH, Atkins BA, Bejon P, et al.** The microbiology of chronic osteomyelitis: prevalence of resistance to common empirical anti-microbial regimens. *J Infect.* 2010;60(5):338–343.

37. **Trampuz A, Piper KE, Jacobson MJ, et al.** Sonication of removed hip and knee prostheses for diagnosis of infection. *N Engl J Med.* 2007 Aug 16;357(7):654–663.

38. **Puig-Verdié L, Alentorn-Geli E, González-Cuevas A, et al.** Implant sonication increases the diagnostic accuracy of infection in patients with delayed, but not early, orthopaedic implant failure. *Bone Joint J.* 2013 Feb;95-B:244–249.

39. **McNally MA and Nagarajah K.** Osteomyelitis. *Orthop Trauma.* 2010;24(6):416–429.

40. **Bose D, Kugan R, Stubbs D, et al.** Management of infected nonunion of the long bones by a multidisciplinary team. *Bone*

Joint J. 2015 Jun; 97-B:814–817.

41. **Ziran BH, Rao N, Hall RA.** A dedicated team approach enhances outcomes of osteomyelitis treatment. *Clin Orthop Relat Res.* 2003 Sep;(414):31–36.

42. **Salvana J, Rodner C, Browner BD, et al.** Chronic osteomyelitis: results obtained by an integrated team approach to management. *Conn Med.* 2005 Apr; 69(4):195–202.

43. **Diefenbeck M, Mennenga U, Gückel P, et al.** [Vacuum-assisted closure therapy for the treatment of acute postoperative osteomyelitis]. *Z Orthop Unfall.* 2011 Jun;149(3):336–341. German.

44. **Olesen UK, Juul R, Bonde CT, et al.** A review of forty-five open tibial fractures covered with free flaps. Analysis of complications, microbiology and prognostic factors. *Intern Orthop.* 2015 Jun;39(6):1159–1166.

45. **Berkes M, Obremskey WT, Scannell B, et al.** Maintenance of hardware after early postoperative infection following fracture internal fixation. *J Bone Joint Surg Am.* 2010 Apr;92(4):823–828.

46. **Rightmire E, Zurakowski D, Vrahas M.** Acute infections after fracture repair: management with hardware in place. *Clin Orthop Relat Res.* 2008 Feb;466(2):466–472.

47. **Nishitani K, Sutipornpalangkul W, de Mesy Bentley KL, et al.** Quantifying the natural history of biofilm formation in vivo during the establishment of chronic implant-associated Staphylococcus aureus osteomyelitis in mice to identify critical pathogen and host factors. *J Orthop Res.* 2015 Sep;33(9):1311–1319.

48. **Zimmerli W, Widmer AF, Blatter M, et al.** Role of rifampin for treatment of orthopedic implant-related staphylococcal infections: a randomized controlled trial. Foreign-Body Infection (FBI) Study Group. *JAMA.* 1998 May 20;279(19):1537–1541.

49. **Ovaska MT, Mäinen TJ, Madanat R, et al.** Predictors of poor outcomes following deep infection after internal fixation of ankle fractures. *Injury.* 2013 Jul;44(7): 1002–1006.

50. **Melcher GA, Hauke C, Metzdorf A, et al.** Infection after intramedullary nailing: an experimental investigation on rabbits. *Injury.* 1996; 27 Supp 3:SC23–26.

51. **Makridis KG, Tosounidis T, Giannoudis PV.** Management of infection after intramedullary nailing of long bone fractures: treatment protocols and outcomes. *Open Orthop J.* 2013 Jun;7:219–226.

52. **Al-Mayahi M, Betz M, Müller DA, et al.** Remission rate of implant-related infections following revision surgery after fractures. *Intern Orthop.* 2013 Nov;37(11):2253–2258.

53. **Ochsner PE, Göele A, Buess P.** The value of intramedullary reaming in the treatment of chronic osteomyelitis of long bones. *Arch Orthop Trauma Surg.* 1990;109(6):341–347.

54. **Zalavras CG, Sirkin M.** Treatment of long bone intramedullary infection using the RIA for removal of infected tissue: indications, method and clinical results. *Injury.* 2010 Nov;41 Suppl 2:S43–47.

55. **Conway J, Mansour J, Kotze K, et al.** Antibiotic cement-coated rods: an effective treatment for infected long bones and prosthetic joint nonunions. *Bone Joint J.* 2014 Oct;96-B(10):1349–1354.

56. **Hanssen AD.** Local antibiotic delivery vehicles in the treatment of musculoskeletal infection. *Clin Orthop Relat Res.* 2005 Aug;(437):91–96.

57. **Ferguson JY, Dudareva M, Riley ND, et al.** The use of a biodegradable antibiotic-loaded calcium sulphate carrier containing tobramycin for the treatment of chronic osteomyelitis: a series of 195 cases. *Bone Joint J.* 2014 Jun;96-B(6):829–836.

58. **Zalavras CG, Patzakis MJ, Holtom P.** Local antibiotic therapy in the treatment of open fractures and osteomyelitis. *Clin Orthop Relat Res.* 2004 Oct;(427):86–93.

59. **Sendi P, Zimmerli W.** Antimicrobial treatment concepts for orthopaedic device-related infection. *Clin Microbiol Infect.* 2012 Dec;18(12):1176–1184.

60. **Prasarn ML, Ahn J, Achor T, et al.** Management of infected femoral nonunions with a single-staged protocol utilizing internal fixation. *Injury.* 2009 Nov;40(11):1220–1225.

61. **Brinker MR, O'Connor DP.** Exchange nailing of ununited fractures. *J Bone Joint Surg Am.* 2007 Jan; 89(1):177–188.

62. **Petrisor B, Anderson S, Court-Brown CM.** Infection after reamed intramedullary nailing of the tibia: a case series review. *J Orthop Trauma.* 2005 Aug;19(7):437–441.

63. **Madanagopal SG, Seligson D, Roberts CS.** The antibiotic cement nail for infection after tibial nailing. *Orthopedics.* 2004 Jul;27(7):709–712.

64. **Lazzarini L, Mader JT, Calhoun JH.** Osteomyelitis in long bones. *J Bone Joint Surg Am.* 2004 Oct;86-A(10):2305–2318.

65. **McKee MD, Li-Bland EA, Wild LM, et al.** A prospective, randomized clinical trial comparing an antibiotic-impregnated bioabsorbable bone substitute with standard antibiotic-impregnated cement beads in the treatment of chronic osteomyelitis and infected nonunion. *J Orthop Trauma.* 2010 Aug;24(8):483–490.

66. **Chang W, Colangeli M, Colangeli S, et al.** Adult osteomyelitis: debridement versus debridement plus Osteoset T pellets. *Acta Orthop Bel.* 2007 Apr;73(2):238–243.

67. **McNally MA, Small JO, Tofighi HG, et al.** Two stage management of chronic osteomyelitis of the long bones. The Belfast Technique. *J Bone Joint Surg Br.* 1993 May;75(3):375–380.

68. **Romanò CL, Logoluso N, Meani E, et al.** A comparative study of the use of bioactive glass S53P4 and antibiotic-loaded calcium sulphate bone substitutes in the treatment of chronic osteomyelitis. *Bone Joint J.* 2014 Jun;96-B:845–850.

69. **McNally MA, Ferguson JY, Lau A et al.** Single-stage treatment of chronic osteomyelitis with a new absorbable, gentamicin-loaded, calcium sulphate/hydroxyapatite biocomposite. A prospective series of 100 cases. *Bone Joint J.* 2016 98-B: 1289–1296.

第2节 | 感染性骨不连

Johan Lammens, Peter E Ochsner, Martin A McNally

邓银栓 黄强 译

1. 概述

感染性骨不连是指骨折部位存在感染，影响了骨折的正常愈合。如观察到骨折愈合无进展，不做干预骨折无法愈合，就可以认定发生了骨不连。与无菌性骨不连相比[1]，感染性骨不连诊断能更早。骨折断端出现不稳、严重感染、重度骨质疏松时，即使在受伤后短期内，也可预测骨折无法进一步愈合。

感染可以是急性的，也可以是慢性的。一般来说，感染多为外源性，而血源性感染导致的感染性骨不连是非常罕见的。开放性伤口原发性污染、清创不彻底、手术创伤、超过 7 天的伤口负压治疗、骨折部位软组织过度延期闭合是导致感染发生及骨折不愈合的重要因素。

导致感染性骨不连有多种因素（表 9.2-1），其中最重要的是 Gustilo Ⅲ 型开放性骨折、局部软组织广泛损伤、严重粉碎性骨折、保留无血运骨质及早期手术处理不当（图 9.2-1）[2, 3]。

无菌性骨不连分类对感染性骨不连的诊疗无太大价值[4]。肥大性骨不连或萎缩性骨不连在 X 线片上可表现出一些影像学特征，但体现感染性骨不连严重程度的因素主要是骨坏死的程度、游离死骨的存在（图 9.2-2）及感染源的毒力。

骨折断端周围出现骨膜成骨，表明局部骨组织活力良好。反之，如数月后无新生骨形成，则表明骨活力欠佳或死骨，表现为感染组织包裹的游离骨块（死骨）（图 9.2-3）。

表 9.2-1　影响感染性骨不连发生和愈合的因素概述

患者因素	骨折情况	手术因素
肥胖	开放性骨折	骨折不稳定
吸烟	骨折类型	骨折过度固定
滥用药物	骨折部位	骨折复位欠佳
使用类固醇激素	骨缺损	伤口负压治疗时间过长
血管功能不全	软组织缺损	软组织损伤过度（手术操作、骨膜剥离）
免疫抑制	感染	
代谢紊乱		
内分泌失调		

1.1 分类

骨折感染时（参见"第 9 章第 1 节　1.4 骨折后感染分类"），对感染性骨不连进行分类，有助于更好地理解每个病例及制订合理的治疗方案。Weber 和 Cech[4] 将所有的骨不连（感染性和无菌性）分为两大类：即有活力的骨不连和无活力的骨不连。A、B、C 型属有活力的骨不连，未愈合的骨折端两侧均有活骨存在，这种情况在感染性骨不连中并不常见；D、E 型属无活力的骨不连，骨折的一端或两端存在死骨，E 型在骨不连部位存在游离死骨块；F、G 型也属无活力的骨不连，且骨不连断端存在间隙。

图 9.2-3 是典型的 Weber 和 Cech E 型感染性骨不连，可见胫骨中段存在一游离死骨块。此分类非

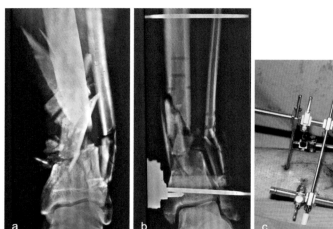
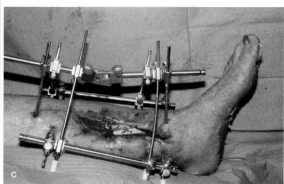

图 9.2-1a~c　55 岁男性，树木砸伤小腿。

a. 正位 X 线片：胫腓骨远端粉碎性骨折。

b. 3 个月后入院时 X 线片显示骨折断端几乎无骨膜反应，表明骨质已坏死。

c. 查体可见软组织缺损、骨外露。骨折端固定不稳定。

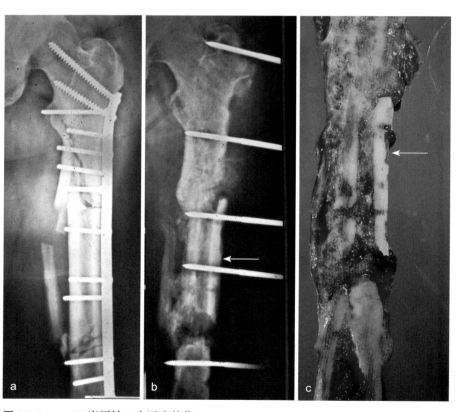
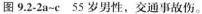
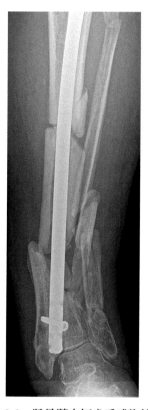

图 9.2-2a~c　55 岁男性，交通事故伤。

a.　　股骨开放性骨折，AO 分型 3.2 -C2 型，因严重创伤性骨髓炎，术后 9 个月将钢板内固定更换为外固定架固定。

b、c. 1 年后患者死亡，尸检时发现股骨骨膜新生骨主要位于内侧，中段部分骨质重塑。外侧皮质骨块界限清楚，有大量肉芽组织包裹，无骨重塑及新骨形成征象（箭头处）。此时彻底清创至少需要清除中段外侧骨质（箭头处）及全部肉芽组织。

图 9.2-3　胫骨髓内钉术后感染性骨不连。胫骨远折端内侧可见骨膜新生骨形成，中央骨段及近折端未见骨膜反应。远折端可见废用性骨质疏松，但中央骨段及近折端无骨质疏松。髓内钉已进入踝关节内，并存在轴向移位。

常实用，强调了识别死骨区的重要性，如果存在感染，术中必须彻底清除。

诸多因素可导致感染性骨不连的发生，并在一定程度上决定了治疗的难易程度。Calori 等[5]（表9.2-2）提出的骨折不愈合评分系统（NUSS），包括导致骨不连的全身及局部危险因素，可为每个病例做量化评分。感染作为骨不连的独立影响因素，在评分系统中所占权重较大。NUSS 评分有助于制订治疗方案，并且能够对感染性骨不连进行对比分析[6]。基于骨不连严重程度而提出的一个专门的"阶梯治疗策略"，可作为治疗方法选择的依据。0~50 分表示骨不连的严重程度，具体使用中

将 NUSS 评分所得分数乘以 2。0~25 分的患者，可用简单的方法进行治疗，26~75 分的患者，需要更多的专科治疗，超过 75 分的患者可考虑截肢。但对于感染性骨不连患者，这个评分和推荐的治疗方案之间的可靠性，尚未得到充分验证。一些观点仍有争议，如骨折坚强固定及解剖复位反而对总体评分有负面影响，此问题文中未做讨论。

"感染性骨不连的部位对治疗方法的选择有很大影响。骨骺/干骺端骨不连发生于骨松质中，骨折断端两个主要骨端间的接触面相对较大，发生骨吸收的可能性较小。创伤后骨干部位骨不连更易形成广泛的骨坏死及骨吸收。"

表 9.2-2　参照 Calori 等[5] 骨折不愈合评分系统（NUSS）

		分值	最高分值
骨折情况			
骨的质量	好	0	
	中等，如轻度骨质疏松	1	
	差，如严重骨质疏松或骨量减少	2	
	非常差（坏死，表现为无血运或感染）	3	3
原发伤——开放性或闭合性骨折	闭合	0	
	Gustilo Ⅰ 型开放性骨折	1	
	Gustilo Ⅱ、Ⅲ A 型开放性骨折	3	
	Gustilo Ⅲ B~C 型开放性骨折	5	5
既往骨不连手术次数	无	1	
	＜ 2	2	
	＜ 4	3	
	＞ 4	4	4
既往骨不连手术方式	微创手术：闭合复位内固定，如螺钉、克氏针	0	
	髓内钉固定	1	
	髓外固定	2	
	任何包括骨移植的骨折固定术	3	3
初次手术骨折端稳定性	不稳定	0	
	稳定	1	1
Weber 和 Cech 骨不连分类	肥大型	1	
	营养不良型	3	3
	萎缩型	5	5

（续表）

		分值	最高分值
骨折复位质量	非解剖复位	0	
	解剖复位	1	1
骨缺损大小	0.5~1 cm	2	
	1~3 cm	3	
	＞ 3 cm	5	5
软组织情况			
状态	完整	0	
	既往行普通小手术，有轻微瘢痕	2	
	既往行软组织缺损修复手术，如皮肤缺损、局部皮瓣转移、多处切口、骨筋膜室综合征、陈旧性窦道	3	
	既往行复杂的软组织缺损修复手术，如游离皮瓣	4	
	血运差：肢体远端无脉、毛细血管充盈差、静脉功能不全	5	
	存在皮肤损伤 / 缺损，如溃疡、窦道、骨或钢板外露	6	6
患者风险评估			
ASA 级别	1 或 2	0	
	3 或 4	1	1
糖尿病	无	0	
	有：血糖控制良好（糖化血红蛋白＜ 10）	1	
	有：血糖控制不良（糖化血红蛋白＞ 10）	2	2
血液化验	FBC：WBC＞ 12（×10^9/L）	1	
	ESR＞ 20（mg/dL）	1	
	CRP＞ 20	1	3
临床感染情况	清洁	0	
	既往感染或者可疑感染	1	
	细菌感染	4	4
药物使用情况	类固醇	1	
	NSAIDs	1	2
是否吸烟	否	0	
	是	5	5

注：ASA，美国麻醉学会；FBC，全血细胞计数；WBC，白细胞计数；ESR，红细胞沉降率；CRP，C 反应蛋白；NSAIDs，非甾体抗炎药。

2. 临床表现与影像学检查

感染性骨不连的诊断较为明确。急性感染或局部有渗出病史的患者，骨折愈合不良就可确诊为感染性骨不连。不过一些肥大型骨不连患者骨折断端可能非常稳定，局部无异常活动度。感染性骨不连的临床表现包括跛行、因疼痛使用拐杖辅助行走及邻近关节功能障碍，有时可能存在间歇性流脓、渗出，窦道形成，不同窦道间可以相通连。

实验室检查很少能提供有价值的信息，红细胞沉降率、C 反应蛋白及白细胞计数一般是正常的，或者仅轻度升高。

低毒力的感染临床难以诊断（参考第 7 章中的更多诊断信息），无瘘管、窦道存在，唯一征象可能是内植物周围进行性的骨溶解。

任何经坚强内固定及软组织覆盖良好的骨折，如果无法愈合，外科医生应高度怀疑低毒力感染的存在。如患者有开放性骨折病史，伤口愈合不良或合并其他情况（如糖尿病、吸烟、周围血管病变），也应怀疑存在低毒力感染，需进一步做相应检查。

微生物鉴定需从深部组织采样（参考"第 9 章 第 1 节 骨折后感染"），不宜采用表浅伤口或窦道拭子培养，这样培养出的细菌常常是皮肤菌群，并非真正的致病菌。

2.1 影像学检查方法

下列影像学检查方法有助于诊断可疑的感染性骨不连（参考"第 7 章 诊断"）。

- 标准的 X 线片检查是诊断感染性骨不连重要的基本检查方法。除随访外，应拍摄近期 4 个体位的 X 线片（包括正位、侧位、内斜位、外斜位），以提供有价值的诊断信息。应特别关注骨不连的局部情况，包括骨缺损的范围、骨膜反应传递出的骨质活力、异物残留（如金属、骨水泥珠链）、死骨（图 9.2-5a，图 9.2-12b）及软组织情况等。有必要反复进行 X 线检查，以监测骨不连愈合情况。
- CT 检查：必要时结合低剂量 CT 投影正弦

图，是确定死骨最敏感的方法。但这需要经验丰富的影像科医生，以将感染性骨坏死区、游离死骨与复杂性骨折愈合后骨质不规则凸起相鉴别。

- 三相抗粒细胞闪烁成像技术：有助于了解骨质活力及局部感染情况。同时辅助 SPECT/CT 检查能够提供更详细的解剖结构信息。也可以采用 Nanocolloid 技术 [7]。
- MRI 检查：可清晰显示局部感染引起的水肿及炎性区域，但不显示死骨。MRI 可明确脓液在骨质周围软组织内的扩散情况，同时能很好地显示窦道，在治疗决策的制订中有一定的辅助作用。
- 窦道造影在术中非常有用。向窦道内注射亚甲蓝及造影剂的混合液，用 C 臂机确定窦道的范围，手术时根据亚甲蓝的染色范围切除窦道组织。染料可达骨质，但不会进入骨组织中。
- 如怀疑肢体循环受损，血管造影是必要的。历经长时间的慢性感染及骨不愈合，很难触及血管搏动。设计带血管蒂游离皮瓣时，如超声多普勒探测不到血流，术前应做血管造影。

2.2 功能评估

感染性骨不连的治疗涉及非常精细的功能重建，此过程需花费数月甚至一年以上。决定进行肢体重建或截肢时，须仔细评估肢体整体的情况。下列因素有利于保肢：

- 足部：足底感觉完整；无或存在可以矫正的马蹄足畸形；踝关节无疼痛，可活动或踝关节固定于中立位。
- 膝关节：无严重的疼痛性骨关节炎；无或存在可矫正的关节错位（轴向或旋转）；无痛性主动活动良好。
- 上臂骨不连患者，手功能良好。
- 有能力及决心完成重建计划的患者。

3. 治疗

任何感染性骨不连的治疗都始于彻底清创，包括组织标本的采集、细菌培养及病理学检查。控制感染是骨不连治疗的前提条件。干骺端骨不连，仅需加压处理就能够获得骨愈合；而骨干部感染性骨不连，肥大型骨不连较为少见。在进行复杂的骨重建之前，必须进行广泛的死骨切除，以控制感染。骨重建的同时，应恢复肢体的正常长度。

3.1 手术入路、探查及清创

手术入路：尽可能沿原手术切口进入，能较好地显露所需清创的整个区域（图 9.2-4a、b）。如采用其他手术入路，需考虑到最终采用骨皮质剥削技术及骨松质移植填充骨缺损区域，必要时联合整形外科医生完成游离皮瓣移植。

探查：每一次感染性骨不连手术都应明确骨与软组织感染的具体情况，包括感染范围、程度、组织标本采集的部位。钢板及螺钉周围的组织标本尤

为重要（图 9.2-4b）。所采集的标本应一分为二，一部分用于细菌培养等微生物学检查；另一部分用于组织病理学检查。至少应采集 3~6 份标本，每份标本单独保存，以避免交叉污染。如有金属内植物或异物，可通过超声裂解法获得金属、异物表面的生物膜，通过生物膜培养，获得病原微生物。采集标本后或松止血带前 10 分钟，应立即给予经验性抗生素治疗。

清创：每一例感染性骨不连的治疗，清创是基础。医用植入材料及阻碍骨桥接的死骨都应彻底清除。细菌数量的减少有赖于自身免疫力及抗生素的有效使用。亚甲蓝及造影剂混合物联合注射，有助于确定窦道范围、脓腔大小及死骨位置（图 9.2-4b）。经窦道注入造影剂后，通过透视可确定脓腔的范围，便于将其彻底清理。内植物及所有异物，包

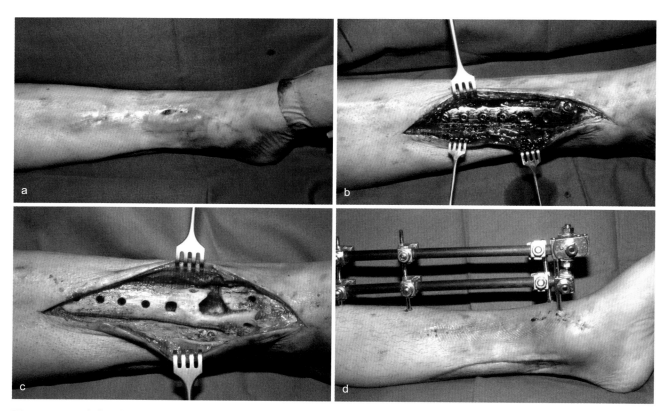

图 9.2-4a~d 患者男性，36 岁。
a. 小腿骨折复位固定术后 6 月，局部窦道形成，清创前窦道内注射亚甲蓝。
b. 钢板周围肉芽组织已被亚甲蓝染成蓝色。
c. 清创后。
d. 局部皮瓣转移后伤口愈合良好。皮瓣供区网状植皮覆盖，骨不连采用外架维持稳定。

括庆大霉素珠链、残余骨替代物、同种异体骨都应彻底清除；死骨、紧邻脓腔及窦道的感染筋膜也要切除。死骨常被肉芽、瘢痕组织及脓液包裹，有时也可能包埋于髓腔内的新生骨或周围骨痂中，清除相对容易，但术前应通过 X 线或 CT 确定位置。

确定骨切除范围较为困难，死骨与有活力骨质间界线通常不明显。清创时常见的错误，包括死骨未清除彻底，或过于激进，切除有活力的骨组织过多。术前 X 线片上死骨常表现为边缘清晰的高密度影（图 9.2-1，图 9.2-2）。而重建骨代谢异常活跃，X 线显示骨量减少，表面有一层新的膜化骨层（图 9.2-2，图 9.2-3）。

判断骨质是否有活力，简单有效的办法是术中观察骨质是否渗血。肉芽组织清除后如为活骨，可观察到骨面点状出血；也可用骨凿去除薄层骨质，可观察到创面小的点状出血，即所谓的"红辣椒征"（图 9.2-4c）[8]。用骨凿凿除薄层骨质的办法可用来评估骨的质量，死骨通常很脆。清创可在止血带下完成，即使不松止血带，也能在活骨上观察到点状出血。骨组织清创完毕后，放松止血带，可观察到剩余骨面明显出血。通常情况下，广泛的髓腔出血会影响手术视野，但如果任何手术区域出血不明显，那就需要进一步清创。清创结束后，用大量生理盐水冲洗，以减少细菌数量。清创后残留的骨缺损可旷置或临时采用抗生素骨水泥充填。

分期清创：通常情况下，一期清创可将感染骨组织全部清理干净，并同期进行重建手术。但遇到广泛骨坏死或全身情况较差的患者，清创结束后最好等待至少 1 周时间，再进行骨与软组织重建。这有助于在重建手术前，明确是否需二次清创，同时又可根据患者药敏试验结果，选择敏感抗生素进行抗炎治疗。对于感染严重的患者，一些外科医生主张反复清创，但此举增加了重复感染的风险。如一期清创非常彻底，则不必反复清创。

3.2 固定

清除死骨及感染骨组织后，保持骨缺损断端稳定，是感染性骨不连治疗的最重要环节。骨缺损断端稳定有利于软组织愈合、骨桥接及新生血管形成，并有利于抗生素到达骨缺损部位；如断端不稳定，持续骨不连及感染复发的风险就会增加。

3.2.1 临时固定

一般来说，感染性骨不连清创后断端变得更加不稳定，因此，固定是有必要的。通常情况下，外固定架可有效稳定骨缺损断端，因其跨越了感染部位而不接触感染灶，减少了再次感染的概率。

某些情况下，感染性骨不连可整段切除，遗留节段性骨缺损。此方法适用于腓骨中段感染性骨不连、中足感染性骨不连及跖骨中段感染性骨不连。

3.2.2 最终固定

一旦局部感染完全控制，骨缺损断端必须保持长期稳定，直至骨不连部位有连续骨痂连接。此过程耗时较长，甚至数月。

3.2.3 外固定架固定

多数创伤治疗中心首选外固定架固定。如需整形外科重建，安装外固定架前应与整形外科医生商讨，确定外固定架放置的位置。单边外固定架（图 9.2-4d）比环形外固定架体积小，能为重建手术提供更好的入路选择。Ilizarov 环形外固定架在使用期间可连续进行角度校正，如马蹄足畸形的矫正。其提供了良好的角度和旋转稳定性，允许早期负重。在治疗感染性骨不连中，Ilizarov 牵张成骨技术是一项重要的骨缺损修复技术。

3.2.4 内固定

为使患者术后早期负重，又能减少生活不便，外科医生考虑在感染性骨不连清创后，采用内固定稳定骨缺损断端。内固定可在清创完成后即刻进行，也可在外固定架和抗生素治疗一段时间后二期进行。

Klemm 研究了彻底清创，尤其是经局部抗生素及外固定治疗后，采用带锁髓内钉固定骨缺损断端的可行性[9]。报道采用该方法治疗股骨感染性骨不连，成功率为 89%，而胫骨仅为 62%。其结论是髓内钉固定不如外固定架安全。之后的文献比较了单独应用外固定架与二期将外固定架更换为髓内钉固定，两组患者治疗结果相似。但二期更换髓内钉组，患者生活上的不便更少[10]。早期更换髓内钉组可能较单纯外固定架治疗组更有利，但不应低估再次感染的风险[11]。据报道，因感染复发或骨不愈合，再次手术的风险高达27%。鉴于感染性骨不连治疗的复杂性，且与外固定架组相比，更换髓内钉组致残率更低[12]，这种结果也许是可接受的。感染根治后，在骨性愈合的基础上，有髓内钉保护，可避免再次骨折；但大多数创伤治疗中心建议拔除髓内钉，以减少感染复发的风险。近年来，在彻底清创及感染指标（红细胞沉降率、C反应蛋白和白细胞计数）正常的情况下，置入带有抗生素骨水泥（PMMA）涂层的髓内钉来治疗感染性骨缺损[13]，此法具有一定优势，但仍然面临感染复发的潜在风险（25%~40%）和再次手术的可能。

3.3 骨重建

3.3.1 骨皮质剥削术与自体骨松质移植

骨皮质剥削术

自体骨移植的最佳部位在血供良好区域，此情况与骨膜下成骨类似。在骨不连两断端，用峨眉凿凿开薄层有活力的骨皮质，连同骨膜及邻近肌肉一并掀起，包绕骨缺损区域，并在骨缺损间隙内植入自体骨松质[4]，有利于促进新骨形成及骨重塑。

自体骨移植

植入的新鲜自体骨松质，为骨不连区域带来了有活力的成骨细胞及骨诱导基质。成骨细胞及骨诱导基质刺激局部微环境形成新骨。大约6周内形成编织骨，并将骨不连两端连接在一起。在骨缺损断端足够稳定的条件下，此种未成熟的编织骨开始重塑。清创彻底的情况下，小范围骨缺损最佳修复材料是自体骨松质。由于可供重建之用的自体骨松质来源有限，节段性骨缺损的长度宜在3~4 cm之内，超出此范围应考虑其他治疗方案。自体骨松质移植仍被视为促进骨愈合及修复小范围骨缺损的金标准[14]。

自体骨松质的获取

骨松质主要取自髂前上棘和髂后上棘，如获取的骨松质骨量有限，也可以考虑从胫骨近端、股骨、胫骨远端、桡骨远端取骨。骨皮质屑可从股骨髓腔内获取。外科医生最好是从感染性骨不连的肢体同侧取骨。

髂后上棘外板：是自体骨松质的良好来源。患者取侧卧位，常规消毒铺巾。沿髂后上棘切开，或自近端内侧向远端外侧做斜行切口，避免损伤臀上皮神经及坐骨神经。显露骶髂关节上方的髂骨外板，自髂嵴向远侧开约5 cm×5 cm大小的骨皮质窗，取下的骨皮质修剪成碎骨块。用刮匙、峨眉凿在骨松质层刮取大量骨松质，切成豌豆大小，置于容器内，湿纱布覆盖。髂骨取骨处明胶海绵填塞止血，切口不放置引流或放置非负压引流，以避免大量出血。在某些情况下，也可采用俯卧位完成取骨[15]。

髂前上棘内板：可在仰卧位完成手术，但能获取的自体骨数量更加有限。手术时注意保护股前外侧皮神经。与髂后上棘取骨一样，取骨区可能会出现肿胀、疼痛、血肿、出血甚至感染[16]。

股骨：铰刀－冲洗－吸引技术（RIA）是一项从股骨或胫骨髓腔内获取大量自体骨的新技术[17]。该技术可获得大量优质的移植骨，已证实其细胞活力与髂骨相同[18]。骨科医生及创伤外科医生都非常熟悉骨折扩髓技术，故RIA相对简单。但由于设备及扩髓的目的不同，应避免包括骨折在内的并发症[19, 20]。用比髓腔最窄部位大1~4 mm的铰刀冲洗吸引器，以脉冲方式单次通过髓腔完成取骨。铰刀最小直径为12 mm，最大直径为16.5 mm。如果取骨部位髓腔直径小于10 mm或皮质过薄，则不适合取骨；应避免偏心扩髓，以免锋利的铰刀前刃及侧刃铰伤皮质，导致医源性骨折。铰刀取骨过程中，冲洗与抽吸同时进行，应避免过度加压，防止抽吸装置堵塞。持续抽吸会掩盖潜在的失血，应有预见性。只要运用得当，此技术是安全的，文献报道其并发症低于2%[21]。对大段骨缺损，推荐应用此技术，通常与Masquelet技术相结合，如本章3.3.4所述[22]。

植骨处理

方法：暴露植骨区域，将主要骨折块间的纤维组织仔细清除，尽可能多地保留骨膜，充分显露骨缺损断端，如局部骨质活力欠佳，不宜植骨，需进一步清创。

如何植骨（图 9.2-5）：植入的骨组织不能放在骨膜外，否则，移植骨无法与骨膜下骨融合，起不到连接主要骨折断端的作用。因此，植入前应做去皮质化处理，以便植骨可直接接触骨膜下健康骨组织。植骨至少应超过骨缺损或骨不连区域 2.0 cm。移植的骨松质最好置于掀开的骨皮质下，也可放置在骨折近、远端周围，以及骨端间、骨缺损处。骨移植后，植骨区的皮肤必须关闭，如果创面无法闭合，需整形外科医生行局部或游离皮瓣转移覆盖。如果将植骨置于胫骨前外侧，皮肤切口更易于关闭；如植骨位于胫腓骨之间，则会形成骨桥。

Papineau 技术

Papineau 技术，即开放性骨松质移植技术，是一种重建局限性骨缺损、骨不连的传统技术[23]。将骨松质植入后，伤口开放，用非黏附性敷料覆盖。清创后，用无菌敷料（如聚己缩胍浸泡）保护开放伤口，防止严重感染。一旦骨面被新鲜肉芽组织覆盖（图 9.2-6a），第二步采用大量自体骨松质充填空腔（图 9.2-6b）。继续使用无菌湿敷料保护伤口，但局部仍容易发生严重感染。肉芽组织无法长入的浅表骨松质需去除，一旦骨松质表面完全被肉芽组织覆盖，可用游离植皮消灭创面[24, 25]。一种改良方法是 Papineau 技术联合伤口负压治疗，已应用于临床[26]。Papineau 技术简单易行，可在资源有限的条件下完成，但耗时较长。通常会遗留不稳定瘢痕，有反复感染、间断性伤口破溃的倾向（图 9.2-6d）。

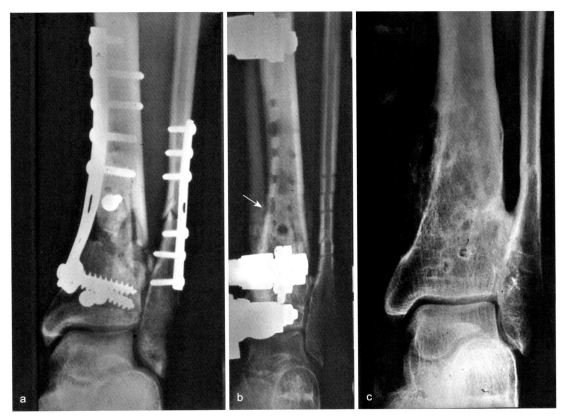

图 9.2-5a~c　如图 9.2-4 所示，为同一患者 X 线片。
a. 术前情况，骨折内固定术后 5 个月（图 9.2-4a）。骨不连区域死骨形成。
b. 自体骨松质移植外固定架固定术后 3 个月，骨断端已有连续性骨痂形成（箭头处）。
c. 翻修后 10 年，无感染复发及骨性关节炎。

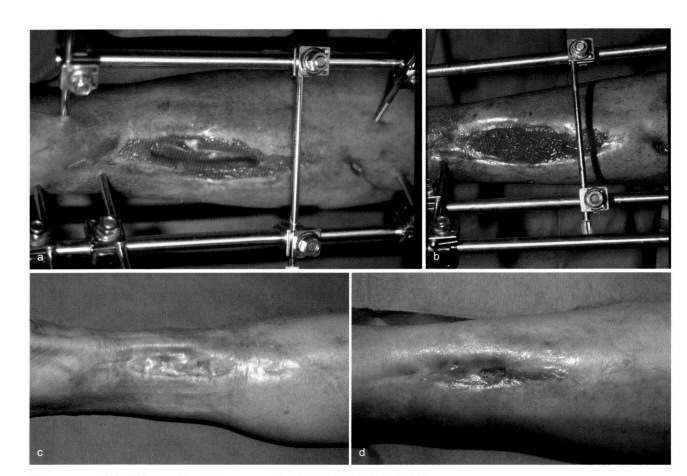

图 9.2-6a~d 患者男性，52 岁。采用 Papineau 技术行开放性自体骨松质移植。

a. 清创后 3 周，开放性伤口周围可见肉芽组织生长，准备植骨。

b. 骨缺损区用大量颗粒状自体骨松质填充。

c. 4.5 个月后，瘢痕组织覆盖伤口。

d. 6 年后，不稳定瘢痕出现间断性伤口破溃。

3.3.2 同种异体骨移植

同种异体骨不宜用于活动期感染性骨缺损的治疗。初期短暂的骨诱导之后，同种异体骨容易发生免疫抗体反应，从而破坏骨诱导的初始效应。同种异体骨与自体骨松质混合移植也为禁忌，因混合移植后会导致自体骨松质成骨效应的破坏（图 9.2-12c、图 9.2-13）。

3.3.3 骨形态发生蛋白与其他骨替代物

临床上骨诱导因子的应用，仅限于骨形态发生蛋白 2、7（BMP-2、BMP-7）。两者均已在多中心研究中进行了分析，一个多用于开放性骨折，一个多用于骨不连。

统计学分析显示，骨形态发生蛋白能起到轻到中度的骨诱导作用[27, 28]，可富集、激活间充质干细胞，并诱导其向成骨细胞分化[29]，此作用非常短暂（不超过 24 小时）。BMP 价格昂贵，限制了临床应用[30]。干骺端、营养正常型骨不连或肥大性骨不连无需使用 BMP。BMP 对萎缩性骨干部骨不连及骨缺损形成的假关节有效，但必须联合自体骨松质移植或与培养了间充质干细胞的磷酸三钙支架联合使用[31]。有学者担忧，如制造商推荐的 BMP 使用超生理剂量，可能会引起肿瘤[32]。

BMP 应用于感染性骨不连的治疗，临床上尚未进行评估。对骨愈合生物学反应不良的患者（如使用激素、四肢曾接受放疗、结缔组织病），应用 BMP 或许是可行的，但这需进一步研究。一般来说，只能在感染根除后二期骨重建阶段使用。

3.3.4 膜诱导原理

感染性骨不连时，包括骨膜在内的周围软组织很大程度上被破坏了。Masquelet 介绍了一种在骨缺损区创建一个全新环境，以利于骨重建的方法[33]。彻底清创后，准备一个含敏感抗生素的骨水泥（PMMA）spacer，硬化前将其放置于骨缺损处，并稍微覆盖骨缺损边缘（图 9.2-7a、b），缝合皮下组织及皮肤，将 spacer 有效覆盖。一段时间后，PMMA 被一层纤维血管化膜包裹。4~8 周后取出骨水泥 spacer，其周围的诱导膜上可见新生血管形成（图 9.2-7c）。已证实诱导膜内含有骨前体细胞及骨诱导生长因子[34]。取自体骨松质填满诱导膜内空腔。为保证骨缺损断端的稳定，宜采用外固定，但曾有使用髓内钉固定的报道[35]。5.0 cm 左右的骨缺损，牢固愈合需要一年甚至更长时间[36]。骨端失稳或全身情况不佳，可能会造成下肢大段骨缺损治疗失败。

3.3.5 Ilizarov 技术

Ilizarov 研发了一种用于稳定骨折、矫正畸形、修复骨缺损，同时可允许关节活动及康复的骨科治疗技术。他详细介绍了牵张成骨与节段骨搬运相结合的治疗方法[37]。该技术的主要优点是自体新骨的"就地"节段性再生，患肢无需植骨[38]。所生成的再生骨有足够的直径，足以替代原骨缺损区，机械强度优于自体骨松质移植及带血管游离骨移植。在所有骨缺损重建技术中，Ilizarov 技术在实现无感染骨愈合方面，仍然最为可靠（图 9.2-8）。

依据肢体短缩与骨缺损的长度，法国矫形外科与创伤学会（SOFCOT）[39]骨缺损治疗指南中，介绍了四种不同的治疗方法：

单平面加压

单纯切除并加压。节段性切除后，如短缩不多，切除部位可即时予以加压，使肢体短缩。也可在外固定架保持复位的同时，逐渐加压，每次 0.25 mm，每天 2 次。

单平面加压 – 延长

病灶切除后，骨缺损处先加压，然后再行骨延长，此方法适用于短缩不超过 3.0 cm 的患者。骨缺损处应在 2~3 周内完成加压，然后以每天 0.75~1.0 mm 的速度开始延长，直至肢体长度恢复。

双平面加压 – 延长

病灶切除后，骨缺损处先加压短缩，然后通过远端截骨行骨延长，此方法适用于短缩不超过 3.0~6.0 cm 的患者。间隔 7~10 天后，截骨部位以每天 0.75~1.0 mm 的速度开始延长，或二期延长以恢复肢体正常长度。

双平面骨搬运

切除后不短缩，远端截骨，行节段性骨搬运，直到切除部位的两端加压接触在一起。此方法适用于骨缺损大于 3.0 cm，最长缺损达 15 cm 甚至更长的患者（图 9.2-8）。分段骨搬运的速度是每天 0.75~1 mm。如果胫骨需延长，那么腓骨

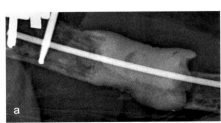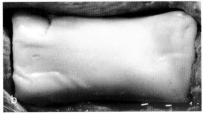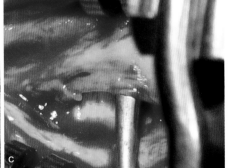

图 9.2-7a~c 根据 Masquelet 膜诱导原理治疗骨缺损。

a、b. 清创后在骨缺损部位置入骨水泥。

c. 6 周后取出骨水泥，可见较厚的诱导膜形成。

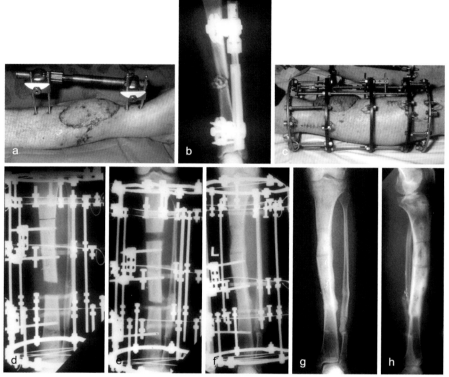

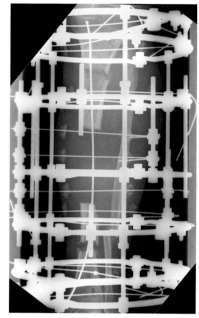

图 9.2-8a~h　39 岁男性，胫骨开放性骨折。

a、b. 患者清创后行外固定架固定、局部放置抗生素骨水泥珠链联合游离肌瓣移植。

c.　早期感染，行 5.0 cm 感染骨切，Ilizarov 骨搬运治疗。

d、e. 为快速实现缺损断端对接，肢体最初缩短 2.5 cm。

f.　对接后，行肢体延长恢复正常长度。

g、h. 经 14 个月治疗，患肢感染控制，力线及功能均良好，肌瓣下行骨搬运无任何问题。

图 9.2-9　Ilizarov 环形外架双平面骨搬运重建胫骨中段骨缺损病例。

必须截断。

　　方案 3 和方案 4 之间的选择取决于若干因素。小腿短缩超过 3~4 cm，技术要求较高，存在一定风险。应考虑到包括血管损伤在内的软组织问题。即时缩短超过 3 cm 时，需要仔细观察手、足血供情况，如发现肢体远端缺血，就不应即时短缩至断端相互接触，而有待于骨搬运完成。

　　节段性切除后采用即时加压方式，实现了早期骨端对接，通常可促进骨再生及重塑，并可缩短外固定时间。不过这样需切断腓骨，势必会降低稳定性。

　　牵张成骨手术步骤（Ilizarov 技术）

　　节段性切除：清创时，应做骨不连部位的节段性切除（图 9.2-8）。节段性切除后，骨不连部位必然会失去稳定性，故可在切除前先用外固定架固定。两侧骨断端应做平行截骨，以确保后期骨缺损对接端有较大的接触面积。节段性切除将感染性骨不连转变为单纯性骨不连。骨切除必须彻底，以确保骨缺损边缘无死骨残留，否则会影响后期对接部位的骨愈合。

　　固定：可选择单边外固定架（图 9.2-10）[40-42] 或环形外固定架（图 9.2-8，图 9.2-9，图 9.2-11）[43, 44]。髓内钉仅限于感染复发风险较小的患者。外固定架的构建应满足既能持续搬运，又能实现对接端加压，且后期无需更改固定方式的要求（图 9.2-8，图 9.2-10）。

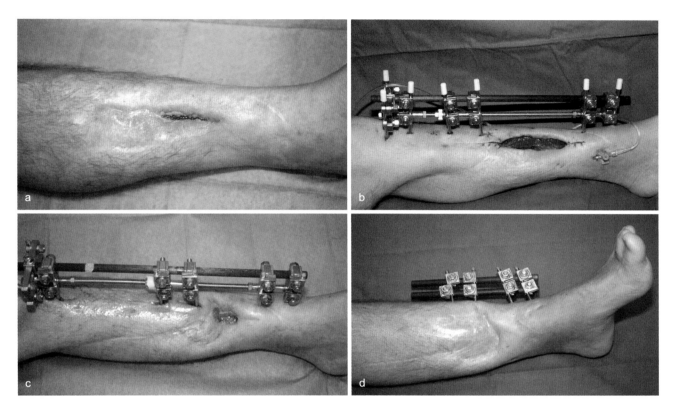

图 9.2-10a~d　胫骨感染性骨不连。

a、b. 切除 8 cm 后，采用单边外固定架进行 Ilizarov 骨搬运治疗。

c.　中间搬运的骨段逐渐向肢体远端移动时，皮肤缺损也逐渐闭合，无需植皮。

d.　为方便患者，治疗快结束时对外固定架进行简化。

如规范使用，外固定并非特别复杂。治疗过程需仔细随访，且应具有调整外固定架的相关经验。针道感染、固定针断裂及关节活动度丧失时，应尽快予以解决，以防发生永久性并发症。因其比常规骨科手术更复杂，Ilizarov 手术后尤其需要规范管理。采用该技术治疗感染性骨不连，应在具有丰富经验及技术支持的专科中心进行。

此病例中，胫骨中段节段性切除后，分别于胫骨近、远端行两处截骨，两截骨节段通过细髓内导针连接后，进行双向骨搬运，最后在胫骨中段实现骨对接。

软组织处理：如条件允许，软组织应一期闭合。骨切除术后不应强行关闭伤口，开放创面可用涂有杀菌剂（如聚己缩胍）的湿敷料覆盖。邻近软组织伴随骨搬运同步牵张，新生组织形成，使软组织缺损逐渐闭合，从而避免了软组织重建；或待牵张结束后，再解决软组织问题（图 9.2-10）。特殊情况下，采用高强度缝线于伤口两侧缝合，将缝线固定于外固定架上，对软组织进行单独牵张，从而逐渐关闭伤口（图 9.2-11）[45]。此种方法，对于严重开放性皮肤缺损的患者，骨搬运的同时可一并闭合伤口。但会增加继发性感染的风险，以及导致对接部位骨不愈合。另外一种方法，是 Ilizarov 技术联合带血管游离组织移植[46]。因此设计外架时应考虑到，能容纳体积较大的皮瓣。进行即时缩短时，可用游离肌瓣覆盖骨对接部位，较远部位进行截骨牵张，不会影响肌瓣成活。

截骨：严重感染，尤其是髓内钉术后感染的患者，采用节段性骨搬运，其截骨手术应在首次段切后，推迟 1~2 周进行。截骨平面应选在直径尽可能大的骨端进行，更为安全。远端缺损应在近端截骨，反之亦然。如骨缺损位于中段，近、远端同时

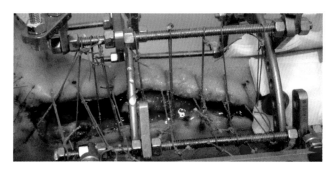

图 9.2-11 使用外固定架及橡皮筋逐渐完成皮肤"边 - 边"闭合。

截骨，理论上可将骨搬运速度翻倍，但实际愈合时间存在一定差距（图 9.2-9）。截骨手术应经 1~2 cm 切口，以微创方式进行。截骨时注意保护骨膜，减少对骨髓的破坏。骨皮质可通过先钻孔，然后用骨凿截断，此方法较线锯更简便。透视下应确认截骨处已完全截断，以避免骨延长失败或截骨断端过早愈合。

骨延长：截骨断端在术中可牵开约 1.0 mm[37]。随后 7~10 天内（潜伏期），截骨间隙会有骨痂生长。然后以每天 0.75~1 mm 的速度开始延长，直到延长至理想长度。通常每天分 4 次延长，每次 0.25 mm。延长期间，建议每 2 周进行一次临床随访及 X 线评估；愈合期间，建议每月评估一次。

骨延长部位的固化：所延长骨质要达到牢固愈合，粗略估计需 5（±2）个月时间，这个时间不包括截骨延长时间。需要明确的是，保留可疑活骨临床上没有太大价值，因为多切除 1.0 cm，仅需增加大约 10 天的延长时间。

对接部位的固化：外固定架可固定至对接部位完全愈合，或在愈合末期简化外固定装置（图 9.2-10d）[47]。50%~80% 的病例单独应用 Ilizarov 技术就能实现骨愈合，不需要其他骨重建手段[43, 46]。必要时需进一步处理，如采取骨皮质剥削术、自体骨松质移植、应用 BMP，或二期更换为内固定[46, 48, 49]，但这会增加感染复发的概率[46]。

3.3.6 游离带血管骨移植

相对于骨延长术，带血管的骨移植是骨重建的另一种选择。带血管骨瓣可单独移植，或联合肌肉、皮肤等做复合移植。游离的带血管骨移植具有下列优势：

- 移植骨为活骨，两端具有直接骨愈合能力。
- 感染性骨不连清创遗留的腔隙边缘不规则，带血管的骨瓣可做修整，以适合骨缺损的形状。
- 包含骨与皮肤的复合组织瓣，可一期同时修复骨与软组织缺损。
- 术后 3~4 月可恢复功能。
- 在上肢，移植的游离腓骨与宿主骨形状相似，几乎不需要骨重塑及增粗。

其不足如下：

- 移植骨瓣的厚度及长度有限。
- 在下肢，移植的游离腓骨必须经历重塑增粗。如果增粗失败，或历时过长（> 2~3 年），会导致应力性骨折。
- 可能需要辅助其他措施，如自体骨松质移植来增加稳定性或确保愈合。
- 为获得骨性愈合，需要提供较骨延长或自体骨松质移植更好的局部稳定性。对接部位的骨不连较为常见。

下列部位可作为游离带血管骨移植的供区。

单纯腓骨移植或联合肌肉、皮肤构成复合组织瓣：用于移植的腓骨长度可达 20.0~25.0 cm[50, 51]，但腓骨较细，如不辅助其他措施，不足以支撑胫骨或股骨的重建。因机械强度不足，移植的腓骨会发生疲劳性骨折[52]。同一腓骨折叠后移植是可行的。腓骨供区的并发症并不罕见，尤其是在腓骨复合组织瓣移植时。

肩胛骨：肩胛骨内侧缘较薄，可提供 8 cm × 2 cm 大小的移植骨瓣。通常可与肌肉、皮肤构成复合组织瓣。重建管状骨时，需联合自体骨松质移植（图 9.2-12，图 9.2-13）。

股骨内髁：作为单纯的骨移植供区，可供移植的最大范围达 4 cm × 2 cm。

髂嵴与肌肉构成的复合组织瓣，最大取骨可达 8 cm × 2 cm。

部分肋骨与邻近组织可构成 6 cm 长的组织瓣。因肋骨强度不足及存在弯曲，除手和足部修复以外，通常不考虑肋骨移植。

游离的带血管骨瓣移植，需要具备矫形外科及显微外科技术。术前需要仔细设计移植骨瓣的切取范围、血管吻合部位及骨瓣的稳定性。骨不连部位移植骨瓣的固定，必须确保稳定。

可采用跨移植骨瓣的外固定架，经加压来获得稳定；如使用钢板，可能会对移植骨瓣产生应力遮挡，从而抑制了移植骨增粗重塑；带锁髓内钉能提供良好的稳定性（图 9.2-12，图 9.2-13），但为了使移植骨更好地与骨缺损断端融合，需要附加固定。稳定程度应满足即刻关节活动及早期负重。下肢移植骨重塑期间需要制动数月。

3.4 软组织缺损的处理

视软组织情况，决定是否需要使用（游离）组织瓣移植来修复创面。感染性骨不连的治疗通常并不那么急迫，因此术前有充足时间，与整形外科医生一同进行全面评估、讨论。

修复皮肤软组织缺损的手段主要包括：
- 在肉芽组织生长良好的创面植皮。
- 局部组织瓣转移（如腓肠肌肌瓣）。
- 带血管蒂的游离皮瓣移植（如有神经支配的上臂外侧皮瓣），皮肤、肌肉复合组织瓣（如背阔肌皮瓣）或肌瓣（如股薄肌肌瓣）。

使用游离或局部肌瓣治疗感染性骨不连，具有显著优势。肌瓣抗感染能力强，来自肌肉的血供为骨骼提供了新生血管，可将高浓度的抗生素输送到骨不连部位，并募集干细胞，促进组织修复。在下肢，也能为胫骨前缘提供良好的组织覆盖，减少创伤后骨外露的风险。

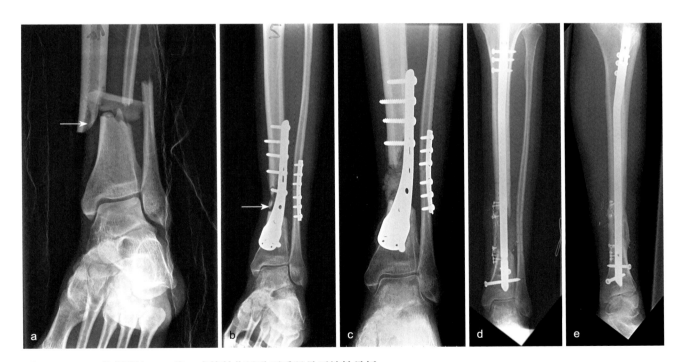

图 9.2-12a~e　患者男性，25 岁，直接外伤导致严重胫骨开放性骨折。

a. 局部粉碎性骨折伴移位，拟行骨折复位钢板内固定。

b. 术后 6 个月，胫骨近端骨折块自发性吸收（箭头处），骨折断端失稳。肠球菌及梭状芽胞杆菌感染。清创后骨缺损达 5.0 cm，采用自体、异体骨松质联合庆大霉素明胶海绵修复骨缺损。

c. 骨松质在移植术后 7 个月内完全吸收。

d. 切除感染性缺损，髓内钉联合侧方小钢板固定骨缺损断端，采用带血管的肩胛骨、肌肉、皮肤复合组织瓣联合移植，并辅以自体骨松质移植。

e. 复合组织瓣修复后 9 个月，移植的肩胛骨瓣已完全愈合。

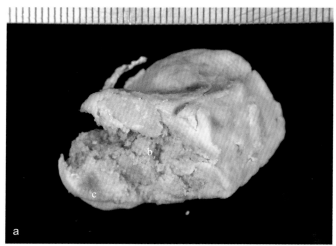

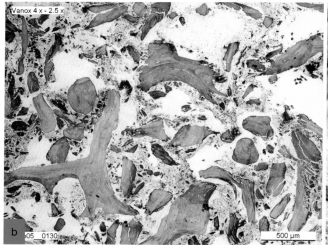

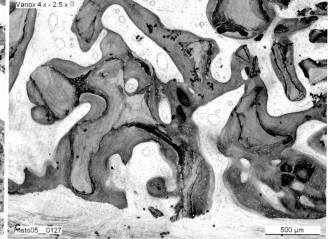

图 9.2-13a~c 　与图 9.2-12 为同一患者，采用颗粒状自体骨、同种异体骨联合庆大霉素明胶海绵治疗感染性骨不连失败。
a. 切除长 4.0 cm 的重建组织，此段主要为软组织构成，较为脆弱（b），仅一处有骨样强度（c）。
b. 组织学分析（未脱钙，Romanowsky 染色），坏死的移植物内无任何新骨形成。
c. 在一些移植的自体骨松质碎片周围可见单处新骨形成（亮蓝色）。

除非与重建手术联合使用，伤口负压治疗不应单独用于感染性骨不连的创面修复。某些骨重建技术有助于软组织修复，Papineau 技术就属于这种情况。无论是否进行植皮，最终都会导致不稳定瘢痕的形成（图 9.2-6）。骨搬移技术常伴随"新生"软组织的再生（图 9.2-10，图 9.2-11）。

4. 并发症和结果

感染性骨不连的治疗较为复杂，治疗过程漫长，常常需要多次手术。一定程度上，其治疗过程可总结为"切除 + 重建"模式。目的在于根除感染，重建骨缺损，最终获得一个功能良好的肢体。根治性切除，精确的组织取样及细菌培养，足疗程的敏感抗生素治疗，以及早期的软组织缺损修复，是避免感染复发的重要原则。否则，感染复发及持续骨不连的概率将大大增加。大量研究显示，高达 20% 的患者可出现至少 1~2 种并发症，需进一步干预。不管怎样，经系统治疗后，约 90% 的病例可成功治愈[43, 46, 53-55]。

此类病例中，完全恢复肢体功能非常困难。因许多患者在接受骨不连治疗之前，就已出现了关节挛缩及慢性疼痛。

伤口延迟愈合，常会使患者沮丧。伤口开放技术往往需要精心护理，并增加住院时间，最终还会形成不稳定及易损瘢痕。因此，目前更倾向于骨重建的同时，联合游离组织瓣移植修复软组织缺损。手术无论是一期进行[46]，还是分期进行，都是相对安全的。

在可吸收支架上植入扩增的干细胞，辅以骨诱导因子，这一类新兴医疗产品（ATMPs）前景广阔，但目前还无法应用于临床。因此，GA Ilizarov 发明的骨搬运技术，仍是治疗大段骨缺损最安全、最成熟、最经济的方法。

5. 总结

感染性骨不连治疗方面，现有的技术要求高、花费大，且仍存在一些并发症及缺陷，手术技术过于复杂。未来我们仍需开拓一些新的治疗手段，患者更容易耐受，尤其应适用于世界上资源贫乏的地区，这些地区感染性骨不连更为常见。

参考文献

1. **Rosen H.** Treatment of nonunion: general principles. In: Chapman W, ed. *Operative Orthopaedics,* Philadelphia: Lippincott-Raven; 1988:489–509.

2. **Jain AK, Sinha S.** Infected nonunion of the long bones. *Clin Orthop Relat Res.* 2005 Feb;(431):57–65.

3. **Rodriguez-Merchan EC, Forriol F.** Nonunion: general principles and experimental data. *Clin Orthop Relat Res.* 2004 Feb;(419):4–12.

4. **Weber BG, Cech O.** *Pseudarthrosis: Pathology, biomechanics, therapy, results.* Berne, Switzerland: Hans Huber Medical Publisher; 1976.

5. **Calori GM, Phillips M, Jeetle S, et al.** Classification of non-union: need for a new scoring system? *Injury.* 2008 Sep;39 Suppl 2:S59–63.

6. **Calori GM, Colombo M, Mazza EL, et al.** Validation of the Non-Union Scoring System in 300 long bone non-unions. *Injury.* 2014 Dec;45 Suppl 6:S93–97.

7. **Propst-Proctor SL, Dillingham MF, McDougall IR, et al.** The white blood cell scan in orthopedics. *Clin Orthop Relat Res.* 1982 Aug;(168):157–165.

8. **Palmer MP, Altman DT, Altman GT, et al.** Can we trust intraoperative culture results in nonunions? *J Orthop Trauma.* 2014 Jul;28(7):384–390.

9. **Klemm KW.** Treatment of infected pseudarthrosis of the femur and tibia with an interlocking nail. *Clin Orthop Relat Res.* 1986 Nov;(212):174–181.

10. **Emara KM, Allam MF.** Ilizarov external fixation and then nailing in management of infected nonunions of the tibial shaft. *J Trauma.* 2008 Sep;65(3):685–691.

11. **Emara KM, Diab RA, Ghafar KA.** Cost of external fixation vs external fixation then nailing in bone infection. *World J Orthop.* 2015 Jan 18;6(1):145–149.

12. **Thonse R, Conway JD.** Antibiotic cement-coated nails for the treatment of infected nonunions and segmental bone defects. *J Bone Joint Surg Am.* 2008 Nov;90 Suppl 4:163–174.

13. **Conway J, Mansour J, Kotze K, et al.** Antibiotic cement-coated rods: an effective treatment for infected long bones and prosthetic joint nonunions. *Bone Joint J.* 2014 Oct;96-B(10):1349–1354.

14. **Meister K, Segal D, Whitelaw GP.** The role of bone grafting in the treatment of delayed unions and nonunions of the tibia. *Orthop Rev.* 1990 Mar;19(3):260–271.

15. **Gulan G, Jotanović Z, Jurdana H, et al.** Treatment of infected tibial nonunion with bone defect using central bone grafting technique. *Coll Antropol.* 2012 Jun;36(2):617–621.

16. **Dimitriou R, Mataliotakis GI, Angoules AG, et al.** Complications following autologous bone graft harvesting from the iliac crest and using the RIA: a systematic review. *Injury.* 2011 Sep;42 Suppl 2:S3–15.

17. **Green J.** History and development of suction-irrigation-reaming. *Injury.* 2010 Nov;41 Suppl 2: S24–31.

18. **Belthur MV, Conway JD, Jindal G, et al.** Bone graft harvest using a new intramedullary system. *Clin Orthop Relat Res.* 2008 Dec;466(12):2973–2980.

19. **Giori NJ, Beaupre GS.** Femoral fracture after harvesting of autologous bone graft using a reamer/irrigator/aspirator. *J Orthop Trauma.* 2011 Feb;25(2):12–14.

20. **Pratt DJ, Papagiannopoulos G, Rees PH, et al.** The effects of medullary reaming on the torsional strength of the femur. *Injury.* 1987 May;18(3):177–179.

21. **Calori GM, Colombo M, Mazza EL, et al.** Incidence of donor site morbidity following harvesting from iliac crest or RIA graft. *Injury.* 2014 Dec;45 Suppl 6:S116–120

22. **Stafford PR, Norris BL.** Reamer-irrigator-aspirator bone graft and bi Masquelet technique for segmental bone defect nonunions: a review of 25 cases. *Injury.* 2010 Nov;41 Suppl 2:S72–77.

23. **Green SA, Dlabal TA.** The open bone graft for septic nonunion. *Clin Orthop Relat Res.* 1983 Nov;(180):117–124.

24. **Saleh M, Kreibich DN, Ribbans WJ.** Circular frames in the management of infected tibial non-union: a modification of the Papineau technique. *Injury.* 1996 Jan;27(1):31–33.

25. **Polyzois VD, Galanakos SP, Tsiampa VA, et al.** The use of Papineau technique for the treatment of diabetic and non-diabetic lower extremity pseudoarthrosis and chronic osteomyelitis. *Diabet Foot Ankle.* 2011;2.

26. **Archdeacon MT, Messerschmitt P.** Modern papineau technique with vacuum-assisted closure. *J Orthop Trauma.* 2006 Feb;20(2):134–137.

27. **Aro HT, Govender S, Patel AD, et al.** Recombinant human bone morphogenic protein-2: a randomized trial in open tibial fractures treated with reamed nail fixation. *J Bone Joint Surg Am.* 2001 May 4; 93(9):801–808.

28. **Friedlaender GE, Perry CR, Cole JD, et al.** Osteogenic protein-1 (bone morphogenetic protein-7) in the treatment of tibial nonunions. *J Bone Joint Surg Am.* 2001;83-A Suppl 1(Pt 2):S151–158.

29. **Bessa PC, Casal M, Reis RL.** Bone morphogenetic proteins in tissue engineering: the road from laboratory to clinic, part II (BMP delivery). *J Tissue Eng Regen Med.* 2008 Mar-Apr;2(2–3):81–96.

30. **Garrison KR, Donell S, Ryder J, et al.** Clinical effectiveness and cost-effectiveness of bone morphogenetic proteins in the non-healing of fractures and spinal fusion: a systematic review. *Health Technol Assess.* 2007 Aug;11(30):1–150, iii–iv.

31. **Calori GM, Colombo M, Ripamonti C, et al.** Polytherapy in bone regeneration: clinical applications and preliminary considerations. *Int J Immunopathol Pharmacol.* 2011 Jan-Mar;24(1 Suppl 2):85–90.

32. **Pountos I, Panteli M, Georgouli T, et al.** Neoplasia following use of BMPs: is there an increased risk? *Expert Opin Drug Saf.* 2014 Nov;13(11):1525–1534.

33. **Masquelet AC. Begue T.** The concept of induced membrane for reconstruction of long bone defects. *Orthop Clin North Am.* 2010 Jan;41(1):27–37; table of contents.

34. **Aho OM, Lehenkari P, Ristiniemi J, et al.** The mechanism of action of induced membranes in bone repair. *J Bone Joint Surg Am.* 2013 Apr 3;95(7):597–604.

35. **O'Malley NT, Kates SL.** Advances on the Masquelet technique using a cage and nail construct. *Arch Orthop Trauma Surg.* 2012 Feb; 132(2):245–248.

36. **Karger C, Kishi T, Schneider L, et al.** Treatment of posttraumatic bone defects by the induced membrane technique. *Orthop Traumatol Surg Res.* 2012 Feb;98(1):97–102.

37. **Ilizarov GA.** Clinical application of the tension-stress effect for limb lengthening.

Clin Orthop Relat Res. 1990 Jan; (250):8–26.

38. **Fabry K, Lammens J, Delhey P, et al.** Ilizarov's method: a solution for infected bone loss. *Eur J Orthop Surg Traumatol.* 2006;16:103–109.

39. **Rigal S, Merloz P, Le Nen D, et al.** Bone transport techniques in posttraumatic bone defects. *Orthop Traumatol Surg Res.* 2012 Feb;98(1):103–108.

40. **Alonso JE, Regazzoni P.** The use of the Ilizarov concept with the AO/ASIF tubular fixateur in the treatment of segmental defects. *Orthop Clin North Am.* 1990 Oct;21(4):655–665.

41. **Harshwal RK, Sankhala SS, Jalan D.** Management of nonunion of lower-extremity long bones using mono-lateral external fixator--report of 37 cases. *Injury.* 2014 Mar;45(3):560–567.

42. **Arora S, Batra S, Gupta V, et al.** Distraction osteogenesis using a monolateral external fixator for infected non-union of the femur with bone loss. *J Orthop Surg (Hong Kong).* 2012 Aug;20(2):185–190.

43. **Rozbruch SR, Pugsley JS, Fragomen AT, et al.** Repair of tibial nonunions and bone defects with the Taylor Spatial Frame. *J Orthop Trauma.* 2008 Feb;22(2):88–95.

44. **Megas P, Saridis A, Kouzelis A, et al.** The treatment of infected nonunion of the tibia following intramedullary nailing by the Ilizarov method. *Injury.* 2010 Mar;41(3):294–249.

45. **D'Hooghe P, Defoort K, Lammens J, et al.** Treatment of a large post-traumatic skin and bone defect using an Ilizarov frame. *Acta Orthop Belg.* 2006 Apr;72(2):214–218.

46. **Bose D, Kugan R, Stubbs D, et al.** Management of infected nonunion of the long bones by a multidisciplinary team. *Bone Joint J.* 2015 Jun;97-B(6):814–817.

47. **Laumen A, Lammens J, Vanlauwe J.** Reduction of treatment time in external

ring fixation using the monofix device. *Acta Orthop Belg.* 2012 Aug;78(4):543–547.

48. **Lovisetti G, Sala F, Miller AN, et al.** Clinical reliability of closed techniques and comparison with open strategies to achieve union at the docking site. *Int Orthop.* 2012 Apr;36(4):817–825.

49. **Giotakis N, Narayan B, Nayagam S.** Distraction osteogenesis and nonunion of the docking site: is there an ideal treatment option? *Injury.* 2007 Mar;38 Suppl 1:S100–107.

50. **Kalra GS, Goel P, Singh PK.** Reconstruction of post-traumatic long bone defect with vascularised free fibula: A series of 28 cases. *Indian J Plast Surg.* 2013 Sep;46(3):543–548.

51. **Bumbasirevic M, Stevanovic M, Bumbasirevic V, et al.** Free vascularised fibular grafts in orthopaedics. *Int Orthop.* 2014 Jun;38(6):1277–1282.

52. **Falder S, Sinclair JS, Rogers CA, et al.** Long-term behaviour of the free vascularised fibula following reconstruction of large bony defects. *Br J Plast Surg.* 2003 Sep;56(6):571–584.

53. **Papakostidis C, Bhandari M, Giannoudis PV.** Distraction osteogenesis in the treatment of long bone defects of the lower limbs: effectiveness, complications and clinical results; a systematic review and meta-analysis. *Bone Joint J.* 2013 Dec; 95-B(12):1673–1680.

54. **Hollenbeck ST, Woo S, Ong S, et al.** The combined use of the Ilizarov method and microsurgical techniques for limb salvage. *Ann Plast Surg.* 2009 May; 62(5):486–491.

55. **Kugan R, Aslam N, Bose D, et al.** Outcome of arthrodesis of the hindfoot as a salvage procedure for complex ankle pathology using the Ilizarov technique. *Bone Joint J.* 2013 Mar; 95-B:371–377.

第10章 人工关节置换术后感染

Antonia F Chen, Carlo L Romanò, Lorenzo Drago, Javad Parvizi

王勇平 译

1. 概述

全关节置换术（TJA）后假体周围感染（PJI）是灾难性并发症。随着 TJA 病例数量的日益增加，PJI 患者也逐年增多，与之相应的 PJI 发病率、死亡率也随之升高，并极大加重了社会负担。了解 PJI 的病因及其有效的治疗策略，势在必行。因此，有必要对 PJI 预防、诊断及治疗的有效方法做深入研究。除非存在高度可疑的征兆，PJI 通常难以发现，更不易被察觉。因此，但凡关节置换的患者，术后出现关节疼痛，都需要采集完整的病史、仔细的查体、充分的实验室及影像学检查，以便确认或排除 PJI 的可能。一旦确诊，手术联合抗生素治疗是获得良好预后的关键。

1.1 病因学

关节置换术后感染的原因各不相同，包括内源性和外源性因素[1]。源自手术污染所致的 TJA 关节内感染，常表现为术后即刻发生的感染，或迟发性隐匿感染。晚期感染急性发作，往往是由其他感染病灶血源性播散所致，如口腔或泌尿系统感染。感染也可由邻近病灶直接蔓延或播散，如关节周围局部脓肿。最后，感染还可由全身性脓毒症或既往关节感染引起。

1.2 发病部位

关节置换的常见部位，包括膝、髋、肩、肘及踝关节。所有置换的关节都可能发生感染。与其他感染相比，假体感染诊断最具有挑战性。PJI 诊断较为困难，约 30% 的病例难以从关节假体处培养证实存在细菌。大多数感染的病例均有关节疼痛，但常无蜂窝织炎或红、肿、热、压痛等感染征象。因此，临床医生需综合病史、体征、影像学及实验室检查，对关节置换术后高度疑似感染的病例做出诊断。关节穿刺液及细菌培养是诊断 PJI 最重要的手段。如果患者已行多关节置换，有必要对每一个关节做系统的评估、检查，甚至关节腔穿刺。

1.3 发病率

约 30% 细菌培养阴性病例未被视作感染，因此 PJI 的发病率被大大低估了。随着关节置换的病例越来越多[2]，PJI 在全球的发病率呈上升趋势。PJI 的发病率一定程度上取决于感染的诊断标准，而诊断标准随时间推移有所变化。以往，关节假体感染的诊断是基于疾病预防控制中心（CDC）制定的标准[3]。然而，根据下文中更精确的 PJI 定义，对美国国家数据库 2001~2009 年的数据检索发现，PJI 的发病率为 2%~2.4%。Kurtz 等[4] 基于全美住院病例数据库的一项预测性研究，发现 PJI 总的发病趋势将呈指数增长。其后采用相同数据库的一项研究，证实了他们最初的预测，并指出到 2020 年，PJI 发病总数将上升至每年 65 555 例[5]。欧洲各国医院的登记数据也证实存在相似趋势，即 PJI 的数量将大幅增加[2, 6, 7]。

1.4 危险因素

很多研究评估了 PJI 患者的危险因素。无论是否存在危险因素，患者都有可能发生 PJI，但多数发生 PJI 的患者，都存在不同程度的危险因素。PJI 的危险因素可分为患者相关因素、手术因素及术后因素。

当致病菌附着假体时，极有可能发生 PJI。在菌血症期，患者清除血源性致病菌的能力，取决于患者的免疫水平。因此，肿瘤、糖尿病、人类免疫缺陷病毒（HIV）感染及炎性关节病等免疫功能低下的患者，发生 PJI 风险均会增加。此外，其他一些可改善的危险因素，如肥胖（体重指数 > 35 kg/m²）、酗酒、大量吸烟及静脉吸毒，也会增加 PJI 的风险[8-13]。而不可改善危险因素，包括高龄[4, 14]及男性患者等[15, 16]（表 10-1）。患者合并心肺疾病、抑郁症、血友病、丙型肝炎、营养不良、高血压、肾脏疾病、肝脏疾病、镰状细胞血红蛋白病及银屑病等，也有较高的感染风险[8, 11, 13, 17-23]。

此外，近期或既往有感染史的患者，如同一关节既往有感染的情况[24, 25]、既往骨科手术感染[26]、耐甲氧西林金黄色葡萄球菌（MRSA）体内定殖[13]及尿路感染等[8, 27]，也容易发生 PJI。

为降低 PJI 风险，术前可采取一些预防措施。近期研究确定了一些有效的预防措施。通过回顾分析减少 PJI 风险的相关文献，形成了国际 PJI 共识[28]。该共识认为在预防手术部位感染（SSI）及 PJI 方面，以下一些措施是确切有效的。TJA 术前，使用氯己定或皂液清洁皮肤，是减少 SSI（包括 PJI）非常有效的方法，该方法得到国际共识小组（ICG）的有力支持[29]。改善全身情况、含酒精消毒剂清洁皮肤、手术切口部位即时备皮等手段，也被视为是预防 PJI 非常有效的方法。尽管尚无随机的前瞻性研究，但使用抗生素的时机、剂量仍被视为预防感染最关键的因素之一。ICG 和 CDC 均认为，第一代头孢菌素或合成青霉素，仍是最理想的药物。当然，有时候需使用其他抗生素。青霉素过敏的患者，可给予万古霉素、碳青霉烯类抗生素、

表 10-1　假体周围感染可改善与不可改善的危险因素

PJI 可改善危险因素		PJI 不可改善危险因素
危险因素	改善措施	危险因素
肥胖	减重至体重指数 <40 kg/m²	年龄较大
吸烟	减少 / 停止吸烟	恶性肿瘤
糖尿病	降低 HbA1c 至 <7~8	类风湿关节炎
静脉吸毒	停止吸毒	肝脏疾病
饮酒 > 4 单位酒精 / 天	减少 / 停止饮酒	肾功能衰竭
免疫抑制药物	术前停用相关药物	镰状细胞病
贫血	补铁、促红细胞生成素	丙型肝炎
营养不良（低白蛋白 / 蛋白质 / 前白蛋白 / 转铁蛋白）	改善饮食、增加蛋白质摄入	HIV 感染
葡萄球菌携带者	清除体内的细菌	男性
		银屑病
		心肺疾病
		移植患者

注：PJI，假体周围感染；Hba1c，糖化血红蛋白；HIV，人类免疫缺陷病毒。

替考拉宁或克林霉素。万古霉素也可用于有 MRSA 感染史的患者[30]。值得注意的是，对甲氧西林敏感的金黄色葡萄球菌或其他革兰阳性菌，万古霉素不是首选药物，并应与其他广谱抗菌药物联合使用。

有许多众所周知的手术措施，可降低 PJI 风险，诸如缩短手术时间、减少软组织剥离、使用局部麻醉、使用氨甲环酸等药物减少出血、使用洁净的手术室系统，以及使用密封包装的敷料等[17, 31-34]。

严格的术后管理是预防 PJI 重要环节之一，但仍需进一步研究。尽可能减少血肿形成，减少伤口引流，改善糖尿病、心律失常和心脏疾病等全身合并症，也是术后降低 PJI 发病率的重要手段。因异体输血可造成免疫抑制，增加 SSI 及 PJI 的风险，近年来，减少异体输血越来越受到重视[35]。术中使用氨甲环酸，利用麻醉控制性降压，以及使用低强度抗凝剂，有利于减少术中出血及血肿形成[36]。

1.5 分类

PJI 有多种分类方法，包括从关节置换到确诊 PJI 的时间、症状持续时间、患者因素，以及引起感染的致病菌。Tsukayama 分类是最常用的分类方法，该分类对手术治疗有较好的指导作用[37-39]。早期感染，指术后 1 个月内发生的感染，通常可采用冲洗、清创、更换部分活动组件（如有可能）及敏感抗生素治疗。晚期慢性感染，是指术后 1 个月以上的感染，可采用一期或二期翻修关节。急性血源性感染，迟发于功能良好的关节假体，可通过冲洗、清创、保留假体、更换活动组件及静脉应用抗生素进行治疗。

Zimmerli 对 Tsukayama 分类进行了改良，重新定义了每一类的时间。急性感染为关节置换术后 3 月内发生的感染；迟发性感染是指术后 3~24 个月内发生的感染；晚期感染是指术后超过 24 个月发生的感染[40]。该分类系统认为，急性感染很可能是手术过程中，致病菌种植到关节假体表面所致；而晚期感染可能是因其他感染病灶，经血源性播散引起，或是由手术过程中的低毒力细菌种植引起。该分类没有提及晚期感染的原因。

McPherson 分类涵盖了多项评价指标，包括：感染发生的时间、患者因素及肢体的局部条件。术后 4 周内发生的感染为早期感染；4 周后发生的感染为晚期感染，多伴有慢性感染症状[41]。患者因素可分为三型，类似于 Cierny-Mader 分类[42]：A 型，无免疫力受损；B 型，有 1~2 个免疫力受损因素；C 型，2 个或以上免疫力受损因素，如其他部位慢性活动性感染或肿瘤。肢体局部条件是根据影响伤口愈合的因素，对感染伤口进行分级，从 1 级（无影响因素）~3 级（2 个或以上因素）。软组织缺损、多切口、皮下脓肿、瘘管、血管功能不全以及先前的创伤及（或）放疗等，都会影响患者 PJI 的治愈。这是所有分类中较为全面、实用的评估分类方法。根据此分类，伴有软组织损伤和（或）宿主免疫受损的早期感染患者，不宜采取保留假体、清创及灌洗的方式进行治疗。

2. 症状

PJI 患者的感染症状可典型，也可不典型。感染的典型表现，包括红、肿、热、痛及功能障碍。图 10-1 为一例全膝关节置换术后感染，患者膝关

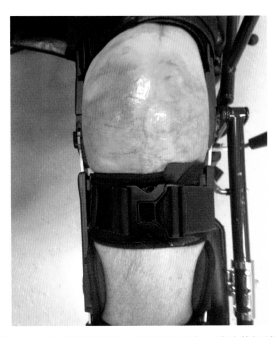

图 10-1　全膝关节置换术后感染的患者，膝关节红肿。

节红肿。然而，许多 PJI 患者临床症状并不典型。疼痛是 PJI 最常见的症状[43]。术后出现疼痛，均应考虑到 PJI 的可能。

3. 诊断

PJI 的诊断具有一定的难度，需多种诊断方法相结合，包括详细的病史、仔细的体格检查及相应的实验室检查。ICG 推荐了一种诊断 PJI 的规范，包括血清学检测及关节腔穿刺检查（图 10-2）。关节穿刺液检查应分析中性粒细胞计数及多形核中性粒细胞（PMN）百分比，还应做细菌培养。近年来，研究人员对分子标志物在 PJI 诊断中的作用进行了研究。结果发现，所有标志物中，α- 防御素对诊断 PJI 最有价值，其灵敏度达 97%，特异性为 100%[44]。

3.1 病史

诊断假体感染的第一步是采集病史。应询问患者，近期是否有其他部位的感染情况、症状及发病时间。

身体其他部位存在感染或炎症，如泌尿生殖系统、呼吸系统、心脏、胃肠道、皮肤及血液等，发生 PJI 的风险会大大增加。近期使用抗生素通常表明有潜在的细菌感染，有可能播散至关节，导致假体感染。应询问患者是否有尿路感染症状，如尿急、尿痛、尿频或尿潴留[45-47]；呼吸系统症状，如咳嗽、咳痰及呼吸困难，提示上呼吸道可能是感染来源；心内膜炎也可是心源性感染的来源[48]；胃肠道炎症，如胆管炎及胆囊炎，也可导致假体感染[49, 50]。此外，身体其他部位的感染，如口腔及大肠形成脓肿，可导致菌血症及假体感染。据报道，葡萄球菌菌血症有 30% 的可能导致 PJI[51]。

有创性操作会使细菌入血，易造成关节置换术后发生 PJI。侵入性牙科治疗，如牙周脓肿引流，可导致口腔中细菌播散，如密螺旋体、以色列放线菌、内氏放线菌、草绿色链球菌及口腔链球菌等[45, 47, 52, 53]。消化系统检查，如结肠镜和内镜检查，均可能导致革兰阴性菌入血，如大肠埃希菌及肺炎克雷伯菌[54]。此外，近期任何的外科手术，都会导致皮肤屏障作用受损，对如金黄色葡萄球菌及表皮葡萄球菌等共生菌的抵御作用减弱，有可能诱发 PJI[55]。应详细询问患者近期手术史，不同的手术导致感染的致病菌各不相同，有助于进行针对性的检测。

详细询问患者感染症状的持续时间，关系到感染的治疗决策。术后 4 周内发生的感染，或感染症状持续时间少于 4~6 周，可采取相对保守的手术处理方式，如关节冲洗清创，必要时可更换假体部分活动性组件，并联合应用抗生素治疗。术后较长时间发生的感染，或症状持续时间多于 4~6 周，为慢性感染，需采取更为激进的手术措施，如一期或二期关节翻修。

3.2 实验室检查

一些病例中，PJI 很难明确诊断。目前尚无特异性检测手段。通常，诊断 PJI 先做血液筛查，如红细胞沉降率（ESR）及 C 反应蛋白（CRP）。白细胞计数（WBC）敏感性低，已不作为常规检查的指标[56]。进一步诊断 PJI，应行关节腔穿刺检查。穿刺液可行中性粒细胞计数、PMN 百分比分析，并做细菌培养。如前所述，近年来如白细胞酯酶及分子标志物等关节液的特殊检测，也有助于 PJI 的诊断[57]。细菌培养的标本，可取自术前穿刺液，也可是术中的关节液或组织标本。

目前尚无诊断 PJI 的特异性检测手段。肌骨系统感染协会（MSIS）工作组提出了 PJI 的诊断标准[58]。近期，ICG 对其进行了部分修改[59]。表 10-2 列出了 ICG 修改后的 MSIS 标准。有 1 个主要标准或 3 个次要标准，即可诊断为 PJI。

次要标准须与其他实验室检查相结合，尚无任何一项实验室检查能确诊 PJI。如炎症时 ESR 及 CRP 升高，对 PJI 并无特异性。这些检测的阈值，取决于测试的实验室。上述检测的正常值，ESR < 30 mm/h，CRP < 1.0 mg/dL 或 10 mg/L。行 CRP 检测时，除非采用换算系数[60]，否则应

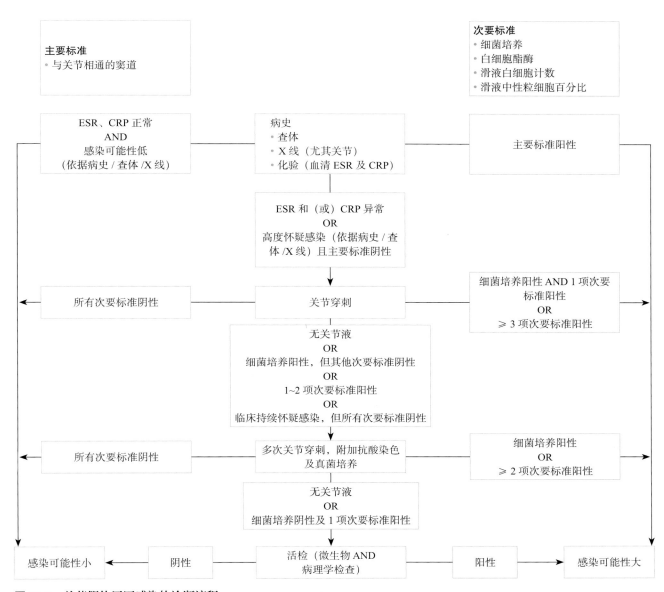

图 10-2　关节假体周围感染的诊断流程。

注：ESR，红细胞沉降率；CRP，C 反应蛋白；AND，和；OR，或。

经允许引自 Parvizi J，Gehrke T. Proceedings of the International Consensus Meeting on the Periprosthetic Joint Infection. Towson：Data Trace Publishing Company；2013：160。

表 10-2　假体周围感染诊断的国际共识

主要标准——符合一项可诊断为 PJI	次要标准——符合三项可诊断为 PJI
（1）假体周围两处组织细菌培养阳性，且细菌的表型相同	（1）血清 CRP 和 ESR 升高
（2）与关节腔相通的窦道	（2）滑液 WBC 计数升高或在白细胞酯酶试纸上 ++
	（3）滑液多形核中性粒细胞百分比升高
	（4）假体周围组织病理学检查阳性
	（5）单处细菌培养阳性

注：PJI，假体周围感染；CRP，C 反应蛋白；ESR，红细胞沉降率；WBC，白细胞。

行定量 CRP 检测，而非高敏 CRP 或超敏 CRP 检测。由于 ESR 及 CRP 在术后均会升高，所以还须兼顾到感染的时间。术后 ESR 升高可至术后 6 周，CRP 升高可至术后 2 周。因此，这些检测对术后早期诊断 PJI 的意义并不大。但如果反复检测，可提供 CRP 重要动态信息。

滑液白细胞计数及 PMN 百分比升高，也受到感染时间、不同关节部位的影响。大量研究提出了滑液 WBC 计数和 PMN 百分比的不同阈值。慢性感染时，滑液白细胞计数为 1 100~3 450/μL、PMN 百分比为 64%~78%[61-63]；急性 PJI 时（少于 6 周），白细胞计数及 PMN 百分比会更高[64, 65]。检测值取决于 TJA 术后的时间及不同的检测方法。传统上，

滑液白细胞计数及 PMN 百分比采用手工检测。近年来，全球各地的实验室逐渐改用自动或半自动方法来检测。尚不清楚自动检测对结果有何种影响。

此外，血液 WBC、滑液 WBC 计数、PMN 百分比及细菌培养结果，均有可能受到一些因素的影响，如使用抗生素等。近期的一项研究表明，使用抗生素可显著降低 PJI 的诊断率。基于滑液及组织培养结果的 PJI 诊断阳性率，未使用抗生素时为 87%，使用抗生素后降至 73%[66]。

文献强调了 PJI 检测结果，解释存在一定难度。血清学及滑液检测结果受诸多因素影响。为了规范 PJI 的诊断标准，MSIS 及 ICG 为每种检测指标，分别推荐了相应的阈值（表 10-3）。

表 10-3　假体周围感染次要诊断标准的实验室检测阈值

实验室检查	急性 PJI（<90 天）	慢性 PJI（> 90 天）
（1）ESR	无阈值	30 mm/h
（2）CRP	100 mg/L	10 mg/L
（3）滑液白细胞计数	10 000/μL	3 000/μL
（4）滑液多形核白细胞百分比	90%	80%
（5）白细胞酯酶	+ / ++	+ / ++
（6）组织学检查	> 5 中性粒细胞 / hpf（×400 放大率）	> 5 中性粒细胞 / hpf（×400 放大率）

注：PJI，假体周围感染；ESR，红细胞沉降率；CRP，C 反应蛋白；hpf，高倍视野。

关节液或组织标本的病理学检查，是 PJI 诊断的另一个标准。病理学检查较为常用，但也有可能不可靠。病理检查的阳性率，取决于众多因素，包括组织标本的采集部位、载玻片的制备，以及病理医生的经验。中性粒细胞计数是一项主观性检查，常基于病理医生的能力及经验。此外，不同的组织标本，中性粒细胞计数可能不同，故至少应采集 3 个标本[67]。根据美国骨科医师学会 PJI 诊断的标准，400 倍或以上显微镜下，至少 5 个高倍视野可检测到 10 个或以上中性粒细胞[68]。美国骨科医师学会指南建议，对疑似 PJI 的患者，建议行冰冻病理切片检查。

患者很少仅凭脓液诊断为 PJI，但许多骨科医生仍坚信脓液是诊断 PJI 的主要标准。据统计，脓液诊断敏感性仅为 82%，特异性为 32%，阳性预测值为 91%，而阴性预测值仅为 17%[69]。故 MSIS 仅将其列为次要标准，而 ICG 将其从诊断标准中删除。根据主观标准如脓液来诊断 PJI 较为困难，原因在于常常难以区分，脓液是来自感染，还是金属对金属关节假体失效所致。

传统方法无法诊断感染时，血清及关节液炎性标志物有助于 PJI 诊断。PJI 特异性的血清标志物，包括白细胞介素 6（IL-6）、肿瘤坏死因子 -α（TNF-α）、降钙素原、可溶性细胞间黏附分子 -1（sICAM-1）、短链胞外脂磷壁酸（sce-LTA）及单核细胞趋化蛋白 -1（MCP-1）[70-73]。这些标志物诊断 PJI，较 ESR 和 CRP 更具特异性。其他标志物如 IL-1β、IL-8、IL-17、血管内皮生长因子（VEGF）、干扰

素 -δ（IFN-δ）等，也可在 PJI 患者的关节液中检测到 [74-76]。近期，关节液中的其他标志物也备受关注，包括 α- 防御素、白细胞酯酶、滑液 CRP、抗菌肽 LL-37、人 β- 干扰素 -2（HBD-2）和人 β- 干扰素 -3（HBD-3）[75, 77-79]。尽管血清较关节液更易获取，但关节液中的标志物更具敏感性及特异性。

3.3 影像学

影像学对诊断 PJI 的作用有限（详见"第 7 章 诊断"）。应对所有疑似感染的 TJA 患者，行 X 线检查。PJI 患者 X 线可表现为正常，或骨膜反应、骨皮质窦道、假体松动等（图 10-3）。CT 和 MRI 检查易产生伪影，对假体感染诊断价值有限，但可用于评估软组织情况，发现假体周围积液及脓肿 [80]。核素扫描不能直接诊断 PJI，但对于小部分患者，有助于排除感染。氟代葡萄糖标记的正电子 CT，可识别生物活性增强区，但无特异性 [81, 82]。PJI 患者三相核素骨扫描时，可有核素浓聚，但假体松动，或假体周围的正常骨生长及重塑，也可为阳性 [83]。白细胞铟扫描或 99mTc- 抗粒细胞单光子发射计算机断层扫描（SPECT/CT），对于 PJI 诊断更具特异性，但其他炎症部位也会出现信号异常 [84-86]。因敏感性较低，对疑似 PJI 的患者，尽量不选择骨扫描，包括 WBC 标记的骨扫描。

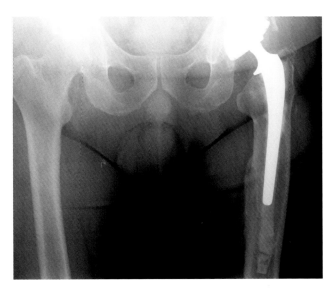

图 10-3　X 线显示假体松动，继发于假体周围感染。

4. 治疗

PJI 的治疗包括非手术治疗及手术治疗。

内植物相关感染的特点是容易形成细菌生物膜。因此，治疗的主要目标是彻底清除黏附在假体及周围组织上的细菌及生物膜。不幸的是，非手术治疗常常难以取得成功，而相对保守的手术治疗方式，常导致感染复发。

手术治疗的目的是清除生物膜、感染组织及假体。治疗慢性 PJI 的最佳手术方式，仍然存在争议，缺乏随机对照研究。

手术方法包括：简单清创、保留假体或更换部分活动性组件、分期翻修、关节融合或截肢。现有数据表明，手术成功率与外科医生的清创技术直接相关。与假体取出术相比，相对保守的处理方式，如清创、保留假体等，成功率仅为一半。感染假体取除、彻底的清创及关节重建极具挑战性，并发症多，需要训练有素的治疗团队，花费高昂。此外，有证据表明，相对保守的手术方式，对健康状况良好的患者效果可能较好，但免疫功能不全的患者易失败。

在其他治疗方法失败或患者拒绝的情况下，挽救性手术如假体取出术、关节融合术或截肢术，可能是唯一的选择。

该领域的研究日益增多，学者们试图寻求适用于所有 PJI 患者的通用治疗原则。但治疗方法的选择，很大程度上仍取决于治疗团队的经验。应结合患者的具体情况及需求，向患者说明风险及不同治疗方案的优缺点。

4.1 非手术治疗

由于 PJI 具有易形成生物膜的特点，药物治疗效果有限。单独使用药物治疗，无法持久控制感染 [87]。当 PJI 达到慢性感染的标准时，药物治疗失败率较高，即使配合手术清创，失败率仍较高 [88, 89]。

由于缺乏对生物膜有效的全身抗菌药物 [90]，非手术治疗主要采取对症治疗（如抗炎药、镇痛药、矫形支具）及抑菌性抗生素治疗。抑菌性抗生素治疗，是指在假体保留的情况下，长期口服抗生素，以防止感染症状复发及全身脏器功能衰竭。

非手术治疗的适应证，主要为口服抗生素敏感的致病菌所引起的无痛性化脓性感染。存在下列一种或多种情形的患者，可以采用抑菌性抗生素治疗[28, 59]。

- 患者拒绝手术。
- 全身合并症多，手术风险高，无法手术的患者。
- 根据临床、实验室及影像学检查，既往手术未能根除感染的患者。
- 骨融合良好的无痛性感染假体，假体取出有可能导致严重功能障碍或巨大骨缺损的患者。

无确凿证据表明，哪一种抗生素较其他抗生素更为有效[28, 59]。抗生素的选择主要基于经验。通常建议，经关节穿刺或手术清创，以获取深部组织标本，做细菌培养及药敏试验，并根据药敏试验结果选择抗生素。考虑到感染根除的可能性较低，相关资料有限，抗生素治疗可分为以下两阶段：

- 缓解症状。
- 长期抑菌治疗。

第一阶段，通常可口服或静脉联合使用杀菌性抗生素。因单独使用抗生素，会导致产生耐药性的高风险，任何情况下，都不应将利福平单独用于革兰阳性菌感染，或者将氟喹诺酮药物单独用于革兰阴性菌感染。第一阶段抗生素治疗持续至临床症状消失，感染指标如 CRP、ESR 改善 6~12 周后，改用长期口服抑菌性抗生素。选择具有良好安全性、口服生物利用度高的药物，可单一用药或联合用药。

抗生素治疗的最佳疗程尚不明确，可持续数月，一般取决于临床症状及患者的耐受性。理论上，应对患者终生进行抑菌治疗，但此类情况很少。有文献报道，慢性 PJI 的患者，口服抗生素抑菌治疗的疗程，从 4~100 个月不等，平均约为 2 年。长期随访，治疗成功率 > 60%[91-94]。其他文献尚无类似结果，但报道了长期抑菌性治疗，不良事件发生率较高[95]。

停止抑菌性抗生素治疗后，是否会导致感染复发、播散，甚至继发性的脓毒症，尚无足够的临床经验。慢性骨髓炎的治疗经验表明，感染通常会局限化[96]。

4.2 保留假体清创术

保留假体清创术，也称为冲洗清创术，旨在保留已经植入的假体，用外科冲洗的方法处理假体，更换或不更换假体活动性组件，周围组织清创后给予抗生素治疗。

与不保留假体的清创术相比，保留假体清创术公认的优点包括[90, 97]：并发症及失血较少、骨量及关节功能保留更多、治疗花费相对较低。然而，此方式的治疗成功率较低。有文献报道，髋、膝关节 PJI 经术后平均随访 52 个月，治疗成功率约 15%~75%，平均为 44.9%[98]。

保留假体清创术的适应证尚不明确，包括假体稳定、活动良好的关节，以及感染持续存在的关节等[99]。

如要采取保留假体清创术，须确保假体稳定、无痛、位置良好，且有良好的软组织覆盖。

此外，有文献表明，当感染症状持续时间较短时，保留假体清创术优于取出术。感染持续时间，可以是术后早期，术后感染 3~12 周，或迟发血源性感染后 3~4 周[97, 100-104]。

还有报道表明，在健康状况较好及低毒力感染的患者中，此类手术的成功率更高[89, 105-110]。

保留假体清创术的绝对禁忌证包括：伤口无法闭合及假体松动等。相对禁忌证包括：窦道、毒力强的致病菌感染，如 MRSA 感染[109, 111]，或多种致病菌混合感染[112]。多种细菌混合感染常因窦道所致，尤其是那些全身合并症多、免疫功能低下的患者[107, 113]。Marculescu 等[92]发现，窦道导致保留假体清创术失败的 OR 值为 2.84。

保留假体清创术，规范的手术技术及操作步骤如下[28, 59]：

- 术前应充分准备。保留假体清创术为非急诊手术，如无合并全身脓毒症，术前应充分准备。

- 应开放手术，以获得良好显露，有助于彻底清创。手术宜经原切口进行。内镜或关节镜对假体感染冲洗及清创效果不佳。多项研究证实，使用关节镜保留假体清创，结果较差[101, 106, 114]。

- 应尽可能取出、更换感染假体的所有活动性组件。尽管文献中尚无支持更换假体组件的确凿证据[97]，且此做法会增加治疗费用、延长手术时间、增加潜在的并发症。但更换活动性组件，可清除附着在组件上致病菌，并且可以到达常规情况下无法处理的部位，有利于彻底清创。

- 应取多个组织标本，最好不用拭子[115]。取出的假体组件，应行超声裂解[116, 117]或化学处理[118]，并行致病菌鉴定。从肉眼观察感染最明显的部位，取 4~6 个组织标本，包括表层、深层、假体周围组织及假体交界区域等处。标本应行需氧及厌氧培养。前期预防性抗生素的使用，不会影响术中取材的细菌培养结果，故不必停用预防性抗生素[119]。

- 使用 6~9 L 的生理盐水，彻底冲洗关节。尚无证据表明，抗菌溶液较生理盐水效果更好。近期研究表明，高压脉冲冲洗对清除生物膜无效[120]。还有一些报道认为，高压脉冲冲洗甚至可将感染扩散至深部组织[121, 122]。

- 如假体松动，应取出假体。即使术前评估假体稳定性良好，术中也需检查假体的稳定性，及与骨融合的情况。如术中发现假体松动，应予取出，并行一期或二期翻修。应事先与患者讨论此种情况的可能性，使其知情同意。

长期随访发现，反复冲洗清创，在感染根除率方面无任何改善[123]。除非患方坚决要求[120]，否则不推荐反复冲洗清创[90]。既往冲洗清创手术失败，感染复发，常会导致翻修手术失败率增加[124, 125]。

保留假体清创术后，通常采用敏感抗生素治疗 4~12 周。尽可能采取静脉给药方式。尚无足够证据支持，关节内局部使用抗生素治疗 PJI 有效，目前也不推荐[90, 28]。

同样无证据表明，局部使用载抗生素的可吸收材料，可显著改善保留假体清创术的治疗效果，尽管使用该材料无明显的禁忌证[126, 127]。

4.3 一期和二期翻修术

PJI 的一期或二期翻修手术，极具挑战性，应由经验丰富的医疗中心和手术医生来完成。不应忽视与此手术相关的并发症及死亡率。团队协作对于治疗成功至关重要。具体治疗应由微生物学家、感染病专家、重症监护麻醉医生、整形外科医生以及感染专业骨科医生协同完成[39]。

北美及全世界大多数国家，二期翻修是 PJI 的主流治疗策略。迄今为止，尚无随机对照研究提出，一期或二期翻修手术的绝对适应证或禁忌证，也缺少大样本的前瞻性对照研究[39, 100, 128]。

有报道表明，患者选择的差异，不同的手术技术，包括翻修前的时间、假体类型（骨水泥或非骨水泥型）均有所不同，故一期翻修与二期翻修在感染根除率、并发症及死亡率方面差异较大，很难进行比较[129, 130]。

近期一项系统回顾显示，膝关节二期翻修较一期翻修疗效更好。38 项涉及 1 421 例膝关节二期翻修的患者，经平均随访 44.7 个月，感染根除率为 89.8%；而 6 篇文献涉及 204 例一期膝关节翻修的患者，经平均随访 40.7 月，感染根除率仅为 81.9%[131]。在髋关节翻修中，也有类似结果报道。一期翻修感染根除率仅为 81.7%（20 篇文献涉及 1 221 例患者，平均随访 58.4 个月），二期翻修感染根除率为 91.1%（63 篇文献涉及 3 360 例患者，随访 67.3 月）[132]。但一项采取一期非骨水泥假体翻修的文献回顾（$n = 81$，仅 3 项研究）显示，平均随访 81 个月，感染根除率为 91.4%。此外，近期有报道更换"部分"假体组件的二期翻修手术，取得满意结果，这些髋关节假体二期翻修术中，只更换了一个组件[133]。

关于肩关节假体，近期一项系统回顾显示，一期翻修与二期翻修在感染控制率方面无明显差异，但一期翻修手术的患者，术后功能更好[134]。

一期或二期翻修手术尚无绝对的适应证或禁忌证，但在抗生素敏感的情况下，一期翻修也是 PJI 治疗的合理选择[28, 90]。但一期翻修禁用于有全身症状如脓毒症的患者，该类患者应取出假体，以减少细菌负荷。一期翻修的相对禁忌证包括：术前致病菌不明确、存在多重耐药菌、窦道形成、严重软组织缺损（需皮瓣修复）[28, 135]。

免疫功能低下或全身合并症多的患者，包括肥胖症、转移性疾病、晚期心脏病、肝肾功能不全等（图 10-4），都会影响感染的根除率，同样也会影响致残率及死亡率。这类合并症会降低一期翻修的成

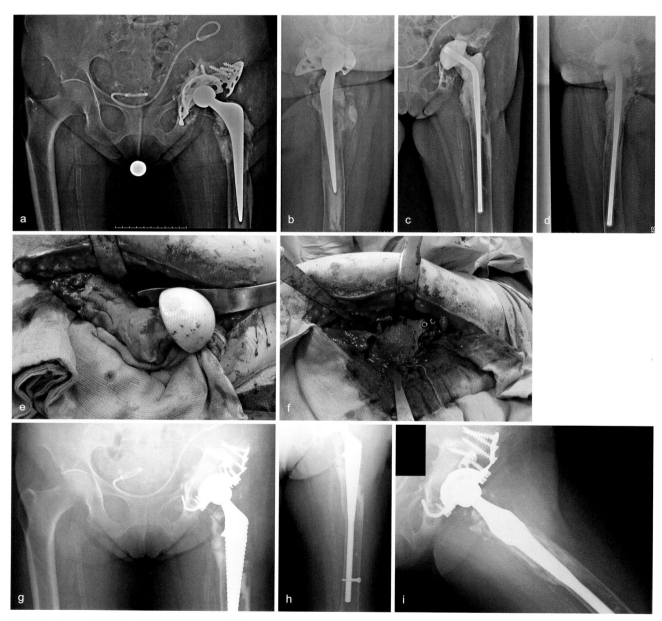

图 10-4a~i　50 岁女性，肾移植患者。6 次髋部手术后出现髋关节假体感染，伴窦道及严重骨缺损，细菌培养为多重耐药大肠埃希菌和铜绿假单胞菌。

a、b. 术前 X 线。

c、d. 取出感染的假体及骨水泥，置入髋关节 spacer。

e.　取除 spacer，股骨近端 1/3 遗留巨大骨缺损。

f.　术中用颗粒骨移植重建髋臼，植入非骨水泥假体。

g~i. 翻修术后 2 年 X 线片，股骨及髋臼处均有良好的骨重塑。

功率，故为相对禁忌证[137]。

一期翻修如有禁忌证，可经二期翻修处理，包括以下内容。

- 有全身感染症状的患者（如脓毒症）。
- 感染明显，术前致病菌不明确、致病菌难以治疗或具有耐药性。
- 存在窦道、软组织缺损或组织活力差。

关于二期翻修手术，spacer 的种类及两期之间的时间间隔，文献中尚无明确报道。间隔时间从 2 周到数月不等[39, 127, 128, 132]。静脉抗生素治疗持续 4~6 周，二期翻修前，停用抗生素 2~8 周。

关于一期翻修及二期翻修费用的影响，尚无明确证据，两者的花费也无法作直接比较。因医院设施、患者、手术医生及致病菌等因素不同，花费也会有所不同。通常认为，一期翻修较二期翻修的患者，在发病率、手术时间、手术室使用费、住院费、手术医生费用，以及抗生素疗程等方面都相对较少。Klouche 等[137]对费用的分析显示，化脓性全髋关节置换术后感染的二期翻修，较一期翻修的花费高 1.7 倍。如果一期翻修和二期翻修的结果具有可比性，一期翻修是一个更好的选择[138]，因为一期翻修的患者，并发症少，花费较低，患肢力学稳定性更佳，肢体失用期更短。

4.4 挽救性手术及截肢术

PJI 的挽救性手术，包括假体取出术、永久性 spacer 植入术及关节融合术。髋关节假体取出术在控制感染方面非常成功，尽管功能较差，可以允许患肢在辅助下行走[139]。肩关节假体取出术及永久性 spacer 植入术，对控制感染有较高的成功率，但功能相对较差[133]。

膝关节融合术也是 PJI 患者的一个良好选择，尤其是对多次尝试膝关节重建失败的患者、再次关节置换术存在感染复发高风险的患者、伸膝装置缺失、软组织覆盖不良、大量骨缺损、疼痛且关节不稳的患者[126, 135, 140-144]。

同样，对严重免疫功能低下、酗酒、吸毒、多种致病菌混合感染、高度耐药性无有效抗生素治疗

的患者，更适合采用膝关节融合术[145, 146]。

相对禁忌证包括，患者无法步行或全身多种合并症不能耐受手术。事实上，膝关节融合术可一期或二期进行，这取决于个体情况及全身因素。低毒力致病菌所致 PJI 或软组织损伤较轻的情况下，利用外固定架进行一期关节融合，成功率较高[147]。关节融合前，根除感染时也可使用一些固定装置，如髓内钉及钢板等，有报道感染控制成功率可达 90%[135, 148, 149]。

选择关节融合术还是截肢，需考虑临床情况及患者的意愿。

截肢治疗 PJI，适用于不能行走，坏死性筋膜炎无法彻底清创，严重的骨缺损或复杂的 PJI，软组织覆盖不良，分期翻修置换，假体无法取出，严重的外周血管疾病，神经血管损伤和疼痛较重的患者[132, 136, 150, 151]。因手术死亡率较高[146, 152, 153]，除非病情危重，建议截肢前转诊至有处理 PJI 经验的治疗中心。

4.5 治疗策略

过去几十年，已经提出了多种 PJI 的分类方法，旨在指导临床治疗[38, 42, 154-156]。然而，尚无任何一种方法，能在临床中得到普遍认可[28, 90]。

基于各种 PJI 分类方法的治疗策略，关注点多在感染发生的时间。感染发生时间越短，细菌扩散越局限。因此，通过相对保守的手术方式，如保留假体清创术，挽救假体的可能性就越大。

Zimmerli 等提出的治疗策略[89, 157, 158]，经团队自身完善，通过长期的临床验证，已广泛应用于临床。该策略经简单修改后，已纳入美国感染疾病学会的治疗指南[159, 160]。依据感染持续的时间及其他参考指标，治疗决策逐步从保留假体清创术（表 10-4）到假体更换（表 10-5，表 10-6）或其他治疗选择（表 10-7）。

关于这些治疗策略，仍有一些局限性，将感染持续时间作为决策点，是有争议的，这一点尤其值得关注。内植物相关感染疾病进展情况与时间相关联，看起来很直观，尤其适用于一些实质性器官，但目前生物膜形成的相关文献，与"早期感染

表 10-4　依据美国感染病学会指南，是否保留假体的治疗决策 [154]

病情	参考指标		决策
症状持续时间 <3 周 或关节植入 <30 天	假体稳定性良好 无窦道形成	否	取出假体
	口服抗生素敏感	是	保留假体清创
	否		取出假体

表 10-5　根据美国感染病学会指南，选择一期翻修 [154]

病情	决策
• 全髋关节置换 • 软组织条件良好 • 术前致病菌明确 • 骨量良好 • 口服抗生素敏感、生物利用度高 • 使用抗生素骨水泥固定 • 无需植骨	一期翻修

表 10-6　根据美国传感病学会指南，选择二期翻修 [154]

病情		策略
• 软组织条件差 OR • 致病菌难以治疗 AND • 二期翻修前无感染情况或失败高危因素 AND • 延期翻修技术上可行 AND • 预期功能良好	是	二期翻修
	否	详见表 10-7

注：AND，和；OR，或。

表 10-7　根据美国传感病学会指南，其他治疗选择 [154]

病情	参考指标		决策
• 坏死性筋膜炎 OR • 严重骨缺损 OR • 软组织覆盖不良或重建失败 OR • 关节假体无法取出或关节融合无法控制感染 OR • 药物治疗不可行 OR • 截肢优于翻修或关节融合	患者全身合并症多 OR 患者拒绝手术治疗	否	取出假体 OR 关节融合
		是	单纯药物治疗
	是		转至专科医院，考虑截肢

注：OR，或。

= 采用相对保守的治疗方法 + 可获得较好的预后"这一观点相矛盾。这表明，感染持续时间可能不是预测能否成功保留假体的（唯一）可靠指标。事实上，越来越多的证据表明，细菌黏附后数小时或数天内，就会形成成熟的生物膜。这可以解释，为什么术后几天或几周内进行治疗，保留假体也容易招致失败。同时，也提出了一些重要问题，如 3 周、30 天及 90 天的时间节点，是基于合理的科学原理，还是对生物膜相关感染认识的不足。

值得注意的是，目前临床使用的 PJI 分类及治疗策略，并未考虑另一因素，即 PJI 的具体部位。感染部位与感染持续时间具有同等重要性，对治疗决策和手术成功与否至关重要。实际上，即使感染早期阶段进行清创，也无法完全清除繁殖中的致病菌。假体 – 骨界面即使仅黏附少量细菌，保留假体的外科清创也无法清除，故骨感染仍然存在，常于术后数周或数月复发。目前使用的分类及治疗策略，忽略了生物膜及细菌的具体部位，术前或术中也无有效的技术予以明确，而这恰恰是手术成功的关键因素。

此外，越来越多的证据表明，清除假体表面生物膜的方法十分有限。如电镜扫描证实，简单的刮除术仅部分有效；而近期报道，脉冲冲洗基本是无效的 [160]。因此，这进一步限制了相对保守的治疗方法的有效性。

目前，大部分治疗策略都没有考虑另一重要因素，即宿主类型。Simpson 等研究 [161, 162] 发现，相对保守的治疗方法治疗骨感染，对 Cierny-Mader A 型免疫功能良好的患者，有良好的疗效，但对 B 型及 C 型效果不佳。目前临床采用的宿主类型分类，主要基于经验，而非科学数据，评分系统间存在显著差异 [38, 152, 153]。目前对于宿主免疫系统的研究知之甚少。

基于上述考虑，笔者根据现有知识及相关的感染清除率，列出了不同治疗策略的备选方案（表 10-8～表 10-10）。

尽管此表尚不全面，需随数据不断更新进一步完善，但仍可作为特定患者不同治疗方案优缺点的讨论依据。

表 10-8　髋、膝关节假体周围感染保留假体治疗概况

病情	治疗方式	感染平均根除率
患者拒绝手术治疗 OR 患者因合并症多，不能耐受手术 AND 根据临床症状、实验室或影像学检查，提示感染尚未根除 AND 口服抗生素敏感的致病菌引起的感染 AND 感染假体稳定无痛感 OR 假体取出后，预期会出现严重肢体功能障碍和（或）巨大骨缺损	相对保守的治疗方式（如抑菌性抗生素长期治疗）	不确定 一些报道中高达 60%
感染持续时间短（置换术后 <4~12 周或迟发血源性感染首诊 <4 周） OR 患者拒绝手术取出假体 OR 因合并症不能手术取出假体 AND 感染假体固定良好无痛感，软组织覆盖良好 AND/OR 假体取出后，预期会出现严重肢体功能障碍和（或）巨大骨缺损 AND/OR A 型宿主 AND/OR 低毒力致病菌 AND/OR 无窦道	保留假体清创（清创灌洗）	15%~75%（髋、膝关节）随访 50 个月，感染平均根除率为 45%

注：AND，和；OR，或。

表 10-9　髋、膝关节翻修概况

病情	治疗方式	感染平均根除率
感染持续时间长（置换术后 > 4~12 周或迟发血源性感染首诊 > 4 周） OR 慢性假体周围感染 OR 感染假体松动、疼痛，软组织覆盖良好 AND/OR A 型宿主 AND/OR 低毒力致病菌 AND/OR 无窦道	一期翻修	髋关节为 57%~100%，膝关节为 73%~100%，随访 60 个月，感染平均根除率约为 80%
感染持续时间长（置换术后 > 4~12 周或迟发血源性感染首诊 > 4 周） OR 慢性假体周围感染 OR 感染假体松动、疼痛，软组织覆盖良好 AND/OR 多种致病菌感染或致病菌不明确 AND/OR 窦道形成或软组织覆盖不良、活力差 AND/OR 全身性脓毒症	二期翻修	74%~100%（髋、膝关节），随访 60 个月，感染平均根除率约为 90%

注：AND，和；OR，或。

表 10-10　髋、膝关节挽救性手术或截肢

病情	治疗方式	感染平均根除率
假体周围慢性感染 AND/OR 多次重建手术失败 AND/OR 关节疼痛和（或）不稳 AND/OR 感染复发风险极大 AND/OR 伸肌装置缺失 AND/OR 软组织覆盖不良 AND/OR 巨大骨缺损 AND/OR 严重免疫功能低下、酗酒、吸毒 AND/OR 多重细菌感染或高度耐药菌感染，无有效抗菌素可用	关节融合术 （膝关节）	> 90%
假体周围慢性感染 AND/OR 多次重建手术失败 AND/OR 关节疼痛和（或）不稳 AND/OR 感染复发风险极大 AND/OR 软组织覆盖不良 AND/OR 巨大骨缺损 AND/OR 严重免疫功能低下、酗酒、吸毒 AND/OR 多重细菌感染或高度耐药菌感染，无有效抗菌素可用	假体取出术 （髋关节）	> 90%
其他挽救性手术失败，患者拒绝或有绝对禁忌证 OR 坏死性筋膜炎无法彻底清创 AND/OR 巨大骨缺损无法行关节融合（膝关节） AND/OR 软组织覆盖不良 AND/OR 假体周围骨折 AND/OR 周围血管疾病，神经血管损伤或神经性疾病	截肢	

注：AND，和；OR，或。

5. 总结

PJI 的治疗具有挑战性，需及时诊断、充分评估及有效治疗。

生物膜在假体感染中具有关键作用。当致病菌定殖于假体表面时，应采用微生物学方法及外科手段鉴定生物膜内细菌，阻止细菌黏附于假体表面，彻底清除细菌及生物膜。

遗憾的是，我们对感染的发病机制了解有限。因此，目前大多数诊断及治疗方法，仍有缺陷，仅或部分有效。

此外，在治疗生物膜相关感染中，我们仍缺少对宿主免疫作用的认识，也缺乏改善宿主免疫力的手段。

尽管存在上述不足，但最新的技术、更规范化的治疗方案以及专业的治疗中心及团队，已将 PJI 的感染根除率提高到约 80%~90%。大多数患者功能恢复尚可。依据目前的研究可以预见，未来随着更专业的诊断手段（图 10-5）、抗菌涂层假体（图 10-6）以及抗生物膜药物的出现，会进一步提高早期诊断、预防及治疗内植物相关感染的能力。

目前，对个体进行合理的治疗决策，尚无通用准则。治疗方法的选择，很大程度上取决于治疗团队的经验，应集思广益，根据患者的病情及期望值，开诚布公地与患者讨论不同方案的风险及优缺点。

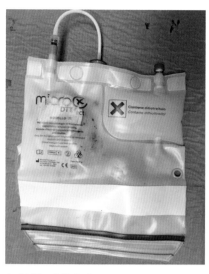

图 10-5 通过封闭系统收集、转运、处理假体及组织标本，可提高致病菌的检出率。二硫苏糖醇是一种能够破坏细菌生物膜的化合物，不影响致病菌的活力[118]。Micro DTTect 系统采用二硫苏糖醇，可使包埋于细菌生物膜中的细菌游离出来。

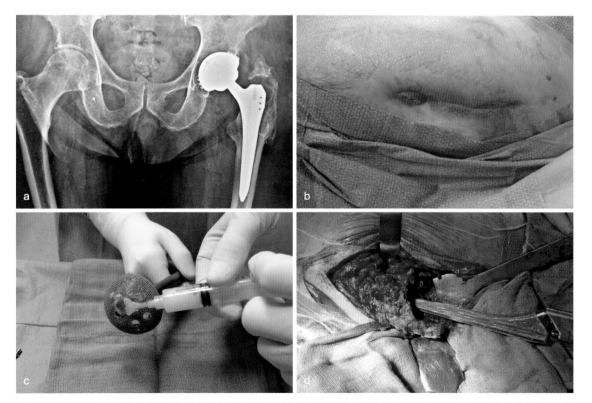

图 10-6a~f 87 岁男性，心脏病患者。髋关节置换术后慢性假体周围感染，伴窦道渗出。细菌培养提示为多重耐药的表皮葡萄球菌感染。

a. 术前 X 线。

b. 术中所见。

c、d. 将可快速吸收的载万古霉素水凝胶，涂于非骨水泥假体表面，一期行关节翻修。

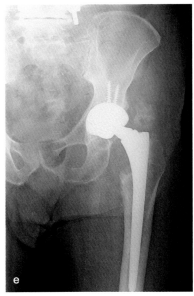
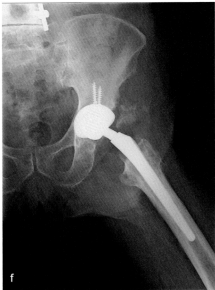

图 10-6a~f（续）

e、f. 翻修术后 2 年 X 线，感染无复发。

参考文献

1. **Schmalzried TP, Amstutz HC, Au MK, et al.** Etiology of deep sepsis in total hip arthroplasty. The significance of hematogenous and recurrent infections. *Clin Orthop Relat Res.* 1992 Jul(280):200–207.

2. **Dale H, Fenstad AM, Hallan G, et al.** Increasing risk of prosthetic joint infection after total hip arthroplasty. *Acta Orthop.* 2012 Oct;83(5):449–458.

3. **Mangram AJ, Horan TC, Pearson ML, et al.** Guideline for Prevention of Surgical Site Infection, 1999. Centers for Disease Control and Prevention (CDC) Hospital Infection Control Practices Advisory Committee. *Am J Infect Control.* 1999 Apr;27(2):97–132; quiz 133–134; discussion 96.

4. **Kurtz SM, Lau E, Schmier J, et al.** Infection burden for hip and knee arthroplasty in the United States. *J Arthroplasty.* 2008 Oct;23(7):984–991.

5. **Kurtz SM, Lau E, Watson H, et al.** Economic burden of periprosthetic joint infection in the United States. *J Arthroplasty.* 2012 Sep;27(8 Suppl):61–65 e1.

6. **Phillips JE, Crane TP, Noy M, et al.** The incidence of deep prosthetic infections in a specialist orthopaedic hospital: a 15-year prospective survey. *J Bone Joint Surg Br.* 2006 Jul;88(7):943–948.

7. **Dale H, Hallan G, Hallan G, et al.** Increasing risk of revision due to deep infection after hip arthroplasty. *Acta Orthop.* 2009 Dec;80(6):639–645.

8. **Bozic KJ, Ong K, Lau E, et al.** Estimating risk in Medicare patients with THA: an electronic risk calculator for periprosthetic joint infection and mortality. *Clin Orthop Relat Res.* 2013 Feb;471(2):574–583.

9. **Lehman CR, Ries MD, Paiement GD, et al.** Infection after total joint arthroplasty in patients with human immunodeficiency virus or intravenous drug use. *J Arthroplasty.* 2001 Apr;16(3):330–335.

10. **Namba RS, Paxton L, Fithian DC, et al.** Obesity and perioperative morbidity in total hip and total knee arthroplasty patients. *J Arthroplasty.* 2005 Oct;20(7 Suppl 3):46–50.

11. **Peersman G, Laskin R, Davis J, et al.** Infection in total knee replacement: a retrospective review of 6489 total knee replacements. *Clin Orthop Relat Res.* 2001 Nov(392):15–23.

12. **Moucha CS, Clyburn TA, Evans RP, et al.** Modifiable risk factors for surgical site infection. *Instr Course Lect.* 2011;60:557–564.

13. **Everhart JS, Altneu E, Calhoun JH.** Medical comorbidities are independent preoperative risk factors for surgical infection after total joint arthroplasty. *Clin Orthop Relat Res.* 2013 Oct;471(10):3112–3119.

14. **Soohoo NF, Farng E, Lieberman JR, et al.** Factors that predict short-term complication rates after total hip arthroplasty. *Clin Orthop Relat Res.* 2010 Sep;468(9):2363–2371.

15. **Jamsen E, Huhtala H, Puolakka T, et al.** Risk factors for infection after knee arthroplasty. A register-based analysis of 43,149 cases. *J Bone Joint Surg Am.* 2009 Jan;91(1):38–47.

16. **Dale H, Skramm I, Lower HL, et al.** Infection after primary hip arthroplasty: a comparison of 3 Norwegian health registers. *Acta Orthop.* 2011 Dec;82(6):646–654.

17. **Namba RS, Inacio MC, Paxton EW.** Risk factors associated with deep surgical site infections after primary total knee arthroplasty: an analysis of 56,216 knees. *J Bone Joint Surg Am.* 2013 May 1;95(9):775–782.

18. **Parvizi J, Sullivan TA, Pagnano MW, et al.** Total joint arthroplasty in human immunodeficiency virus positive patients: an alarming rate of early failure. *J Arthroplasty.* 2003 Apr;18(3):259–264.

19. **Pour AE, Matar WY, Jafari SM, et al.** Total joint arthroplasty in patients with hepatitis C. *J Bone Joint Surg Am.* 2011 Aug 3;93(15):1448–1454.

20. **Yi PH, Frank RM, Vann E, et al.** Is potential malnutrition associated with septic failure and acute infection after revision total joint arthroplasty? *Clin Orthop Relat Res.* 2015 Jan;473(1):175–182.

21. **Sunday JM, Guille JT, Torg JS.** Complications of joint arthroplasty in patients with end-stage renal disease on hemodialysis. *Clin Orthop Relat Res.* 2002 Apr(397):350–355.

22. **Silva M, Luck JV, Jr.** Long-term results of primary total knee replacement in patients with hemophilia. *J Bone Joint Surg Am.* 2005 Jan;87(1):85–91.

23. **Chiang CC, Chen PQ, Shen MC, et al.** Total knee arthroplasty for severe haemophilic arthropathy: long-term experience in Taiwan. *Haemophilia.* 2008 Jul;14(4):828–834.

24. **Cherney DL, Amstutz HC.** Total hip replacement in the previously septic hip. *J Bone Joint Surg Am.* 1983 Dec;65(9):1256–1265.

25. **Jupiter JB, Karchmer AW, Lowell JD, et al.** Total hip arthroplasty in the treatment of adult hips with current or quiescent sepsis. *J Bone Joint Surg Am.* 1981 Feb;63(2):194–200.

26. **Pruzansky JS, Bronson MJ, Grelsamer RP, et al.** Prevalence of modifiable surgical site infection risk factors in hip and knee joint arthroplasty patients at an urban academic hospital. *J Arthroplasty.* 2014 Feb;29(2):272–276.

27. **Pulido L, Ghanem E, Joshi A, et al.** Periprosthetic joint infection: the incidence, timing, and predisposing factors. *Clin Orthop Relat Res.* 2008 Jul;466(7):1710–1715.

28. **Parvizi J, Gehrke T, Chen AF.** Proceedings of the International Consensus on Periprosthetic Joint Infection. *Bone Joint J.* 2013 Nov;95-B(11):1450–1452.

29. **Tokarski AT, Blaha D, Mont MA, et al.** Perioperative skin preparation. *J Arthroplasty.* 2014 Feb;29(2 Suppl):26–28.

30. **Hansen E, Belden K, Silibovsky R, et al.** Perioperative antibiotics. *J Arthroplasty.* 2014 Feb;29(2 Suppl):29–48.

31. **Fairclough JA, Johnson D, Mackie I.** The prevention of wound contamination by skin organisms by the pre-operative application of an iodophor impregnated plastic adhesive drape. *J Int Med Res.* 1986;14(2):105–109.

32. **Salvati EA, Robinson RP, Zeno SM, et al.** Infection rates after 3175 total hip and total knee replacements performed with and without a horizontal unidirectional filtered air-flow system. *J Bone Joint Surg Am.* 1982 Apr;64(4):525–535.

33. **Taylor GJ, Bannister GC.** Infection and interposition between ultraclean air source and wound. *J Bone Joint Surg Br.* 1993 May;75(3):503–504.

34. **Clarke JV, Deakin AH, Dillon JM, et al.** A prospective clinical audit of a new dressing design for lower limb arthroplasty wounds. *J Wound Care.* 2009 Jan;18(1):5–8, 10–11.

35. **Friedman R, Homering M, Holberg G, et al.** Allogeneic blood transfusions and postoperative infections after total hip or knee arthroplasty. *J Bone Joint Surg Am.* 2014 Feb 19;96(4):272–278.

36. **Huang R, Buckley P, Parvizi J, et al.,** eds. Aspirin as Prophylaxis against Venous Thromboembolism Results in Lower Incidence of Periprosthetic Joint Infection. Lecture presented at: American Association of Hip and Knee Surgeons; November 8, 2014; Dallas.

37. **Segawa H, Tsukayama DT, Kyle RF, et al.** Infection after total knee arthroplasty. A retrospective study of the treatment of eighty-one infections. *J Bone Joint Surg Am.* 1999 Oct;81(10):1434–1445.

38. **Tsukayama DT, Estrada R, Gustilo RB.** Infection after total hip arthroplasty. A study of the treatment of one hundred and six infections. *J Bone Joint Surg Am.* 1996 Apr;78(4):512–523.

39. **Osmon DR, Berbari EF, Berendt AR, et al.** Diagnosis and management of prosthetic joint infection: clinical practice guidelines by the Infectious Diseases Society of America. *Clin Infect Dis.* 2013 Jan;56(1):e1–e25.

40. **Zimmerli W, Trampuz A, Ochsner PE.** Prosthetic-joint infections. *N Engl J Med.* 2004 Oct 14;351(16):1645–1654.

41. **McPherson EJ, Woodson C, Holtom P, et al.** Periprosthetic total hip infection: outcomes using a staging system. *Clin Orthop Relat Res.* 2002 Oct(403):8–15.

42. **Cierny G, 3rd, Mader JT, Penninck JJ.** A clinical staging system for adult osteomyelitis. *Clin Orthop Relat Res.* 2003 Sep(414):7–24.

43. **Bozic KJ, Rubash HE.** The painful total hip replacement. *Clin Orthop Relat Res.* 2004 Mar(420):18–25.

44. **Deirmengian C, Kardos K, Kilmartin P, et al.** Combined Measurement of Synovial Fluid alpha-Defensin and C-Reactive Protein Levels: Highly Accurate for Diagnosing Periprosthetic Joint Infection. *J Bone Joint Surg Am.* 2014 Sep 3;96(17):1439–1445.

45. **David TS, Vrahas MS.** Perioperative lower urinary tract infections and deep sepsis in patients undergoing total joint arthroplasty. *J Am Acad Orthop Surg.* 2000 Jan-Feb;8(1):66–74.

46. **Waterhouse N, Beaumont AR, Murray K, et al.** Urinary retention after total hip replacement. A prospective study. *J Bone Joint Surg Br.* 1987 Jan;69(1):64–66.

47. **Walton JK, Robinson RG.** An analysis of a male population having total hip replacement with regard to urological assessment and post-operative urinary retention. *Br J Urol.* 1982 Oct;54(5):519–521.

48. **Meehan AM, Osmon DR, Duffy MC, et al.** Outcome of penicillin-susceptible streptococcal prosthetic joint infection treated with debridement and retention of the prosthesis. *Clin Infect Dis.* 2003 Apr 1;36(7):845–849.

49. **Cordero-Ampuero J, de Dios M.** What are the risk factors for infection in hemiarthroplasties and total hip arthroplasties? *Clin Orthop Relat Res.* 2010 Dec;468(12):3268–3277.

50. **Fabry K, Verheyden F, Nelen G.** Infection of a total knee prosthesis by Candida glabrata: a case report. *Acta Orthop Belg.* 2005 Feb;71(1):119–121.

51. **Sendi P, Banderet F, Graber P, et al.** Periprosthetic joint infection following Staphylococcus aureus bacteremia. *J Infect.* 2011 Jul;63(1):17–22.

52. **Strazzeri JC, Anzel S.** Infected total hip arthroplasty due to Actinomyces israelii after dental extraction. A case report. *Clin Orthop Relat Res.* 1986 Sep(210):128–131.

53. **Wust J, Steiger U, Vuong H, et al.** Infection of a hip prosthesis by Actinomyces naeslundii. *J Clin Microbiol.* 2000 Feb;38(2):929–930.

54. **Steffen EK, Berg RD, Deitch EA.** Comparison of translocation rates of various indigenous bacteria from the gastrointestinal tract to the mesenteric lymph node. *J Infect Dis.* 1988 May;157(5):1032–1038.

55. **Anderson DJ, Arduino JM, Reed SD, et al.** Variation in the type and frequency of postoperative invasive Staphylococcus aureus infections according to type of surgical procedure. *Infect Control Hosp Epidemiol.* 2010 Jul;31(7):701–709.

56. **Toossi N, Adeli B, Rasouli MR, et al.** Serum white blood cell count and differential do not have a role in the diagnosis of periprosthetic joint infection. *J Arthroplasty.* 2012 Sep;27(8 Suppl):51–54 e1.

57. **Deirmengian C, Kardos K, Kilmartin P, et al.** The Alpha-defensin Test for Periprosthetic Joint Infection Outperforms the Leukocyte Esterase Test Strip. *Clin Orthop Relat Res.* 2015 Jan;473(1):198–203.

58. **Parvizi J, Zmistowski B, Berbari EF, et al.** New definition for periprosthetic joint infection: from the Workgroup of the Musculoskeletal Infection Society. *Clin Orthop Relat Res.* 2011 Nov;469(11):2992–2994.

59. **Parvizi J, Gehrke T, International Consensus Group on Periprosthetic Joint Infection.** Definition of periprosthetic joint infection. *J Arthroplasty.* 2014 Jul;29(7):1331.

60. **Milone MT, Kamath AF, Israelite CL.** Converting between high- and low-sensitivity C-reactive protein in the assessment of periprosthetic joint infection. *J Arthroplasty.* 2014 Apr;29(4):685–689.

61. **Cipriano CA, Brown NM, Michael AM, et al.** Serum and synovial fluid analysis for diagnosing chronic periprosthetic infection in patients with inflammatory arthritis. *J Bone Joint Surg Am.* 2012 Apr 4;94(7):594–600.

62. **Ghanem E, Parvizi J, Burnett RS, et al.** Cell count and differential of aspirated fluid in the diagnosis of infection at the site of total knee arthroplasty. *J Bone Joint Surg Am.* 2008 Aug;90(8):1637–1643.

63. **Dinneen A, Guyot A, Clements J, et al.** Synovial fluid white cell and differential count in the diagnosis or exclusion of prosthetic joint infection. *Bone Joint J.* 2013 Apr;95-B(4):554–557.

64. **Bedair H, Ting N, Jacovides C, et al.** The Mark Coventry Award: diagnosis of early postoperative TKA infection using synovial fluid analysis. *Clin Orthop Relat Res.* 2011 Jan;469(1):34–40.

65. **Yi PH, Cross MB, Moric M, et al.** The 2013 Frank Stinchfield Award: Diagnosis of infection in the early postoperative period after total hip arthroplasty. *Clin Orthop Relat Res.* 2014 Feb;472(2):424–429.

66. **Shahi A, Deirmengian C, Chen AF, et al., eds.** Premature Antibiotic Treatment Can Potentially Compromise The Diagnosis of PJI. Lecture presented at: Musculoskeletal Infection Society; August 8–9, 2014;Charleston.

67. **Pace TB, Jeray KJ, Latham JT, Jr.** Synovial tissue examination by frozen section as an indicator of infection in hip and knee arthroplasty in community hospitals. *J Arthroplasty.* 1997 Jan;12(1):64–69.

68. **Parvizi J, Della Valle CJ.** AAOS Clinical Practice Guideline: diagnosis and treatment of periprosthetic joint infections of the hip and knee. *J Am Acad Orthop Surg.* 2010 Dec;18(12):771–772.

69. **Adeli B, Said J, Parvizi J, eds.** Detection of Intraoperative Purulence is not Reliable for Diagnosis of Periprosthetic Joint Infection. Lecture presented at: Musculoskeletal Infection Society; August 5–6, 2011;Rochester.

70. **Bottner F, Wegner A, Winkelmann W, et al.** Interleukin-6, procalcitonin and TNF-alpha: markers of peri-prosthetic infection following total joint replacement. *J Bone Joint Surg Br.* 2007 Jan;89(1):94–99.

71. **Glehr M, Friesenbichler J, Hofmann G, et al.** Novel biomarkers to detect infection in revision hip and knee arthroplasties. *Clin Orthop Relat Res.* 2013 Aug;471(8):2621–2628.

72. **Worthington T, Dunlop D, Casey A, et al.** Serum procalcitonin, interleukin-6, soluble intercellular adhesin molecule-1 and IgG to short-chain exocellular lipoteichoic acid as predictors of infection in total joint prosthesis revision. *Br J Biomed Sci.* 2010;67(2):71–76.

73. **Drago L, Vassena C, Dozio E, et al.** Procalcitonin, C-reactive protein, interleukin-6, and soluble intercellular adhesion molecule-1 as markers of postoperative orthopaedic joint prosthesis infections. *Int J Immunopathol Pharmacol.* 2011 Apr-Jun;24(2):433–440.

74. **Deirmengian C, Hallab N, Tarabishy A, et al.** Synovial fluid biomarkers for periprosthetic infection. *Clin Orthop Relat Res.* 2010 Aug;468(8):2017–2023.

75. **Gollwitzer H, Dombrowski Y, Prodinger PM, et al.** Antimicrobial peptides and proinflammatory cytokines in periprosthetic joint infection. *J Bone Joint Surg Am.* 2013 Apr 3;95(7):644–651.

76. **Jacovides CL, Parvizi J, Adeli B, et al.** Molecular markers for diagnosis of periprosthetic joint infection. *J Arthroplasty.* 2011 Sep;26(6 Suppl):99–103 e1.

77. **Parvizi J, McKenzie JC, Cashman JP.** Diagnosis of periprosthetic joint infection using synovial C-reactive protein. *J Arthroplasty.* 2012 Sep;27(8 Suppl):12–16.

78. **Deirmengian C, Kardos K, Kilmartin P, et al.** Diagnosing periprosthetic joint infection: has the era of the biomarker arrived? *Clin Orthop Relat Res.* 2014 Nov;472(11):3254–3262.

79. **Parvizi J, Jacovides C, Antoci V, et al.** Diagnosis of periprosthetic joint infection: the utility of a simple yet unappreciated enzyme. *J Bone Joint Surg Am.* 2011 Dec 21;93(24):2242–2248.

80. **Cyteval C, Hamm V, Sarrabere MP, et al.** Painful infection at the site of hip prosthesis: CT imaging. *Radiology.* 2002 Aug;224(2):477–483.

81. **Chryssikos T, Parvizi J, Ghanem E, et al.** FDG-PET imaging can diagnose periprosthetic infection of the hip. *Clin Orthop Relat Res.* 2008 Jun;466(6):1338–1342.

82. **Delank KS, Schmidt M, Michael JW, et al.** The implications of 18F-FDG PET for the diagnosis of endoprosthetic loosening and infection in hip and knee arthroplasty: results from a prospective, blinded study. *BMC Musculoskelet Disord.* 2006 Mar 3;7:20.

83. **Nagoya S, Kaya M, Sasaki M, et al.** Diagnosis of peri-prosthetic infection at the hip using triple-phase bone scintigraphy. *J Bone Joint Surg Br.* 2008 Feb;90(2):140–144.

84. **Glithero PR, Grigoris P, Harding LK, et al.** White cell scans and infected joint replacements. Failure to detect chronic infection. *J Bone Joint Surg Br.* 1993 May;75(3):371–374.

85. **Graute V, Feist M, Lehner S, et al.** Detection of low-grade prosthetic joint infections using 99mTc-antigranulocyte SPECT/CT: initial clinical results. *Eur J Nucl Med Mol Imaging.* 2010 Aug;37(9):1751–1759.

86. **Magnuson JE, Brown ML, Hauser MF, et al.** In-111-labeled leukocyte scintigraphy in suspected orthopedic prosthesis infection: comparison with other imaging modalities. *Radiology.* 1988 Jul;168(1):235–239.

87. **Jacqueline C, Caillon J.** Impact of bacterial biofilm on the treatment of prosthetic joint infections. *J Antimicrob Chemother.* 2014 Sep;69 Suppl 1:i37–40.

88. **Koyonos L, Zmistowski B, Della Valle CJ, et al.** Infection control rate of irrigation and debridement for periprosthetic joint infection. *Clin Orthop Relat Res.* 2011Nov;469(11):3043–3048.

89. **Giulieri SG, Graber P, Ochsner PE, et al.** Management of infection associated with total hip arthroplasty according to a treatment algorithm. *Infection.* 2004 Aug;32(4):222–228.

90. **Romanò CL, Toscano M, Romanò D, et al.** Antibiofilm agents and implant-related infections in orthopaedics: where are we? *J Chemother.* 2013 Apr;25(2):67–80.

91. **Rao N, Crossett LS, Sinha RK, et al.** Long-term suppression of infection in total joint arthroplasty. *Clin Orthop Relat Res.* 2003 Sep;(414):55–60.

92. **Marculescu CE, Berbari EF, Hanssen AD, et al.** Outcome of prosthetic joint infections treated with debridement and retention of components. *Clin Infect Dis.* 2006 Feb;42(4):471–478.

93. **Lentino JR.** Prosthetic joint infections: bane of orthopedists, challenge for infectious disease specialists. *Clin Infect Dis.* 2003 May;36(9):1157–1161.

94. **Segreti J, Nelson JA, Trenholme GM.** Prolonged suppressive antibiotic therapy for infected orthopedic prostheses. *Clin Infect Dis.* 1998 Oct;27(4):711–713.

95. **Gallo J, Smizansky M, Radová L, et al.** Porovnání léčebných postupů používaných v terapii infekce kloubních náhrad kyčle a kolena. [Comparison of therapeutic

strategies for hip and knee prosthetic joint infection]. *Acta Chir Orthop Traumatol Cech.* 2009 Aug;76(4):302–309. Czech.

96. **Esposito S, Leone S, Bassetti M, et al.** Italian guidelines for the diagnosis and infectious disease management of osteomyelitis and prosthetic joint infections in adults. *Infection.* 2009 Dec;37(6):478–496.

97. **Trampuz A, Zimmerli W.** Prosthetic joint infections: update in diagnosis and treatment. *Swiss Med Wkly.* 2005 Apr;135(17–18):243–251.

98. **Romanò CL, Logoluso N, Drago L, et al.** Role for Irrigation and Debridement in Periprosthetic Infections. *J Knee Surg.* 2014 Aug;27(4):267–272.

99. **Moran E, Masters S, Berendt AR, et al.** Guiding empirical antibiotic therapy in orthopaedics: the microbiology of prosthetic joint infection managed by debridement, irrigation and prosthesis retention. *J Infect.* 2007 Jul;55(1):1–7.

100. **Marculescu CE, Berbari EF, Hanssen AD, et al.** Outcome of prosthetic joint infections treated with debridement and retention of components. *Clin Infect Dis.* 2006 Feb;42(4):471–478.

101. **Zimmerli W, Ochsner PE.** Management of infection associated with prosthetic joints. *Infection.* 2003 Mar;31(2):99–108.

102. **Laffer RR, Graber P, Ochsner PE, Zimmerli W.** Outcome of prosthetic knee-associated infection: evaluation of 40 consecutive episodes at a single centre. *Clin Microbiol Infect.* 2006 May;12(5):433–439.

103. **Azzam KA, Seeley M, Ghanem E, et al.** Irrigation and debridement in the management of prosthetic joint infection: traditional indications revisited. *J Arthroplasty.* 2010 Oct;25(7):1022–1027.

104. **Martínez-Pastor JC, Muñz-Mahamud E, Vilchez F, et al.** Outcome of acute prosthetic joint infections due to gram-negative bacilli treated with open debridement and retention of the prosthesis. *Antimicrob Agents Chemother.* 2009 Nov;53(11):4772–4777.

105. **Odum SM, Fehring TK, Lombardi AV, et al.** Irrigation and debridement for periprosthetic infections: does the organism matter? *J Arthroplasty.* 2011 Sep;26(6 Suppl):114–118.

106. **Aboltins CA, Page MA, Buising KL, et al.** Treatment of staphylococcal prosthetic joint infections with debridement, prosthesis retention and oral rifampicin and fusidic acid. *Clin Microbiol Infect.* 2007 Jun;13(6):586–591.

107. **Byren I, Bejon P, Atkins BL, et al.** One hundred and twelve infected arthroplasties treated with 'DAIR' (debridement, antibiotics and implant retention): antibiotic duration and outcome. *J Antimicrob Chemother.* 2009 Jun;63(6):1264–1271.

108. **Lora-Tamayo J, Murillo O, Iribarren JA, et al.** A large multicenter study of methicillin-susceptible and methicillin-resistant Staphylococcus aureus prosthetic joint infections managed with implant retention. *Clin Infect Dis.* 2013 Jan;56(2):182–194.

109. **Vilchez F, Martinez-Pastor JC, Garcia-Ramiro S, et al.** Outcome and predictors of treatment failure in early post-surgical prosthetic joint infections due to Staphylococcus aureus treated with debridement. *Clin Microbiol Infect.* 2011 Mar;17(3):439–444.

110. **Zmistowski B, Fedorka CJ, Sheehan E, et al.** Prosthetic joint infection caused by gram-negative organisms. *J Arthroplasty.* 2011 Sep;26(6 Suppl):104–108.

111. **Buller LT, Sabry FY, Easton RW, et al.** The preoperative prediction of success following irrigation and debridement with polyethylene exchange for hip and knee prosthetic joint infections. *J Arthroplasty.* 2012 Jun;27(6):857–864.e1–4.

112. **Westberg M, Grogaard B, Snorrason F.** Early prosthetic joint infections treated with debridement and implant retention: 38 primary hip arthroplasties prospectively recorded and followed for median 4 years. *Acta Orthop.* 2012 Jun;83(3):227–232.

113. **Peel TN, Cheng AC, Choong PF, et al.** Early onset prosthetic hip and knee joint infection: treatment and outcomes in Victoria, Australia. *J Hosp Infect.* 2012 Dec;82(4):248–253.

114. **Waldman BJ, Hostin E, Mont MA, et al.** Infected total knee arthroplasty treated by arthroscopic irrigation and debridement. *J Arthroplasty.* 2000 Jun;15(4):430–436.

115. **Aggarwal VK, Higuera C, Deirmengian G, et al.** Swab cultures are not as effective as tissue cultures for diagnosis of periprosthetic joint infection. *Clin Orthop Relat Res.* 2013 Oct; 471(10): 3196–3203.

116. **Trampuz A, Piper KE, Hanssen AD, et al.** Sonication of explanted prosthetic components in bags for diagnosis of prosthetic joint infection is associated with risk of contamination. *J Clin Microbiol.* 2006 Feb;44(2):628–631.

117. **Trampuz A, Piper KE, Jacobson MJ, et al.** Sonication of removed hip and knee prostheses for diagnosis of infection. *N Engl J Med.* 2007 Aug;357(7):654–663.

118. **Drago L, Signori V, De Vecchi E, et al.** Use of dithiothreitol to improve the diagnosis of prosthetic joint infections. *J Orthop Res.* 2013 Nov;31(11):1694–1699.

119. **Ghanem E, Parvizi J, Clohisy J, et al.** Perioperative antibiotics should not be withheld in proven cases of periprosthetic infection. *Clin Orthop Relat Res.* 2007 Aug;461:44–47.

120. **Mont MA, Waldman B, Banerjee C, et al.** Multiple irrigation, debridement, and retention of components in infected total knee arthroplasty. *J Arthroplasty.* 1997 Jun;12(4):426–433.

121. **Kalteis T, Lehn N, Schroder HJ, et al.** Contaminant seeding in bone by different irrigation methods: an experimental study. *J Orthop Trauma.* 2005 Oct;19(9):591–596.

122. **Muñoz-Mahamud E, García S, Bori G, et al.** Comparison of a low-pressure and a high-pressure pulsatile lavage during débridement for orthopaedic implant infection. *Arch Orthop Trauma Surg.* 2011 Sep;131(9):1233–1238.

123. **Romanò CL, Manzi G, Logoluso N, et al.** Value of debridement and irrigation for the treatment of peri-prosthetic infections. A systematic review. *Hip Int.* 2012 Jul-Aug;22 Suppl 8:S19–24.

124. **Sherrell JC, Fehring TK, Odum S, et al.** The Chitranjan Ranawat Award: fate of two-stage reimplantation after failed irrigation and débridement for periprosthetic knee infection. *Clin Orthop Relat Res.* 2011Jan;469(1):18–25.

125. **Hartman MB, Fehring TK, Jordan L, et al.** Periprosthetic knee sepsis. The role of irrigation and debridement. *Clin Orthop Relat Res. 1991 Dec;(273):113–118.

126. **Tintle SM, Forsberg JA, Potter BK, et al.** Prosthesis retention, serial debridement, and antibiotic bead use for the treatment of infection following total joint arthroplasty. *Orthopedics.* 2009 Feb;32(2):87.

127. **Kuiper JW, Brohet RM, Wassink S, et al.** Implantation of resorbable gentamicin sponges in addition to irrigation and debridement in 34 patients with infection complicating total hip arthroplasty. *Hip Int.* 2013 Mar-Apr;23(2):173–180.

128. **Jackson WO, Schmalzried TP.** Limited role of direct exchange arthroplasty in the treatment of infected total hip replacements. *Clin Orthop Relat Res.* 2000 Dec;(381):101–105.

129. **Jamsen E, Stogiannidis J, Malmivaara A, et al.** Outcome of prosthesis exchange for infected knee arthroplasty: the effect of

treatment approach. A systematic review of the literature. *Acta Orthopaedica*. 2009 Feb;80(1):67–77.

130. **Lange J, Troelsen A, Thomsen RW, et al.** Chronic infections in hip arthroplasties: comparing risk of reinfection following one-stage and two-stage revision: a systematic review and meta-analysis. *Clin Epidemiol*. 2012;4:57–73.

131. **Romanò CL, Gala L, Logoluso N, et al.** Two-stage revision of septic knee prosthesis with articulating knee spacers yields better infection eradication rate than one-stage or two-stage revision with static spacers. *Knee Surg Sports Traumatol Arthrosc*. 2012 Dec;20(12):2445–2453.

132. **Romanò D, Drago L, Romanò CL, et al.** Does two-stage revision of septic hip prosthesis provides better infection eradication rate than one-stage? Paper presented at: 14th EFORT Congress; 2013; Istanbul.

133. **Lombardi AV Jr, Berend KR, Adams JB.** Partial two-stage exchange of the infected total hip replacement using disposable spacer moulds. *Bone Joint J*. 2014 Nov;96-B(11 Supple A):66–69.

134. **George DA, Volpin A, Scarponi S.** Does exchange arthroplasty of an infected shoulder prosthesis provide better eradication rate and better functional outcome, compared to a permanent spacer or resection arthroplasty? a systematic review. *BMC Musculoskelet Disord*. 2016 Feb 1;17(1):52.

135. **Rasouli MR, Tripathi MS, Kenyon R, et al.** Low rate of infection control in enterococcal periprosthetic joint infections. *Clin Orthop Relat Res*. 2012 Oct;470(10):2708–2716.

136. **Wolf M, Clar H, Friesenbichler J.** Prosthetic joint infection following total hip replacement: results of one-stage versus two-stage exchange. *Int Orthop*. 2014 Jul;38(7):1363–1368.

137. **Klouche S, Sariali E, Mamoudy P.** Total hip arthroplasty revision due to infection: a cost analysis approach. *Orthop Traumatol Surg Res*. 2010 Apr;96(2):124–132.

138. **De Man FH, Sendi P, Zimmerli W, et al.** Infectiological, functional, and radiographic outcome after revision for prosthetic hip infection according to a strict algorithm. *Acta Orthop*. 2011 Feb;82(1):27–34.

139. **Cabrita HB, Croci AT, Camargo OP, et al.** Prospective study of the treatment of infected hip arthroplasties with or without the use of an antibiotic-loaded cement spacer. *Clinics (Sao Paulo)*. 2007 Apr;62(2):99–108.

140. **Parvizi J, Azzam K, Ghanem E, et al.** Periprosthetic infection due to resistant staphylococci: serious problems on the horizon. *Clin Orthop Relat Res*. 2009 Jul;467(7):1732–1739.

141. **Azzam K, McHale K, Austin M, et al.** Outcome of a second two-stage reimplantation for periprosthetic knee infection. *Clin Orthop Relat Res*. 2009 Jul;467(7):1706–1714.

142. **Bejon P, Berendt A, Atkins BL, et al.** Two-stage revision for prosthetic joint infection: predictors of outcome and the role of reimplantation microbiology. *J Antimicrob Chemother*. 2010 Mar;65(3):569–575.

143. **Rand JA, Bryan RS, Chao EY.** Failed total knee arthroplasty treated by arthrodesis of the knee using the Ace-Fischer apparatus. *J Bone Joint Surg Am*. 1987 Jan;69(1):39–45.

144. **Scarponi S, Drago L, Romanò D, et al.** Cementless modular intramedullary nail without bone-on-bone fusion as a salvage procedure in chronically infected total knee prosthesis: long-term results. *Int Orthop*. 2014 Feb;38(2):413–418.

145. **Damron TA, McBeath AA.** Arthrodesis following failed total knee arthroplasty: comprehensive review and meta-analysis of recent literature. *Orthopedics*. 1995 Apr;18(4):361–368

146. **Knutson K, Hovelius L, Lindstrand A, et al.** Arthrodesis after failed knee arthroplasty. A nationwide multicenter investigation of 91 cases. *Clin Orthop Relat Res*. 1984 Dec;(191):202–211.

147. **Rand JA, Bryan RS, Chao EY.** Failed total knee arthroplasty treated by arthrodesis of the knee using the Ace-Fischer apparatus. *J Bone Joint Surg Am*. 1987 Jan;69(1):39–45.

148. **Ellingsen DE, Rand JA.** Intramedullary arthrodesis of the knee after failed total knee arthroplasty. *J Bone Joint Surg Am*. 1994 Jun;76(6):870–877.

149. **Scarponi S, Drago L, Romanò D, et al.** Cementless modular intramedullary nail without bone-on-bone fusion as a salvage procedure in chronically infected total knee prosthesis: long-term results. *Int Orthop*. 2014 Feb;38(2):413–418.

150. **Isiklar ZU, Landon GC, Tullos HS.** Amputation after failed total knee arthroplasty. *Clin Orthop Relat Res*. 1994 Feb;(299):173–178.

151. **Sierra RJ, Trousdale RT, Pagnano MW.** Above-the-knee amputation after a total knee replacement: prevalence, etiology, and functional outcome. *J Bone Joint Surg Am*. 2003 Jun;85-A(6):1000–1004.

152. **Fedorka CJ, Chen AF, McGarry WM, et al.** Functional ability after above-the-knee amputation for infected total knee arthroplasty. *Clin Orthop Relat Res*. 2011 Apr;469(4):1024–1032.

153. **Zalavras CG, Rigopoulos N, Ahlmann E, et al.** Hip disarticulation for severe lower extremity infections. *Clin Orthop Relat Res*. 2009 Jul;467(7):1721–1726.

154. **Zimmerli W.** Prosthetic device infection. In: Root RK, Waldvogel FA, Corey L, Stamm WE, eds. *Clinical infectious diseases: a practical approach*. Oxford: Oxford University Press; 1999:801–808.

155. **Cierny G 3rd, DiPasquale D.** Periprosthetic total joint infections. Staging, treatment, and outcomes. *Clin Orthop Relat Res*. 2002 Oct;(403):23–28.

156. **Romanò CL, Romanò D, Logoluso N, et al.** Bone and joint infections in adults: a comprehensive classification proposal. *Eur Orthop Traumatol*. 2011 May;1(6):207–217.

157. **De Man FH, Sendi P, Zimmerli W, et al.** Infectiological, functional, and radiographic outcome after revision for prosthetic hip infection according to a strict algorithm. *Acta Orthop*. 2011 Feb;82(1):27–34.

158. **Laffer RR, Graber P, Ochsner PE, et al.** Outcome of prosthetic knee-associated infection: evaluation of 40 consecutive episodes at a single centre. *Clin Microbiol Infect*. 2006 May;12(5):433–439.

159. **Osmon DR, Berbari EF, Berendt AR, et al.** Diagnosis and management of prosthetic joint infection: clinical practice guidelines by the Infectious Diseases Society of America. *Clin Infect Dis*. 2013 Jan;56(1):e1–e25.

160. **Urish KL, Demuth PW, Craft DW, et al.** Pulse lavage is inadequate at removal of biofilm from the surface of total knee arthroplasty materials. *J Arthroplasty*. 2014 Jun;29(6):1128–1132.

161. **Ramaesh R, Gaston MS, Simpson AH.** Chronic osteomyelitis of the pelvis. *Acta Orthop Belg*. 2013 Jun;79(3):280–286.

162. **Simpson AH, Deakin M, Latham JM.** Chronic osteomyelitis. The effect of the extent of surgical resection on infection-free survival. *J Bone Joint Surg Br*. 2001 Apr;83(3):403–407.

第11章 化脓性关节炎

第1节 化脓性关节炎概述

Anna Conen, Olivier Borens

秦晓东 译

1. 引言

急性化脓性关节炎常为细菌感染，极少数是真菌感染。这是一种医学和外科急症，关节破坏迅速（图 11.1-1）。及时治疗干预能降低其发病率和死亡率。症状发生后治疗延误是预后不良的主要因素。

1.1 病因

化脓性关节炎通常是由远处感染病灶的微生物血源性播散引起的[1-4]。由于滑膜血管丰富，且无基底膜限制，细菌可以迅速通过血流进入关节腔从而导致急性化脓性关节炎。发生血源播散的高危患者包括静脉注射吸毒者、导管留置患者、感染性心内膜炎、免疫功能不全的宿主及老年人[5,6]。其他病理机制包括关节内注射所致关节内细菌感染、手术干预、开放性关节损伤或创伤[7,8]。细菌极少通过邻近病灶（如蜂窝织炎、滑囊炎或骨髓炎）感染关节腔。

关节腔中的细菌会引起滑膜的急性炎性反应。在数小时内，激活的炎性细胞将充满封闭的滑膜

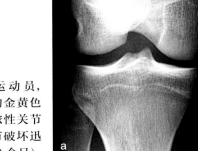
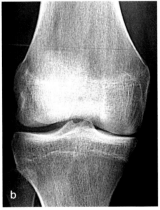
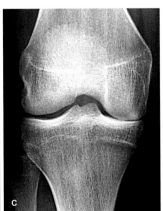

图 11.1-1a~c 21岁运动员，患有甲氧西林敏感的金黄色葡萄球菌所致的化脓性关节炎，延误治疗后关节破坏迅速（图 a 与图 c 间隔 3 个月）。

腔。炎性细胞释放酶和细胞因子，细菌产生可以杀死真核细胞的毒素。这些不仅造成软骨及软骨下骨的化学毒性损伤，而且由于大量积聚的炎性渗出使关节压力增高，也会造成压力性损伤 [3, 9]。

1.2 发病率

每年每 100 000 人中诊断为化脓性关节炎约为 2~10 人，每 10 000 个患者中有 5~10 人需急诊住院治疗。在类风湿性关节炎患者中该病发病率更高，每年每 100 000 名类风湿性关节炎患者中有 28~38 例患者发生化脓性关节炎。近年来发病率呈持续上升，不仅是因为人口老龄化、越来越多的免疫抑制治疗及导管留置等，也与越来越多的关节创伤性干预有关 [3]。总的来说，创伤性干预后发生化脓性关节炎的风险很低，每 22 000 例关节穿刺及 250~1 000 例关节镜手术分别只有 1 例发病 [4, 10]。

1.3 危险因素

大多数化脓性关节炎患者至少有一项危险因素。单个危险因素对化脓性关节炎的影响有限，但是数个因素结合起来风险则大大增加 [5, 11]。最重要的危险因素是已患关节疾病，如退行性变及慢性炎性关节疾病 [4, 8]。其他因素包括：高龄（>80 岁），合并症如糖尿病、皮肤溃疡、酗酒及免疫抑制 [12]；静脉吸毒及感染性心内膜炎，以及金黄色葡萄球菌皮肤定植增加了菌血症的风险；远处感染灶，包括皮肤、泌尿生殖道、胃肠道及肺部感染可能继发菌血症。总体而言，关节创伤性干预后的化脓性关节炎风险较低，如关节穿刺术后发病率 <0.01%，关节镜检查后为 0.01%~0.4%。关节内注射类固醇，特别是在关节镜检查后，风险性高达未注射类固醇时的 27.4 倍 [13, 14]。

1.4 受累关节的位置

90% 的化脓性关节炎患者只累及单个关节（单关节炎），10% 的患者有多个关节受累（多关节炎）。多关节炎主要见于潜在的类风湿性关节炎患者 [15]。该病主要影响承重关节，例如，45%~55% 患者累及

膝关节，15%~25% 累及髋关节，其次是肩关节、腕关节、踝关节及肘关节（共占 5%~10%） [4, 16]。骶髂关节或胸锁关节及耻骨联合很少受累，但在静脉吸毒者（骶髂关节或胸锁关节及耻骨联合）以及妇产科和泌尿外科创伤性干预患者（骶髂关节及耻骨联合）中更常见 [17, 18]。髋关节是儿童患者最常见的感染部位，占 60%，其次为膝关节，占 35%。

1.5 引起化脓性关节炎的微生物有哪些

总体而言，金黄色葡萄球菌是主要致病微生物，占 40%~60%，其次是链球菌，占 20%~30% [1, 2, 9, 19, 20]。在甲氧西林耐药率高的国家，耐甲氧西林的金黄色葡萄球菌必须考虑在内 [21]。革兰阴性杆菌占 4%~20%，主要见于静脉吸毒者、免疫功能低下者、老年人或创伤后患者 [9]。培养阴性的化脓性关节炎病例占 10%~20%，原因在于抗生素的预处理或致病菌系苛养菌。多重微生物感染比较少见（最多占 8%），常常与穿透性创伤有关。

根据临床及存在的危险因素，可以预测化脓性关节炎的致病微生物。病史是缩窄微生物鉴定范围的重要因素（表 11.1-1）。在没有任何危险因素或患有糖尿病及类风湿关节炎的患者中，主要致病菌常为金黄色葡萄球菌。在静脉注射吸毒者中，金黄色葡萄球菌也是最常见的致病菌，但也必须考虑铜绿假单胞菌（因用自来水清洗注射器），A 组链球菌（因合并感染性静脉炎）和念珠菌属（因使用了污染的柠檬汁作为药物溶液）。猫或狗的咬伤通常会感染多杀性巴氏杆菌和犬咬二氧化碳嗜纤维菌，大鼠咬伤会感染念珠菌，人类咬伤会感染口腔微生物如 HACEK 组（嗜血杆菌属、共生放线菌属、人类心肌杆菌属、埃肯氏杆菌属）或厌氧菌。

在关节穿刺或手术干预后，应考虑皮肤微生物菌群，包括金黄色葡萄球菌和凝固酶阴性葡萄球菌。2 岁以下的儿童主要是金氏菌。若有高危性行为，特别是合并黄斑丘疹及多关节受累时，应考虑淋球菌 [22]。在妇产科治疗后（如刮宫或分娩）和体液免疫功能受损患者中主要是人型支原体。在地中海地区或食用未经高温消毒的奶制品的患者应考虑

布鲁菌属。确诊需要特殊培养基和血清学检查。若多关节炎合并胃肠道症状和肠系膜淋巴结病，应考虑惠普尔养障体。对于在疫区停留后的多关节受累患者，即使没有明确蜱虫叮咬史，也应考虑疏螺旋体属（即莱姆关节炎）。

表 11.1-1 根据患者危险因素引起化脓性关节炎的相应微生物

微生物	临床线索 / 危险因素
金黄色葡萄球菌	健康成人，存在危险因素（如糖尿病、皮肤破损、皮肤感染），已有受损关节（如类风湿性关节炎、静脉注射吸毒者、感染性心内膜炎）
凝固酶阴性葡萄球菌	侵入性关节操作后（即关节穿刺、关节浸润、关节镜检查）
链球菌属	健康成人，脾功能障碍，皮肤感染，感染性心内膜炎
淋病奈瑟菌	性生活活跃患者，补体缺乏，相关性腱鞘炎，以及囊泡性脓疱
肠杆菌科	老年患者，免疫受损宿主，泌尿生殖道或胃肠道感染
铜绿假单胞菌	静脉注射吸毒者，免疫受损宿主
人型支原体	免疫受损宿主，泌尿生殖系统操作
念珠菌属	静脉注射吸毒者，免疫受损宿主

2. 症状

大多数患者（即 78%~85%）会出现急性发作的关节肿胀及疼痛，表现为休息时疼痛，负重时加重，伴关节活动受限。大多数情况下会出现红斑及局部过热。可能是因为使用了止痛药及抗炎药，仅约 50% 患者出现发热[11]。约半数患者有远处感染灶，可能伴有排尿困难、尿频、臀部疼痛、恶心、呕吐、腹泻或咳嗽咳痰。

3. 诊断步骤

3.1 临床检查

受累关节在触诊和运动时会有疼痛，局部出现红斑、过热和明显的积液。后者不会出现在髋关节

的炎症中，其感染的唯一症状是运动及轴向压迫时的疼痛。化脓性关节炎通常表现为单关节炎，在多关节炎的情况下，尤其是合并皮疹时，应考虑到淋球菌感染。应常规检查皮肤是否存在潜在性疾病，其常常是感染的原发灶（如脓肿、蜂窝织炎），也可能是金黄色葡萄球菌定植的易感因素（如湿疹、牛皮癣）。此外，还应检查患者是否存在其他原发感染灶，包括泌尿生殖道、胃肠道或肺部感染。

化脓性关节炎表现为急性单关节炎时，其鉴别诊断主要包括晶体诱导的关节炎，如痛风（尿酸盐结晶）和假性痛风（焦磷酸钙结晶）（表 11.1-2）[11, 23]。化脓性关节炎及结晶性关节炎之间的鉴别是最具挑战性的，无论是通过临床表现或基于滑液白细胞（WBC）计数，往往无法鉴别。其他鉴别诊断包括骨关节炎、炎性关节疾病（如类风湿性关节炎、银屑病关节炎、结节病、斯蒂尔病）及胃肠道（如弯曲杆菌属）或泌尿生殖道感染（如衣原体属）后的反应性关节炎等[24, 25]。此外，还应考虑创伤、关节血肿、骨折、半月板撕裂或骨坏死（创伤或类固醇治疗后的患者）。关节外疾病也可以引起化脓性关节炎的相似症状，如腱鞘炎、皮肤感染（如蜂窝织炎或丹毒）、滑囊炎或结节性红斑。

表 11.1-2 急性单关节炎的鉴别诊断

鉴别诊断	特异性诊断
化脓性关节炎	细菌性、真菌性、病毒性、分枝杆菌性关节炎
晶体性关节炎	痛风、假性痛风
活动性骨关节炎	退行性关节病变
反应性关节炎	潜在的泌尿生殖道（即衣原体、淋病奈瑟菌）或胃肠道感染（即弯曲杆菌属、沙门菌属、志贺菌属、耶尔森菌属）
全身性风湿性疾病	类风湿性关节炎、银屑病性关节炎、结节病、系统性红斑狼疮
创伤	关节内血肿、骨折、骨坏死、半月板撕裂
肿瘤	骨肉瘤、软骨肉瘤、转移性肿瘤
关节外疾病	腱鞘炎、滑囊炎、蜂窝织炎、丹毒、结节性红斑、贝克囊肿

3.2 实验室检查

若疑诊化脓性关节炎，应检测血液炎症指标，包括 WBC 分类计数及 C 反应蛋白（CRP）。WBC 计数 >10 000/μL，其敏感性达 90%，CRP>100 mg/L，敏感性为 77%，但这两种指标均无特异性[11]。由于化脓性关节炎的主要病理机制为血行性播散，应抽取双份血液培养物作微生物检测，其阳性率约为 50%。此外，如果怀疑泌尿生殖道或呼吸道是原发感染灶，还应做尿培养及痰培养。

3.3 影像学检查

在化脓性关节炎的急性处理中很少需要影像学检查。传统 X 线检查可以发现已患关节疾病（如骨性关节炎、类风湿性关节炎、骨髓炎或软骨钙质沉着病）。超声可以用于引导关节穿刺。骨扫描通常在发病 10 天后呈现阳性，虽无特异性，但有助于骶髂关节感染的诊断。CT 扫描对骨侵蚀、关节积液及软组织感染比较敏感。MRI 较 CT 更为敏感，但只用于诊断胸锁关节炎或骶髂关节炎、耻骨联合炎，或交叉韧带重建术后关节炎[26, 27]。

3.4 滑液检测

滑液检查是疑似化脓性关节炎患者最重要的诊断手段。关节穿刺术应在抗菌治疗开始前进行[11, 28]。滑液应做如下检测（按重要性排序）：

- 白细胞分类计数（使用 EDTA 管避免凝血）。
- 革兰染色及微生物培养（优先接种儿童血培养瓶以提高培养敏感性）。
- 检测晶体是否存在（使用原生管）（表 11.1-3）。

在化脓性关节炎中，80%~90% 患者的滑液外观混浊或呈脓性。白细胞分类计数有助于鉴别诊断：WBC 计数 > 50 000/μL，对化脓性关节炎诊断的敏感性为 62%，特异性为 92%；但是在大部分感染早期阶段及免疫功能低下的患者中，WBC 计数有可能较低，若 > 20 000/μL 时应高度怀疑化脓性关节炎。如中性粒细胞比例 > 90%，其敏感性为 73%，特异性为 79%[11]。其他炎症性关节疾病，如类风湿性关节炎或晶体诱导性关节炎，WBC 计数也可为 2 000~50 000/μL，特别是晶体诱导性关节炎与化脓性关节炎相似。革兰染色阳性率仅为 50%，但化脓性关节炎患者中微生物培养的阳性率可高达 90%[11]。如将滑液接种到小儿血液培养瓶中，可提高微生物学诊断率[29]。若培养结果为阴性，可能是因为患者培养前已使用抗生素，或者系苛生微生物或非典型微生物，则可通过聚合酶链反应来鉴定细菌 DNA[30]。晶体，如尿酸盐和焦磷酸钙晶体，可通过滑液的偏振光显微镜检测发现。值得注意的是，晶体的存在并不能排除化脓性关节炎，目前已有晶体及感染共存的病例报道[31, 32]。

表 11.1-3　根据滑液检查结果鉴别关节炎

临床诊断 / 指标	正常	关节退行性变	关节炎性病变	晶体性关节炎	化脓性关节炎
清晰度	透明	透明	半透明半混浊	混浊	混浊
白细胞计数（/μL）	< 200	200~2 000	2 000~20 000	> 20 000	> 20 000
中性粒细胞（%）	< 25	25~75	70~90	> 90	> 90
微生物培养	阴性	阴性	阴性	阴性	阳性

4. 治疗原则

化脓性关节炎治疗成功的关键在于早期诊断，早期合理的抗菌治疗及关节引流。单纯抗生素治疗不足以治愈化脓性关节炎[33]。如果怀疑化脓性关节炎应根据此原则治疗，直至这个诊断被明确排除

（图 11.1-2）。该病治疗的主要目标是通过使用抗菌药物消除感染，清除炎性渗出使关节减压，最终获得一个无痛性、活动良好的关节[3, 9, 34, 35]。

对于病情稳定的患者，抗生素治疗前行血培养及滑液微生物学检测，对于鉴定致病微生物是至关重要的。对于化脓性关节炎的治疗及手术，可以遵循以下不同的策略。

- 反复关节穿刺直至炎症显著减轻（即 WBC 计数下降）和微生物培养阴性。
- 关节镜治疗。
- 关节切开术（表 11.1-4）。

表 11.1-4　干预及手术治疗：反复穿刺抽吸、关节镜治疗和关节切开术何时进行

反复关节穿刺抽吸 *	关节镜	关节切开术†
小关节（如指 / 趾关节及腕关节）	大关节，负重关节（如膝、髋、肩、肘及踝关节）	关节周围感染（如脓肿和瘘）
反复关节镜下灌洗后仍有持续性或复发性（反应性）滑液渗出的患者‡	难以穿刺抽吸的关节（如髋及肩关节）	骨髓炎，存在死骨
患者围手术期死亡率高	反复穿刺抽吸治疗失败（如分隔性关节积液、粘连）	需急诊减压
	Gächter 分级 1、2 和 3 级	Gächter 分级 4 级
		人工关节

注：* 反复穿刺抽吸，每日重复一次，直至滑液中白细胞计数降低，培养结果转阴；分隔性关节积液无效；不能实施关节灌洗。
†非人工关节中，关节切开术术中及术后并发症高于关节镜。
‡微生物治疗反应的原始记录（培养结果阴性）。

只有少数研究比较了不同的外科治疗策略[36, 42]。因此，是否切开引流取决于受累关节（大关节与小关节）、软组织状况（是否存在脓肿或瘘道）、患者的并发症、症状出现和开始治疗之间的时间间隔（划分慢性炎症）及 Gächter 分级（表 11.1-5）[43-46]。

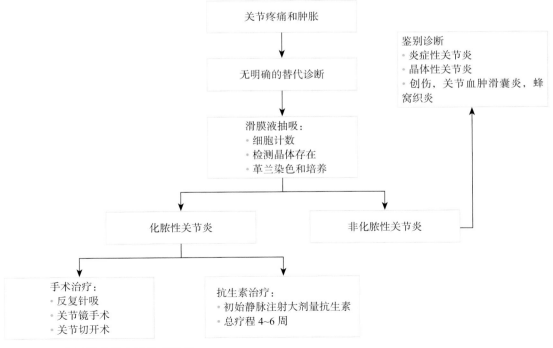

图 11.1-2　化脓性关节炎的治疗流程。

表 11.1-5　化脓性关节炎的 Gächter 分级

分级	标准
1	滑膜炎，液体混浊，可能有絮状物，无放射学改变
2	重度炎性滑膜炎，纤维蛋白团块，脓液，无放射学改变
3	滑膜增厚（约几厘米），粘连，囊隔形成，无可见的放射学改变
4	血管翳形成，侵袭性滑膜增生，晚期侵袭至软骨下骨（即软骨下侵蚀），可见放射学改变

使用滴注－引流系统会增加继发感染的风险，所以应避免。禁用杀菌剂做关节灌洗，因为大多数杀菌药（氯己定和聚己烷）会导致软骨溶解及关节破坏[47]。禁用关节内抗菌药物注射以避免诱发化学性滑膜炎[2]。此外，炎性滑膜灌注良好，全身性抗生素治疗可以在感染关节内达到有效药物浓度[48]。

4.1　关节穿刺抽吸

如果能清除所有坏死及脓性组织[38, 39]，那么小的外周关节（如指/趾关节、腕关节）可采用反复穿刺抽吸治疗。否则，特别是存在分隔性积液时，必须进行关节镜处理或开放式手术引流。在进行反复穿刺抽吸治疗时，需要每天抽吸直至临床症状及微生物学好转（即培养转阴），滑液白细胞计数降低。

诊断性关节穿刺术可以缓解大多数患者的疼痛症状，因此不仅是一种诊断手段，更是一种治疗干预。通过关节穿刺可清除含有有害酶类及毒素的炎性积液，而这些酶和毒素会损坏关节软骨。然而，单次的抽吸显然是不充分的，尤其是在大的负重关节（如膝、髋、肩、肘及踝关节），只是一种暂时性治疗手段，所以紧接着应快速积极地在关节镜下做受累关节的灌洗，以避免持续的关节损害。

4.2　关节镜手术

对于大的负重关节（如髋、膝、肩、肘及踝关节），重复穿刺抽吸不足以快速清洁关节，消除炎性渗出。因此，在这些关节中，如果 Gächter 分级为 1、2 或 3 级（表 11.1-5）且患者有包裹性炎性积液，应尽早选择大量液体关节镜下灌洗（约 9 L 的林格溶液或 0.9%NaCl 溶液）[45, 46, 49-51]。与穿刺抽吸相比，关节镜为可视化操作，可彻底清除积液和粘连，达到快速减压及清洁关节的目的。若患者存在更严重的感染，如有炎性关节病病史和由金黄色葡萄球菌引起的感染，通常需要重复进行关节镜下处理[51, 52]。一般每隔 2~3 天重复一次关节镜手术，这取决于最初的术中表现和手术及抗生素治疗的临床反应（图 11.1-3）。若在多次关节镜手术后出现复发性滑膜积液，而抗菌治疗有效（滑液培养转阴），则可做临时性的关节穿刺抽吸。末次关节镜检查有助于检查治疗结果。预后取决于感染的初始阶段。已有文献报道治愈率在 80% 以上。

4.3　关节切开术及治疗失败

若反复进行关节镜治疗仍不能控制感染，疾病处于 Gächter 4 级（表 11.1-5），存在潜在的骨髓炎或死骨，或感染持续向周围软组织扩散伴脓肿形成，则需开放手术干预，即关节切开术[45]。此外，

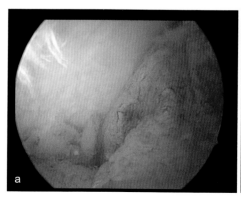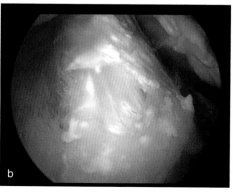

图 11.1-3a、b　感染关节的关节镜下所见。
a. Gächter 分级 1 级。
b. Gächter 分级 2 级。

在患者有内植物或人工关节时，必须进行开放手术清创[53]。早期研究中，与关节镜手术相比，关节切开术功能恢复较差，住院时间更长[40, 41]；与重复性穿刺抽吸相比，关节切开术死亡率较低，住院时间较短[38, 39, 42]。但在所有这些此前回顾性的单中心研究中，研究人数偏少且不能排除治疗选择的偏倚。治疗方式的选择，即穿刺抽吸、关节切开术或关节镜手术，可能取决于首诊科室，是外科还是内科。另外，还取决于患者的一般健康状况：若患者存在众多合并症，手术风险更大，则可能选择非侵入性治疗，反之亦然。最近，有两项小规模研究比较了关节切开术与关节镜治疗化脓性关节炎，证实了先前的判断[36, 37]。所有研究均发现这两种治疗方式都有较高治愈率（80%~100%），但接受关节切开术治疗的患者，感染复发的风险更高，功能恢复更差。

4.4 滑膜切除术

对于 Gächter 1 级和 2 级（表 11.1-5）患者，不应该进行滑膜切除术，因为炎症滑膜的强灌注有助于抗生素在关节中的扩散，而滑膜切除会减少抗生素的扩散。对于 Gächter 3 级患者，可以考虑关节镜下刮除，而如果滑膜增厚，可优先选择关节切开术。对于 Gächter 4 级，推荐开放性滑膜切除术[45, 49, 51]。

4.5 抗菌治疗

对于化脓性关节炎，除了手术与创伤性干预外，大剂量、全身性抗菌治疗必不可少。任何单一疗法都是无效的[33]。病原微生物的分离对长期针对性抗菌治疗具有重要意义。至今无随机对照研究评估不同抗菌素的疗效。

在关节穿刺术后，根据化脓性关节炎存在的危险因素（表 11.1-1）及滑液革兰染色结果给予经验性静脉抗生素治疗。若革兰染色中未检测到微生物，那么抗菌治疗应覆盖引起化脓性关节炎最常见的致病菌，如葡萄球菌和链球菌。推荐静脉注射阿莫西林 / 克拉维酸 2.2 g，8 小时一次；青霉素过敏者静脉注射头孢唑林 2 g，8 小时一次或静脉注射头孢呋辛 1.5 g，8 小时一次。在耐甲氧西林金黄色葡萄球菌发病率较高的国家，经验性治疗应包括静脉注射万古霉素 15 mg/kg，12 小时一次（万古霉素浓度应维持在 15~20 mg/L）。如检测到革兰阳性球菌（提示葡萄球菌或链球菌），建议采用与上述革兰染色阴性结果相同的治疗方案。若革兰染色显示革兰阴性球菌（提示为淋球菌或脑膜炎球菌），建议每天静脉注射头孢曲松 2 g；若存在革兰阴性杆菌，每天静脉注射头孢曲松 2 g；若怀疑是铜绿假单胞菌，静脉注射头孢吡肟 2 g，8 小时一次。一旦得到滑液培养和药敏试验结果，即根据结果给予针对性治疗[3, 54]。对应的抗生素治疗总结于表 11.1-6。

将抗生素由静脉注射改为口服时，必须遵循以下几点。只使用具有良好生物利用度及骨渗透性强的抗菌药物，否则骨内药物浓度不足会导致治疗失败。因此，对于葡萄球菌引起的化脓性关节炎，作者不建议使用口服阿莫西林 / 克拉维酸或头孢菌素[55]。此外，如果存在感染性心内膜炎，则禁用口服抗菌治疗；感染性心内膜炎通常采用大剂量静脉注射治疗 4~6 周（如果联合治疗链球菌性心内膜炎则为 2 周）。作者还建议在化脓性关节炎中使用抑菌治疗方案，包括克林霉素治疗葡萄球菌或链球菌感染；利奈唑胺治疗葡萄球菌、链球菌或肠球菌感染。值得注意的是，如患者计划近期（一年内）行人工关节置换，则不应联合口服利福平治疗葡萄球菌性化脓性关节炎，原因在于这种情况下可能出现耐利福平的皮肤菌群，一旦人工关节置换术后发生感染，会增加难治性微生物感染（即耐利福平葡萄球菌）的可能[53]。

由链球菌和嗜血杆菌属引起的化脓性关节炎，抗生素治疗的疗程在 2~4 周之间；由金黄色葡萄球菌和革兰阴性杆菌引起的化脓性关节炎疗程在 4~6 周之间[3, 56, 57]。静脉治疗疗程通常为 1~2 周，这取决于致病微生物及其对药物的敏感性、疗效及是否伴有骨髓炎（Gächter 4 级）。如果致病菌对口服抗菌治疗方案敏感，且药物有良好的生物利用度及骨渗透性，则可早期转为口服治疗，如含有利福平的

表 11.1-6 化脓性关节炎的针对性抗菌治疗

微生物	抗菌药物	每日剂量	途径
葡萄球菌：金黄色葡萄球菌和凝固酶阴性葡萄球菌			
甲氧西林敏感的葡萄球菌	氟氯西林 *†	4 × 2 g	静注
	左氧氟沙星 AND	2 × 500 mg	口服
	利福平‡	2 × 450 mg	口服
	OR		
	甲氧苄氨嘧啶 / 磺胺甲恶唑 AND	3 × 160/800 mg	口服
	利福平‡	2 × 450 mg	口服
	OR		
	夫西地酸 AND	3 × 500 mg	口服
	利福平‡	2 × 450 mg	口服
	OR		
	多西环素 AND	2 × 100 mg	口服
	利福平‡	2 × 450 mg	口服
耐甲氧西林葡萄球菌	万古霉素 # OR	2 × 15 mg/kg	静注
	替考拉宁 OR	1 × 400 mg §	静注
	达托霉素	1 × 8 mg/kg	静注
	左氧氟沙星 AND	2 × 500 mg	口服
	利福平‡	2 × 450 mg	口服
	OR		
	甲氧苄氨嘧啶 / 磺胺甲恶唑 AND	3 × 160/800 mg	口服
	利福平‡	2 × 450 mg	口服
	OR		
	夫西地酸 AND	3 × 500 mg	口服
	利福平‡	2 × 450 mg	口服
	OR		
	多西环素 AND		
	利福平‡		

（续表）

微生物	抗菌药物	每日剂量	途径
链球菌属	青霉素 G [†]	4 × 5 Mio Units	静注
	头孢曲松	1 × 2 g	静注
	阿莫西林	3 × 750 mg	口服
肠球菌属	阿莫西林 [†]	4 × 2 g	静注
	含或不含氨基糖苷类 [‖]，OR		静注
	达托霉素	1 × 10 mg/kg	静注
	阿莫西林	3 × 750 mg	口服
肠杆菌科，淋球菌，脑膜炎球菌（喹诺酮敏感）	头孢曲松	1 × 2 g	静注
	环丙沙星	2 × 750 mg	口服
非发酵菌 [¶]（如绿脓杆菌）	头孢吡肟 OR	3 × 2 g	静注
	头孢他啶 OR	3 × 2 g	静注
	哌拉西林 / 他唑巴坦 OR	3 × 4.5 g	静注
	美罗培南	3 × 2 g	静注
	AND 所有氨基糖苷类 [**]		
	环丙沙星	2 × 750 mg	口服
念珠菌属	氟康唑	1 × 400 mg [††]	口服
	卡泊芬净	1 × 70 mg	静注
	阿尼芬净	1 × 100 mg [‡‡]	静注

注：针对性治疗要依据药敏试验结果。静脉治疗疗程为 1~2 周，总疗程为 2~6 周，这取决于微生物种类、治疗的临床反应以及是否存在并发的骨髓炎。所示剂量适用于体重指数正常，以及肾功能和肝功能正常的成年患者。AND，和；OR，或。

* 对青霉素迟发型超敏反应的患者，静脉注射头孢唑林 3 × 2 g/d 或静脉注射头孢呋辛 3 × 1.5 g/d。

† 对青霉素速发型过敏反应的患者，静脉注射万古霉素 2 × 15 mg /（kg·d）（万古霉素谷浓度为 15~20 mg / L）或静脉注射达托霉素 1 × 8 mg /（kg·d）[肠球菌感染时为 1 × 10 mg/（kg·d）]。

‡ 若计划一年内行人工关节植入术，则不应联合使用利福平。若存在潜在的感染性心内膜炎，则不应联合使用口服药物治疗。

§ 在 1 × 800 mg 的单次静脉注射负荷剂量之后。

‖ 静脉注射庆大霉素 1 × 3 mg/kg。

¶ 推荐静脉注射治疗两周。

万古霉素最低浓度为 15~20 mg/L。

** 静脉注射庆大霉素 1 × 3（~5）mg/kg 或静脉注射妥布霉素 1 × 3（~5）mg/kg。

†† 在 1 × 800 mg 的单次口服剂量之后。

‡‡ 在 1 × 200 mg 单次静脉注射剂量后。

葡萄球菌治疗方案、呋喃喹诺酮的肠杆菌科治疗方案。

4.6 物理治疗

感染关节的物理治疗对于确保软骨通过扩散获得营养是非常重要及必要的 [37, 54]。感染关节不应外固定或夹板固定。被动关节运动及等长运动可以增强力量，加速康复，降低关节僵硬的风险，预防肌肉萎缩。对于膝关节和髋关节，被动运动支具是有益的。受累关节在急性期拔除引流管之前不应负重，建议卧床休息或必要时使用双拐行走，并应将关节置于功能位以避免挛缩（非完全伸展）。

4.7 预后

尽管有了更好的抗菌药物和外科治疗策略，近年来化脓性关节炎的预后并未得到改善。功能预后与原有的关节疾患、致病菌的毒力及症状发作与开始治疗的间隔时间直接相关 [2, 45, 56, 58, 59]。即使得到充分治疗，依然有 25%~50% 的化脓性关节炎患者会出现关节功能受损，甚至永久性损伤。死亡率取决于年龄、合并症及免疫抑制等情况，约为 5%~15% [56, 58]。多关节感染患者的死亡率更高，可达 30% [15]。

5. 总结

一旦高度怀疑化脓性关节炎，尤其是存在危险因素时，应尽早开始治疗，以减少并发症。早期出现感染迹象时应及时进行关节穿刺，这是最重要的诊断性检查（图 11.1-2）。化脓性关节炎治疗成功的关键在于早期抗菌治疗及关节引流。单独抗菌治疗不足以治愈化脓性关节炎。关节引流可通过关节镜手术、反复穿刺抽吸或关节切开术来进行，这取决于受累的关节、感染的程度及 Gächter 分级。早期进行静脉大剂量、杀菌性全身性抗生素治疗，随后口服具有高生物利用度及骨渗透性强的抗菌药物也是必要的。尽管治疗效果很好，但如果治疗延迟，也会造成最严重的并发症，即永久性关节损伤。

参考文献

1. **Morgan DS, Fisher D, Merianos A, et al.** An 18 year clinical review of septic arthritis from tropical Australia. *Epidemiol Infect.* 1996 Dec;117(3):423–428.

2. **Goldenberg DL, Reed JI.** Bacterial arthritis. *N Engl J Med.* 1985 Mar 21;312(12):764–771.

3. **Mathews CJ, Weston VC, Jones A, et al.** Bacterial septic arthritis in adults. *Lancet.* 2010 Mar 6;375(9717):846–855.

4. **Kaandorp CJ, Dinant HJ, van de Laar MA, et al.** Incidence and sources of native and prosthetic joint infection: a community based prospective survey. *Ann Rheum Dis.* 1997 Aug;56(8):470–475.

5. **Gavet F, Tournadre A, Soubrier M, et al.** Septic arthritis in patients aged 80 and older: a comparison with younger adults. *J Am Geriatr Soc.* 2005 Jul;53(7):1210–1213.

6. **Sapico FL, Liquete JA, Sarma RJ.** Bone and joint infections in patients with infective endocarditis: review of a 4-year experience. *Clin Infect Dis.* 1996 May;22(5):783–787.

7. **Babcock HM, Matava MJ, Fraser V.** Postarthroscopy surgical site infections: review of the literature. *Clin Infect Dis.* 2002 Jan 1;34(1):65–71.

8. **Kaandorp CJ, Van Schaardenburg D, Krijnen P, et al.** Risk factors for septic arthritis in patients with joint disease. A prospective study. *Arthritis Rheum.* 1995 Dec;38(12):1819–1825.

9. **Goldenberg DL.** Septic arthritis. *Lancet.* 1998 Jan 17;351(9097):197–202.

10. **Geirsson AJ, Statkevicius S, Vikingsson A.** Septic arthritis in Iceland 1990-2002: increasing incidence due to iatrogenic infections. *Ann Rheum Dis.* 2008 May;67(5):638–643.

11. **Margaretten ME, Kohlwes J, Moore D, et al.** Does this adult patient have septic arthritis? *JAMA.* 2007 Apr 4;297(13):1478–1488.

12. **Mader JT, Shirtliff ME, Bergquist S, et al.** Bone and joint infections in the elderly: practical treatment guidelines. *Drugs Aging.* 2000 Jan;16(1):67–80.

13. **Armstrong RW, Bolding F, Joseph R.** Septic arthritis following arthroscopy: clinical syndromes and analysis of risk factors. *Arthroscopy.* 1992;8(2):213–223.

14. **Cole BJ, Schumacher HR, Jr.** Injectable corticosteroids in modern practice. *J Am Acad Orthop Surg.* 2005 Jan-Feb;13(1):37–46.

15. **Dubost JJ, Fis I, Denis P, et al.** Polyarticular septic arthritis. *Medicine (Baltimore).* 1993 Sep;72(5):296–310.

16. **Gupta MN, Sturrock RD, Field M.** A prospective 2-year study of 75 patients with adult-onset septic arthritis. *Rheumatology (Oxford).* 2001 Jan;40(1):24–30.

17. **Ross JJ, Hu LT.** Septic arthritis of the pubic symphysis: review of 100 cases. *Medicine (Baltimore).* 2003 Sep;82(5):340–345.

18. **Ross JJ, Shamsuddin H.** Sternoclavicular septic arthritis: review of 180 cases. *Medicine (Baltimore).* 2004 May;83(3):139–48.

19. **Mathews CJ, Coakley G.** Septic arthritis: current diagnostic and therapeutic algorithm. *Curr Opin Rheumatol.* 2008 Jul;20(4):457–462.

20. **Dubost JJ, Soubrier M, De Champs C, et al.** No changes in the distribution of

organisms responsible for septic arthritis over a 20 year period. *Ann Rheum Dis.* 2002 Mar;61(3):267–269.

21. **Frazee BW, Fee C, Lambert L.** How common is MRSA in adult septic arthritis? *Ann Emerg Med.* 2009 Nov;54(5):695–700.

22. **Wise CM, Morris CR, Wasilauskas BL, et al.** Gonococcal arthritis in an era of increasing penicillin resistance. Presentations and outcomes in 41 recent cases (1985-1991). *Arch Intern Med.* 1994 Dec 12-26;154(23):2690–2695.

23. **Baker DG, Schumacher HR, Jr.** Acute monoarthritis. *N Engl J Med.* 1993 Sep 30;329(14):1013–1020.

24. **Mathur T, Manadan AM, Hota B, et al.** Pseudo-septic hip arthritis as the presenting symptom of ankylosing spondylitis: a case series and review of the literature. *Clin Exp Rheumatol.* 2010 May-Jun;28(3):416–418.

25. **Singleton JD, West SG, Nordstrom DM.** "Pseudoseptic" arthritis complicating rheumatoid arthritis: a report of six cases. *J Rheumatol.* 1991 Sep;18(9):1319–1322.

26. **Learch TJ, Farooki S.** Magnetic resonance imaging of septic arthritis. *Clin Imaging.* 2000 Jul-Aug;24(4):236–242.

27. **Turpin S, Lambert R.** Role of scintigraphy in musculoskeletal and spinal infections. *Radiol Clin North Am.* 2001 Mar;39(2):169–189.

28. **Carpenter CR, Schuur JD, Everett WW, et al.** Evidence-based diagnostics: adult septic arthritis. *Acad Emerg Med.* 2011 Aug;18(8):781–796.

29. **Hughes JG, Vetter EA, Patel R, et al.** Culture with BACTEC Peds Plus/F bottle compared with conventional methods for detection of bacteria in synovial fluid. *J Clin Microbiol.* 2001 Dec;39(12):4468–4471.

30. **Louie JS, Liebling MR.** The polymerase chain reaction in infectious and post-infectious arthritis. A review. *Rheum Dis Clin North Am.* 1998 May;24(2):227–236.

31. **Soderquist B, Jones I, Fredlund H, et al.** Bacterial or crystal-associated arthritis? Discriminating ability of serum inflammatory markers. *Scand J Infect Dis.* 1998;30(6):591–596.

32. **Gordon TP, Reid C, Rozenbilds MA, et al.** Crystal shedding in septic arthritis: case reports and in vivo evidence in an animal model. *Aust N Z J Med.* 1986 Jun;16(3):336–340.

33. **Riegels-Nielsen P, Frimodt-Moller N, Sorensen M, et al.** Antibiotic treatment insufficient for established septic arthritis. Staphylococcus aureus experiments in rabbits. *Acta Orthop Scand.* 1989 Feb;60(1):113–115.

34. **Smith RL, Merchant TC, Schurman DJ.** In vitro cartilage degradation by Escherichia coli and Staphylococcus aureus. *Arthritis Rheum.* 1982 Apr;25(4):441–446.

35. **Balabaud L, Gaudias J, Boeri C, et al.** Results of treatment of septic knee arthritis: a retrospective series of 40 cases. *Knee Surg Sports Traumatol Arthrosc.* 2007 Apr;15(4):387–392.

36. **Böhler C, Dragana M, Puchner S, et al.** Treatment of septic arthritis of the knee: a comparison between arthroscopy and arthrotomy. *Knee Surg Sports Traumatol Arthrosc.* 2015 May 28.

37. **Peres LR, Marchitto RO, Pereira GS, et al.** Arthrotomy versus arthroscopy in the treatment of septic arthritis of the knee in adults: a randomized clinical trial. *Knee Surg Sports Traumatol Arthrosc.* 2015 Dec 24.

38. **Goldenberg DL, Brandt KD, Cohen AS, et al.** Treatment of septic arthritis: comparison of needle aspiration and surgery as initial modes of joint drainage. *Arthritis Rheum.* 1975 Jan-Feb;18(1):83–90.

39. **Broy SB, Schmid FR.** A comparison of medical drainage (needle aspiration) and surgical drainage (arthrotomy or arthroscopy) in the initial treatment of infected joints. *Clin Rheum Dis.* 1986 Aug;12(2):501–522.

40. **Sammer DM, Shin AY.** Comparison of arthroscopic and open treatment of septic arthritis of the wrist. *J Bone Joint Surg Am.* 2009 Jun;91(6):1387–1393.

41. **Wirtz DC, Marth M, Miltner O, et al.** Septic arthritis of the knee in adults: treatment by arthroscopy or arthrotomy. *Int Orthop.* 2001;25(4):239–241.

42. **Ravindran V, Logan I, Bourke BE.** Medical vs surgical treatment for the native joint in septic arthritis: a 6-year, single UK academic centre experience. *Rheumatology (Oxford).* 2009 Oct;48(10):1320–1322.

43. **Butt U, Amissah-Arthur M, Khattak F, et al.** What are we doing about septic arthritis? A survey of UK-based rheumatologists and orthopedic surgeons. *Clin Rheumatol.* 2011 May;30(5):707–710.

44. **Donatto KC.** Orthopedic management of pyogenic arthritis. *Compr Ther.* 1999 Aug-Oct;25(8-10):411–417.

45. **Vispo Seara JL, Barthel T, Schmitz H, et al.** Arthroscopic treatment of septic joints: prognostic factors. *Arch Orthop Trauma Surg.* 2002 May;122(4):204–211.

46. **Gähter A.** [The Infected Joint]. *Inform Arzt.* 1985;6:35-43. German.

47. **van Huyssteen AL, Bracey DJ.** Chlorhexidine and chondrolysis in the knee. *J Bone Joint Surg Br.* 1999 Nov;81(6):995–996.

48. **Frimodt-Moller N, Riegels-Nielsen P.** Antibiotic penetration into the infected knee. A rabbit experiment. *Acta Orthop Scand. [Comparative Study].* 1987 Jun;58(3):256–259.

49. **Parisien JS, Shaffer B.** Arthroscopic management of pyarthrosis. *Clin Orthop Relat Res.* 1992 Feb(275):243–247.

50. **Bussiere F, Beaufils P.** [Role of arthroscopy in the treatment of pyogenic arthritis of the knee in adults. Report of 16 cases]. *Rev Chir Orthop Reparatrice Appar Mot.* 1999 Dec;85(8):803–810. French.

51. **Stutz G, Kuster MS, Kleinstuck F, et al.** Arthroscopic management of septic arthritis: stages of infection and results. *Knee Surg Sports Traumatol Arthrosc.* 2000;8(5):270–274.

52. **Hunter JG, Gross JM, Dahl JD, et al.** Risk factors for failure of a single surgical debridement in adults with acute septic arthritis. *J Bone Joint Surg Am.* 2015 Apr 1;97(7):558–564.

53. **Trampuz A, Zimmerli W.** Diagnosis and treatment of implant-associated septic arthritis and osteomyelitis. *Curr Infect Dis Rep.* 2008 Sep;10(5):394–403.

54. **Shirtliff ME, Mader JT.** Acute septic arthritis. *Clin Microbiol Rev.* 2002 Oct;15(4):527–544.

55. **Landersdorfer CB, Bulitta JB, Kinzig M, et al.** Penetration of antibacterials into bone: pharmacokinetic, pharmacodynamic and bioanalytical considerations. *Clin Pharmacokinet.* 2009;48(2):89–124.

56. **Ross JJ, Saltzman CL, Carling P, et al.** Pneumococcal septic arthritis: review of 190 cases. *Clin Infect Dis.* 2003 Feb 1;36(3):319–327.

57. **Weston V, Coakley G, British Society for Rheumatology Standards G, et al.** Guideline for the management of the hot swollen joint in adults with a particular focus on septic arthritis. *J Antimicrob Chemother.* 2006 Sep;58(3):492–493.

58. **Kaandorp CJ, Krijnen P, Moens HJ, et al.** The outcome of bacterial arthritis: a prospective community-based study. *Arthritis Rheum.* 1997 May;40(5):884–892.

59. **Weston VC, Jones AC, Bradbury N, et al.** Clinical features and outcome of septic arthritis in a single UK Health District 1982-1991. *Ann Rheum Dis.* 1999 Apr;58(4):214–219.

第 2 节 | 前交叉韧带术后化脓性关节炎

Parag Sancheti, AJ Electricwala, Ashok Shyam, Kailash Patil

—————— 汪玉良 岳海源 武建超 译

1. 概述

前交叉韧带（ACL）重建术后感染较为罕见，但后果较为严重，有较高的致残率，其并发症包括关节粘连及关节软骨损伤[1]。感染可造成永久性的膝关节功能障碍，无法满足手术患者对功能的高期望值。早期诊断及治疗是避免不良预后和缩短住院时间的关键因素。

目前治疗方式较多，但对于何种方式为佳，尚未达成共识[2-5]。许多学者主张开放或关节镜下清创联合静脉抗生素治疗，但对于移植物是否保留，仍存在较大争议[2, 6, 7]。关于此类患者功能预后，尤其是长期随访，文献中鲜有报道[1, 2, 7]。

1.1 流行病学

关节镜下 ACL 重建（ACLR）术后感染是一种罕见的并发症，文献报道发生率为 0.3%~0.48%[2-4, 8-12]，流行病学统计发病率为 0.14%~1.7%[3, 4, 7, 10, 13-16]。ACLR 感染的发生率不随年龄、性别或地区而变化[17]。文献报告中，ACLR 术后感染的发生率在过去 20 年变化不大[17]。

1.2 致病菌

- 大多数报道中，金黄色葡萄球菌，尤其是其亚种，包括耐甲氧西林金黄色葡萄球菌（31%）和凝固酶阴性的表皮葡萄球菌（44%），是引起感染的主要致病菌。葡萄球菌可形成生物膜，使其免受抗菌素、宿主免疫防御及巨噬细胞的吞噬，感染根

除变得困难[18]。
- 腐殖菌是一种罕见的致病微生物[18]。
- 2001 年，Wind 及其团队报道了一例膝关节常规关节镜术后，白色念珠菌感染的病例，最终导致膝关节融合[19]。

1.3 感染的相关检查与诊断

化脓性关节炎的诊断，应基于病史、体格检查、实验室检查及关节液培养[15]。

1.3.1 感染发生时间

重建术后，感染发生的平均时间为 9.5 天（中位数：8 天）。但临床表现最早可发生于术后 4 天，最晚 20 天[20]。

1.3.2 临床表现

典型临床表现包括[20]：

- 发热，全身不适，体温在 37.6~39.6 ℃之间。
- 膝关节疼痛、肿胀，进行性加重。
- 术后巨大血肿。
- 感染指标升高（CRP、WBC、ESR）。
- 局部伤口渗出、发热及发红，并不常见。
- 体检时，膝关节因疼痛而拒动，可见局部肿胀、发红及伤口分泌物渗出（图 11.2-1）。
- 伤口有时可见脓性分泌物，边缘充血水肿、局部温度升高（图 11.2-2）。

前交叉韧带重建术后化脓性关节炎表现不典型
Schollin-Borg 等强调该病临床表现常常不典型[20]。尤其强调指出，可无普通感染常见临床症状，易被误诊为术后的正常反应[20]。但术后疼痛与

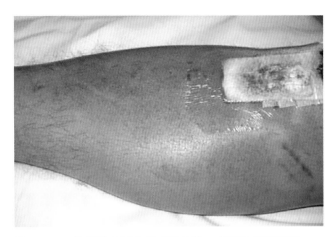

图 11.2-1　关节外内固定对应处感染，表现为蜂窝织炎。

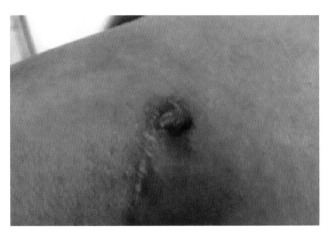

图 11.2-2　一例关节镜下前交叉韧带重建术后化脓性关节炎。

手术不相符、疼痛持续且无改善时，应高度怀疑化脓性关节炎 [15]。

　　由于位置表浅，胫骨隧道切口是膝关节深部感染最常见的部位。

1.3.3 实验室检查

　　实验室检查包括：CRP、ESR 有助于诊断化脓性关节炎，并评估疗效。CRP 是术后感染较敏感和可靠的指标。当 CRP 阈值为 41 mg/L、ESR 阈值为 32 mm / h 时，其敏感性（63%）及特异性（82%）最佳 [21]。术后感染时，CRP 峰值早于 ESR，且恢复更快 [13]。注意 CRP 反应快速，可用于指导早期治疗。ESR 反映了纤维蛋白原水平的变化，感染 24~48 小时后升高，而 CRP 水平在 6~8 小时内即可升高，3 天内达到峰值，然后快速恢复至正常，这进一步表明 CRP 是一种更灵敏、更可靠的术后感染指标。白细胞总数 > 10 000 /mm^3，提示感染 [13]。

1.3.4 关节穿刺

　　一旦怀疑感染，应立即行关节穿刺。抽取的关节液行以下检测：白细胞计数及分类、混浊度和生化，并行需氧及厌氧菌培养和抗生素药敏试验 [15]：

　　关节液白细胞计数升高（平均值为 49.4 × 10^9/L，正常值为 4~11 × 10^9/L），中性粒细胞 > 92%，应高度怀疑化脓性关节炎。

　　必须行需氧及厌氧菌培养和抗生素药敏试验。

1.3.5 影像学检查

　　X 线检查必须包括正位、侧位及髌骨轴位片，

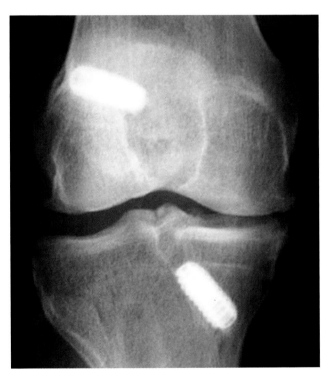

图 11.2-3　X 线显示胫侧界面钉松动。

可显示内植物松动（图 11.2-3）。

　　MRI 提示感染的影像学征象包括：滑膜炎、骨质破坏、关节周围水肿、关节积液或脓肿形成 [22-24]。

2. 手术指征

　　ACLR 术后感染的临床表现：

- 发热，全身不适，体温在 37.6~39.6℃之间。
- 膝关节疼痛、肿胀，进行性加重。
- 感染指标升高。
- 术后巨大血肿。
- 局部伤口渗出、发热及发红，并不常见。
- 体检时，膝关节因疼痛而拒动，可见局部肿胀、发红及伤口分泌物渗出。
- 伤口有时可见脓性分泌物，边缘充血水肿、局部温度升高。

一旦关节液穿刺和实验室检查支持化脓性关节炎的诊断，应立即进行手术清创[15]。

3. 术前计划及手术入路

早期诊断及治疗，已被证实是治疗和避免并发症最关键的因素。

3.1 关节镜下灌洗

步骤如下：

- 采用标准的前内侧及前外侧入路。附加外上侧入路，有利于冲洗。
- 10~15 L 生理盐水彻底冲洗关节腔。
- 清除感染及失活的组织。
- 去除纤维蛋白凝块及血凝块。
- 如有明显的滑膜炎，应做滑膜切除。
- 轻柔地去除覆盖移植物表面的纤维蛋白层。
- 肉眼观察移植物的完整性。
- 须行关节液及切除组织细菌培养及药敏试验。

4. 治疗措施及外科清创

尽管 ACLR 术后感染的发生率很低，但早期诊断及治疗非常重要，以防出现如关节软骨损伤、关节粘连等灾难性后果。但目前尚无临床指南，关于最佳治疗方式，临床亦未达成共识。Burk 及其团队发表的相关文章，认为保留移植物、抗生素种类和持续时间、翻修时间等方面均存在争议[16]。许多学者认为结合静脉抗生素治疗，开放或关节镜下清创均可，但对移植物是否保留仍存在相当大的争议[2-5]。大多数学者赞成保留移植物，并视情况反复多次行关节镜下灌洗[2, 6]。但部分学者仍认为去除移植物是控制感染的必要措施[7]。

4.1 抗生素治疗

术前静脉抗生素治疗的目的，在于获得足够的血液及组织内抗生素浓度，以降低细菌感染的风险。然而，在重建的 ACL 中，要想达到高于最低抑菌浓度的抗生素水平非常困难，甚至是不可能的[18, 25-30]。对于疑似化脓性关节炎的患者，必须立即经验性静脉抗生素治疗并联合用药，如头孢他啶（2 g/8 h）联合万古霉素（1 g/12 h）[18, 25-30]。根据关节液细菌培养结果及时调整为敏感抗生素，2~3 周后可改用口服抗生素。抗生素用药至少 6 周，且在临床和实验室检查完全正常之前不得停用。笔者认为静脉抗生素治疗，应直至临床及实验室检查改善（CRP <20，关节液穿刺培养阴性），或至少使用 2 周。口服抗生素治疗，应直到临床及实验室检查完全正常（CRP <10），或至少使用 4 周。笔者建议抗生素治疗总的持续时间最少 6 周。

4.2 手术灌洗及清创

早期诊断及治疗已成为治疗 ACLR 术后感染、避免并发症的最关键因素。典型的镜下表现如图 11.2-4 及图 11.2-5 所示。

始于 Ballard 的开拓性工作，长期以来，化脓性关节炎的治疗一直基于开放式清创与关节灌洗相结合[15, 31]。Riel 及其团队最早报道了采用关节镜治疗，而非开放性灌洗，处理 ACLR 术后化脓性关节炎的一组病例，获得了成功[32]。此后，该项技术被骨科医生广泛应用[15, 32]。一旦关节穿刺、革兰染色及实验室检查确诊为化脓性关节炎，应立即进行镜下清创[15]。初次清创后，应复查实验室指标，如 48~72 小时后无改善，可重复进行关节镜灌洗及清创，直至临床及实验室指标恢复正常。作者认为，通常需要反复多次做关节镜下清创。

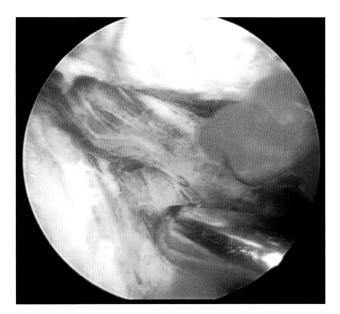

图 11.2-4 前交叉韧带重建术后感染，可见感染的纤维组织层。

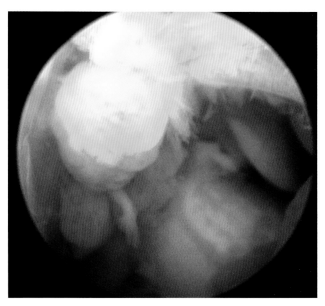

图 11.2-5 细菌感染产生黏附层附着于之前重建的前交叉韧带上，伴广泛的滑膜炎。

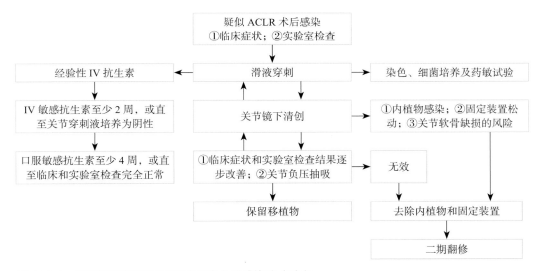

图 11.2-6 关节镜处理前交叉韧带重建术后感染治疗流程。
ACLR，前交叉韧带重建术；IV，静脉注射。

5. 移植物保留或去除及两阶段翻修

方法如图 11.2-6 所示。

• 早期建议保留移植物，给予敏感抗生素静脉治疗，并联合关节镜冲洗。

• 取出移植物及内固定的适应证：耐药菌感染及移植物自身感染[7]。

• 此类情况下，建议分期手术。

– 第 1 阶段：彻底清创，去除移植物及内固定。

– 第 2 阶段：所有临床及实验室指标恢复正常后，行 ACLR。

• 作者所在机构两阶段翻修的指征：

– ACLR 术后感染诊断延误，临床症状持续 2 周以上。

– 移植物自身感染，第一次关节镜清创时发现，关节软骨已受到侵蚀。

- 移植物保留情况下，连续 4 次关节镜清创后，临床及实验室指标无进行性改善。
- 连续 3 次关节镜清创后，关节液培养仍持续阳性。

6. 术后管理及康复

一旦临床症状消失，就应开始康复治疗。康复方案与非感染病例无显著差异[15]。在作者所在治疗中心，康复计划如下：

- 尽早开始膝关节被动功能锻炼，以防膝关节僵硬。
- 术后 1 周，进行膝关节不同强度的训练，包括渐进性等长、等张及等速训练，以强化股四头肌及腘绳肌功能。
- 逐渐增加活动范围，直至屈曲达 120°。
- 4 周时可部分负重，直至患者拄拐步行。

7. 并发症

7.1 关节粘连

关节粘连是 ACLR 术后最常见的并发症之一。

滑膜内及其周围纤维瘢痕组织形成，至少累及一个间室（图 11.2-7，图 11.2-8），也可波及全关节。可采用关节镜或开放手术行关节松解。

7.2 软骨损伤

关节软骨损伤及早发性骨关节炎，是 ACLR 术后感染的灾难性并发症（图 11.2-9，图 11.2-10）。预防此类并发症的关键在于，ACLR 术后应高度警惕感染的发生，并早期诊断和及时治疗。

8. 预防方法

- 手术器械的正确消毒：感染率增加往往与腘绳肌取腱器消毒不彻底有关，这类组件应分拆后进行消毒（如管中套管）比较理想[33]。
- 自体移植物污染的预防：ACLR 自体移植物制备过程中，存在较高的污染率（12%）[34, 35]。
- 手术部位感染的常规监控：坚持感染质控原则，进行定期监控，有助于降低手术部位的感染率[17]。
- 避免关节内注射皮质类固醇[17]。
- 避免术前备皮：如必须备皮，也应在术前用电动剃刀施行[17]。
- 避免快速灭菌：快速灭菌不推荐作为常规灭菌方式，因其只符合灭菌时间及温度的最低标准。

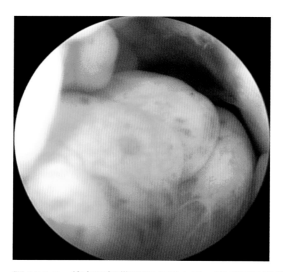

图 11.2-7 前交叉韧带重建术后 3 周，镜下可见膝关节内广泛滑膜炎。

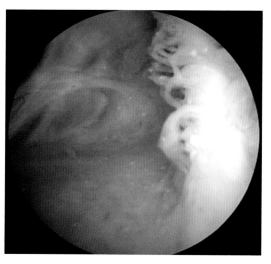

图 11.2-8 前交叉韧带重建术后感染，膝关节内可见感染性肉芽组织及粘连。

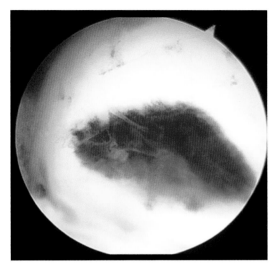

图 11.2-9 前交叉韧带重建术后感染，形成化脓性关节炎，患者股骨髁部形成如"猫咬状"的坑形改变。

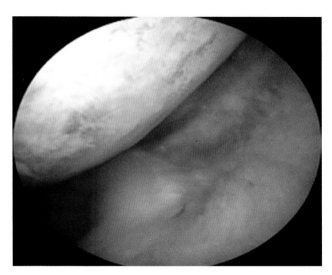

图 11.2-10 前交叉韧带重建术后感染，并发化脓性关节炎，导致关节软骨缺损。

对于如关节镜之类的器械，因管腔狭长，需特别注意。未按照标准操作流程，很难达到彻底消毒。快速灭菌的器械在运回手术室时，因没有专用无菌容器封装，也易受到污染[17]。

9. 结果

- 客观上，与无并发症的 ACLR 相比，ACLR 术后感染通常不会导致膝关节功能更差[36]。
- 主观感觉上，感染与非感染患者满意度基本一致，但康复需要更长时间，且很少有患者能够重返体育运动[36]。

10. 总结

- 葡萄球菌属，尤其是其亚种，包括耐甲氧西林金黄色葡萄球菌（31%）和凝固酶阴性的表皮葡萄球菌（44%），是引起感染的主要致病菌。

- ACLR 术后感染可为关节内或关节外。关节内感染表现为化脓性关节炎；关节外感染表现为局部伤口并发症。
- 感染出现的时间平均为 9.5 天。
- ACLR 术后化脓性关节炎表现"隐匿"，感染症状不典型。术后疼痛与手术不相符、疼痛持续且无改善时，应高度怀疑化脓性关节炎。
- C 反应蛋白是一种较为敏感、可靠的术后感染监测指标。
- 手术灌洗、清创及联合静脉抗生素是治疗的主要方法。
- 预防此类并发症如关节粘连和关节软骨损伤的关键在于术后应高度警惕感染的发生，并早期诊断和及时治疗。
- 早期及时手术至关重要。
- "预防胜于治疗"。预防的关键在于手术器械严格的消毒、自体移植物污染的预防以及理想的手术室环境。

参考文献

1. **Calvo R, Figueroa D, Anastasiadis Z, et al.** Septic arthritis in ACL reconstruction surgery with hamstring autografts. Eleven years of experience. *Knee.* 2014 Jun;21(3):717–720.

2. **Binnet MS, Başarir K.** Risk and outcome of infection after different arthroscopic anterior cruciate ligament reconstruction techniques. *Arthroscopy.* 2007 Aug;23(8):862–868.

3. **McAllister DR, Parker RD, Cooper AE, et al.** Outcomes of postoperative septic arthritis after anterior cruciate ligament reconstruction. *Am J Sports Med.* 1999 Sept-Oct;27(5):562–570.

4. **Indelli PF, Dillingham M, Fanton G, et al.** Septic arthritis in postoperative anterior cruciate ligament reconstruction. *Clin Orthop Relat Res.* 2002 May;(398):182–188.

5. **Matava MJ, Evans TA, Wright RW, et al.** Septic arthritis of the knee following anterior cruciate ligament reconstruction: results of a survey of sports medicine fellowship directors. *Arthroscopy.* 1998 Oct;14(7):717–725.

6. **D'Angelo GL, Ogilvie-Harris DJ.** Septic arthritis following arthroscopy with cost/benefit analysis of antibiotic prophylaxis. *Arthroscopy.* 1988;4(1):10–14.

7. **Viola R, Marzano N, Vianello R.** An unusual epidemic of Staphylococcus-negative infections involving anterior cruciate ligament reconstruction with salvage of the graft and function. *Arthroscopy.* 2000 Mar;16(2):173–177.

8. **Maletis GB, Inacio MC, Reynolds S, et al.** Incidence of postoperative anterior cruciate ligament reconstruction infections: graft choice makes a difference. *Am J Sports Med.* 2013 Aug;41(8):1780–1785.

9. **Barker JU, Drakos MC, Maak TG, et al.** Effect of graft selection on the incidence of postoperative infection in anterior cruciate ligament reconstruction. *Am J Sports Med.* 2010 Feb;38(2):281–286.

10. **Judd D, Bottoni C, Kim D, et al.** Infections following arthroscopic anterior cruciate ligament reconstruction. *Arthroscopy.* 2006 Apr;22(4):375–384.

11. **Katz LM, Battaglia TC, Patino P, et al.** A retrospective comparison of the incidence of bacterial infection following anterior cruciate ligament reconstruction with autograft versus allograft. *Arthroscopy.* 2008 Dec;24(12):1330–1335.

12. **Sonnery-Cottet B, Archbold P, Zayni R, et al.** Prevalence of septic arthritis after anterior cruciate ligament reconstruction among professional athletes. *Am J Sports Med.* 2011 Nov;39(11):2371–2376.

13. **Wang C, Ao Y, Fan X, et al.** C-reactive protein and erythrocyte sedimentation rate changes after arthroscopic anterior cruciate ligament reconstruction: Guideline to diagnose and monitor postoperative infection. *Arthroscopy.* 2014;30:1110–1115.

14. **Williams RJ 3rd, Laurencin CT, Warren RF, et al.** Septic arthritis after arthroscopic anterior cruciate ligament reconstruction. Diagnosis and management. *Am J Sports Med.* 1997 Mar-Apr;25(2):261–267.

15. **Torres-Claramunt R, Pelfort X, Erquicia J, et al.** Knee joint infection after ACL reconstruction: prevalence, management and functional outcomes. *Knee Surg Sports Traumatol Arthrosc.* 2013 Dec;21(12):2844–2849.

16. **Burks RT, Friederichs MG, Fink B, et al.** Treatment of postoperative anterior cruciate ligament infections with graft removal and early reimplantation. *Am J Sports Med.* 2003 May-Jun;31(3):414–418.

17. **Babcock HM, Carroll C, Matava M, et al.** Surgical site infections after arthroscopy: Outbreak investigation and case control study. *Arthroscopy.* 2003 Feb;19(2):172–181.

18. **Vertullo CJ, Quick M, Jones A, et al.** A surgical technique using presoaked vancomycin hamstring grafts to decrease the risk of infection after anterior cruciate ligament reconstruction. *Arthroscopy.* 2012 Mar;28(3):337–342.

19. **Wind WM, McGrath BE, Mindell ER.** Infection following knee arthroscopy. *Arthroscopy.* 2001 Oct;17(8):878–883.

20. **Schollin-Borg M, Michaësson K, Rahme H.** Presentation, outcome, and cause of septic arthritis after anterior cruciate ligament reconstruction: a case control study. *Arthroscopy.* 2003; Nov 19(9):941–947.

21. **Hussain TM, Kim DH.** C-reactive Protein and Erythrocyte Sedimentation Rate in Orthopaedics. *University of Pennsylvania Orthopedic Journal.* 2002 Spring;15:13–16.

22. **Kulczycka P, Larbi A, Malghem J, et al.** Imaging ACL reconstructions and their complications. *Diagnostic Interv Imaging.* 2015 Jan;96(1):11–19.

23. **Bencardino JT, Beltran J, Feldman MI, et al.** MR imaging of complications of anterior cruciate ligament graft reconstruction. *Radiographics.* 2009 Nov;29(7):2115–2126.

24. **Papakonstantinou O, Chung CB, Chanchairujira K, et al.** Complications of anterior cruciate ligament reconstruction: MR imaging. *Eur Radiol.* 2003 May;13(5):1106–1117.

25. **Lew DP, Waldvogel FA.** Osteomyelitis. *Lancet.* 2004 Jul 24-30;364(9431):369–379.

26. **Antoci V Jr, Adams CS, Hickok NJ, et al.** Antibiotics for local delivery systems cause skeletal cell toxicity in vitro. *Clin Orthop Relat Res.* 2007 Sep;462:200–206.

27. **Lawson KJ, Marks KE, Brems J, et al.** Vancomycin vs tobramycin elution from polymethylmethacrylate: an in vitro study. *Orthopedics.* 1990 May;13(5):521–524.

28. **Lin SS, Ueng SW, Lee SS, et al.** In vitro elution of antibiotic from antibiotic-impregnated biodegradable calcium alginate wound dressing. *J Trauma.* 1999 Jul;47(1):136–141.

29. **Whiteside LA, Peppers M, Nayfeh TA, et al.** Methicillin-resistant Staphylococcus aureus in TKA treated with revision and direct intra-articular antibiotic infusion. *Clin Orthop Relat Res.* 2011 Jan;469(1):26–33.

30. **Grayson JE, Grant GD, Dukie S, et al.** The in vitro elution characteristics of vancomycin from tendons. *Clin Orthop Relat Res.* 2011 Oct;469(10):2948–2952.

31. **Ballard A, Burkhalter WE, Mayfield GW, et al.** The functional treatment of pyogenic arthritis of the adult knee. *J Bone Joint Surg Am.* 1975 Dec;57(8):1119–1123.

32. **Riel KA, Primbs J, Bernett P.** [Arthroscopic distension irrigation in acute postoperative infection of the knee joint–long-term follow-up]. *Chirurg.* 1994 Nov;65(11):1023–1027. German.

33. **Tuman J, Diduch DR, Baumfeld JA, et al.** Joint infection unique to hamstring tendon harvestor used during anterior cruciate ligament reconstruction surgery. *Arthroscopy.* 2008 May;24(5):618–620.

34. **Wu GK, Ng GY, Mak AF.** Effects of knee bracing on the sensorimotor function of subjects with anterior cruciate ligament reconstruction. *Am J Sports Med.* 2001 Sep-Oct;29(5):641–645.

35. **Hantes ME, Basdekis GK, Varitimidis SE, et al.** Autograft contamination during preparation for anterior cruciate ligament reconstruction. *J Bone Joint Surg Am.* 2008 Apr;90(4):760–764.

36. **Boströ Windhamre H, Mikkelsen C, Forssblad M, et al.** Postoperative septic arthritis after anterior cruciate ligament reconstruction: does it affect the outcome? A retrospective controlled study. *Arthroscopy.* 2014 Sep;30(9):1100–1109.

第 12 章 | 椎间盘感染

Paul W Millhouse, Caleb Behrend, Alexander R Vaccaro
吕刚 译

1. 概述

在医学史上，脊柱感染是灾难性的，如硬脊膜外脓肿，虽属罕见，但几乎是致命的。随着抗生素的出现，影像诊断技术的进步及手术方法的改进，脊柱感染的发病率和死亡率已经大大降低[1, 2]。目前，及时诊断、针对性抗生素治疗及必要时的外科手术是成功治疗这类疾病的关键。本章对如何评估椎间盘感染的风险因素、临床表现、诊断原则及治疗方法进行了综述[3]。

1.1 定义

椎间盘感染是椎间隙、邻近终板，甚至累及椎体的感染。感染可累及一个或多个单元、邻近的脊柱节段及解剖区域。最严重的情况下，椎间盘感染可导致脓毒症、与脓肿相关的脊髓损伤（SCI）、脊柱失稳，甚至死亡。

1.2 发病机制

微生物感染椎体及椎间盘的机制，包括血源性感染、相邻椎间盘感染扩散及直接感染。后者常因创伤或医源性所致，与诊断或治疗干预相关，如脊柱药物注射治疗、椎间盘造影及手术。随着侵入性治疗越来越多，医源性椎间盘感染的发病率逐渐增加。

在合并有其他活动性感染、一过性菌血症或静脉吸毒者中，血源性椎间盘感染较为常见。血源性脊柱骨髓炎最常见的来源是尿道感染，或与泌尿生殖系统相关的一过性菌血症，其次是软组织和呼吸道感染[3]。血行扩散公认的机制是，细菌感染先累及椎体内血流缓慢区域，之后侵及终板，并最终破坏椎间盘。椎间盘、终板和干骺端的解剖结构随年龄变化存在差异，故儿童与成人的感染类型不同。

1.3 流行病学

脊柱化脓性感染呈两极分布，既可发生在年轻患者（常与静脉吸毒有关），也可发生在 50~70 岁的老年患者。脊柱骨髓炎患者中，约一半年龄在 50 岁以上，男性占比较大。过去脊柱感染的死亡率很高，达 71%[3]。随着影像诊断技术、抗生素治疗及手术方法的改进，发病率和死亡率逐渐降低。然而，部分文献报道显示，当患者出现脓毒症或硬膜外脓肿时，死亡率仍较高（12%~34%）[4-7]。当合并硬膜外脓肿时，其所致的瘫痪率高达 22%~34%，且大多数发病超过 24 小时患者，神经损伤不可逆[6-8]。如能早期发现，抗生素治疗有效，多数病例疗效及预后较好。然而，此类患者易被误诊（高达 50%）或处置不当，从而导致严重残疾及较高的死亡率[9]。

近期研究发现，化脓性脊柱感染的发病率较前有所增高。这主要归咎于人口老龄化，更多的合并症如酗酒、静脉吸毒和免疫抑制，以及日益增加的脊柱介入治疗手段。近 30 年来，日益普及的 MRI 促进了脊柱感染诊断水平的提高[2, 7, 10, 11]。

明确的感染危险因素，包括各种形式的免疫抑制，如糖尿病、使用免疫抑制药物及遗传性或获得性免疫缺陷。此外，妊娠、外伤、静脉吸毒、终末期肾病、酗酒、恶性肿瘤及败血症，也都是致病的危险因素。短期内接受了鞘内注射或手术治疗，也是感染的危险因素 [2, 7, 10, 12]。

2. 临床症状与鉴别诊断

误诊会延长病程。多数患者在确诊前，症状会持续数周或更长时间。几乎所有的患者都会出现背痛（87%），多数伴有发热（52%~70%）。大多数患者不伴有感染相关性硬膜外脓肿。当出现脓肿或脊柱畸形时，高达 70% 的患者将出现根性疼痛及肌无力症状，甚至严重的脊髓损伤症状。

急诊医生及脊柱专科医生同样需鉴别诊断众多常见的背痛不伴发热的疾病，包括：

- 骨性椎间盘炎。
- 压缩性骨折。
- 椎间盘退行性疾病。
- 椎间小关节病。
- 脊柱强直或滑脱。
- 骨质疏松症。
- 银屑病关节炎和其他脊柱关节病。
- 精神异常或癔病成瘾。

上述疾病鉴别较为困难，易造成误诊。有药物滥用史或精神疾病的患者，如所述症状主要集中在背部，尤其是与静脉吸毒、酗酒、糖尿病控制不理想及导致硬脊膜外脓肿的其他危险因素相结合时，应高度警惕。此类患者过去可能已就诊于急诊科，这会增加椎间盘感染被漏诊的可能。当患者出现发热或神经功能障碍时，鉴别诊断反而简单。

3. 脊柱诊断性检查

椎间盘感染常因表现不典型而延误诊断。对于临床工作而言极具挑战性，因为早期诊断和针对性抗生素治疗，降低了椎间盘感染所引起的椎旁脓肿、硬膜外脓肿、脊柱畸形及全身感染的风险。同样，早期诊断也可以降低后期手术治疗的必要性。

X 线检查通常可用于诊断早期感染。如感染在 2~4 周内，X 线可见椎间隙变窄，4~6 周时可见典型的邻近终板骨溶解。此时患者可出现脊柱进行性后凸畸形，故治疗期间应定期进行 X 线检查。诊断首选增强 MRI，如有禁忌证，可选择 CT 检查，其敏感性可达 90%。

通常，对于大多数伴有脓肿的严重感染，炎性指标检查敏感，但无特异性。92%~100% 的患者红细胞沉降率升高，C 反应蛋白升高基本相一致，有文献报道其可用于判断预后 [14]。42%~90% 的病例中白细胞（WBC）计数升高，而一些非典型或慢性感染病例，WBC 计数通常是正常的。血培养阳性率为 24%~59%，有助于排除感染。免疫功能正常的患者，如所有实验室指标均为阴性，则感染的可能性较小。

4. 治疗原则

原则上应采用敏感静脉抗生素治疗。尽管大多数感染由金黄色葡萄球菌引起，皮肤上其他菌群和革兰阴性杆菌所占比例较小，但文献中已报道了 200 多种微生物，包括真菌和寄生虫。通过外科活检或 CT 引导穿刺明确致病菌，是针对性抗生素治疗的关键。

另一治疗的关键是采用单纯静脉抗生素治疗还是联合手术治疗。回顾分析了 101 例血源性化脓性脊柱感染患者，其中大多数为椎间盘感染，Hadjipivolu 等制订了一套流程来帮助外科医生决策 [15]（图 12-1）。

4.1 非手术治疗

有证据表明，对不伴有脓毒血症、神经功能障碍、脓肿、畸形或脊柱失稳的椎间盘感染患者，采用敏感抗生素针对性抗感染治疗可取得良好疗效。对不伴有脓毒症或脊柱不稳的患者，即使存在硬膜外脓肿，最新的文献仍支持非手术治疗，而此类情况历来是手术治疗的绝对指征。多个小样本研究 [16-20] 证实了单独使用药物治疗脊柱硬膜外脓肿，可取得令人鼓舞的结果。Adogwa 等 [21] 通过临床大

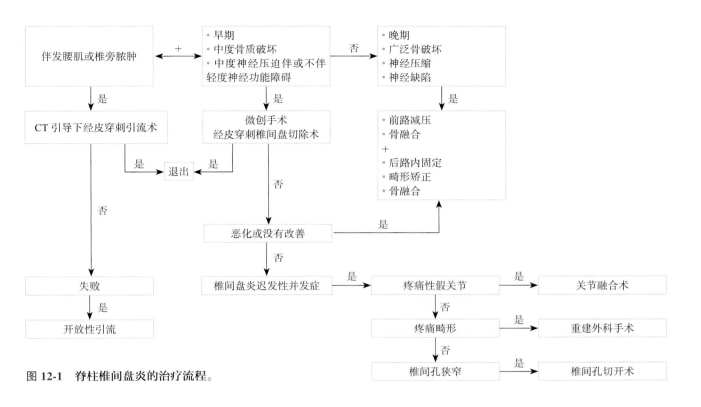

图 12-1　脊柱椎间盘炎的治疗流程。

样本病例研究得出，对于 50 岁及以上的患者，早期手术减压联合抗感染治疗，效果并不优于单独静脉抗生素治疗。

　　然而，上述结论存在争议。两个大规模的研究 [2, 22] 报道了单纯药物治疗脊柱硬膜外脓肿，失败率高达 38%~41%。手术延误或药物治疗无效会进一步加重神经损伤症状。预后不良的因素，包括疼痛加剧、神经功能障碍程度加重、背部脓肿、糖尿病、C 反应蛋白或 WBC 升高、血培养阳性、耐甲氧西林金黄色葡萄球菌（MARS）感染、年龄 > 65 岁及合并脊髓损伤。脊柱化脓性感染的一篇综述指出，非手术治疗的患者发生背部残留痛，较手术治疗的患者更为常见。

　　药物治疗失败的预评估有助于制订治疗方案。对不伴脓毒血症，脊髓完全损伤超 24~36 小时的患者，通常推荐非手术治疗 [3]。治疗决策还取决于患者神经损伤的程度及个人意愿；参照美国脊柱损伤协会制定的指南，疼痛伴轻微功能障碍或脊柱稳定性良好的患者，通常采取非手术治疗 [9]。此外，如疼痛严重，患者及家属常无法容忍单纯的药物治

疗，这会影响医生倾向手术干预。

4.2 手术治疗

　　脊柱畸形和失稳首选手术清创、减压及重建。倾向于手术的其他因素，包括神经系统损伤情况及程度、是否进行性加重、脓毒血症或抗感染治疗无效。相关的手术禁忌证，包括多节段脓肿、神经功能未受损及完全性脊髓损伤超过 24 小时 [2, 9, 16]。

　　外科规范化治疗包括切开、引流、清创及敏感抗生素治疗。对组织广泛受累或顽固感染者，可能需要反复清创。术前判断是否会有软组织缺损或伤口闭合困难有一定难度。一些研究报道了延迟闭合切口、保留内植物及采取伤口负压治疗取得了乐观的疗效 [3, 23]。小样本研究也证实持续冲洗法疗效满意 [24]。单次清创、一期闭合伤口、多次清创、皮瓣移植及伤口负压治疗均是可选择的治疗方式 [3]。

5. 脊柱术后感染

　　手术部位感染（SSI）会降低健康相关生活质

量、增加再入院的风险、延长住院时间、并导致医疗支出增加，最新文献报道每起 SSI，治疗费用增加 34 307 美元[25]。发病率因手术类型、脊柱部位和医疗机构而异，从 0.7%~19% 不等。高差异性源于不同的手术部位、手术复杂性和患者个体因素。胸腰段创伤后路手术，术后感染率最高[26]。

除医疗费用外，感染还增加了患者的风险，降低了患者的满意度。与疼痛和导致低满意度的其他因素相比[27, 28]，SSI 会降低患者对手术成功的感受。相对外科医生，患者更认为感染是一个严重事件[27, 28]。

感染危险因素包括：患者相关特异性因素、治疗特异性因素及手术特异性因素（表 12-1）。CD4 计数低于 200 是感染的极高危因素，而 CD4 计数大于 600 不增加感染风险。对于糖尿病患者，血糖水平高于 125 mg/dL，感染风险增加 5 倍。营养不良患者淋巴细胞总数少于 2 000/μL 或血清白蛋白水平低于 35 g/L，也会导致感染风险增加。总而言之，骨科文献报道体重指数与并发症呈正相关，Mehta 等[29, 30] 最新的研究提示，皮下脂肪厚度是 SSI 风险的较好预测指标。

表 12-1　脊柱手术部位感染的重要危险因素[31]

因素	OR（95% CI）
颈部	
神经功能障碍	2.61（2.43~2.8）
心脏疾病（高血压除外）	2.17（2~2.36）
滥用药物或酗酒	1.85（1.6~2.14）
肺部疾病	1.38（1.31~1.47）
糖尿病	1.28（1.2~1.36）
精神病	1.22（1.14~1.31）
高血压	1.09（1.04~1.14）
胸腰部	
神经功能障碍	2.76（2.55~3）
滥用药物或酗酒	1.79（1.64~1.95）
心脏疾病（高血压除外）	1.62（1.53~1.71）
肺部疾病	1.39（1.31~1.48）
癌症	1.31（1.12~1.54）
糖尿病	1.12（1.07~1.16）
精神病	1.1（1.05~1.14）

注：CI，置信区间；OR，比值比。

与其他大多数治疗方式一样，接受输血的脊柱手术患者，术后发生 SSI 的风险增加。输血诱导的免疫调制被视为会对正常免疫应答的多个方面产生潜在影响。输血也增加了脓毒血症和死亡的风险。考虑到输血相关风险，医疗机构应基于全身情况评估是否输血，以限制不必要的输血。近期介绍了一种基于脊柱手术类型、手术椎体节段及内固定物的脊柱外科手术损伤指数。综合指数值基于所涉及椎体节段数，设定为 6 个手术要素之和，如椎间盘是否切除、植入的材料和手术设备等[32]。该评分早期是在有输血风险的背景下进行，后来发现其与感染风险相关，后被应用于感染评估。事实上这组研究表明，脊柱外科手术损伤性指数在校正了诸如年龄和内科合并症等其他风险因素后，是最有价值的独立危险因素[33, 34]。

存在耐甲氧西林金黄色葡萄球菌、远处感染灶、手术设施齐全、后路手术、内固定及糖尿病的情况下，感染严重程度评分也被用于感染预测。脊柱术后感染治疗评分（PITSS）预测模型的建立，有助于确定脊柱 SSI 患者是否需要反复冲洗及清创，并指导治疗决策（表 12-2）。该标准是基于文献综述中确认的 30 个变量，连续随访 128 例患者而得出，并在内部得到了多次验证[35]。

创伤患者的感染风险增加并不令人奇怪。研究报告[36] 称，脊髓损伤患者手术治疗的感染风险，是择期脊柱手术患者的 3 倍。损伤等级的提高与感染风险的增加相关[37]。

大量研究已证实，微创技术可降低可变风险因素及感染率。在一篇综述性文章中，Parker 等[38] 指出，与传统的经椎间孔腰椎椎体间融合术相比，微创手术感染风险较低。然而在椎间盘切除术中，微创手术与开放手术无差别。

无菌技术仍然是预防感染的基本原则。无菌区在手术中逐渐被污染，部分研究证实术中对无菌区培养呈阳性[39]。这已得到文献的支持，并从技术角度描述了手术无菌环境如何被破坏和微污染[40]。研究发现，C 形臂无菌区、刷手区、手术衣、显微镜，甚至移植材料和内植物，均证实存在不同程度

表 12-2　脊柱术后感染治疗评分预测术后感染所需两阶段重建的可能性

预测因子	PITSS 分数
脊柱位置：	
• 颈部	1
• 胸腰部	2
• 腰骶部	4
共病：	
• 无 / 其他	0
• 心血管 / 肺	1
• 糖尿病	4
微生物学：	
• 革兰阳性	2
• 革兰阴性或多种微生物不伴有 MRSA	4
• 多种微生物伴有 MRSA 或仅 MRSA	6
远处感染：	
• 无	1
• UTI/PNA	3
• 单菌血症	5
• 菌血症 +PNA/UTI	6
使用内植物：	
• 是	6
• 否	2
骨移植物：	
• 无	1
• 自体移植物	3
• 其他（同种异体移植物、BMP、合成）	6

注：PITSS，脊柱术后感染治疗评分；MRSA，耐甲氧西林金黄色葡萄球菌；PNA，肺炎；UTI，尿路感染；BMP，骨形态发生蛋白。

的污染。随手术时间延长，污染增加，手术间设施造成术区污染风险也各不相同。预防潜在感染的其他方法，包括术前检测致病病原体，预防性使用头孢唑啉＋万古霉素或克林霉素，以及在手术部位局部用药，如万古霉素粉剂等[41, 42]。伤口内使用万古霉素粉与聚维酮碘（碘伏）冲洗可显著降低SSI，有效率高达 50%。

术后感染发生时，早期诊断、积极的外科干预及临床处理，可有效控制感染。术后感染无论对于患者还是医生而言，代价都极其高昂，满意度也大为下降。因此，预防感染依旧是最佳选择，应严格执行无菌操作技术、合理的抗生素治疗、支持治疗、个体化治疗及慎重的手术决策，并将其作为外科手术制度遵守。

6. 结果

采用目前最新的抗生素疗法，治疗 4 周并经密切随访，感染复发率较低[13, 43]。死亡率为 5%~16%，与患者的年龄及并发症相关，金黄色葡萄球菌可能会高于其他病原体[12]。在硬膜外脓肿患者中，包括高龄、免疫缺陷、合并糖尿病或类风湿性关节炎在内的危险因素，会导致永久性神经损伤后遗症[3]。自发性椎体融合的概率随脊柱感染而增加，从腰椎区的 24% 增加到胸椎区的 75%，颈椎区接近 100%[44]。虽然畸形更常见于结核病，但化脓性感染也可发生。

就结果而言，脊柱骨髓炎患者与正常对照组相比较差。根据 Odaly 等[45]的研究，预后不良的风险约 66%，SF-36、Oswestry 失能指数及其他健康量表在结果上存在显著差异。诊断延误和神经功能损伤是预后不良的主要危险因素，预后不良包括持续疼痛、残疾或死亡。

7. 总结

对椎间盘感染而言，早期诊断及针对性抗生素治疗，可避免手术。单纯药物治疗的失败率高达40%，治疗成功的关键在于早期明确致病菌及早期的针对性治疗。

参考文献

1. **Mixter WJ, Smithwick RH.** Acute intraspinal epidural abscess. *N Engl J Med.* 1932;207(3):126–131.
2. **Kim SD, Melikian R, Ju KL, et al.** Independent predictors of failure of nonoperative management of spinal epidural abscesses. *Spine J.* 2014 Aug 1;14(8):1673–1679.
3. **Kim CW, Currier BL, Eismont FJ.** Infections of the spine. In: Herkowitz HN, Balderston RA, eds. *Rothman- Simeone the Spine.* 5th ed. Philadelphia: Saunders/

Elsevier; 2011:1513–1570.

4. **Hlavin ML, Kaminski HJ, Ross JS, et al.** Spinal epidural abscess: a ten-year perspective. *Neurosurgery.* 1990 Aug;27(2):177–184.

5. **Kaufman DM, Kaplan JG, Litman N.** Infectious agents in spinal epidural abscesses. *Neurology.* 1980 Aug;30(8):844–850.

6. **Khanna RK, Malik GM, Rock JP, et al.** Spinal epidural abscess: evaluation of factors influencing outcome. *Neurosurgery.* 1996 Nov;39(5):958–964.

7. **Reihsaus E, Waldbaur H, Seeling W.** Spinal epidural abscess: a meta-analysis of 915 patients. *Neurosurg Rev.* 2000 Dec;23(4):175–204; discussion 205.

8. **Heusner AP.** Nontuberculous spinal epidural infections. *N Engl J Med.* 1948 Dec 2;239(23):845–854.

9. **Darouiche RO.** Spinal epidural abscess. *N Engl J Med.* 2006 Nov 9;355(19):2012–2020.

10. **Rigamonti D, Liem L, Sampath P, et al.** Spinal epidural abscess: contemporary trends in etiology, evaluation, and management. *Surg Neurol.* 1999 Aug;52(2):189–196; discussion 197.

11. **McHenry MC, Easley KA, Locker GA.** Vertebral osteomyelitis: long-term outcome for 253 patients from 7 Cleveland-area hospitals. *Clin Infect Dis.* 2002 May 15;34(10):1342–1350.

12. **Carragee EJ.** Pyogenic vertebral osteomyelitis. *J Bone Joint Surg Am.* 1997 Jun;79(6):874–880.

13. **Sapico FL, Montgomerie JZ.** Pyogenic vertebral osteomyelitis: report of nine cases and review of the literature. *Rev Infect Dis.* 1979 Sep–Oct;1(5):754–776.

14. **Jaye DL, Waites KB.** Clinical applications of C-reactive protein in pediatrics. *Pediatr Infect Dis J.* 1997 Aug;16:735–746; quiz 746–747.

15. **Hadjipavlou AG, Mader JT, Necessary JT, et al.** Hematogenous pyogenic spinal infections and their surgical management. *Spine (Phila Pa 1976).* 2000 Jul 1;25(13):1668–1679.

16. **Leys D, Lesoin F, Viaud C, et al.** Decreased morbidity from acute bacterial spinal epidural abscesses using computed tomography and nonsurgical treatment in selected patients. *Ann Neurol.* 1985 Apr;17(4):350–355.

17. **Siddiq F, Chowfin A, Tight R, et al.** Medical vs surgical management of spinal epidural abscess. *Arch Intern Med.* 2004 Dec 13–27;164(22):2409–2412.

18. **Xiao BR, Wang CW, Lin JC, et al.** Successful medical treatment of spinal epidural abscess. *J Microbiol Immunol Infect.* 2008 Apr;41(2):180–182.

19. **Godeau B, Brun-Buisson C, Brugières P, et al.** Complete resolution of spinal epidural abscess with short medical treatment alone. *Eur J Med.* 1993 Oct–Nov;2(8):510–511.

20. **Duc C, Grange L, Gaudin P, et al.** Extensive primary epidural abscess. Report of a case. *Joint Bone Spine.* 2002 May;69(3):312–315.

21. **Adogwa O, Karikari IO, Carr KR, et al.** Spontaneous spinal epidural abscess in patients 50 years of age and older: a 15-year institutional perspective and review of the literature: clinical article. *J Neurosurg Spine.* 2014 Mar;20(3):344–349.

22. **Patel AR, Alton TB, Bransford RJ, et al.** Spinal epidural abscesses: risk factors, medical versus surgical management, a retrospective review of 128 cases. *Spine J.* 2014 Feb 1;14(2):326–330.

23. **Canavese F, Krajbich JI.** Use of vacuum assisted closure in instrumented spinal deformities for children with postoperative deep infections. *Indian J Orthop.* 2010 Apr;44(2):177–183.

24. **Jeanneret B, Magerl F.** Treatment of osteomyelitis of the spine using percutaneous suction/irrigation and percutaneous external spinal fixation. *J Spinal Disord.* 1994; 7:185–205.

25. **Shepard J, Ward W, Milstone A, et al.** Financial impact of surgical site infections on hospitals: the hospital management perspective. *JAMA Surg.* 2013 Oct;148(10):907–914.

26. **McGirt MJ, Parker SL, Lerner J, et al.** Comparative analysis of perioperative surgical site infection after minimally invasive versus open posterior/transforaminal lumbar interbody fusion: analysis of hospital billing and discharge data from 5170 patients. *J Neurosurg Spine.* 2011 Jun;14(6):771–778.

27. **Bono CM, Harris MB, Warholic N, et al.** Pain intensity and patients' acceptance of surgical complication risks with lumbar fusion. *Spine (Phila Pa 1976).* 2013 Jan 15;38(2):140–147.

28. **Hart RA, Cabalo A, Bess S, et al.** Comparison of patient and surgeon perceptions of adverse events after adult spinal deformity surgery. *Spine (Phila Pa 1976).* 2013 Apr 20;38(9):732–736.

29. **Mehta AI, Babu R, Karikari IO, et al.** 2012 Young Investigator Award Winner: The distribution of body mass as a significant risk factor for lumbar spinal fusion postoperative infections. *Spine.* 2012 Sep;37(19):1652–1656.

30. **Mehta AI, Babu R, Sharma R, et al.** Thickness of subcutaneous fat as a risk factor for infection in cervical spine fusion surgery. *J Bone Joint Surg Am.* 2013 Feb 20;95(4):323–328.

31. **Radcliff KE, Neusner AD, Millhouse PW, et al.** What is new in the diagnosis and prevention of spine surgical site infections. *Spine J.* 2015 Feb 1;15(2):336–347.

32. **Mirza SK, Deyo RA, Heagerty PJ, et al.** Development of an index to characterize the "invasiveness" of spine surgery: validation by comparison to blood loss and operative time. *Spine.* 2008 Nov 15;33(24):2651–2661; discussion: 2662.

33. **Schwarzkopf R, Chung C, Park JJ, et al.** Effects of perioperative blood product use on surgical site infection following thoracic and lumbar spinal surgery. *Spine (Phila Pa 1976).* 2010 Feb 1;35(3):340–346.

34. **Cizik AM, Lee MJ, Martin BI, et al.** Using the spine surgical invasiveness index to identify risk of surgical site infection: a multivariate analysis. *J Bone Joint Surg Am.* 2012 Feb 15;94(4):335–342.

35. **DiPaola CP, Saravanja DD, Boriani L, et al.** Postoperative infection treatment score for the spine (PITSS): construction and validation of a predictive model to define need for single versus multiple irrigation and debridement for spinal surgical site infection. *Spine J.* 2012 Mar 1;12(3):218–230.

36. **Blam OG, Vaccaro AR, Vanichkachorn JS, et al.** Risk factors for surgical site infection in the patient with spinal injury. *Spine.* 2003 Jul 1;28(13):1475–1480.

37. **Wilson JR, Cadotte DW, Fehlings MG.** Clinical predictors of neurological outcome, functional status, and survival after traumatic spinal cord injury: a systematic review. *J Neurosurg Spine.* 2012 Aug 31;17(1 Suppl):11–26.

38. **Parker SL, Adogwa O, Witham TF, et al.** Post-operative infection after minimally invasive versus open transforaminal lumbar interbody fusion (TLIF): literature review and cost analysis. *Minim Invasive Neurosurg.* 2011 Feb;54(1):33–37.

39. **Nandyala SV, Schwend RM.** Prevalence of intraoperative tissue bacterial contamination in posterior pediatric spinal deformity surgery. *Spine (Phila Pa 1976).* 2013 Apr 15;38(8):E482–486.

40. **Hopper WR, Moss R.** Common breaks in sterile technique: clinical perspectives and perioperative implications. *AORN J.* 2010 Mar;91(3):350–364; quiz 365–367.

41. **Schöbach E, Behrend C.** Surgical Site

Infection (SSI) in Spine Surgery. In: Vaccaro AR, Koerner JD, Kim DH, eds. *Recent Advances in Spinal Surgery.* New Delhi: Jaypee Brothers Medical Publishers; 2016:83–98.

42. **Tomov M, Mitsunaga L, Durbin-Johnson B, et al.** Reducing surgical site infection in spinal surgery with betadine irrigation and intrawound vancomycin powder. *Spine (Phila Pa 1976).* 2015 Apr 1;40(7):491–499.

43. **Eismont FJ, Bohlman HH, Soni PL, et al.** Pyogenic and fungal vertebral osteomyelitis with paralysis. *J Bone Joint Surg Am.* 1983 Jan;65(1):19–29.

44. **Collert S.** Osteomylelitis of the spine. *Acta Orthop Scand.* 1977;48(3):283–290.

45. **O'Daly BJ, Morris SF, O'Rourke SK.** Long-term functional outcome in pyogenic spinal infection. *Spine.* 2008 Apr 15;33(8):E246–253.

第13章 | 软组织感染

Sven Hungerer, Mario Morgenstern

高秋明　许翔宇　译

1. 概述

皮肤是人体最大的器官，覆盖全身，表面积约 2 m²。除皮肤外，软组织还包括肌肉、肌腱、韧带、筋膜、纤维组织、脂肪、滑膜、神经和血管。

皮肤和软组织感染（SSTI）的范围广泛，从轻度浅表感染到合并有全身严重并发症的深部坏死性感染。这些感染可以迅速进展为暴发性的临床过程，需要立即诊断，并及时给予适当的药物和手术治疗[1]。本章提供了关于成人患者手术相关 SSTI 诊断及治疗建议，但不包含儿童和青少年细菌性 SSTI，如脓疱疮。

该治疗建议根据 2014 年美国传染病协会诊断和处理 SSTI 的实践指南以及欧洲指南和最新的文献整理而成[2]。本章给出的临床指南，可用于及时诊断 SSTI，鉴别危及生命的坏死性疾病类型，检测致病菌，并及时给予恰当的抗生素、辅助药物及手术治疗。

1.1 皮肤和软组织感染分类

有多种方法可以对 SSTI 进行分类和分级，以指导治疗。根据临床病程的严重程度，SSTI 可以分为单纯性、复杂性或坏死性。

美国食品和药品监督管理局（FDA）已将 SSTI 分类为单纯性和复杂性两类。单纯性 SSTI 包括丹毒、蜂窝织炎、疖和单纯脓肿；复杂性 SSTI 包括烧伤感染和溃疡、深部组织感染及巨大脓肿；坏死性 SSTI 是单独的一类[3]。该分类方式临床意

义不大，但被用于指导医药公司的研发[3]。

基于发病机制和临床表现的具体描述更适合于临床应用。因此，将感染区分为非化脓性和化脓性感染，可指导外科治疗，更具临床意义。

Kingston 等[4]描述了另一种临床相关分类，其依据是外科手术的迫切性（表 13-1）。

表 13-1　基于临床进展和外科干预紧迫性的软组织感染分类（由 Kingston 等[4]修订）

疾病进展和外科处理	软组织感染
慢性进展性感染（一般非手术治疗）	疖 局限性蜂窝织炎 丹毒 脓疱病
中度进展性感染（紧急处理）	脓肿（包括：痈，注射后脓肿，直肠周围脓肿） 化脓性滑膜炎 蜂窝织炎 甲沟炎
快速进展性感染：严重危及生命的坏死性软组织感染（NSTI）	坏死性筋膜炎 福尼尔坏疽 狂犬病 中毒性休克综合征 气性坏疽和肌坏死 其他坏死性软组织感染

临床病情的严重程度主要与 SSTI 的深度相关。因此，受累皮肤的深度是软组织感染定义和分类的另一重要标准（图 13-1）。"蜂窝织炎"和"丹毒"经常说法不一，临床上很难区分[5]，其区别与感染的深度有关。丹毒是指包括浅表淋巴系统在内的真皮上层的感染，蜂窝织炎是更深层的真皮及皮下脂肪组织的感染。

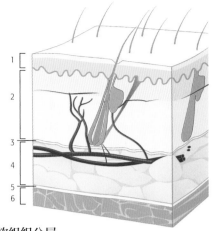

1 = 表皮
2 = 真皮
3 = 浅筋膜
4 = 皮下组织
5 = 深筋膜
6 = 肌肉

图 13-1　皮肤及软组织分层。

严重深部软组织感染的表现包括全身性症状（如发热、体温过低、心动过速 > 100 次 / 分和收缩压 <90 mmHg 或低于基础血压 20 mmHg 的低血压），以及下列临床体征：疼痛与体征不符、紫罗兰大疱、皮肤出血、皮肤剥脱、皮肤麻木、感染快速进展及软组织积气[5]。然而，这些症状在坏死性软组织感染（NSTI）病程中出现得较晚，且并不总是存在。在这种情况下，立即进行外科评估对于诊断和治疗十分重要。

总之，感染严重程度和范围的临床评估至关重要。关于感染的几种分类及临床治疗策略已发布[5, 6]。临床实践中，其实用性具有争议，重点在于快速鉴别任何需要立即手术及抗生素治疗的情况。

1.2　流行病学

常见的皮肤和软组织感染，由于感染的发生率及严重程度急剧增加，其重要性日益显现[2]。在美国，SSTI 的住院率在 2000~2004 年增加了 27%；急诊就诊人次从 1993 年的 120 万增加到 2005 年的 340 万。大多数患有轻微或简单的 SSTI 的患者可以在门诊接受治疗，每年大约有 630 万的门诊量。这些患者数量的激增，可能是由于耐药微生物出现所致，尤其是社区获得性耐甲氧西林金黄色葡萄球菌（MRSA）。

1.3　危险因素

SSTI 危险因素的存在会影响治疗决策及成功率，并可能预示疾病转归。危险因素可分为两类：

患者相关危险因素和病因学危险因素。

促使 SSTI 进展的患者相关危险因素，包括导致免疫功能损害、影响局部血供、引流及皮肤屏障受损的任何情况[7]。多重相关危险因素会导致疾病进展更快、治疗效果更差，尤其是在出现更多耐药病原体的情况下[7]。

全身因素包括危重病、老年、糖尿病、免疫受损状态、肥胖、静脉注射 / 皮下药物使用、酗酒、营养不良、吸烟、长期皮质类固醇治疗、慢性免疫抑制、癌症、肾病和肝脏疾病；局部因素包括外周血管性疾病、慢性真菌感染如足癣、皮肤糜烂或溃疡。

病因学危险因素包括创伤的程度。创伤机制及环境暴露增加了后期伤口感染或手术部位感染（SSI）的风险。

对于 SSI，必须考虑额外的手术和创伤相关危险因素。发生 SSI 风险增加的因素包括切口部位的微生物污染程度、手术持续时间、术前住院时间、术前准备如预防性应用抗菌素及备皮等[8, 9]，还包括重要的全身性相关因素，如一些潜在的合并症：糖尿病、类风湿性关节炎、高血糖、贫血、急性尿路感染、免疫抑制药物、吸烟、营养不良或肥胖等[10]。不应忽视皮肤携带金黄色葡萄球菌，这会增加 SSI 风险 2~9 倍[10]（更多关于 SSI 的内容详见"第 4 章　手术感染的预防"）。表 13-2 总结了 NSTI 的具体危险因素。

表 13-2　坏死性软组织感染的危险因素

危险因素
肾功能不全
糖尿病
动脉闭塞性疾病
静脉注射毒品
免疫抑制
肥胖（BMI > 30 kg/m^2）
年龄（> 65 岁）
肝病
创伤

1.4 微生物学及病因学

典型的软组织感染是由不同病原体引起的细菌性感染，包括革兰阳性菌及革兰阴性菌。一旦细菌突破了皮肤屏障，可由上述危险因素促发而引起 SSTI[11]。特定的病原体可导致相应的临床症状，此内容在本章各论部分均有论述[5]。

1.5 临床表现

临床表现因潜在疾病的程度不同而有很大差异，可以从局部丹毒或疖病到具有全身感染症状的暴发性 NSTI。几乎所有的 SSTI 病例都有急性炎症的典型症状和体征：如 Celsus 所描述的发红、疼痛、肿胀和皮温升高及 Galen 所描述的功能障碍[12]。

1.6 诊断

上述五种临床表现或症状对快速诊断软组织感染是非常有效的。临床评估和辅助检查的主要目的在于确定感染的原因及严重程度，鉴别危及生命的感染，以及需要急诊处理的感染。

由于软组织感染的病原体多种多样，必须仔细询问患者病史。病史可为确定病原体提供有价值的线索。应询问患者的免疫状况、疾病史、用药史（尤其是免疫调节疗法）、抗微生物治疗、药物滥用、地理位置、旅行史、近期创伤和手术、动物接触、蚊虫叮咬及嗜好等相关信息[2]。

体格检查应记录 SSTI 的位置和范围，以及是否存在皮肤损伤。记录上述感染的典型症状，并在皮肤上标记皮肤红肿的范围，以监测疾病进程和治疗效果。皮肤的特定表现提供了某些病原学的线索，以及相应的治疗方案。产气菌感染时可触及捻发音，此时应高度怀疑 NSTI 及由厌氧菌如产气荚膜梭状芽胞杆菌引起的感染；皮肤坏死可能是 NSTI 或晚期动脉循环障碍的表现；波动提示脓肿形成，需手术处理；大疱和紫癜见于坏死性感染的晚期。检查应包括动脉搏动、静脉充盈和淋巴状态。基本的生命体征，如体温、脉搏、血压、呼吸和精神状态是每次检查的基本要素。

影像学检查有助于诊断。超声是一种快速、廉价且安全的诊断工具，用于检测深部感染，尤其是脓肿，并可评估脓肿的位置、大小及范围。

X 线检查可检测潜在的骨破坏及骨科内植物相关感染，也可检测积气或异物。MRI 或 CT 扫描有助于诊断疑似深部感染，并确定可疑 NSTI 感染的位置及范围。还可以与血管造影相结合来评估动脉血供。这些检查为术前计划提供了有价值的信息，但绝不应拖延必要的手术干预。

建议对所有疑似 SSTI 做相关实验室检查，尤其是化脓性、复杂性和严重 SSTI，以明确是否存在威及生命的疾病进展情况并监测治疗效果。实验室检查包括 WBC、CRP 及 ESR。这些基本检查提供了患者健康概况。常规化验和凝血检测可了解有无凝血障碍或糖尿病。在 NSTI 中可进一步检测，如血清肌酸激酶（用于监测肌肉和组织破坏）、降钙素原或白细胞介素 -6（请参阅本章 2.7）。合并有全身症状的严重或坏死性感染应作有氧及厌氧血培养。

微生物培养和药敏试验为改进和指导最终的抗生素治疗提供了重要信息，这在化脓性和坏死性感染中是必备的。一般来说，根据"第 7 章　诊断"中的建议，我们应在手术中进行采样。穿刺抽吸在某些情况下如滑囊炎可能有用，但存在争议。应避免反复穿刺引起的二重感染。

1.7 鉴别诊断

蜂窝织炎和丹毒的鉴别诊断包括过敏原触发的（接触性）皮炎、痛风性皮肤炎症、带状疱疹和脂肪性皮肤硬化症，该病主要发生于下肢静脉功能不全的肥胖患者[5, 13]。

1.8 治疗

治疗 SSTI 及选择合适的方案，需对患者局部和全身状况综合考量，以确定疾病的严重程度，并将其分为非化脓性感染及化脓性感染。治疗方案包括一些基本原则，如休息、冰敷、抬高患肢、手术和（或）全身抗生素治疗。图 13-2 是包括 MRSA

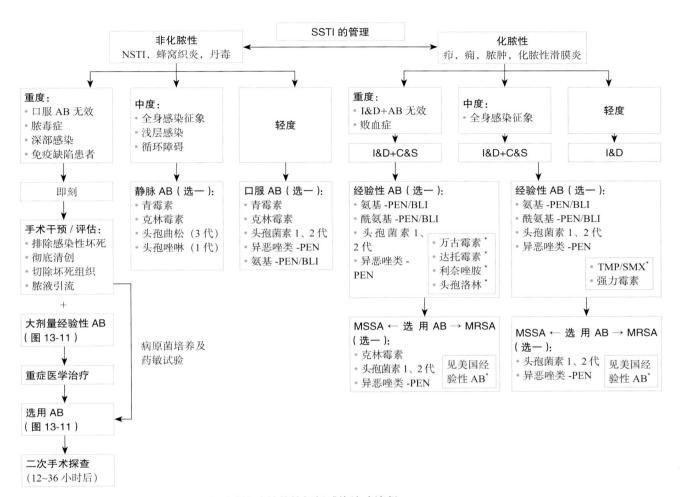

图 13-2 根据 2014 年 IDSA 指南及欧洲建议改编的软组织感染治疗流程。
* 目前美国推荐这些方案，但治疗选择会根据患者的地域而有所不同（如 MRSA 发病率高的地区）。
注：AB，抗生素治疗；I & D，切开及引流；C & S，细菌培养与药敏试验；MRSA，耐甲氧西林金黄色葡萄球菌；MSSA，甲氧西林敏感的金黄色葡萄球菌；TMP / SMX，甲氧苄氨嘧啶 / 磺胺甲恶唑；PEN/BLI，青霉素 /β- 内酰胺酶抑制剂。

感染的 SSTI 简化治疗流程，根据美国传染病学会 2014 年实践指南[2] 改编，并参考了德国 Paul-Ehrlich 化疗协会的建议。德国指南是针对 MRSA 感染发生率低的地区制定的。

1.8.1 抗生素治疗

软组织感染常见病原体常常会出现耐药性，如 MRSA 和耐红霉素的化脓性链球菌。因此，经验性抗生素治疗，建议使用那些对耐药菌株有活性的药物[5]。抗生素治疗分为经验性治疗及靶向性治疗。当致病病原体和敏感性未知时，采用经验性治疗。

由于抗生素的耐药性和微生物的多样性，治疗细菌感染时应采取跨学科协作的方式。外科医生的侧重点在于立即诊断，遵照治疗流程，及时进行经验性抗生素治疗；在抗生素管理方面，应与感染病专家配合，重新评估并选用敏感抗生素。

软组织感染的经验性抗生素治疗

少数 SSTI 可以使用半合成青霉素、第一代或第二代口服头孢菌素、大环内酯类或克林霉素做经验性治疗[5]。如果已经采集并分析了细菌样本，应在感染病专家的协助下尽快开始抗生素治疗，尤其是那些坏死性感染、复杂病例和治疗无效的患者。

软组织 MRSA 感染的治疗

在过去的 20 年中，MRSA 已成为医院环境中的一个重大威胁，同时也对社区健康人群构成了威胁。这体现在 STI 的发病率在上升[14, 15]。最近的调查表明，MRSA 每年在美国导致超过 11 000 人死亡，8 万人受到侵袭性感染[16]。本章重点突出了 MRSA SSTI 抗生素治疗的现行指南。强力霉素、克林霉素和甲氧苄氨嘧啶 – 磺胺甲恶唑具有良好的抗金黄色葡萄球菌活性，推荐作为 MRSA STI 高发地区的经验性用药，并在病原体明确后作为一线药物使用[17]。万古霉素、利奈唑胺和达托霉素对 MRSA 有很好的疗效，可用于严重感染的患者或原抗生素治疗无效的患者（图 13-2）[18, 19]。

1.8.2 手术及非手术治疗

SSTI 的手术和非手术治疗并无矛盾。非手术治疗通常是有必要的，以使患者的健康处于最佳状态，尽量减少手术的影响。把握适应证很重要，非手术治疗不应延误手术治疗。快速进展的 SSTI 需要及早手术干预，进展缓慢的感染则可以有更多的时间用于诊断和非手术治疗。

非手术治疗

非手术治疗往往需多学科协作，以减少相关危险因素（参见本章 1.4），包括基础疾病的治疗，如动脉闭塞性疾病、静脉功能不全、糖尿病、肿瘤和副肿瘤综合征。老年患者可能会遇到药物引起的难治性瘙痒症，或可能发展为谵妄。鉴别诊断需要考虑皮肤的自身免疫疾病和传染性感染，如体癣、念珠菌和疥疮。

SSTI 的多学科治疗包括大内科、皮肤科和外科，根据需要咨询其他专业人员。

软组织感染的早期治疗应针对炎症的 5 种典型症状，参照"PRICE"原则进行，即保护、休息、冰敷、加压包扎和抬高患肢（参见本章 1.5）。卧床休息和伤口包扎很容易达到保护和休息的目的；抗菌溶液可以替代冰敷，并避免热损伤；大多数患者会自觉保持患肢抬高，如肢体用枕头垫高。应谨慎进行加压包扎和淋巴引流，这可能会在急性炎症中起反作用，加压包扎可能会影响局部灌注。

其他治疗方案包括高压氧（HBO）治疗严重创伤。HBO 治疗仍存在争议[20]。在坏死性筋膜炎中，HBO 有时是最后的希望，但不应延误手术治疗[20]。

配备 HBO 设备的中心通常具备治疗这些重症患者所需的专业知识。

手术治疗

希波克拉底（公元前 460~ 公元前 370 年）描述了手术治疗的主要原则："Ubi pus，ibi evacua"，即发现脓液，就应该排出它。手术目的是排出脓液、切除坏死组织并减少细菌聚集。犹豫不决的外科治疗策略会导致临床病程延长，并使危重患者预后恶化。

近 20 年来，伤口负压治疗（NPWT）已用于 SSTI 伤口的处理[22]。NPWT 的优势在于可减少伤口容积/大小，准备伤口床，促进伤口愈合，缩短急性伤口的引流时间，增加对一线药物治疗的反应，提高患者存活率并降低治疗成本（图 13-3）[23]。NPWT 还具备一些潜在的优势，如患者比较舒适。

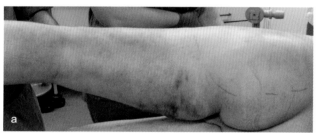

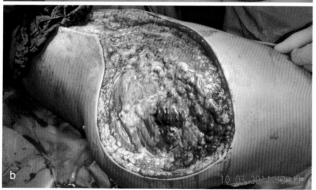

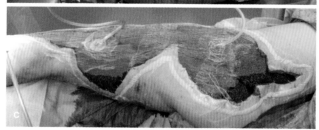

图 13-3a~c 下肢坏死性软组织感染。
a、b. 手术干预前后：切口显示脓液经引流后，可见深层组织坏死，即脂肪和肌肉坏死。
c. 采用负伤口压治疗覆盖创面。

治疗通常应在无菌条件下于手术室进行，根据患者的病情和伤口局部情况，间隔 3~7 天后更换。

如果局部伤口无法闭合，则在感染控制后需要考虑进行整形手术。有多种整形手术技术，包括网状植皮或游离皮瓣移植。整形外科医生的协助是多学科诊疗的一部分，这在感染患者的治疗中必不可少。

生物外科是一种替代选择。使用普通绿瓶蝇（丝光绿蝇）的无菌蛆进行生物外科治疗，适用于慢性伤口及具有高手术风险的患者[24, 25]。蛆虫不适用于渗出较多或急性感染的伤口。

2. 各类软组织感染

2.1 丹毒

2.1.1 定义及临床表现

丹毒在古希腊语中的意思是"红皮"，是指皮肤表层和浅表淋巴系统的急性感染。这种疾病表现为火红色触痛斑块，边界清晰[5]。明确的分界线和受累组织的肿胀是丹毒的特征性表现[26]。下肢是常见的发病部位（图 13-4）[27]。

2.1.2 病因学与微生物学

丹毒通常由 S 型化脓性链球菌（血清 A 组）和 β- 溶血性链球菌引起。罕见的致病菌是 B 组链球菌和金黄色葡萄球菌[27]。

病原体进入的门户是皮肤破损区域，其由局部创伤、溃疡、皮肤糜烂、慢性真菌感染（如足癣）或湿疹以及其他炎性皮肤病引起。发病诱因是宿主局部防御功能减弱和皮肤脆性增加，如肥胖、原有皮肤创伤及静脉或淋巴功能不全引起的水肿等[28]。

2.1.3 诊断

丹毒可由边界清晰的皮疹及炎症等临床表现做出诊断（图 13-4）。血培养在常见的丹毒或蜂窝织炎中无用，仅在严重感染出现全身症状的情况下有效[29]。穿刺皮肤活检不建议作为常规检查，但对免疫系统受损或动物咬伤后的患者可能更有价值[30]。红斑的边界可以用防水笔标记，以监测感染进程及抗生素治疗效果（图 13-4）。

2.1.4 治疗

与需要手术引流的化脓性感染相比，丹毒和蜂窝织炎最好采用抗生素治疗[2]。同时应进行支持治疗，如制动及抬高患处，以促进水肿消退[5]。

丹参和蜂窝织炎的经验性抗生素治疗应涵盖链球菌、金黄色葡萄球菌等[5]。根据临床严重程度，可以肠外或口服给药。在许多情况下，可以使用口服药物，如青霉素、阿莫西林、阿莫西林 / 克拉维酸、双氯西林、头孢氨苄或克林霉素等抗菌药物（图 13-2）[2, 5]。

抗生素治疗的持续时间应根据临床反应给予个体化方案，但一般 5~10 天就足够了[31]。对于有全身感染症状的重症患者，应肠外给予抗青霉素酶青霉素或第一代头孢菌素[2, 5]。严重病例必须住院监测。青霉素过敏的患者可选择克林霉素或莫西沙星；如果头孢菌素可耐受，可考虑使用头孢氨苄[2, 5]。在局部和全身感染症状得到改善，5~7 天后将肠外治疗改为口服抗生素。对早期治疗无效、既往有 MRSA 感染或 MRSA 鼻腔定植者、静脉吸毒患者或有潜在危险因素的复发性皮肤感染患者，应考虑经验性覆盖 MRSA。MRSA 的治疗建议使用静脉注射，如万古霉素、达托霉素、利奈唑胺和特拉万星；或口服多西环素、克林霉素或甲氧苄氨嘧啶 – 磺胺甲恶唑[2]。

可能导致恢复延迟的合并症包括糖尿病、慢性静脉功能不全、足癣或淋巴水肿等，应给予相应的方式进行治疗。

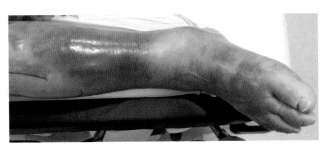

图 13-4　小腿丹毒：火红样红斑伴有软组织肿胀，边界清晰。

2.2 蜂窝织炎

2.2.1 定义

蜂窝织炎是皮肤和皮下组织的急性广泛播散性细菌感染，可导致脓肿形成。

2.2.2 病因学与微生物学

无明确皮肤损伤的弥漫性蜂窝织炎，主要与链球菌属有关，尤其是β-溶血性链球菌。另一方面，金黄色葡萄球菌常见于疖、痈或脓肿相关的蜂窝织炎，常由穿透伤、注射治疗和静脉吸毒引起。与创伤、水接触及动物、昆虫或人类咬伤有关的蜂窝织炎由不同的病原体引起[5]。蜂窝织炎和丹毒具有相似的病原学及发病机制。

2.2.3 临床表现

蜂窝织炎表现为快速扩大的疼痛区域，伴有肿胀、发热及发红，无明显的边界。它可伴有淋巴管炎、局部淋巴结炎或血栓性静脉炎[32]。病变的皮肤区域内，可出现水疱、大疱和皮肤出血（瘀点）（图13-5）。通常感染的全身症状是轻微的，可见于皮肤症状出现之前。在皮肤出血的情况下，伴有严重的全身症状如高热、低血压、心动过速、白细胞增多和意识模糊时，应考虑更深部的NSTI[5]。反复发作的蜂窝织炎可导致淋巴水肿。

2.2.4 诊断

比照丹毒的发病模式，结合其临床表现，可诊断蜂窝织炎。

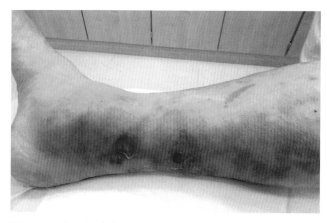

图13-5 小腿蜂窝织炎：无明显边界，可伴有水疱、大疱和皮肤出血。

2.2.5 治疗

蜂窝织炎的治疗方式与丹毒相同。

2.3 疖与痈

2.3.1 定义

疖是毛囊的局部皮肤或皮下感染，伴有小的脓肿形成，而多个邻近毛囊感染，伴有多处破溃流脓称为痈。疖、痈常发生在多毛的皮肤上，特别是在腋窝、腹股沟、上背部和颈部[5]。

2.3.2 病因学与微生物学

疖和痈通常由金黄色葡萄球菌引起。痈常见于糖尿病患者[5]。金黄色葡萄球菌所致的疖病可能与皮肤破损和个人卫生不良有关。在这种情况下，污染物促进病原体的传播[33-35]。在宿主免疫反应受损的人群中（尤其是儿童），疖易反复发作。在其他情况下，金黄色葡萄球菌皮肤定植是复发性疖中唯一可识别的易感因素，目前尚不清楚为什么有些携带者会发生复发性皮肤感染，而其他携带者则不会[36]。

2.3.3 临床表现

最初，疖和痈呈现密而红的痛性结节，随后可见脓肿形成、破溃渗出及瘢痕形成。

2.3.4 治疗

较大的疖和痈需要切开引流，而较小的病变可以用湿热治疗以促进吸收[5]。全身抗生素治疗仅适用于伴有广泛周围蜂窝织炎或有全身感染症状时[5]。在复发性疖病和金黄色葡萄球菌鼻腔定植的情况下，可使用莫匹罗星消除定植[37]。

2.4 皮肤脓肿

2.4.1 定义

皮肤脓肿是真皮和深层皮肤组织中脓液的积聚[38, 39]。

2.4.2 病因学与微生物学

皮肤脓肿主要是多种微生物感染所致，包含皮肤和邻近黏膜定植细菌[38-40]。金黄色葡萄球菌是最常见的病原菌，但只有25%为单一的病原菌[41]。

2.4.3 临床表现

皮肤脓肿表现为疼痛、触痛和波动感，伴中央脓点和周围组织红肿 [38, 39]。

2.4.4 诊断

皮肤脓肿的诊断主要依靠临床表现及询问病史，重点是复发性脓肿、静脉吸毒及其他危险因素。大多数情况下，由临床表现即可做出诊断。浅表脓肿可见到或触及。超声是一种快速、廉价、简便的诊断工具，可确定诊断、检测深部脓肿，并明确脓肿的大小及范围。实验室检查是常规手段，但包膜内脓肿的感染指标通常不高。MRI 或 CT 扫描有助于可疑深部脓肿的诊断，但不推荐用于单纯的皮肤脓肿。建议脓液行细菌培养和革兰染色 [2]。

2.4.5 治疗

建议采用外科清创，包括脓肿切开、引流及脓腔探查，避免遗漏小的病灶 [2]。手术部位可用纱布包扎或干敷料覆盖。较大的脓肿可以采用 NPWT 治疗，然后进行二次手术。也可以选择一期闭合伤口，但有感染复发的风险，应密切监测 [42, 43]。对于全身性感染、周围蜂窝织炎、多发病灶、皮肤坏疽以及宿主免疫系统受损时，建议静脉使用抗生素，但在简单的病例中很少应用 [5]。对免疫系统受损的脓肿、痈患者，以及全身炎症反应综合征的患者 [2]，需进行抗 MRSA 治疗。抗生素使用指南如图 13-2 所示，该指南兼顾了美国和 MRSA 高发地区的推荐方案。

2.5 化脓性滑囊炎

2.5.1 定义

滑囊是滑膜内衬的软组织垫，通常在骨性突起附近，以减少软组织层之间的摩擦。滑囊炎最易侵犯鹰嘴滑囊和髌前滑囊。通常发生在 40~60 岁的男性患者中，常分为无菌性滑囊炎（NSB）和化脓性滑囊炎（SB）。本章的重点是 SB。

2.5.2 病因学与微生物学

无菌性滑囊炎主要与继发性创伤、晶体沉积（痛风或假性痛风）、运动员过度使用或某些职业群体有关。这是由于机械过荷导致滑液过度分泌及肿胀、促进慢性无菌炎症反复发作所致。

相反，SB 是由感染引起的炎症，通常由细菌种植引起。在 80% 的病例中，金黄色葡萄球菌是最常见的致病菌，其次是链球菌 [44]。通常，皮肤破损是致病菌进入的门户，但在极少数情况下，也可由血源性传播或邻近的蜂窝织炎蔓延播散。鹰嘴和髌前滑囊处于浅表暴露部位。化脓性鹰嘴滑囊炎的发生率是髌前滑囊炎的 4 倍。其他危险因素有类风湿性关节炎、酗酒、免疫缺陷和慢性滑囊炎病史等。

2.5.3 临床表现

由于相似的临床表现，区分 NSB 和 SB 较为困难。NSB 和 SB 中最常见的症状是滑囊肿胀、发红和压痛。滑囊皮温升高、发热、皮肤破损或触痛加重，可考虑诊断为化脓性炎症。一些急性 SB 患者可能会发热 [45]。在亚急性或慢性病例中，则很难与无菌性滑囊炎相鉴别。

2.5.4 诊断

诊断方法包括血液检测、X 线、超声及滑液穿刺，据此制订相应的治疗方案。血液检测应包括常规的感染指标：ESR、CRP 及 WBC 计数。应做双平面 X 线检查，以鉴别潜在的骨病变、异物或骨髓炎。超声可以探知滑囊结构、大小及内容物。MRI 或 CT 扫描有助于可疑深部滑囊感染（如骨盆）或涉及邻近软组织的感染的诊断 [46]。

通常建议滑液穿刺来明确诊断。穿刺液的大体外观可提示感染病因 [46]。脓性穿刺液提示化脓性感染，而透明、血性或乳状液则相反，多为无菌性炎症。穿刺液的实验室分析包括革兰染色、细菌培养、WBC 计数和滑液葡萄糖水平测定 [47]。提示细菌感染最明确的检测是革兰染色或细菌培养，并可据此进一步确定抗生素治疗方案。WBC 计数超过 3 000/μL，滑囊液葡萄糖水平低于 31 mg/dL 或滑液血清比率低于 50% 时，应高度怀疑 SB 的可能 [48]。

因此，滑液穿刺非常重要，但如果不能正确实施，则会带来二重感染的风险。治疗过程中的反复穿刺，可能会导致慢性感染。从法律角度来看，很难证明滑囊的细菌感染不是由穿刺引起的。

2.5.5 治疗

对于感染及非感染性滑囊炎，建议应用非甾体抗炎药，并采用 "PRICE" 原则，包括保护、休息 / 制动、冰敷、加压包扎及抬高患肢，维持 10~14 天[48]。同时，还建议行滑液穿刺以减轻疼痛、增加活动范围及明确病原体[48]。SB 中的穿刺抽液可达到脓液引流及减少细菌数量的作用。滑囊炎的初步分类对选择非手术或手术治疗很重要。在 SB 中，合理的抗生素治疗相当重要，一旦怀疑感染就应开始使用。约 80% 的病例是由金黄色葡萄球菌致病，经验性治疗应选择具有抗葡萄球菌活性的抗生素[48]。在 MRSA 高发地区，推荐使用克林霉素、强力霉素或口服甲氧苄氨嘧啶 – 磺胺甲恶唑[48]。

轻度及中度 SB 患者无需卧床，通常口服抗生素治疗 2 周就足够，其抗生素囊内浓度可达到较高的水平[48]。局部病情进展较重，或全身症状严重的病例，通常需住院治疗，静脉应用抗生素治疗 10 天。一般而言，抗生素治疗的持续时间取决于临床病程、对治疗的反应、培养结果、免疫状态和宿主的健康状况[48]。大多数患者非手术治疗有效。然而，在复发性 SB 患者非手术治疗失败后，需行滑囊切除术。不应在急性炎症期进行滑囊切除。文献报道了反复穿刺引流治疗的效果，但作者仍担心二重感染的风险，建议必要时应行滑囊切除。

手术治疗适用于严重的全身感染、周围组织受累，或有并发症如蜂窝织炎、脓肿形成、皮肤坏死的患者[48]。在此情况下，应紧急进行干预，以减少细菌负荷，并防止感染的进一步扩散。建议静脉应用抗生素 7 天[48]，重症患者酌情延长。在鹰嘴滑囊炎中，不应将皮肤切口设计于鹰嘴突上，以避免伤口愈合困难及痛性瘢痕[49]；在严重感染伴有肿胀、硬结和组织分层不清的病例中，应考虑尺神经的走行。在髌前滑囊炎中，沿皮肤皱褶的水平切口为标准切口，伤口应在无张力下做一期闭合；伴有皮肤缺损时，如切除坏死组织后、局部严重肿胀或怀疑坏死性感染的情况下，可以使用 NPWT 治疗，行

持续引流。目的在于尽早二期闭合伤口，但有些情况下需反复清创并更换 NPWT。在开放性滑囊切除术后，应固定肢体，直到伤口愈合。上肢用夹板固定于肘屈曲位，下肢使用支具即可。并发症包括伤口愈合不良、皮下血肿形成、慢性疼痛，以及在极少数情况下出现感染复发[49]。文献报道，关节镜下滑囊切除术是另一种选择，可降低伤口愈合方面的并发症。作者建议行开放性滑囊切除，特别是在急性炎症的情况下，以彻底清除感染组织，并避免病原体向邻近组织扩散。

要点：在 SB 中，抗生素治疗至关重要，一旦怀疑感染，则应立即使用抗生素，同时按 "PRICE" 原则治疗。如滑囊炎伴有严重的全身感染症状、周围组织受累，或有并发症如蜂窝织炎、脓肿形成、皮肤坏死以及难治性病例，建议采用开放性滑囊切除术。复发性感染及非手术治疗失败的患者需手术干预，但不应在急性炎症期进行。内镜下滑囊切除术作为一种替代手术方法，作者并不推荐。

2.5.6 预后

在感染治疗不充分的情况下，无论是抗菌治疗不充分还是手术清创不彻底，病原体的持续存在都会导致感染复发。大多数 SB 病例可采用穿刺排脓及抗生素治疗而获得愈合。

2.6 创伤及术后并发症——软组织感染

2.6.1 手术部位感染

手术部位感染（SSI）是外科最常见的不良事件，也是第三大常见的院内感染，平均发病率为 2.6%[50-52]。然而，发病率取决于损伤类型、部位、软组织损伤程度及患者的合并症，从而可分为清洁手术、低风险手术到高风险手术等[53]。本章中，作者重点介绍了骨折固定、关节置换及各种仅涉及软组织的矫形和创伤术后的 SSI。涉及内植物的深部 SSI 分别见 "第 4 章 手术感染的预防" "第 9 章第 1 节 骨折后感染" "第 9 章第 2 节 感染性骨不连"及 "第 10 章 人工关节置换术后感染"。

定义和分类

英国医院感染国家监测系统对 SSI 的定义是：

"微生物进入已行手术治疗的身体部位并在其中繁殖而发生的感染"[54]。美国疾病控制与预防中心对 SSI 的定义指出，SSI 或伤口感染主要发生在术后 30 天内，并分为切口浅部 SSI、切口深部 SSI 及器官 / 腔隙 SSI[55]。切口浅部感染影响皮下层，而切口深部感染影响筋膜及肌肉[2, 51]。

病因学和微生物学

手术部位微生物污染的程度是继发性伤口感染的重要危险因素[8]。因此，手术伤口根据微生物污染程度分为以下类别：清洁、清洁 - 污染、污染及污秽切口四类[56]。

引起 SSI 的最常见病原体是金黄色葡萄球菌。然而，病原谱随受累身体部位的不同而有变化[2, 57]。

临床表现

SSI 通常伴有局部感染症状，如发红、疼痛、肿胀及脓液渗出，并伴有发热及其他全身感染症状。因术后伤口感染很少发生在术后 48 小时内，术后早期发热通常为非感染性，或不明原因所致，往往与 SSI 无关。术后 2 天内出现的罕见 SSI 病例，通常是由化脓性杆菌和梭菌属引起的[2]。

诊断

根据美国的实践指南，诊断 SSI 至少应有以下症状之一：

- 切口脓液渗出。
- 从浅表伤口无菌获得的液体或组织培养阳性。
- 外科医生察看切口，可见疼痛、压痛、肿胀及红斑等局部症状、体征（即使培养阴性）。
- 主治医师根据经验和专家意见诊断 SSI[2]。

在英国定义中，外科医生的经验不能作为感染诊断的参考标准；出现脓液渗出可以替代临床标本的微生物学培养[54]。

术后出现发热或全身性感染症状，应立即检查伤口，然后进行 WBC 计数和 CRP 水平检测。特别是在术后最初几天内发生的发热，必须排除由化脓性杆菌和梭菌属引起的感染[2]。

数字评分系统如南安普顿伤口评估量表和 ASEPSIS，有助于评估 SSI 的严重程度并监测感染进程。根据浆液性或脓性渗出量、红斑大小及深部组织化脓情况来评估感染程度[58, 59]。

治疗

早期伤口周围皮肤发红，不伴有肿胀或流脓，通常无需任何特殊治疗，可自行缓解[2]。红斑扩大、伤口流脓及肿胀加重提示需要治疗。切口的外科清创可清除碎屑及受感染组织，是治疗中最重要的环节[2]。应仔细评估局部感染的程度和全身症状的有无，以进行适当的手术治疗，并辅助全身抗菌治疗。如果红斑和硬结小于 5 cm，且患者仅有轻度全身感染症状（体温 <38.5℃，WBC 计数 <12 000/μL，脉搏率 <100 次 / 分钟），则不需要辅助全身抗生素治疗[2, 60]。尤其当皮下脓肿行外科引流时，各类研究未能证实辅助抗菌治疗是有意义的[2, 61, 62]。由于浅表脓肿的切开及外科清创很少引起菌血症，因此无须预防性使用抗生素[63]。当手术切口周围红斑超过 5 cm，或全身性炎症反应伴高热（体温 >38.5℃或脉率 >110 次 / 分），需要辅助治疗——通常为短期抗菌治疗。在已证实患者 MRSA 感染、MRSA 鼻腔定植或曾有 MRSA 感染史时，抗菌治疗应选择万古霉素、达托霉素、利奈唑胺、特拉万星或头孢他林[2]。消化道或泌尿生殖道手术后 SSI 的经验性抗生素治疗应涵盖革兰阴性菌及厌氧菌。参见"第 5 章 全身抗生素治疗"，其中的表 5-1 和表 5-2 给出了抗生素治疗的详细信息。

预防

SSI 的发病率及死亡率均有上升，给医疗保健系统造成了很大的经济负担[64]。此外，在过去的 30 年中，已经观察到抗生素耐药性的出现[57]。因此，通过制度改变、严格监管及加强教育来预防 SSI，显得尤为重要[65]。在"第 4 章 手术感染的预防"中[65-67]，详细讨论了大多数创伤及矫形外科手术围手术期感染的预防策略。

2.6.2 创伤后伤口感染

皮肤和软组织可因钝性伤、穿透伤、热损伤、化学性或放射性因素而受到创伤。创伤可导致受损组织的污染，继而导致伤口感染。创伤原因、创伤程度、身体部位及宿主免疫状态，均在伤口感染的进展中起着关键作用。对创伤的疏忽会导致治疗不当，如错过抗生素预防。伤口常见的感染多与软组织穿透性创伤（包括烧伤和咬伤）有关。

一般来说，伤口感染后可根据 SSI 的治疗原则进行治疗。对于哺乳动物或人类咬伤后的感染，有不同的治疗建议。这些具体问题将单独讨论。

所有开放性损伤的患者，必须了解其破伤风疫苗接种情况。对于疫苗接种状况不明或疫苗接种不全的患者，或自上次给药后 5 年以上的干净伤口，或接种已达 5 年的污染伤口，均应给予破伤风类毒素增强注射[2]。

动物和人的咬伤

哺乳动物的咬伤，最常见于狗或猫，伤口易被动物口腔中的微生物定殖。定殖的微生物常混合有需氧及厌氧菌，包括链球菌、葡萄球菌、莫拉克斯菌属、奈瑟菌、梭杆菌、拟杆菌和巴氏杆菌等，是猫和狗中常见的革兰阴性菌[68]。在狂犬病高发地区，动物咬伤的患者应接种狂犬病疫苗[2]。蝙蝠的叮咬也会传播狂犬病。

人咬伤导致细菌污染，含需氧和厌氧菌，有传播艾滋病毒或乙型 / 丙型肝炎病毒的风险。患者应接受预防性抗生素治疗和可能的抗病毒传播治疗。

咬伤治疗原则

基本原则包括适当的手术治疗及预防性抗生素治疗。早期给予 3~5 天预防性抗菌药物，可在下列情况下使用：

- 所有猫咬伤。
- 中度或重度创伤，尤其是面部和手部创伤。
- 可能穿透骨膜或关节囊的损伤。
- 免疫功能低下患者。
- 受累部位肿胀或者肿胀进行性加重[2]。

应考虑对咬伤部位行手术清创及灌洗。一期伤口闭合仅适用于面部咬伤[2]。临时 NPWT 是一个较好的选择，可确保伤口充分引流及二期手术处理创面。大面积软组织缺损或明显的软组织肿胀，伤口无法一期闭合时，也可以采用 NPWT 覆盖创面。局部抗生素应用治疗咬伤缺乏文献支持，因此不建议使用。

咬伤后感染的治疗原则

阿莫西林 / 克拉维酸盐是一种兼具抗需氧和厌氧菌活性的抗生素，是动物咬伤感染的首选口服用药[2]。覆盖需氧菌的其他治疗药物有第二代或第三代头孢菌素（静脉应用）、左氧氟沙星或甲氧苄氨嘧啶－磺胺甲恶唑，并联合应用克林霉素或甲硝唑以覆盖厌氧菌。莫西沙星是一种替代用药[2]。根据 SSTI 的治疗指南，基于局部和全身情况，可行手术治疗。

2.7 坏死性软组织感染

2.7.1 定义

坏死性软组织感染（NSTI）的特征是皮肤及皮下组织坏死（即坏死性蜂窝织炎）、筋膜坏死（即坏死性筋膜炎）、潜在的肌肉坏死（即肌坏死）或混合性坏死[69]。坏死性软组织感染是罕见的细菌感染，发病率为 0.4~0.5 例 /10 万人[70-72]。可表现为暴发性感染及危及生命的败血症，如坏死性筋膜炎。其临床表现、病程、全身性合并症状及治疗策略均与浅表感染有很大不同[73, 74]。坏死性软组织感染是跨层感染，可累及筋膜和肌肉间室，导致受累组织坏死。该病于 1871 年由琼斯首次报道，被称为"医院坏疽"[70]。1952 年，Wilson 描述坏死性筋膜炎累及筋膜及皮下组织[75]。此后，关于 NSTI 的报道有多种定义及分类，这引发了一些混乱。必须强调的是，关于这些多样性的定义并不重要，NSTI 具有相似的病理生理学特征及临床表现，也具有相似的诊断及治疗原则[76, 77]。

2.7.2 病因学和微生物学

NSTI 通常在受累部位受伤后形成，外伤使细菌突破了皮肤屏障[5]。皮肤的任何创伤或切口均可能导致坏死性筋膜炎，包括轻微的损伤，如昆虫叮咬及注射部位[78, 79]。因这些轻微的损伤常常被遗忘或忽略，20%~45% 的病例无法找到明确的感染起因[5, 80]。宿主免疫系统的任何损害、肥胖及表 13-2 中列出的 NSTI 危险因素均可增加 NSTI 的致病风险，尽管半数病例发生在健康个体[81, 82]。

致病菌可以是需氧菌、厌氧菌、革兰阳性菌或革兰阴性菌，甚至可以是真菌[5, 7, 8]。考虑到感染病原体，Giuliano 分类定义了两种类型的坏死性筋膜炎[83]：

- Ⅰ型：起协同作用的厌氧菌与需氧菌混合感染。
- Ⅱ型：A 组链球菌与金黄色葡萄球菌或表皮葡萄球菌混合感染。

Giuliano 分类对临床诊断及治疗没有指导意义。据报道，Ⅰ型筋膜炎在临床病程中的侵袭性低于Ⅱ型，Ⅱ型的致病菌多为化脓性链球菌（A 组链球菌）。

2.7.3 临床表现

坏死性筋膜炎的早期阶段无明显皮肤症状，类似于蜂窝织炎，通常使用抗生素，而非手术治疗[5, 7, 8]。在诊断为蜂窝织炎的患者中，当三联征 [肿胀、红斑（图 13-5）及不相称的严重疼痛] 发生在皮肤病变之前时，应怀疑坏死性筋膜炎[84]。尽管应用了全身抗生素治疗，红斑依然快速扩大，是另一个提示系更深层、灾难性感染的征兆[85]。随疾病进展，皮温、皮肤硬结伴随着皮下组织的木质感进行性加重。触诊可鉴别蜂窝织炎和丹毒。在浅表感染中，皮下组织可触及且较为柔软[5, 78]。疾病晚期，皮肤及深层组织坏死性感染的典型症

状持续加重（见"第 5 章 全身抗生素治疗"，表 5-1 和表 5-2）。皮肤坏死早期（图 13-6）表现为边界不清的大理石纹样改变，伴有水泡、大疱，早期为浆液性渗出，后期转为血性渗出（图 13-7）。还伴随全身感染症状：发热、低血压、心动过速和意识障碍[86]。重症患者可出现多器官功能衰竭，伴有急性肾功能衰竭（35%）、凝血功能障碍（29%）、肝功能不全（28%）和急性呼吸窘迫综合征（14%）[87]，应入住重症监护室。重要的是不要漏诊 NSTI，该疾病初期的典型皮肤表现不明显，且并非所有患者都表现出发热等全身症状[88]。在几乎 100% 的病例中，最敏感的诊断性症状是与体征不相称的严重疼痛[89]。

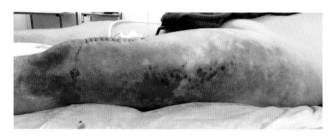

图 13-7 坏死性软组织感染的晚期阶段：边界不清的皮下出血和感染，伴有大疱、水泡及皮肤坏死。

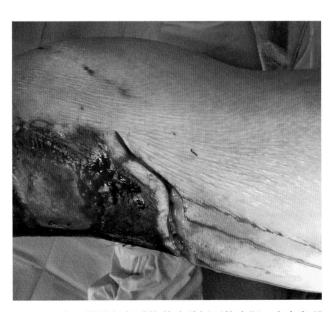

图 13-6 坏死性软组织感染伴皮肤坏死的晚期。术中发现脓液并确诊。

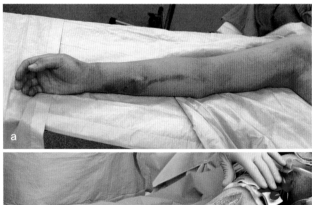
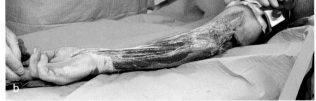

图 13-8a、b 早期及术前的皮肤体征通常不能体现潜在感染的严重程度。

2.7.4 诊断

NSTI 的诊断主要基于患者症状、临床病程、危险因素及局部皮肤损伤程度。诊断 NSTI 时，临床判断非常重要。临床诊断 NSTI 后，下一步应立即对受累软组织进行根治性外科清创，以降低致残率和死亡率[26]。

由于该疾病会给患者造成严重后果，出于法律考量，医生应亲自评估，并且该诊断应至少由两名医生或外科医生给出。任何关于 NSTI 及其他诊断选择，均不应延误手术治疗。

因为初期没有全身感染症状，早期临床诊断比较困难。最初阶段轻微皮肤损害与蜂窝织炎很相似（图 13-8）[2]。保持高度的警惕性，是 NSTI 早期诊断至关重要的一环。此外，应增加实验室及 X 线检查以支持早期诊断，但不应延误手术治疗[78, 90]。

病史及查体

诊断从病史和详细体格检查开始。出现 NSTI 的典型症状应高度怀疑，并作相应预警（表 13-3）。应明确危险因素（表 13-2）。对于静脉 / 皮下药物滥用及慢性消耗性疾病的患者，应高度怀疑 NSTI[77]。完整的临床查体可以发现上述皮肤症状，如可能的皮肤损伤、炎症播散和淋巴结感染。生命体征和精神状态也是十分重要的临床表现[2]。

影像学评估

普通 X 线可发现软组织中的气体。该检查诊断价值较低，因气体往往产生于晚期，很少在早期出现[78]。CT 或 MRI 可显示沿筋膜层面延伸的水肿，但敏感性和特异性较低。超声检查快速便捷，如果发现筋膜外积液，则必须进行手术探查。

实验室检查

NSTI 重要的实验室检查是败血症相关指标，如白细胞增多或减少、CRP、降钙素原或白细胞介素 -6 升高。降钙素原可通过计算术前 / 术后比率来评估手术清创的成功率[91]。

Fisher 等[92]定义了坏死性筋膜炎诊断的五个标准：

- 中度至重度的全身毒性反应。
- 无大血管阻塞。
- 手术部位：筋膜广泛坏死、破坏周围组织、无原发性肌肉受累（图 13-9）。
- 微生物学：未检出梭状芽胞杆菌。
- 组织学：白细胞渗出、局灶性筋膜坏死、周围组织坏死及微血栓形成。

只有前两个标准可用来即刻诊断 NSTI，即坏死性筋膜炎。所有其他标准仅在术后才有价值，可了解筋膜及肌肉坏死情况，或评估微生物学及组织学表现。这些结果只能确认 NSTI 的诊断，而无助于治疗决策（图 13-9）。

表 13-3 坏死性软组织感染的经典征象

坏死性软组织感染症状
严重的持续性疼痛（与损伤或临床表现不相符）
水疱及大疱（浆液性渗出和其后的血性渗出）
皮肤坏死（先出现紫罗兰色改变）
浅表脂肪及筋膜坏死（通常有恶臭）
捻发音（提示软组织中有气体）
水肿（超出红斑）
皮肤麻木
皮下组织木质感
全身中毒表现
快速进展（尽管已行抗生素治疗）

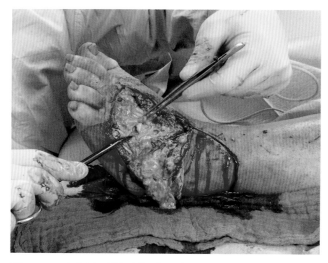

图 13-9 手术显示坏死筋膜及皮下脂肪；切口必须扩大，直至看不到脓液及坏死组织。

2.7.5 鉴别诊断

蜂窝织炎

从蜂窝织炎到 NSTI 的转变很快，这是一个挑战。蜂窝织炎一般行非手术治疗，包括抗生素、制动和局部抗菌敷料治疗等。若患者病情迅速恶化，则应高度怀疑 NSTI，下一步应考虑行手术探查。

气性坏疽

气性坏疽是另一种致命性的软组织感染，常常累及肌肉。气性坏疽是由产气荚膜梭菌或芽孢杆菌引起的。典型的临床表现是皮肤及软组织捻发音和早期的剧烈疼痛。皮肤呈铁青色。术中可见伤口分泌物中的气泡和肌肉的树莓样坏死。

坏疽性脓皮病

坏疽性脓皮病（PG）是一种自身免疫性疾病，有时会与坏死性筋膜炎达到惊人的相似程度[93]。创伤或手术可引发该病。临床表现为皮肤、皮下组织及筋膜的化脓性坏死，但无法检测到微生物。PG 需进行排除性诊断，这对治疗 PG 是必不可少的。PG 治疗原则与 NSTI 完全相反。一旦怀疑 PG，首选大剂量皮质醇或甲氨蝶呤进行免疫抑制治疗。应避免或尽量减少任何进一步的手术治疗。

革兰阳性菌中毒性休克综合征

革兰阳性菌中毒性休克综合征（TSS）是一种以低血压为特征，急性的、毒素诱发的脓毒性休克综合征[94]。致病菌是产生"超级抗原"（如 TSST-1）的链球菌或葡萄球菌。软组织坏死是诊断 TSS 的一个临床标准。

2.7.6 治疗

NSTI 急性脓毒性炎症反应的治疗，基于以下3 个策略。

• 根治性外科清创术：外科清创是最主要的治疗方式，包括坏死皮肤、皮下组织及筋膜的切除。主要目的在于减少细菌及炎症负荷。切除所有受累组织，形成一条"火线"，以避免疾病进展影响躯干。如躯干受到影响，患者预后会迅速恶化。"生命重于肢体"：在 30%~50% 的病例中，威胁生命的肢体感染需要截肢。视临床病情变化，12~36 小时

后有必要进行二次手术，其后根据患者全身及局部情况，定期进手术室反复清创[2]。应避免使用小切口和不适当的伤口覆盖，进而导致引流不充分，局部感染进行性加重（图 13-10）。

• 早期大剂量抗生素治疗：目前推荐的经验性抗生素治疗药物，应对厌氧菌及 MRSA 在内的需氧菌均有效[2]。治疗建议如图 13-11 所示。美国方案考虑了 MRSA 发病率较高的情况，适用于 MRSA 高发地区。德国保罗－埃利希化疗协会指南适用于 MRSA 感染低发地区。一旦确定病原体并做了药敏试验，应在感染病学专家的协助下重新评估并选择抗生素。病原体对应的抗生素选择列于图 13-11。应持续给予抗生素，直至手术治疗完成、不再需要额外清创、患者临床症状改善，并且体温完全正常 48~72 小时[2]。

• 重症监护病房监测、多器官衰竭的治疗及液体管理：NPWT 适用于临时伤口封闭及软组织保护，并简化了患者的液体管理。即使对于较大伤口、整个肢体损伤或躯干部分皮肤切除后，也能保证伤口无菌闭合（图 13-3）。

辅助治疗可选择高压氧治疗[21]。尽管与气性坏疽相比，并没有证据表明高压氧治疗 NSTI 有确定疗效，对于该类患者仍应予以考虑，前提是不能延误手术治疗[95-97]。

2.7.7 预后

即使采用最佳治疗方案，NSTI 的死亡率仍高达 21.4%~50%[70]。

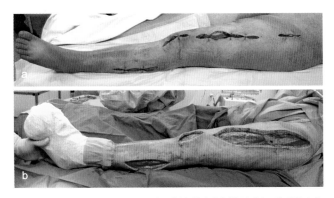

图 13-10a、b　坏死性软组织感染的根治性清创：为保证充分的引流应避免小切口。

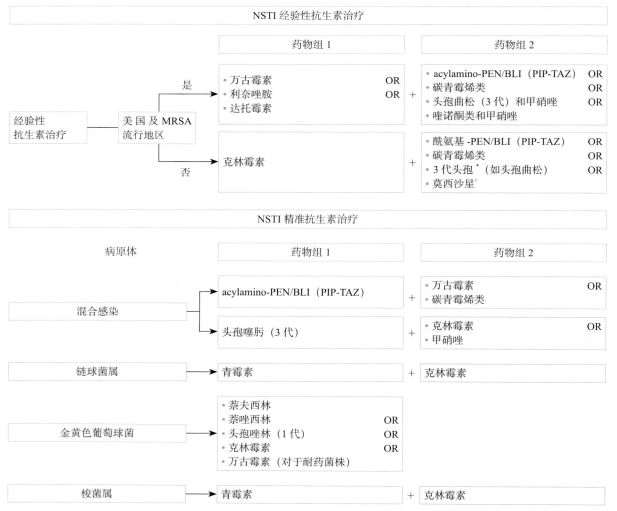

图 13-11　根据 2014 年 IDSA 指南及欧洲方案，对坏死性软组织感染进行抗生素治疗。目前美国推荐这些方案，但治疗选择会根据患者所在地域而有所不同。

* 在 MRSA 低发地区进行 NSTI 经验性抗生素治疗：第三代头孢菌素也可与甲硝唑（而非克林霉素）联合使用。

† 莫西沙星也可与利奈唑胺（而非克林霉素）联合使用。

注：MRSA，耐甲氧西林金黄色葡萄球菌；acylamino-PEN/BLI，酰胺基－青霉素与 β- 内酰胺酶抑制剂；PIP-TAZ，哌拉西林他唑巴坦；OR，或。

参考文献

1. **Brook I.** Microbiology and management of soft tissue and muscle infections. *Int J Surg.* 2008 Aug;6(4):328–338.

2. **Stevens DL, Bisno AL, Chambers HF, et al.** Practice guidelines for the diagnosis and management of skin and soft tissue infections: 2014 update by the Infectious Diseases Society of America. *Clin Infect Dis.* 2014;59 Jul 15;59(2):e10–52.

3. **Rajan S.** Skin and soft-tissue infections: classifying and treating a spectrum. *Cleve Clin J Med.* 2012 Jan;79(1):57–66.

4. **Kingston D, Seal DV.** Current hypotheses on synergistic microbial gangrene. *Br J Surg.* 1990 Mar;77(3):260–264.

5. **Stevens DL, Bisno AL, Chambers HF, et al.** Practice guidelines for the diagnosis and management of skin and soft-tissue infections. *Clin Infect Dis.* 2005 Nov 15;41(10):1373–1406.

6. **Wong CH, Khin LW, Heng KS, et al.** The LRINEC (Laboratory Risk Indicator for Necrotizing Fasciitis) score: a tool for distinguishing necrotizing fasciitis from other soft tissue infections. *Crit Care Med.* 2004 Jul;32(7):1535–1541.

7. **Ki V, Rotstein C.** Bacterial skin and soft tissue infections in adults: A review of their epidemiology, pathogenesis, diagnosis, treatment and site of care. *Can J Infect Dis.* 2008 Jan;19(2):173–84.

8. **Berard F, Gandon J.** Postoperative wound infections: the influence of

ultraviolet irradiation of the operating room and of various other factors. *Ann Surg*.1964;160(Suppl 2):1–192.

9. Culver DH, Horan TC, Gaynes RP, et al. Surgical wound infection rates by wound class, operative procedure, and patient risk index. National Nosocomial Infections Surveillance System. *Am J Med.* 1991 Sep 16;91(3B):152S–157S.

10. Uckay I, Harbarth S, Peter R, et al. Preventing surgical site infections. *Expert Rev Anti Infect Ther.* 2010;8(6):657–670.

11. Wenzel RP, Perl TM. The significance of nasal carriage of Staphylococcus aureus and the incidence of postoperative wound infection. *J Hosp Infect.* 1995 Sep;31(1):3–24.

12. Spencer WG. Celsus' De Medicina-a learned and experienced practitioner upon what the Art of Medicine could then accomplish. *Proc R Soc Med.* 1926;19(Sect Hist Med):129–139.

13. Kirsner RS, Pardes JB, Eaglstein WH, et al. The clinical spectrum of lipodermatosclerosis. *J Am Acad Dermatol.* 1993 Apr;28(4):623–627.

14. Boucher HW, Corey GR. Epidemiology of methicillin-resistant Staphylococcus aureus. *Clin Infect Dis.* 2008 Jun 1;46 Suppl 5:S344–349.

15. Centers for Disease C, Prevention. Outbreaks of community-associated methicillin-resistant Staphylococcus aureus skin infections--Los Angeles County, California, 2002-2003. *MMWR Morb Mortal Wkly Rep.* 2003 Feb 7;52(5):88.

16. Dantes R, Mu Y, Belflower R, et al. National burden of invasive methicillin-resistant Staphylococcus aureus infections, United States, 2011. *JAMA Intern Med.* 2013 Nov 25;173(21):1970–1978.

17. Liu C, Bayer A, Cosgrove SE, et al. Clinical practice guidelines by the Infectious Diseases Society of America for the treatment of methicillinresistant Staphylococcus aureus infections in adults and children: executive summary. *Clin Infect Dis.* 2011 Feb1;52(3):285–292.

18. Stevens DL, Smith LG, Bruss JB, et al. Randomized comparison of linezolid (PNU-100766) versus oxacillindicloxacillin for treatment of complicated skin and soft tissue infections. *Antimicrob Agents Chemother.* 2000 Dec;44(12):3408–3413.

19. Stevens DL, Herr D, Lampiris H, et al. Linezolid versus vancomycin for the treatment of methicillin-resistant Staphylococcus aureus infections. *Clin Infect Dis.* 2002 Jun;34(11):1481–1490.

20. Eskes A, Vermeulen H, Lucas C, et al. Hyperbaric oxygen therapy for treating acute surgical and traumatic wounds. *Cochrane Database Syst Rev.* 2013 Dec 16;12:CD008059.

21. Schmale M, Fichtner A, Pohl C, et al. [Hyperbaric oxygenation for necrotizing soft tissue infections: pro]. *Chirurg. Chirurg.* 2012 Nov;83(11):973–979.

22. Willy C. Breakthrough ideas leading to new futures: prologue. *Int Wound J.* 2013 Dec;10 Suppl 1:1–2.

23. Hunter JE, Teot L, Horch R, et al. Evidence-based medicine: vacuumassisted closure in wound care management. *Int Wound J.* 2007 Sep;4(3):256–269.

24. Gilead L, Mumcuoglu KY, Ingber A. The use of maggot debridement therapy in the treatment of chronic wounds in hospitalised and ambulatory patients. *J Wound Care.* 2012;21(2):78, 80, 2–5.

25. Zarchi K, Jemec GB. The efficacy of maggot debridement therapy--a review of comparative clinical trials. *Int Wound J.* 2012 Oct;9(5):469–477.

26. Bisno AL, Stevens DL. Streptococcal infections of skin and soft tissues. *N Engl J Med.* 1996 Jan 25;334(4):240–245.

27. Chartier C, Grosshans E. Erysipelas. *Int J Dermatol.* 1990 Sep;29(7):459–467.

28. Dupuy A, Benchikhi H, Roujeau JC, et al. Risk factors for erysipelas of the leg (cellulitis): case-control study. *BMJ.* 1999 Jun;318(7198):1591–1594.

29. Perl B, Gottehrer NP, Raveh D, et al. Cost-effectiveness of blood cultures for adult patients with cellulitis. *Clin Infect Dis.* 1999;29(6):1483–1488.

30. Kielhofner MA, Brown B, Dall L. Influence of underlying disease process on the utility of cellulitis needle aspirates. *Arch Int Med.* 1988 Nov;148(11):2451–2452.

31. Hepburn MJ, Dooley DP, Skidmore PJ, et al. Comparison of short-course (5 days) and standard (10 days) treatment for uncomplicated cellulitis. *Arch Intern Med.* 2004;164(15):1669–1674.

32. Karakas M, Baba M, Aksungur VL, et al. Manifestation of cellulitis after saphenous venectomy for coronary bypass surgery. *J Eur Acad Dermatol Venereol.* 2002 Sep;16(5):438–440.

33. Decker MD, Lybarger JA, Vaughn WK, et al. An outbreak of staphylococcal skin infections among river rafting guides. *Am J Epidemiol.* 1986 Dec;124(6):969–976.

34. Sosin DM, Gunn RA, Ford WL, et al. An outbreak of furunculosis among high school athletes. *Am J Sports Med.* 1989 Nov–

Dec;17(6):828–832.

35. Zimakoff J, Rosdahl VT, Petersen W, et al. Recurrent staphylococcal furunculosis in families. *Scand J Infect Dis.* 1988;20(4):403–405.

36. Hedström SA. Recurrent staphylococcal furunculosis. Bacteriological findings and epidemiology in 100 cases. *Scand J Infect Dis.*1981;13(2):115–119.

37. Raz R, Miron D, Colodner R, et al. A 1-year trial of nasal mupirocin in the prevention of recurrent staphylococcal nasal colonization and skin infection. *Arch Intern Med.*1996 May 27;156(10):1109–1112.

38. Ghoneim AT, McGoldrick J, Blick PW, et al. Aerobic and anaerobic bacteriology of subcutaneous abscesses. *Br J Surg.* 1981 Jul;68(7):498–500.

39. Meislin HW, Lerner SA, Graves MH, et al. Cutaneous abscesses. Anaerobic and aerobic bacteriology and outpatient management. *Ann Intern Med.* 1977 Aug;87(2):145–149.

40. Brook I, Frazier EH. Aerobic and anaerobic bacteriology of wounds and cutaneous abscesses. *Arch Surg.*1990 Nov;125(11):1445–1451.

41. Diven DG, Dozier SE, Meyer DJ, et al. Bacteriology of inflamed and uninflamed epidermal inclusion cysts. *Arch Dermatol.* 1998 Jan;134(1):49–51.

42. Llera JL, Levy RC. Treatment of cutaneous abscess: a double-blind clinical study. *Ann Emerg Med.* 1985 Jan;14(1):15–19.

43. Macfie J, Harvey J. The treatment of acute superficial abscesses: a prospective clinical trial. *Br J Surg.* 1977 Apr;64(4):264–266.

44. Perez C, Huttner A, Assal M, et al. Infectious olecranon and patellar bursitis: short-course adjuvant antibiotic therapy is not a risk factor for recurrence in adult hospitalized patients. *J Antimicrob Chemother.* 2010 May;65(5):1008–1014.

45. Valeriano-Marcet J, Carter JD, Vasey FB. Soft tissue disease. *Rheum Dis Clin North Am.* 2003 Feb;29(1):77–88.

46. Beltran J. MR imaging of soft-tissue infection. *Magn Reson Imaging Clin N Am.* 1995 Nov;3(4):743–751.

47. Stell IM, Gransden WR. Simple tests for septic bursitis: comparative study. *BMJ.* 1998 Jun;316(7148):1877.

48. Baumbach SF, Lobo CM, Badyine I, et al. Prepatellar and olecranon bursitis: literature review and development of a treatment algorithm. *Arch Orthop Trauma Surg.* 2014 Mar;134(3):359–370.

49. Aaron DL, Patel A, Kayiaros S, et al. Four common types of bursitis: diagnosis and management. *J Am Acad Orthop Surg.* 2011

Jun;19(6):359–367.

50. **Brennan TA, Leape LL, Laird NM, et al.** Incidence of adverse events and negligence in hospitalized patients. Results of the Harvard Medical Practice Study I. *N Engl J Med.* 1991 Feb 7;324(6):370–376.

51. **Mangram AJ, Horan TC, Pearson ML, et al.** Guideline for prevention of surgical site infection, 1999. Hospital Infection Control Practices Advisory Committee. *Infect Control Hosp Epidemiol.*1999 Apr;20(4):250–278; quiz 79–80.

52. **Emori TG, Gaynes RP.** An overview of nosocomial infections, including the role of the microbiology laboratory. *Clin Micribiol Rev.* 1993 Oct;6(4):428–442.

53. **Gaynes RP, Culver DH, Horan TC, et al.** Surgical site infection (SSI) rates in the United States, 1992-1998: the National Nosocomial Infections Surveillance System basic SSI risk index. *Clin Infect Dis.* 2001 Sep;33 Suppl 2:S69–77.

54. **Cooper RA.** Surgical site infections: epidemiology and microbiological aspects in trauma and orthopaedic surgery. *Int Wound J.* 2013 Dec;10 Suppl 1:3–8.

55. **Horan TC, Gaynes RP, Martone WJ, et al.** CDC definitions of nosocomial surgical site infections, 1992: a modification of CDC definitions of surgical wound infections. *Infect Control Hosp Epidemiol.* 1992 Oct;13(10):606–608.

56. **Cruse PJ, Foord R.** The epidemiology of wound infection. A 10-year prospective study of 62,939 wounds. *Surg Clin North Am.* 1980 Feb;60(1):27–40.

57. **National Nosocomial Infections Surveillance System.** National Nosocomial Infections Surveillance (NNIS) System Report, data summary from January 1992 through June 2004, issued October 2004. *Am J Infect Control.* 2004 Dec;32(8):470–485.

58. **Wilson AP, Treasure T, Sturridge MF, et al.** A scoring method (ASEPSIS) for postoperative wound infections for use in clinical trials of antibiotic prophylaxis. *Lancet.* 1986 Feb;1(8476):311–313.

59. **Bailey IS, Karran SE, Toyn K, et al.** Community surveillance of complications after hernia surgery. *BMJ.* 1992 Feb;304(6825):469–471.

60. **Huizinga WK, Kritzinger NA, Bhamjee A.** The value of adjuvant systemic antibiotic therapy in localised wound infections among hospital patients: a comparative study. *J Infect.* 1986 Jul;13(1):11–16.

61. **Paydar KZ, Hansen SL, Charlebois ED, et al.** Inappropriate antibiotic use in soft tissue infections. *Arch Surg.* 2006 Sep;141(9):850–854; discussion 5–6.

62. **Rajendran PM, Young D, Maurer T, et al.** Randomized, double-blind, placebo-controlled trial of cephalexin for treatment of uncomplicated skin abscesses in a population at risk for community-acquired methicillin-resistant Staphylococcus aureus infection. *Antimicrob Agents Chemother.* 2007 Nov;51(11):4044–4048.

63. **Bobrow BJ, Pollack CV Jr, Gamble S, et al.** Incision and drainage of cutaneous abscesses is not associated with bacteremia in afebrile adults. *Ann Emerg Med.* 1997 Mar;29(3):404–408.

64. **Whitehouse JD, Friedman ND, Kirkland KB, et al.** The impact of surgical-site infections following orthopedic surgery at a community hospital and a university hospital: adverse quality of life, excess length of stay, and extra cost. *Infect Control Hosp Epidemiol.* 2002 Apr;23(4):183–189.

65. **Uçay I, Hoffmeyer P, Lew D, et al.** Prevention of surgical site infections in orthopaedic surgery and bone trauma: state-of-the-art update. *J Hosp Infect.* 2013 May;84(1):5–12.

66. **Matar WY, Jafari SM, Restrepo C, et al.** Preventing infection in total joint arthroplasty. *J Bone Joint Surg Am.* 2010 Dec;92 Suppl 2:36–46.

67. **Meehan J, Jamali AA, Nguyen H.** Prophylactic antibiotics in hip and knee arthroplasty. *J Bone Joint Surg Am.* 2009 Oct;91(10):2480–2490.

68. **Abrahamian FM, Goldstein EJ.** Microbiology of animal bite wound infections. *Clin Microbiol Rev.* 2011 Apr;24(2):231–246.

69. **Rea WJ, Wyrick WJ Jr.** Necrotizing fasciitis. *Ann Surg.* 1970 Dec;172(6):957–964.

70. **Angoules AG, Kontakis G, Drakoulakis E, et al.** Necrotising fasciitis of upper and lower limb: a systematic review. *Injury.* 2007 Dec;38 Suppl 5:S19–26.

71. **Tang WM, Ho PL, Fung KK, et al.** Necrotising fasciitis of a limb. *J Bone Joint Surg Br.* 2001 Jul;83(5):709–714.

72. **Trent JT, Kirsner RS.** Diagnosing necrotizing fasciitis. *Adv Skin Wound Care.* 2002;15(3):135–138.

73. **Ahrenholz DH.** Necrotizing soft-tissue infections. *Surg Clin North Am.*1988 Feb;68(1):199–214.

74. **Lewis RT.** Necrotizing soft-tissue infections. *Infect Dis Clin North Am.* 1992 Sep;6(3):693–703.

75. **Wilson B.** Necrotizing fasciitis. *Am Surg.* 1952 Apr;18(4):416–431.

76. **Dellinger EP.** Severe necrotizing soft-tissue infections. Multiple disease entities requiring a common approach. *JAMA.* 1981 Oct 9;246(15):1717–1721.

77. **Anaya DA, Dellinger EP.** Necrotizing soft-tissue infection: diagnosis and management. *Clin Infect Dis.* 2007 Mar 1;44(5):705–710.

78. **Bellapianta JM, Ljungquist K, Tobin E, et al.** Necrotizing fasciitis. *J Am Acad Orthop Surg.* 2009 Mar;17(3):174–182.

79. **Friederichs J, Torka S, Militz M, et al.** Necrotizing soft tissue infections after injection therapy: Higher mortality and worse outcome compared to other entry mechanisms. *J Infect.* 2015 Sep;71(3):312–316.

80. **Mulla ZD.** Treatment options in the management of necrotising fasciitis caused by Group A Streptococcus. *Expert Opinion Pharmacother.* 2004 Aug;5(8):1695–1700.

81. **Dufel S, Martino M.** Simple cellulitis or a more serious infection? *J Fam Pract.* 2006 May;55(5):396–400.

82. **Goh T, Goh LG, Ang CH, et al.** Early diagnosis of necrotizing fasciitis. *Br J Surg.* 2014 Jan;101(1):e119–125.

83. **Giuliano A, Lewis F Jr, Hadley K, et al.** Bacteriology of necrotizing fasciitis. *Am J Surg.* 1977 Jul;134(1):52–57.

84. **Simonart T.** Group a beta-haemolytic streptococcal necrotising fasciitis: early diagnosis and clinical features. *Dermatology.* 2004;208(1):5–9.

85. **Wong CH, Chang HC, Pasupathy S, et al.** Necrotizing fasciitis: clinical presentation, microbiology, and determinants of mortality. *J Bone Joint Surg Am.* 2003 Aug;85-A(8):1454–1460.

86. **Kihiczak GG, Schwartz RA, Kapila R.** Necrotizing fasciitis: a deadly infection. *J Eur Acad Dermatol Venereol.* 2006 Apr;20(4):365–369.

87. **Kaul R, McGeer A, Low DE, et al.** Population-based surveillance for group A streptococcal necrotizing fasciitis: clinical features, prognostic indicators, and microbiologic analysis of seventy-seven cases. Ontario Group A Streptococcal Study. *Am J Med.*1997;103(1):18–24.

88. **Rodriguez RM, Abdullah R, Miller R, et al.** A pilot study of cytokine levels and white blood cell counts in the diagnosis of necrotizing fasciitis. *Am J Emerg Med.* 2006 Jan;24(1):58–61.

89. **Young MH, Aronoff DM, Engleberg NC.** Necrotizing fasciitis: pathogenesis and treatment. *Exp Rev Anti Infect Ther.* 2005 Apr;3(2):279–294.

90. **Wong CH, Wang YS.** The diagnosis of

necrotizing fasciitis. *Curr Opin Infect Dis.* 2005 Apr;18(2):101–106.

91. **Friederichs J, Hutter M, Hierholzer C, et al.** Procalcitonin ratio as a predictor of successful surgical treatment of severe necrotizing soft tissue infections. *Am J Surg.* 2013 Sep;206(3):368–373.

92. **Fisher JR, Conway MJ, Takeshita RT, et al.** Necrotizing fasciitis. Importance of roentgenographic studies for soft-tissue gas.

JAMA. 1979 Feb 23;241(8):803–806.

93. **Brooklyn T, Dunnill G, Probert C.** Diagnosis and treatment of pyoderma gangrenosum. *BMJ.* 2006 Jul 22;333(7560):181–184.

94. **Lappin E, Ferguson AJ.** Gram-positive toxic shock syndromes. *Lancet Infect Dis.* 2009 May;9(5):281–290.

95. **Willy C, Rieger H, Vogt D.** [Hyperbaric oxygen therapy for necrotizing soft

tissue infections: contra]. *Chirurg.* 2012 Nov;83(11):960–972. German.

96. **Edlich RF, Cross CL, Dahlstrom JJ, et al.** Modern concepts of the diagnosis and treatment of necrotizing fasciitis. *J Emerg Med.* 2010 Aug;39(2):261–265.

97. **Massey PR, Sakran JV, Mills AM, et al.** Hyperbaric oxygen therapy in necrotizing soft tissue infections. *J Surg Res.* 2012 Sep;177(1):146–151.

第14章 开放性损伤

Jorge Daniel Barla, Luciano Rossi, Yoav Rosenthal, Steven Velkes

袁志　刘常浩　译

1. 概述

创面是皮肤及皮下软组织的正常组织结构遭到破坏、功能丧失[1]，有急性和慢性之分，急性创面的愈合依次经历止血、炎症反应、上皮化、纤维增生及成熟[2]，其中某一过程受到阻碍、延迟，都会使急性创面变为慢性创面。

1.1 创面愈合分期

1.1.1 炎性反应期

该期的特征是组织血管通透性增强，细胞大量募集，巨噬细胞及间质肥大细胞释放血管活性物质，趋化巨噬细胞及多核白细胞浸润，清除细菌、异物碎片以及坏死组织[3]。慢性创面的愈合通常会在这一阶段出现停滞。

1.1.2 细胞迁移期

细胞迁移期又称上皮化期，是创面凝血块内基底细胞增殖、上皮细胞沿纤维蛋白桥接迁移的过程[4]。上皮化完成后细胞迁移即停止，这一过程通常在术后 48 小时内完成。上皮化后，其表层具有屏障作用，可阻挡细菌及异物侵入。如果创面不能一期闭合，上皮化就难以进行，这会导致二期愈合。这些创面愈合时，上皮细胞需在长度、宽度及深度三个维度迁移更长的距离。

1.1.3 纤维增生期

纤维增生期包括成纤维细胞增殖、基质聚集及胶原生成[5]。

胶原蛋白是人体最主要的结构蛋白，由成纤维细胞合成。伤后第 5 天始，胶原大量合成，持续至少 6 周[6]。新生成的胶原基质能够刺激新生血管，从而形成肉芽组织。如果肉芽组织过度增殖，就会影响器官功能，如形成皮肤瘢痕疙瘩。

1.1.4 成熟期

成熟的主要过程包括胶原交联、胶原重塑、创面收缩及色素沉着。随着无序胶原的降解及重建，形成共价交联的胶原蛋白具有更好的张力强度[7]。

1.2 创面愈合的并发症

伤口良好缝合后，在愈合过程中诸多因素可导致伤口再次裂开，如缝合技术不佳、再次受伤、感染及异物等。

1.3 创面不愈合的危险因素

表 14-1 列出了可能影响创面愈合的因素[8-11]。下肢创面不愈合最常见的原因包括外周动脉疾病、糖尿病及慢性静脉功能不全[8, 9]。

2. 临床评估

存在创面或溃疡的患者均应详细询问病史、仔细查体。对创面的评估应包括：

- 创面的位置与数量。
- 创面长度、宽度、深度及颜色。
- 是否有蜂窝织炎或渗出。

以下症状或体征提示严重感染，需要住院给予静脉抗生素或清创治疗：

表 14-1　创面不愈合的危险因素

危险因素	作用机制
外周动脉疾病	微血管阻塞导致动脉血流减少，组织氧供与营养供应不足，代谢废物排除障碍 [9, 10]
糖尿病	多因素：血管病变、神经病变以及免疫系统改变 [9]
慢性静脉功能不全	表浅静脉瘀滞导致静脉压升高，长期压力增高进一步造成血管壁受损 [12]
衰老	真皮及基底层随衰老逐渐变薄，皮神经及表皮血供减少，胶原流失的同时，合成能力下降 [13, 14]
免疫抑制治疗	系统性免疫抑制治疗是外周创面延迟愈合及不愈合的高危因素 [15, 16]
镰状细胞贫血	异形红细胞引起小血管阻塞甚至闭锁 [17, 18]
化疗	抑制血管内皮生长因子（VEGF），影响创面愈合 [19]
放疗	辐照后皮肤变薄、血供减少、疼痛、对轻微创伤及感染的抵抗力下降 [20]
脊柱脊髓疾病与制动	通常在骨性突起周围引起压疮，如骶骨、膝关节、内踝及足跟 [21]
营养不良	长期创面不愈合的患者，应检查白蛋白及前白蛋白水平 [22]
感染	细菌产生的炎性介质，抑制正常的炎性反应及上皮化 [23]
吸烟及尼古丁替代疗法	多因素作用，如破坏血管结构导致创面缺血、降低炎性反应程度、损伤机体杀菌机制及影响胶原代谢 [24]

- 硬结、蜂窝织炎超过创缘 2 cm。
- 局部皮温升高。
- 压痛或局部出现渗出。
- 周围皮肤出现进行性加重的红斑 / 蜂窝织炎。
- 淋巴管炎。
- 溃疡面积增大。
- 大量渗出。
- 发热。

同时需进行全面的血管检查，包括桡动脉、股动脉及足背动脉触诊。动脉阻塞的体征包括外周血管搏动减弱、毛细血管充盈变差、皮肤萎缩变薄及指甲肥大。

非侵入性动脉评估，包括踝肱指数（≤ 0.9 表示异常）及超声多普勒检查，通常在患者存在创伤且动脉搏动触诊异常时进行。创面长期不愈合、溃疡持续存在的患者，也应进行动脉检查。

2.1　实验室检查

常规实验室检查可用来评估活动性感染、贫血、营养状况及可能导致创面不愈合的临床高危因素（表 14-1），具体如下。

- 全血细胞计数及分类。

- 代谢系列、肝功、白蛋白、前白蛋白、血红蛋白 A1c。
- 前白蛋白及白蛋白不是最佳的营养指标，但在创面不愈合患者应常规检查。
- 如怀疑蜂窝织炎，应行伤口细菌培养，以指导抗生素治疗。如要进行创面细菌培养，应在彻底清创后进行 [25, 26]。

2.2　慢性溃疡的分类

根据发生部位及临床表现不同，缺血性溃疡、静脉性溃疡及神经性溃疡通常不难鉴别（表 14-2）。

3. 创面处理

3.1　早期处理

冲洗与清创——有坏死组织、污染、残留缝合材料的创面需要首先进行清创，然后才能进行进一步的创面处理。这些物质会刺激组织产生异常金属蛋白酶，消耗愈合所需的养分，延迟创面愈合 [30]。

冲洗能有效减少细菌数量、清除异物，是创面处理的常规步骤 [31]。冲洗液通常为温的生理盐

表 14-2　慢性溃疡

缺血性溃疡
• 病理生理改变：动脉阻塞导致灌注不足
• 动脉炎累及大 / 中动脉，以及累及小动脉的病变都会引起血管阻塞（如血栓闭塞性脉管炎、Buerger 病、血管炎及硬皮病）
• 肢体静息痛、活动时疼痛加剧，疼痛可局限于溃疡处，也可累及全足
• 通常发生在骨性突起处或局部压力较大 / 皮肤剪切力大的部位，如趾间、趾尖、指骨 / 趾骨铲状粗隆、外踝

静脉性溃疡
• 最常见的类型
• 诱发因素：深静脉血栓及静脉瓣功能不全，内外踝最常受累
• 创面周围皮肤：通常患有湿疹，皮肤出现红斑、脱屑、渗出及结痂
• 局部瘙痒难忍
• 周围皮肤色素过度沉着或瘀血性皮炎。肉芽组织通常呈红色
• 创面基底常见钙化[27]

压疮
• 压疮处软组织受到骨性突起及外界硬物的挤压，发生坏死、溃疡
• 压疮严重程度从无皮损的红斑（Ⅰ期）到全层皮肤受损、广泛软组织坏死（Ⅲ期），甚至出现皮肤 / 肌肉坏死，深层结构（肌肉、肌腱及骨）外露（Ⅳ期），通常根据临床表现诊断
• 跖骨头内外侧、跟骨、坐骨结节、大转子、腓骨头以及骶骨，是骨性突起明显、易发生压疮的部位
• 组织纤维化，包括坏死的焦痂
• 累及深度浅的仅在表皮边缘，深的可达骨质
• 创面周围出现红斑

糖尿病神经性溃疡
• 多因素作用：糖尿病神经性病变、自主神经系统紊乱及血供不足
• 糖尿病神经性溃疡的特点：
- 反复发生摩擦的部位，如足底跖骨头跖侧或趾间关节背侧
- 足部角化组织过度生长，过度角化意味着血供不足
- 边界不清
- 感觉缺失

恶性溃疡
• 临床表现可能与慢性创面相似，有时与静脉性溃疡难以鉴别
• 非缺血性创面经治疗 3 个月，没有愈合迹象，应行皮肤活检[28]

高血压性溃疡
• 少见，易与其他慢性溃疡混淆
• 病理生理改变：小动脉钙化阻塞，类似钙化性尿毒症[29]
• 典型的高血压性溃疡出现在小腿下段前外侧或跟腱处，常双侧同时出现，伴有动脉高压的患者，血管搏动明显
• 局部组织灌注减少导致缺血、溃疡，起初溃疡呈红色，随后变为青紫色，创面基底缺血、疼痛明显
• 治疗包括控制血压及局部创面处理

水，采用低压冲洗，无需加入稀释的碘溶液或其他抗菌溶液（如氯己定、过氧化氢）。上述成分通常杀菌作用有限，还可能对正常组织产生毒性作用而延缓创面愈合（详见"第 6 章　抗生素的局部应用"）[32]。低压冲洗可以清除创面内大部分表面异物。任何情况下，一旦发现有感染迹象（如蜂窝织炎、脓肿），应对坏死组织做大面积切除。慢性不

愈合创面应行手术清创，清除感染坏死组织、清理创面边缘及行深部组织细菌培养、活检[33]，通过合理有效的清创手术，可以显著提高创面愈合率[34]。

3.2　局部治疗

生长因子——对创面愈合有促进作用的生长因子包括血小板衍生生长因子（PDGF）、成纤维细胞

生长因子及粒 – 巨噬细胞集落刺激因子（GM-CSF）。

• 血小板生长因子：促进细胞增殖及新生血管，从而加速创面愈合[35]，糖尿病足溃疡深达皮下组织时，如无感染，应用 PDGF 可以有效增加局部血供[35]。

• 表皮生长因子：局部使用重组人表皮生长因子，较安慰剂组可有效缩小溃疡面积，增加溃疡愈合率[36]。

• GM-CSF——皮内注射 GM-CSF 可以促进小腿慢性溃疡愈合，对静脉性溃疡同样有效[37]。

3.3 创面敷料

敷料对创面愈合速度影响较大[38]。

慢性创面处理的通用原则包括[39]：

• 水性凝胶用于清创阶段。

• 泡沫海绵及低黏附性敷料用于肉芽形成期。

• 水胶体及低黏附性敷料用于上皮化期。

• 人体试验表明：湿性创面较干燥创面愈合更快[38]。

急性创面渗出液中富含大量 PDGF、成纤维细胞生长因子及适量的金属蛋白酶，有助于保护创面基质[40]。封闭性敷料不仅能够加速创面愈合，还能减少瘢痕形成[41]。

敷料根据保水能力不同，分为开放性敷料、半开放性敷料及半封闭敷料（表 14-3）。

表 14-3 创面敷料

开放性敷料
通常用盐水纱布覆盖创面 湿纱布敷料可用于覆盖大面积软组织缺损，直至创面闭合或皮瓣移植
优点： • 费用低
缺点： • 需要频繁换药

半开放敷料
带有小孔的纱布敷料，混合油性、石蜡等软膏，第一层覆盖于创面，其上覆盖第二层吸水性纱布或垫料，最后使用胶布或其他黏性敷料固定
优点： • 费用低、容易操作
缺点： • 无法保持局部环境湿润，不利于渗出液引流 • 需要频繁换药

半封闭敷料
包括薄膜、泡沫海绵、硅藻酸钠盐、水胶体、水性凝胶等

薄膜
高分子薄膜是人工合成的具有黏性、透明的薄片，允许气体（氧气、水蒸气）通透，大分子蛋白及细菌无法透过。此特性使创面水分呈隐性蒸发、丢失，可保留渗出液中的酶类，并可防止细菌入侵。透明薄膜可使创面快速愈合，感染率低，也是中厚皮片供区较经济的覆盖材料[42]
优点： • 保湿 • 加速再上皮化进程 • 透明、具有自黏性
缺点： • 吸收能力差

泡沫海绵
通常由两层构成：亲水性硅酮或聚氨酯泡沫层，紧贴创面；疏水透气层在背面，防止渗漏及细菌侵入[43]
优点： • 吸水性好 • 可依据创面塑形，填充空腔
缺点： • 不透明 • 需每天更换

（续表）

硅藻酸钠盐
多种藻类的天然多糖复合物，此类敷料性质特殊，不溶于水，但在创面富含钠离子的体液中，会发生钙 – 钠离子交换，形成非晶体态的胶状物覆盖于创面[44]。适用于中到重度渗出性创面
优点： • 止血性强 • 换药时用盐水清洗即可去除，可减轻疼痛 • 可在局部使用数天
缺点： • 需去除底层敷料才能观察到创面 • 气味重

水胶体
聚氨酯薄膜载体上附加一层凝胶或泡沫海绵。敷料中的胶体成分可保留渗出液，使创面湿润，同时细菌及组织碎片也会黏附其上，换药时轻轻冲洗即可去除细菌等，类似机械清创作用
优点： • 可以包绕创面
缺点： • 恶臭 • 需每日换药，可能诱发过敏性皮炎[45]

水凝胶
合成的聚合物有含 >95% 水分的基质，可制成薄片、凝胶或泡沫海绵。其两侧通常覆盖可去除的薄膜，内层直接与创面接触，外层可去除，以便使液体顺畅引流。此类基质可根据组织的水化程度，从组织中吸收或释放水分 水凝胶对干燥创面尤其适用
优点： • 开始敷用时，可降低创面温度，减轻疼痛[46]
缺点： • 选择性引起革兰阴性细菌增殖[47]

水活性敷料
聚氨酯基质，融合了凝胶及泡沫海绵的特性，可吸收渗液中的多余水分，而保留生长因子及其他蛋白[48]

4. 创面覆盖

4.1 植皮

植皮是最常用的生物覆盖方式，供区取皮，移植覆盖创面。创面植皮后，有助于减少体液、电解质丢失，防止细菌侵入及降低感染风险[49, 50]。

4.2 全厚皮片移植

包含有表皮及真皮的全厚皮片，较中厚皮片保留了更多正常皮肤的特征，如颜色、质感及厚度。全厚皮片适用于面积较小、无感染且血运良好的创面。供区应选择皮肤富余且柔韧性较好的部位，如腹股沟、大腿外侧、下腹壁及外侧胸壁，供区可一期闭合。全厚皮片的主要缺点是，供区有限，移植后可能出现皮下积液[49, 50]。

4.3 中厚皮片移植

中厚皮片常用于闭合创面。

相比全厚皮片，中厚皮片对创面条件的要求相对较低、应用范围更广。中厚皮片可做成网格状，以覆盖更大范围的创面。创面与供皮面积比可达 1:1~6:1。供区残留的表皮附件可修复创面，使供区创面自行愈合，供区愈合后可再次取皮。

中厚皮片也有缺点，其通常较脆弱，在创面缺少软组织基质支持时尤其明显。中厚皮片愈合后会有明显挛缩，且不随个体生长发育而延展。愈合后的皮肤由于缺少附件，通常较正常皮肤光滑、发亮。此外，中厚皮片会出现异常色素沉着，如皮色苍白或过度色素沉着，肤色较深的个体尤为明显。因此，使用中厚皮片的目的在于控制感染、减少体液及电解质丢失，而非美容[51]。图 14-1 为中厚皮片修复创伤后皮肤缺损的病例。

4.4 含活细胞生物敷料

含细胞的生物敷料有活细胞结构，至少包含一层同种异体活细胞。

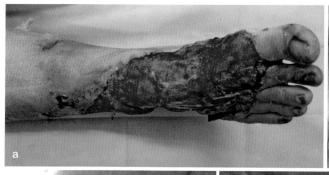
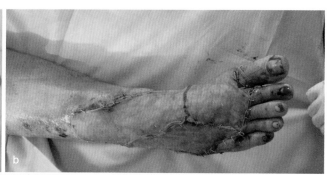
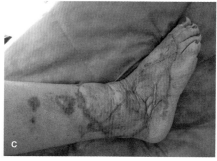
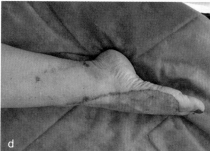
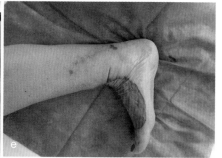

图 14-1 a~e 创伤后皮肤缺损，中厚皮片修复。
a. 术前。
b. 术中，显示中厚皮片。
c~e. 术后，足背及前踝植皮愈合。愈合后，足跖屈、背伸功能良好。

当使用常规敷料治疗不佳或不宜使用时，可考虑使用含细胞生物敷料[52]。该敷料可提供额外的细胞及生长因子，对缺乏细胞及生长因子的慢性溃疡创面尤其有效，有助于加速创面愈合，降低感染风险。

5. 辅助治疗

5.1 高压氧治疗

体外试验研究表明，高压氧治疗有助于促进创面愈合[53, 54]。内皮祖细胞参与缺氧组织的血管新生，对创面愈合十分重要[53, 54]。高压氧治疗有利于血供不良的移植皮片及皮瓣的存活，防止局部组织坏死形成新创面。

5.2 皮瓣移植

高能量创伤常合并严重软组织损伤，坏死组织清创后，会产生大面积缺损。这种情况下，除负压吸引治疗（NPWT）可临时覆盖创面外，上述治疗方法均不适宜，需行皮瓣移植。通常认为 1 周内闭合创面，有助于改善预后，减少感染等并发症，促进骨愈合[55, 56]。

依据创面的类型、大小及部位，可使用局部带蒂或游离带血管蒂的皮瓣移植。伴有骨折的创面，通常可使用肌瓣修复，具体可采取肌瓣 + 中厚皮片、肌皮瓣或两者相结合的方式[57-59]。皮瓣移植前必须评估局部血供情况，可行血管造影、CTA 或超声检查。

图 14-2 示大面积足底皮肤缺损，继发于开放

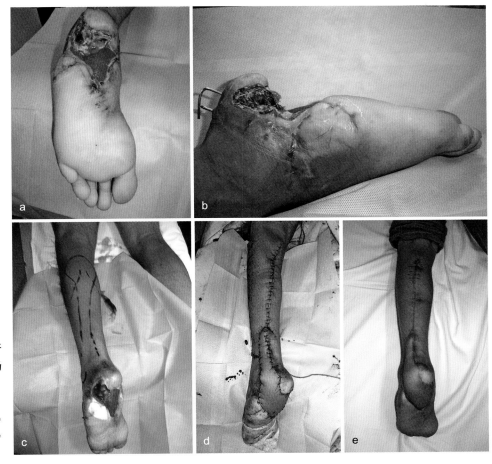

图 14-2 a~e　跟骨开放性骨折并足底巨大皮肤缺损，腓肠神经皮瓣移植修复。
a、b.　术前。
c.　术中腓肠神经皮瓣修复前。
d.　术中腓肠神经皮瓣修复后。
e.　愈合后。

性跟骨骨折，采用腓肠神经营养血管逆行皮瓣修复创面。图 14-3 示 ⅢB 型胫骨开放性骨折，采用股前外侧皮瓣修复创面。

6. 开放伤口的负压治疗

6.1 概述

由于战争中和日常生活中创伤频发，医生常面临高能量软组织创伤合并骨折病例的挑战，此类创伤手术治疗复杂。随着人口老龄化、肥胖及糖尿病人口的增加，慢性创面已逐渐成为全社会的医疗负担。更好、更经济有效地治疗这类创面，有助于减少患者疼痛，降低截肢率[60]。

创面负压治疗始于 1940 年，采用负压封闭方式，用于覆盖创面。但直至 1996 年，随着真空辅助闭合（VAC）的出现，这项技术才逐渐得到广泛使用[16]。该发明革命性地改良了创面处置手段，在创腔内置入多孔敷料，再将其通过管道与真空泵相连，表面使用黏性薄膜封闭覆盖。根据需要，可持续或间断施加 125 mmHg 的负压[62]。图 14-4 展

示了 NPWT 用于治疗感染性内植物取出后的创面，具有良好的疗效。

下肢开放性损伤，伴肌腱、骨及内植物外露，处理非常棘手。DeFranzo 等[63]发现，NPWT 可以显著减轻创面组织水肿、缩小下肢周径，故可相应缩小创面。使用该方法，可产生大量肉芽组织，并快速覆盖骨与内植物表面。约 95% 的患者，创面可获得早期闭合，避免了并发症[63]。

6.2 作用机理

NPWT 在宏观及微观层面，通过多种机制促进创面愈合。文献报道 NPWT 的作用机制，主要有以下 4 个方面。

• 缩小创面（宏观）：创面愈合时，尽可能缩小组织间距，促进肉芽组织生长，达到尽早延迟一期或二期闭合创面的目的。NPWT 使用的多孔聚氨酯海绵材料，可有效传导负压，引流渗出液。对于不规整创面，可修剪海绵与创面边缘良好贴合，促进创面更快愈合[60, 64]。

• 稳定创面微环境：NPWT 可为创面提供独立、温暖及湿润的环境。半通透的聚氨酯薄膜，限

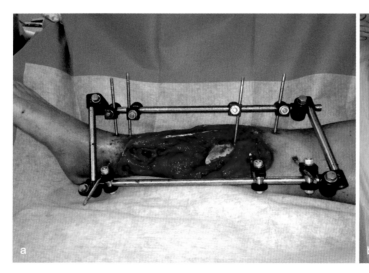
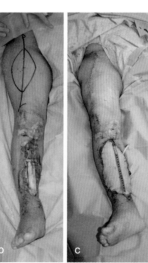
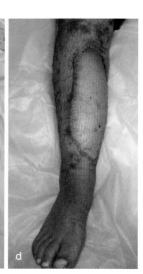

图 14-3 a~d 胫骨开放骨折 ⅢB 型，股前外侧皮瓣移植修复。
a. 术前外固定架临时固定。
b. 术中设计股前外侧皮瓣。
c. 术中股前外侧皮瓣移植覆盖创面。
d. 愈合后。

制了气体及水蒸气的渗透，阻隔蛋白质及微生物透过，从而保持创面微环境的稳定。该材料通常 2~3 天更换一次，可降低每天更换纱布敷料给患者带来的不适[60, 64]。

• 引流细胞外液：水肿会延缓创面愈合，临床常采用抬高患肢、加压包扎等方式减轻水肿。NPWT 可产生均匀、分散的抽吸力，直接将细胞外液引流，减轻组织水肿，亦可减少局部炎性介质及细胞因子[60, 64]。

• 泡沫敷料 - 创面界面的微变形：计算机模型显示，NPWT 可在愈合组织产生 5%~20% 的应力形变。在体实验显示，NPWT 可通过促进细胞分裂、增殖、分泌生长因子及促进血管新生等机制，加速创面愈合[65]。

Wang 等[66] 发现，NPWT 可显著增加 ICAM-1、MIF、VEGF 等细胞因子，以及 I 型胶原的水平，因此是治疗严重复杂创面的有效手段。进一步动物实验表明，NPWT 在猪的创面局部维持 125 mmHg 负压，可在 4 天内增加血流 4 倍，并极大地减少细菌存量[67]。

除此之外，NPWT 还有 6 种继发效应：

• 创面愈合速度：Eginton 等[68] 发现，NPWT 较常规敷料可有效减小创面面积。显微镜下观察创面剖面也可发现，使用 NPWT 的创面较单纯封闭式敷料创面有更多的肉芽组织生长[69-71]。然而 Cochrane 评价[68] 结果显示，尚无足够的证据表明 NPWT 能够缩短创面完全愈合的时间。

• 肉芽组织生成：NPWT 可有效刺激局部肉芽组织生成，这可能与敷料在局部产生的微形变有关。NPWT 增加了创面表面的缺氧程度，导致 HIF-1α-VEGF 信号通路激活[60, 72]。

• 细胞增殖：至少有三种可促进细胞增殖的机制，包括微变形、引流渗液及保持局部微环境温暖、湿润[60, 72]。

• 炎症反应调控：肥大细胞在创面愈合中起到重要作用。肥大细胞缺失的小鼠，创面肉芽组织反应减弱。这表明肥大细胞在 NPWT 治疗中，作用十分重要[73]。

• 调节神经肽类物质：NPWT 显著增加表皮及真皮神经纤维密度，同时 P 物质、降钙素基因相关肽、神经生长因子等，表达均有增加，表明 NPWT 可调节创面神经纤维及神经肽类物质的产生[69]。

• 减少细菌数量：减少创面细菌数量，有助于促进创面愈合。机体可将更多的养分用于创面愈合，而非抵御细菌、病毒、真菌的入侵。关于 NPWT 对细菌数量的影响，目前研究尚无定论。Moues 等[70] 对 54 例分别使用 NPWT 及纱布敷料的患者进行研究发现，两组间创面细菌数量无明显差别。进一步研究表明，非发酵性革兰阴性杆菌，在 NPWT 组创面内数量显著下降，而金黄色葡萄球菌反而明显上升。

6.3 适应证与禁忌证

选择适应证、避免禁忌证，是使用 NPWT 的重要原则。使用前，需对患者及创面进行仔细评估。1995 年，美国 FDA 批准 VAC 用于不愈合性创面的负压治疗，2000 年扩大适应证至急性、慢性、创伤性以及亚急性创面、皮瓣及移植物的覆盖（表 14-4）[74]。

表 14-4　负压创面治疗的适应证与禁忌证

适应证
慢性创面
急性创面
创伤所致创面（软组织损伤）
感染性创面（坏死性筋膜炎）
亚急性创面
创面裂开
II 度烫伤
溃疡及压疮
皮瓣、皮片移植

禁忌证
有坏死组织的创面
未处理的骨髓炎
连通器官或体腔的瘘管
直接覆盖于外露的动脉、静脉、神经
创面内恶性病变
银过敏（仅对内含银离子的敷料）

6.4 NPWT 在骨科急性创伤中的应用

开放性骨折无论是否使用 NPWT，在软组织缺损覆盖前，必须首先进行彻底清创、稳定骨折[75]。

Parrett 等[76]回顾了胫骨开放性骨折伴软组织损伤的治疗策略，发现软组织缺损重建手段已有所改变。作者自 1997 年开始使用 NPWT 治疗软组织缺损，目前将近一半的开放性骨折伴软组织缺损的患者，都采用此方法。游离皮瓣的使用越来越少。术后 1 年随访表明，二次手术率有所降低，但术后感染、截肢、畸形愈合 / 不愈合的发生率，无明显改变[76]。

DeFranzo 等[63]报道，难治性创面（如骨、肌腱、内植物外露）使用 NPWT，创面治愈率达 100%。

Stannard 等[77]设计了两组对照试验，以验证 NPWT 的有效性。第一组试验，用于验证 NPWT 是否有利于血肿引流及切口闭合。研究发现，NPWT 组较常规方法组感染率及引流时间均降低50%（3.1 天降至 1.6 天）。第二组试验，针对具有伤口不愈合高危因素的骨折手术患者（如高能量跟骨骨折、Pilon 骨折及Ⅳ、Ⅵ型胫骨平台骨折），使用 NPWT 作为手术切口闭合的辅助手段。结果显示，NPWT 组可极大地缩短引流时间，但对感染发生率影响不大。

该作者的另一项研究中[78]，纳入了 3 类共计263 例（高能量跟骨骨折、Pilon 骨折及Ⅳ、Ⅵ型胫骨平台骨折）具有伤口不愈合高危因素的患者。伤口闭合后采用两种不同方式覆盖，结果表明，NPWT 组较常规敷料组，伤口裂开概率及术后感染率均有所降低。

Labler 及 Trentz[79]等对 13 例骨盆骨折合并大面积软组织缺损的患者，采取 NPWT 临时覆盖。结果表明，该方法可有效改善创面条件，有助于最终的创面修复。

Himalayan 医学院 Sinha 等[80]的另一项研究显示，涉及 30 例需作软组织覆盖的四肢开放性骨折患者，术后采用两种方式（NPWT 及湿敷料）覆盖创面，结论如下：

• 术后 1~8 天，与湿敷料组相比，NPWT 组创面显著缩小。

• NPWT 组较湿敷料组创面细菌生长明显减少。

然而，Dedmond 等[81]对 50 名Ⅲ型开放性胫骨

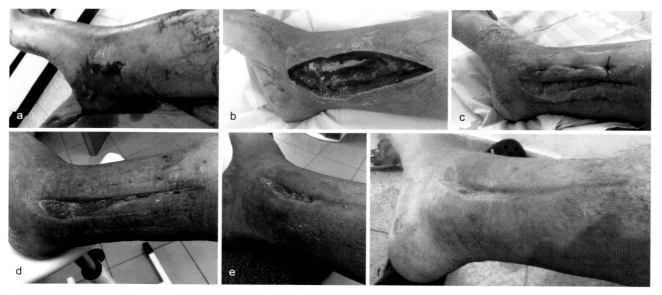

图 14-4 a~f　临床病例：患者男性，58 岁，术后伤口感染不愈合。既往患糖尿病，因闭合性胫骨远端干骺端骨折入院，行切开复位钢板内固定术。

a、b. 术后 6 个月伤口感染，切开引流、取出钢板（a）；创面使用 NPWT 治疗，更换 3 次（b）。

c.　NPWT 治疗后，尼龙线缝合缩小创缘。

d.　创面闭合后，再使用 NPWT 治疗，更换 3 次。

e、f. 创面局部换药，二期闭合伤口，数周后伤口愈合。

干骨折患者的研究发现，NPWT 在降低感染及骨不连发生率方面，较传统敷料无明显优势；但又同时指出，使用 NPWT 的优势在于，可以减少游离组织瓣或肌皮瓣的使用。

NPWT 现已广泛应用于外科的各个领域。涉及 5 项临床研究、280 例患者的大样本 Cochrane 评价认为，在改善伤口愈合率、缩短愈合时间方面，无任何证据可以支持或反对 NPWT 的有效性[82]。

Halvorson 等[83] 将 NPWT 应用于儿童不同部位开放性骨折的治疗。研究表明，与传统敷料组相比，两者均可降低开放性骨折的感染率，其安全性及有效性方面，无明显差别。

6.5 使用技巧及注意事项

预防性措施包括[72] 以下内容。

• NPWT 不能替代清创及软组织重建（如皮片、皮瓣移植）。

• 一般情况下，单一创面最好只使用一片泡沫海绵。如需使用一片以上，医护人员应作详细记录，以防后期残留。

• 已有 NPWT 术后创面出血的报道。因此，NPWT 覆盖血管或器官时，为降低出血风险，应采用非黏附性敷料，或先用厚层的软组织覆盖。此外，大范围清创后或抗凝治疗时，要特别注意观察创面的出血情况。

• 当医生预期创面会与敷料粘连时，应在创面与海绵间放置隔离垫。使用非黏性隔离垫可防止组织过度长入海绵。尽管隔离垫可能影响肉芽组织生长，但便于更换敷料。

• 减少创面 - 海绵粘连的另一个策略，是增加更换敷料的频率，从而减轻疼痛。此外，更换前 15~30 分钟注入生理盐水，也可减轻粘连及疼痛[84]。

6.6 疗效评估

定期评估创面变化十分必要，尤其应采用精确的、可重复性强的方式。1~2 周后，如创面大幅缩小，是否继续使用 NPWT，应反复多次评估。如创面再无改善，应拆除 NPWT。

对慢性创面，通常应评估以下内容。

• 初次使用 NPWT 后创缘的炎性反应情况。如炎性反应加重，应予及时拆除。

• 二次或多次换药后创缘薄白上皮组织生长情况。这提示伤口在愈合中。

• 创面肉芽组织生长情况。如肉芽组织大量生长，表明预后良好；如肉芽组织暗淡，则提示组织灌注不足。通常肉芽组织每天应新增 3%~5%。

6.7 NPWT 并发症

NPWT 是创面处置方式的重大突破，提高了创面愈合率，但也有其局限性。尽管并发症少见，但后果可能十分严重。可能的并发症包括：疼痛、创伤、皮肤损伤、出血、感染、焦虑、生活质量下降及营养不良等[85]。

6.7.1 疼痛

重度疼痛不仅会影响患者的整体感受，也会延迟创面愈合，延长治疗时间[86]。NPWT 治疗的患者，通常会在负压吸引初期及拆除敷料时出现疼痛[87]。Webster 等[82] 研究发现，患者在院进行 NPWT 治疗，与商用 NPWT 治疗相比，疼痛程度相对较轻。

6.7.2 创伤或皮肤损伤

当组织长入海绵时，容易发生皮肤损伤。一项研究[84] 显示，NPWT 组较常规敷料组更容易引起张力性水泡，前者发生率为 62.5%，后者仅为 8.3%。

部分研究表明，NPWT 会导致创面出血，但病例数量并不多[86]。

6.7.3 感染

临床上，NPWT 通过电动吸引装置，持续吸引渗液，以保持创面局部清洁、促进愈合。当负压吸引停止时，海绵则成为异物及感染源。如海绵移位，创面就会暴露于外界环境中，反而增加感染风险。使用中心负压提供持续吸引，就能避免此问题[85]。

6.7.4 焦虑

研究表明，更换敷料引起的疼痛及疼痛预期所致的焦虑，均可能导致创面延迟愈合[88]。相比常规敷料，使用 NPWT 的患者，焦虑评分更高[89]。

6.7.5 生活质量

NPWT 究竟是改善还是影响患者的生活质量，目前尚无定论。多项研究的结论也不尽一致。使用中心负压或便携式负压机，均会限制患者日常活动。影响生活质量的其他表现还包括食欲下降、睡眠障碍，甚至出现认知改变[85]。

6.7.6 营养不良

NPWT 治疗时，从腹部开放性创面或软组织创面引流出的渗液中富含蛋白质。因此引流量较大时，应评估患者的蛋白需求，也应注意免疫球蛋白及电解质的丢失[90]。

6.8 性价比

一些临床试验评估了 NPWT 的性价比：NPWT 可缩短护理时间，降低疼痛评分（治疗 5 周后），降低手术的复杂性 / 减少手术次数，减少并发症，减少治疗 / 住院时间及次数，降低创面治疗的总体费用，提高医患满意度，改善临床预后[61, 71, 91]。

商用的 NPWT 与住院的 NPWT 相比，每日平均费用，前者是后者的 25 倍。因此，对于无力支付商用 NPWT 设施高昂费用的患者来说，其安全性与住院治疗并无不同，但采用院内治疗，花费上有明显优势，且并不降低预后[82]。

7. 总结

开放性损伤的处理，对医生而言，仍是巨大的挑战。分析开放性损伤的特点及病因，深刻理解影响愈合的合并症十分重要。目前处理开放性损伤的方法众多，通常需要联合使用，以期达到最佳疗效。对于某些病例，局部处理即可解决问题；而另一些患者需要力度更大的综合性治疗，如高压氧、NPWT及手术治疗。多数情况下，反复多次的病情评估及多学科协作的方式，对患者的治疗有极大的帮助。

参考文献

1. Atiyeh BS, Ioannovich J, Al-Amm CA, et al. Management of acute and chronic open wounds: the importance of moist environment in optimal wound healing. *Curr Pharm Biotechnol.* 2002 Sep;3(3):179–195.

2. Schultz GS, Sibbald RG, Falanga V, et al. Wound bed preparation: a systematic approach to wound management. *Wound Repair Regen.* 2003 Mar;11 Suppl 1:S1–28.

3. Diegelmann RF, Evans MC. Wound healing: an overview of acute, fibrotic and delayed healing. *Front Biosci.* 2004 Jan 1;9:283–289.

4. Darby IA, Hewitson TD. Fibroblast differentiation in wound healing and fibrosis. *Int Rev Cytol.* 2007;257:143–179.

5. Doillon CJ, Dunn MG, Bender E, et al. Collagen fiber formation in repair tissue: development of strength and toughness. *Coll Relat Res.* 1985 Dec;5(6):481–492.

6. Haukipuro K. Synthesis of collagen types I and III in reincised wounds in humans. *Br J Surg.* 1991 Jun;78(6):708–712.

7. Dodson MK, Magann EF, Meeks GR. A randomized comparison of secondary closure and secondary intention in patients with superficial wound dehiscence. *Obstet Gynecol.* 1992 Sep;80(3 Pt 1):321–324.

8. Morbach S, Furchert H, Groblinghoff U, et al. Long-term prognosis of diabetic foot patients and their limbs: amputation and death over the course of a decade. *Diabetes Care.* 2012 Oct;35(10):2021–2027.

9. Mills JL, Sr., Conte MS, Armstrong DG, et al. The Society for Vascular Surgery Lower Extremity Threatened Limb Classification System: risk stratification based on wound, ischemia, and foot infection (WIfI). *J Vasc Surg.* 2014 Jan;59(1):220–234 e1–2.

10. Santilli JD, Santilli SM. Chronic critical limb ischemia: diagnosis, treatment and prognosis. *Am Fam Physician.* 1999 Apr 1;59(7):1899–1908.

11. Singh N, Armstrong DG, Lipsky BA. Preventing foot ulcers in patients with diabetes. *JAMA.* 2005 Jan 12;293(2):217–228.

12. Brem H, Tomic-Canic M. Cellular and molecular basis of wound healing in diabetes. *J Clin Invest.* 2007 May;117(5):1219–1222.

13. Reddy M. Skin and wound care: important considerations in the older adult. *Adv Skin Wound Care.* 2008 Sep;21(9):424–436; quiz 37–38.

14. Fore J. A review of skin and the effects of aging on skin structure and function. *Ostomy Wound Manage.* 2006 Sep;52(9):24–35; quiz 6–7.

15. Bosanquet DC, Rangaraj A, Richards AJ, et al. Topical steroids for chronic wounds displaying abnormal inflammation. *Ann R Coll Surg Engl.* 2013 May;95(4):291–296.

16. Hofman D, Moore K, Cooper R, et al. Use of topical corticosteroids on chronic leg ulcers. *J Wound Care.* 2007 May;16(5):227–230.

17. Trent JT, Kirsner RS. Leg ulcers in sickle cell disease. *Adv Skin Wound Care.* 2004 Oct;17(8):410–416.

18. Minniti CP, Eckman J, Sebastiani P, et al. Leg ulcers in sickle cell disease. *Am J Hematol.* 2010 Oct;85(10):831–833.

19. Erinjeri JP, Fong AJ, Kemeny NE, et al. Timing of administration of bevacizumab chemotherapy affects wound healing after chest wall port placement. *Cancer.* 2011 Mar 15;117(6):1296–1301.

20. Regan MA, Teasell RW, Wolfe DL, et

al. A systematic review of therapeutic interventions for pressure ulcers after spinal cord injury. *Arch Phys Med Rehabil.* 2009 Feb;90(2):213–231.

21. Wu SC, Crews RT, Armstrong DG. The pivotal role of offloading in the management of neuropathic foot ulceration. *Curr Diab Rep.* 2005 Dec;5(6):423–429.

22. Raffoul W, Far MS, Cayeux MC, et al. Nutritional status and food intake in nine patients with chronic low-limb ulcers and pressure ulcers: importance of oral supplements. *Nutrition.* 2006 Jan;22(1):82–88.

23. Lipsky BA, Berendt AR, Cornia PB, et al. 2012 Infectious Diseases Society of America clinical practice guideline for the diagnosis and treatment of diabetic foot infections. *Clin Infect Dis.* 2012 Jun;54(12):e132–173.

24. Sorensen LT. Wound healing and infection in surgery: the pathophysiological impact of smoking, smoking cessation, and nicotine replacement therapy: a systematic review. *Ann Surg.* 2012 Jun;255(6):1069–1079.

25. Lipsky BA. A report from the international consensus on diagnosing and treating the infected diabetic foot. *Diabetes Metab Res Rev.* 2004 May-Jun;20 Suppl 1:S68–77.

26. Armstrong DG, Lipsky BA. Advances in the treatment of diabetic foot infections. *Diabetes Technol Ther.* 2004 Apr;6(2):167–177.

27. O'Meara S, Al-Kurdi D, Ovington LG. Antibiotics and antiseptics for venous leg ulcers. *Cochrane Database Syst Rev.* 2008 (1):CD003557.

28. Senet P, Combemale P, Debure C, et al. Malignancy and chronic leg ulcers: the value of systematic wound biopsies: a prospective, multicenter, cross-sectional study. *Arch Dermatol.* 2012 Jun;148(6):704–708.

29. Senet P, Vicaut E, Beneton N, et al. Topical treatment of hypertensive leg ulcers with platelet-derived growth factor-BB: a randomized controlled trial. *Arch Dermatol.* 2011 Aug;147(8):926–230.

30. Smith F, Dryburgh N, Donaldson J, et al. Debridement for surgical wounds. *Cochrane Database Syst Rev.* 2013;9:CD006214.

31. Fernandez R, Griffiths R. Water for wound cleansing. *Cochrane Database Syst Rev.* 2012;2:CD003861.

32. Moore ZE, Cowman S. Wound cleansing for pressure ulcers. *Cochrane Database Syst Rev.* 2013;3:CD004983.

33. Armstrong DG, Lavery LA, Nixon BP, et al. It's not what you put on, but what you take off: techniques for debriding and off-loading the diabetic foot wound. *Clin Infect*

Dis. 2004 Aug 1;39 Suppl 2:S92–99.

34. Wilcox JR, Carter MJ, Covington S. Frequency of debridements and time to heal: a retrospective cohort study of 312 744 wounds. *JAMA Dermatol.* 2013 Sep;149(9):1050–1058.

35. Fang RC, Galiano RD. A review of becaplermin gel in the treatment of diabetic neuropathic foot ulcers. *Biologics.* 2008 Mar;2(1):1–12.

36. Falanga V, Eaglstein WH, Bucalo B, et al. Topical use of human recombinant epidermal growth factor (h-EGF) in venous ulcers. *J Dermatol Surg Oncol.* 1992 Jul;18(7):604–606.

37. Da Costa RM, Ribeiro Jesus FM, Aniceto C, et al. Randomized, double-blind, placebo-controlled, dose- ranging study of granulocyte-macrophage colony stimulating factor in patients with chronic venous leg ulcers. *Wound Repair Regen.* 1999 Jan-Feb;7(1):17–25.

38. Svensjo T, Pomahac B, Yao F, et al. Accelerated healing of full-thickness skin wounds in a wet environment. *Plast Reconstr Surg.* 2000 Sep;106(3):602-12; discussion 13–14.

39. Paddle-Ledinek JE, Nasa Z, Cleland HJ. Effect of different wound dressings on cell viability and proliferation. *Plast Reconstr Surg.* 2006 Jun;117(7 Suppl):110S-8S; discussion 9S–20S.

40. Armstrong DG, Jude EB. The role of matrix metalloproteinases in wound healing. *J Am Podiatr Med Assoc.* 2002 Jan;92(1):12–18.

41. Dyson M, Young S, Pendle CL, et al. Comparison of the effects of moist and dry conditions on dermal repair. *J Invest Dermatol.* 1988 Nov;91(5):434–439.

42. Rakel BA, Bermel MA, Abbott LI, et al. Split-thickness skin graft donor site care: a quantitative synthesis of the research. *Appl Nurs Res.* 1998 Nov;11(4):174–182.

43. Thomas DR, Goode PS, LaMaster K, et al. A comparison of an opaque foam dressing versus a transparent film dressing in the management of skin tears in institutionalized subjects. *Ostomy Wound Manage.* 1999 Jun;45(6):22–24, 7–8.

44. Lalau JD, Bresson R, Charpentier P, et al. Efficacy and tolerance of calcium alginate versus vaseline gauze dressings in the treatment of diabetic foot lesions. *Diabetes Metab.* 2002 Jun;28(3):223–229.

45. Grange-Prunier A, Couilliet D, Grange F, et al. [Allergic contact dermatitis to the Comfeel hydrocolloid dressing]. *Ann Dermatol Venereol.* 2002 May;129(5 Pt

1):725–727.

46. Coats TJ, Edwards C, Newton R, et al. The effect of gel burns dressings on skin temperature. *Emerg Med J.* 2002 May;19(3):224–225.

47. Menaker GM. Wound dressings for office-based surgery. *Facial Plast Surg.* 2004 Feb;20(1):91–105.

48. Achterberg V, Meyer-Ingold W. Hydroactive dressings and serum proteins: an in vitro study. *J Wound Care.* 1996 Feb;5(2):79–82.

49. Hogsberg T, Bjarnsholt T, Thomsen JS, et al. Success rate of split-thickness skin grafting of chronic venous leg ulcers depends on the presence of Pseudomonas aeruginosa: a retrospective study. *PLoS One.* 2011;6(5):e20492.

50. Simon DA, Dix FP, McCollum CN. Management of venous leg ulcers. *BMJ.* 2004 Jun 5;328(7452):1358–1362.

51. Puttirutvong P. Meshed skin graft versus split thickness skin graft in diabetic ulcer coverage. *J Med Assoc Thai.* 2004 Jan;87(1):66–72.

52. Blok CS, Vink L, de Boer EM, et al. Autologous skin substitute for hard-toheal ulcers: retrospective analysis on safety, applicability, and efficacy in an outpatient and hospitalized setting. *Wound Repair Regen.* 2013 Sep-Oct;21(5):667–676.

53. Thom SR. Hyperbaric oxygen: its mechanisms and efficacy. *Plast Reconstr Surg.* 2011 Jan;127 Suppl 1:131S–41S.

54. Kranke P, Bennett M, Roeckl-Wiedmann I, et al. Hyperbaric oxygen therapy for chronic wounds. *Cochrane Database Syst Rev.* 2004 (2):CD004123.

55. Godina M. Early microsurgical reconstruction of complex trauma of the extremities. *Plast Reconstr Surg.* 1986 Sep;78(3):285–292.

56. Patzakis MJ, Wilkins J, Moore TM. Considerations in reducing the infection rate in open tibial fractures. *Clin Orthop Relat Res.* 1983 Sep(178):36–41.

57. Hallock GG. Utility of both muscle and fascia flaps in severe lower extremity trauma. *J Trauma.* 2000 May;48(5):913–917.

58. Afifi AM, Mahboub TA, Losee JE, et al. The reverse sural flap: modifications to improve efficacy in foot and ankle reconstruction. *Ann Plast Surg.* 2008 Oct;61(4):430–436.

59. Schierle CF, Rawlani V, Galiano RD, et al. Improving outcomes of the distally based hemisoleus flap: principles of angiosomes in flap design. *Plast Reconstr Surg.* 2009 Jun;123(6):1748–1754.

60. **Orgill DP, Manders EK, Sumpio BE, et al.** The mechanisms of action of vacuum assisted closure: more to learn. *Surgery.* 2009 Jul;146(1):40–51.

61. **Braakenburg A, Obdeijn MC, Feitz R, et al.** The clinical efficacy and cost effectiveness of the vacuum-assisted closure technique in the management of acute and chronic wounds: a randomized controlled trial. *Plast Reconstr Surg.* 2006 Aug;118(2):390–397; discussion 398–400.

62. **Morykwas MJ, Faler BJ, Pearce DJ, et al.** Effects of varying levels of subatmospheric pressure on the rate of granulation tissue formation in experimental wounds in swine. *Ann Plast Surg.* 2001 Nov;47(5):547–551.

63. **DeFranzo AJ, Argenta LC, Marks MW, et al.** The use of vacuum-assisted closure therapy for the treatment of lower-extremity wounds with exposed bone. *Plast Reconstr Surg.* 2001 Oct;108(5):1184–1191.

64. **Putnis S, Khan WS, Wong JM.** Negative pressure wound therapy - a review of its uses in orthopaedic trauma. *Open Orthop J.* 2014;8:142–147.

65. **Saxena V, Hwang CW, Huang S, et al.** Vacuum-assisted closure: microdeformations of wounds and cell proliferation. *Plast Reconstr Surg.* 2004 Oct;114(5):1086–1096; discussion 97–98.

66. **Wang W, Pan Z, Hu X, et al.** Vacuum-assisted closure increases ICAM-1, MIF, VEGF and collagen I expression in wound therapy. *Exp Ther Med.* 2014 May;7(5):1221–1226.

67. **Morykwas MJ, Argenta LC, Shelton-Brown EI, et al.** Vacuum-assisted closure: a new method for wound control and treatment: animal studies and basic foundation. *Ann Plast Surg.* 1997 Jun;38(6):553–562.

68. **Eginton MT, Brown KR, Seabrook GR, et al.** A prospective randomized evaluation of negative-pressure wound dressings for diabetic foot wounds. *Ann Vasc Surg.* 2003 Nov;17(6):645–649.

69. **Younan G, Ogawa R, Ramirez M, et al.** Analysis of nerve and neuropeptide patterns in vacuum-assisted closure-treated diabetic murine wounds. *Plast Reconstr Surg.* 2010 Jul;126(1):87–96.

70. **Moues CM, Vos MC, van den Bemd GJ, et al.** Bacterial load in relation to vacuum-assisted closure wound therapy: a prospective randomized trial. *Wound Repair Regen.* 2004 Jan-Feb;12(1):11–17.

71. **Vuerstaek JD, Vainas T, Wuite J, et al.** State-of-the-art treatment of chronic leg ulcers: A randomized controlled trial comparing vacuum-assisted closure (V.A.C.) with modern wound dressings. *J Vasc Surg.* 2006 Nov;44(5):1029–1037; discussion 38.

72. **Orgill DP, Bayer LR.** Negative pressure wound therapy: past, present and future. *Int Wound J.* 2013 Dec;10 Suppl 1:15–19.

73. **Younan GJ, Heit YI, Dastouri P, et al.** Mast cells are required in the proliferation and remodeling phases of microdeformational wound therapy. *Plast Reconstr Surg.* 2011 Dec;128(6):649e–658e.

74. **Karlakki S, Brem M, Giannini S, et al.** Negative pressure wound therapy for management of the surgical incision in orthopaedic surgery: A review of evidence and mechanisms for an emerging indication. *Bone Joint Res.* 2013;2(12):276–284.

75. **A N, Khan WS, J P.** The evidence-based principles of negative pressure wound therapy in trauma & orthopedics. *Open Orthop J.* 2014;8:168–177.

76. **Parrett BM, Matros E, Pribaz JJ, et al.** Lower extremity trauma: trends in the management of soft-tissue reconstruction of open tibia-fibula fractures. *Plast Reconstr Surg.* 2006 Apr;117(4):1315–1322; discussion 23–24.

77. **Stannard JP, Robinson JT, Anderson ER, et al.** Negative pressure wound therapy to treat hematomas and surgical incisions following high-energy trauma. *J Trauma.* 2006 Jun;60(6):1301–1306.

78. **Stannard JP, Volgas DA, McGwin G, 3rd, et al.** Incisional negative pressure wound therapy after high-risk lower extremity fractures. *J Orthop Trauma.* 2012 Jan;26(1):37–42.

79. **Labler L, Trentz O.** The use of vacuum assisted closure (VAC) in soft tissue injuries after high energy pelvic trauma. *Langenbecks Arch Surg.* 2007 Sep;392(5):601–609.

80. **Sinha K, Chauhan VD, Maheshwari R, et al.** Vacuum Assisted Closure Therapy versus Standard Wound Therapy for Open Musculoskeletal Injuries. *Adv Orthop.* 2013;2013:245940.

81. **Dedmond BT, Kortesis B, Punger K, et al.** The use of negative-pressure wound therapy (NPWT) in the temporary treatment of soft-tissue injuries associated with high-energy open tibial shaft fractures. *J Orthop Trauma.* 2007 Jan;21(1):11–17.

82. **Webster J, Scuffham P, Sherriff KL, et al.** Negative pressure wound therapy for skin grafts and surgical wounds healing by primary intention. *Cochrane Database Syst Rev.* 2012;4:CD009261.

83. **Halvorson J, Jinnah R, Kulp B, et al.** Use of vacuum-assisted closure in pediatric open fractures with a focus on the rate of infection. *Orthopedics.* 2011 Jul;34(7):e256–260.

84. **Malmsjo M, Gustafsson L, Lindstedt S, et al.** Negative pressure wound therapy-associated tissue trauma and pain: a controlled in vivo study comparing foam and gauze dressing removal by immunohistochemistry for substance P and calcitonin gene-related peptide in the wound edge. *Ostomy Wound Manage.* 2011 Dec;57(12):30–35.

85. **Li Z, Yu A.** Complications of negative pressure wound therapy: a mini review. *Wound Repair Regen.* 2014 Jul-Aug;22(4):457–461.

86. **Upton D, Andrews A.** Pain and trauma in negative pressure wound therapy: a review. *Int Wound J.* 2013 Mar 12.

87. **Vuolo JC.** Wound-related pain: key sources and triggers. *Br J Nurs.* 2009 Aug 13-Sep 9;18(15):S20, S2–5.

88. **Upton D, Solowiej K, Hender C, et al.** Stress and pain associated with dressing change in patients with chronic wounds. *J Wound Care.* 2012 Feb;21(2):53–54, 6,8 passim.

89. **Upton D, Stephens D, Andrews A.** Patients' experiences of negative pressure wound therapy for the treatment of wounds: a review. *J Wound Care.* 2013 Jan;22(1):34–39.

90. **Hourigan LA, Linfoot JA, Chung KK, et al.** Loss of protein, immunoglobulins, and electrolytes in exudates from negative pressure wound therapy. *Nutr Clin Pract.* 2010 Oct;25(5):510–516.

91. **Schwien T, Gilbert J, Lang C.** Pressure ulcer prevalence and the role of negative pressure wound therapy in home health quality outcomes. *Ostomy Wound Manage.* 2005 Sep;51(9):47–60.

第3篇

病例

第15章 术后急性感染

第1节 胫骨髓内钉固定术后急性感染

James F Kellam

——袁志 刘常浩 译

1. 病情描述

患者男性，35 岁，直升机地勤机师，工作时从直升机顶跌落至柏油地面，造成胫骨干开放性骨折。来院后即给予头孢菌素抗感染，并于伤后 6 小时行清创术及胫骨骨折复位交锁髓内钉固定。清创未造成骨质污染，但因外伤导致肌肉坏死，小腿前间室约 50% 软组织被清除，伴有前内侧 6 cm×8 cm 皮肤及皮下缺损。胫骨开放性骨折为 Gustilo-Anderson Ⅲ B 型。在之后 2 周内，患者接受了 3 次清创术及创面负压引流治疗。早期清创 3 周后，行同侧游离背阔肌皮瓣移植覆盖创面（图 15.1-1）。

2. 手术指征

皮瓣移植术后 2 周，皮瓣表皮坏死，但皮瓣深部组织存活，切除坏死表皮后，采取中厚皮片移植覆盖创面并观察。此时患者足部下垂，无血供不足表现，感觉及运动功能良好。伤后 8 周，皮瓣及再次植皮均成活，但皮瓣下混浊液体渗出，X 线提示骨折部位未见愈合征象，并出现骨吸收表现（图

15.1-2）。血常规检查提示白细胞计数上升伴核左移，红细胞沉降率（ESR）为 80 mm/h（正常值 0~23 mm/h），C 反应蛋白 4.2 mg/L（正常值＜ 5 mg/L），患者无发热，但感觉全身不适，遂行局部组织深部取材培养。

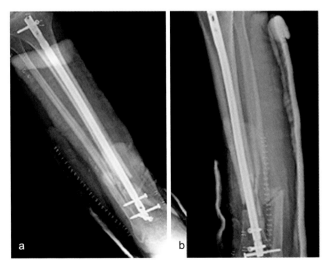

图 15.1-1a、b 初次清创、髓内钉固定后 X 线片。
a. 正位。
b. 侧位。

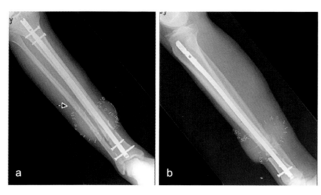

图 15.1-2 a、b 皮瓣出现渗出时 X 线片，骨折断端出现骨吸收，提示感染。
a. 正位。
b. 侧位。

3. 术前计划

患者术前不用抗生素，同时告知术者及麻醉医生此例为感染性手术，需要术中取材培养。需使用可透视手术床，止血带放置在大腿根部，暂不充气，以免扩髓时热损伤造成骨坏死。参照无菌手术程序进行消毒，术前核查髓内钉取出设备是否齐全，同时需准备 32F 胸腔引流管、带球头扩髓导针、2 包聚甲基丙烯酸甲酯骨水泥（PMMA）和 2 g 庆大霉素粉末。常规皮肤消毒、铺单，经原手术切口拔除髓内钉，较原髓内钉直径超扩 2 mm，髓内钉远端锁钉孔作为引流孔，扩髓后使用脉冲冲洗装置，大量生理盐水冲洗髓腔，确保髓腔最远端的骨碎屑也能完全清除。制备含抗生素的骨水泥棒置入髓腔，内置长度和曲度合适的钢缆，以防后期取出时骨水泥遗留髓腔，缝合切口并支具保护。术后患肢短腿石膏固定，在可承受范围内负重锻炼。

4. 手术入路

原骨折部位清创需避开皮瓣血管蒂，沿原髌内侧切口及锁钉对应处切开，取出锁钉及髓内钉。

5. 外科清创

再次手术显露探查：掀起皮瓣后，对骨折处彻底清创，留取骨及骨折处软组织瘢痕和肌肉组织进行细菌培养。彻底清除骨折端无血运死骨，可见骨折端上、下髓腔脓液流出，提示因感染及外伤造成髓内感染，故而需进一步超扩彻底清创。

6. 内固定取出及临时固定

去除髓内钉并超扩髓腔比原髓内钉直径大 2 mm，通过脉冲冲洗装置使用生理盐水彻底冲洗。将混合含有 2 g 庆大霉素的骨水泥（PMMA）填入最大直径的胸腔引流管内（32F），同时将带球头的扩髓金属导针插入骨水泥中，待骨水泥塑形后去除胸腔引流管外壳，将骨水泥棒置入髓腔，骨水泥棒为骨折端提供临时固定的同时，将持续释放抗生素（图 15.1-3），皮瓣回位后缝合伤口。细菌培养提示耐甲氧西林金黄色葡萄球菌感染，万古霉素敏感。

7. 术后处理（1）

咨询感染科医生给予抗感染药物治疗，建议行万古霉素静脉滴注 1 g，每天 2 次，持续治疗 6 周。经皮穿刺置入中心静脉导管，进行全身抗感染治疗。包扎伤口并予不过膝小腿塑形支具保护，在可承受范围内负重锻炼。2 周后拆除支具，见皮瓣及切口愈合良好，继续佩戴支具 6 周，复查 ESR 和 CRP 恢复正常，切口愈合良好无渗出。

8. 再固定

取出髓内骨水泥棒、扩髓，置入髓内钉并静态锁定（图 15.1-4），扩髓的碎屑再次行细菌培养。髓内钉置入后，采取"Central 法"取髂嵴前缘骨松质植骨。该方法是在植骨时，经小腿前外侧分离肌间隙显露胫骨骨折断端，以保证植骨可充填到胫骨后侧及腓侧[1, 2]。

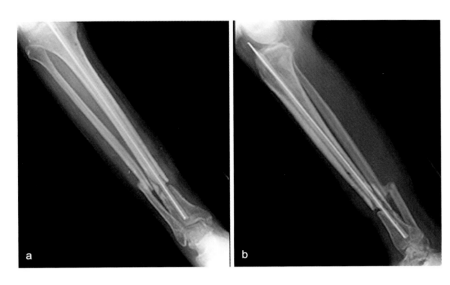

图 15.1-3a、b　X 线片：去除髓内钉、扩髓清创并置入抗生素骨水泥棒。
a. 正位。
b. 侧位。

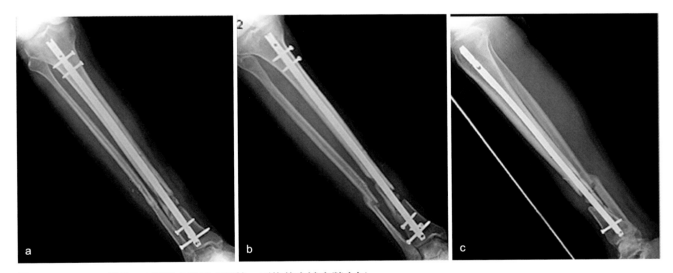

图 15.1-4 a~c　X 线片：6 周后去除骨水泥棒，更换静态锁定髓内钉。
a. 正位。
b. 内旋斜位。
c. 侧位。

9. 术后处理（2）

患者术后即在可承受范围内负重活动，术中细菌培养结果阴性。2 周后切口皮肤愈合无渗出。

10. 预后

术后 5 个月，患者完全负重并重新开始直升机检修工作（图 15.1-5）。

11. 失误防范

• 皮瓣延迟愈合增加了感染风险。

• 未能及时处理皮瓣的潜在问题，进而导致伤口裂开、感染。

12. 治疗经验

• 伤后尽早使用抗生素。

- 评估伤情（伤口）及彻底清创。
- 必须早期（3~5 天内）完成创面覆盖。

- 早期皮瓣出现问题需要积极处理，如再次清创，甚至重新覆盖创面。

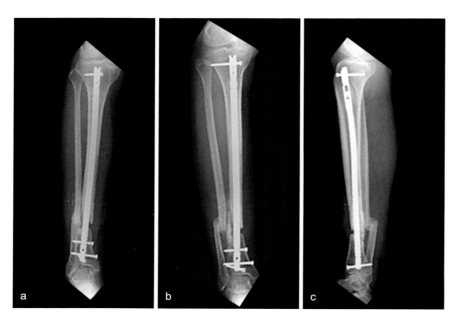

图 15.1-5 a~c　经扩髓、植骨、髓内钉固定术后 5 个月 X 线片。
a. 正位。
b. 内旋斜位。
c. 侧位。

参考文献

1. **Ryzewicz M, Morgan SJ, Linford E, et al**. Central bone grafting for nonunion of fractures of the tibia: a retrospective series. *J Bone Joint Surg Br. 2009 Apr;*91(4):522–529.

2. **Rijnberg W.J. and Van Linge B.** Central grafting for persistent nonunions of the tibia. *J Bone Joint Surg (Br) 1993;* 75B:926–931.

第 2 节 | 外踝骨折术后急性感染

A Samuel Flemister Jr

—— 袁志　刘常浩　译

1. 病情概述

患者男性，66 岁，既往有类风湿性关节炎病史，近 3 天右外踝疼痛，进行性加重，伴红肿、皮温升高，否认发热、寒颤及盗汗。2 年前因踝关节骨折行切开复位内固定术（图 15.2-1），术后 8 个月因伤口持续渗出遂去除外侧钢板及螺钉，两枚下胫腓螺钉因断裂残留于胫骨（图 15.2-2）。术中取组织培养提示甲氧西林敏感的金黄色葡萄球菌感染，给予口服抗生素治疗：头孢氨苄 500 mg，每天 4 次；双倍剂量的复方磺胺甲恶唑 500 mg，每天 2 次。内固定取出后，患者踝部伤口愈合良好无红肿。近日，患者开始使用依那西普（TNF-α 拮抗剂）和泼尼松治疗类风湿性关节炎。

2. 手术指征

患者年纪大、免疫功能低下，为避免感染加重引起脓毒血症及器官衰竭，需急诊清创。之前伤口出现渗出，明确提示存在感染。实验室检查显示 ESR 78 mm/h（正常值 0~23 mm/h），白细胞计数 8 700（正常值 4 000~10 000/μL），CRP 27 mg/L（正常值 < 5 mg/L）。这些指标升高有限，但结合患者免疫力低下的情况，上述结果明确提示存在感染。

3. 术前计划

患者入院后予静脉输注氨苄西林/舒巴坦 1.5 g/6 h，放射性标记（示踪）白细胞成像提示腓

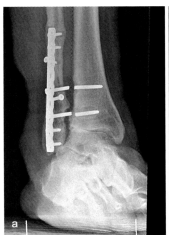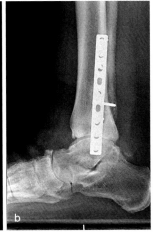

图 15.2-1 a、b　外侧钢板取出前 X 线片。
a. 正位。
b. 侧位。

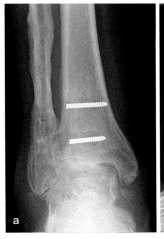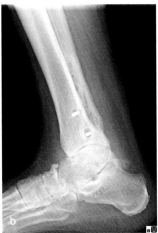

图 15.2-2 a、b　入院时踝关节 X 线片。
a. 正位。
b. 侧位。

骨局限性骨髓炎（图 15.2-3），拟行清创并取出残留的内固定。术前准备断钉取出的器械。

4. 手术入路

患者全麻，取仰卧位，患侧髋关节下放置沙袋垫高，大腿绑气压止血带暂不充气，按治疗计划使用抗生素。沿原外侧切口显露，由于之前已进行 2 次手术，如预期一样可见瘢痕严重粘连，全层切开皮肤，注意保护腓浅神经。

5. 外科清创

切除渗出伤口周围的皮缘及皮下组织，去除所有坏死的软组织，大量生理盐水冲洗。术前核素扫描提示局限性骨髓炎累及 2 枚下胫腓螺钉上方钉孔，使用空心钻超扩钻孔，取出残留的断钉，仔细检查超扩孔周围的骨质，对仍可能存在感染的区域清创。彻底清创并取出残留内固定，再次冲洗伤口，使用尼龙线全层缝合伤口，避免张力过大。

6. 内固定取出

从腓骨侧经下胫腓螺钉钉孔处置入导向器，直

至胫骨断钉处，使用孔径稍大的环钻沿导向器钻入，继续钻入断钉，最后将残留断钉连同周围骨质一并取出。

7. 临时固定

切除部分下胫腓复合体后，踝关节稳定性不受影响，无须临时固定。

8. 术后处理

术后使用可拆卸的短腿支具辅助固定，免负重行走 2 周直至伤口愈合。期间每 1~2 天伤口换药，检查是否有感染迹象。2 周后在可承受范围内负重，穿着不会影响伤口的鞋子，辅以弹力袜减轻肿胀。术中培养提示为甲氧西林敏感的金黄色葡萄球菌，根据感染科医生会诊意见，给予静滴头孢唑啉抗感染（1 g，1/8 小时），连续治疗 6 周。

9. 再次内固定

鉴于骨折已完全愈合，无需再次内固定。

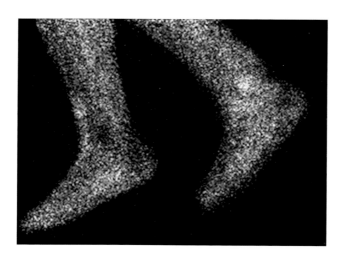

图 15.2-3 踝关节白细胞核素标记成像。

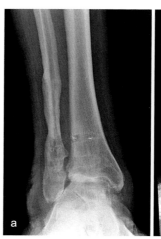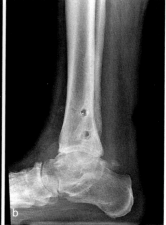

图 15.2-4a、b 术后踝关节 X 线片。
a. 正位。
b. 侧位。

10. 结果

术后伤口愈合良好，炎症指标下降。在创伤后骨关节炎、类风湿性关节炎及感染等多种因素的共同影响下，患者最终发展成严重的踝关节炎（图15.2-4）。因患者同时罹患周围神经性疾病，疼痛感不明显，无须进一步手术处理。

11. 失误防范

在本例中，明确感染骨质清创的范围十分重要。清创不彻底会导致感染复发，过度清创会导致踝关节失稳，需要后期行关节融合补救。

此病例证明去除内固定对于控制感染的重要性。

12. 治疗经验

• 先进的影像学检查手段，如骨扫描与白细胞核素扫描相结合，有助于确定骨感染范围，选择手术入路。

• 出现感染时，内植物必须全部取出，尤其是在骨折已经愈合的情况下。

• 彻底清创后稳定性下降，需临时固定。

• 根据药敏结果选用敏感抗生素，并使用足够长的时间，才能彻底根除感染。

• 感染科医生是治疗团队中的重要成员。

• 如果清创切除过多腓骨，导致下胫腓关节失稳，需行踝关节融合术。

第 3 节 | 软组织修复后肱骨近端急性感染
Matthias A Zumstein

袁志 樊俊俊 译

1. 病情描述

患者男性，66 岁，主诉右肩部疼痛伴僵硬 3 日，四周前因肩关节外伤行关节镜下肩袖断裂修补术，术后无发热、寒颤，神志清楚。查体无感染体征（无发热及局部红肿），C 反应蛋白上升至 223 mg/L（正常水平 <5 mg/L），白细胞计数 12.5×10^9/L（正常值：$4\sim10 \times 10^9$/L）。磁共振关节腔造影（图 15.3-1）显示肩关节及肱骨近端前上方有积液。积液穿刺检查提示白细胞计数 25×10^9/L，其中 80% 为中性粒细胞。

2. 手术指征

患者肩关节疼痛剧烈，且实验室及影像学检查表明，位于肩关节前外侧以及肱骨近端手术部位有急性感染的表现。因此采用关节镜下清创，同时依据术中镜下所见及微生物学检查结果，决定下一步治疗措施。

3. 术前计划

治疗计划的关键点在于清创的程度和内植物的移除。作者怀疑患者肩峰下滑囊、盂肱关节及肱骨近端存在急性感染。手术计划拟彻底清除肩峰下滑囊，必要时需去除所有缝线及内植物；如果内植物被牢固地固定在骨质内，提示骨质无感染，无需移除内植物。

关节镜手术采取沙滩椅位（图 15.3-2），暴露肩关节后方，采用关节镜剪剪除缝线，抓钳去除感染组织。

此患者采取全身麻醉，术中取样前不用抗生素。

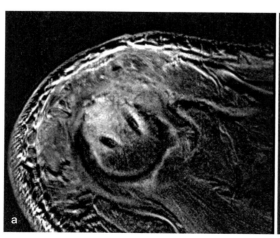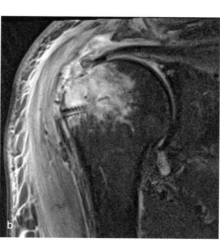

图 15.3-1a、b 术前 MRI。
a. 轴位。
b. 冠状位。

4. 手术入路

采用标准的肩关节镜手术入路（前内侧、前外侧及后侧），显露盂肱肩关节及肩峰下（图 15.3-3）。

取肩关节后侧入路，患肩位于内旋位，便于通道经肌肉纤维通过而不伤及肌腱。作者更喜欢从外侧使用戳卡来控制穿刺角度以便于操作。特别是在炎症范围过大和镜下视野不清时，通过转换器可使前内侧显露更为彻底。

5. 外科清创

5.1 关节内清创（滑膜及关节囊）

建立后侧及前内侧通道后，应对关节内滑膜进行细致的清创及切除。自肩袖前上方直至肩胛下肌肌腱、喙肱韧带，使用转换器，可探查喙突下滑囊，以确保喙突滑囊内没有脓肿，滑膜很容易被清除直至 6 点钟位置。当胸肩峰动脉肩峰支在内侧出现时，应注意肩峰下方的内侧边界，避免血管神经损伤。

如肩胛冈下窝凹陷处存在脓肿，可经盂唇和盂肱韧带间直达凹陷处进行冲洗，之后转换关节镜视野再行后侧及后下方滑膜切除。如果在冈下窝的侧方有脓肿，同法经后侧进行清除，于盂肱关节上唇和冈下肌之间进行冲洗。

作者切除了之前手术保留的肱二头肌长头腱，没有证据表明切除或固定肱二头肌长头腱有明显影响。如果肩袖已部分或完全愈合，则可从后上方拆除内侧锚钉缝线，作者更喜欢在此处将缝线进行切断。在肩袖没有愈合的情况下，缝线很容易从侧方切割。

5.2 肩峰下清创（滑囊、粘连带）

经外侧通道置入关节镜，使用腰麻针经皮穿刺三角定位后，建立前外侧通道，行全肩峰下滑囊切除，直至肩胛冈和肩峰。在前方切开喙肩韧带充分暴露前室。必要时，可行肱二头肌间沟内横韧带切开以清除脓肿。

6. 拆除锚钉

作者决定清除所有缝线。关节镜下清除内侧缝线，但如要清除全部缝线，需经肩峰下进行。肩袖已在足印区部分愈合，作者仅拆除了外侧锚钉。将上臂外展并用锥形锚钉拔出器置于锚钉尾端的凹槽内，尽可能保持垂直并轻轻叩击，使拔出器与锚钉紧密相连，逆时针旋转，直到抽出锚钉。

取出所有内植物后，即刻经验性静脉抗菌治疗（阿莫西林 / 克拉维酸 2.2 g，6 小时 1 次）。

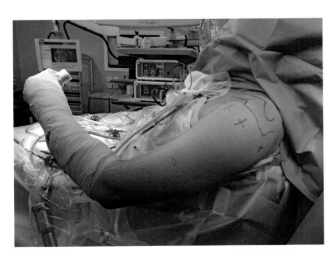

图 15.3-2 关节镜手术采取沙滩椅位，暴露肩关节后方。

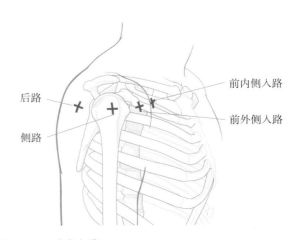

图 15.3-3 手术入路。

后路　前内侧入路　侧路　前外侧入路

7. 临时固定

肩袖最前部并没有完全愈合，可见约 3 mm 宽的裂隙。由于裂隙较小，不会导致肌腱进一步回缩、脂肪浸润及萎缩引起治疗效果不佳，故而没有附加额外的内植物。

8. 术后处理

术后立即用肩胸吊带保护，夜间用 Gilchrist 绷带包扎。术后 2 天，培养出金黄色葡萄球菌。静脉抗生素治疗 5 天后（即全部静脉治疗 7 天时）改为氟氯西林（静滴 2 g，6 小时 1 次），直至 CRP 降至 5 mg/L，伤口干燥后改为口服利福平（450 mg，每天 2 次）和左氧氟沙星（500 mg，每天 2 次）抗感染治疗 3 个月。

术后即可无负重活动，随访 6~12 周无异常。

9. 预后

在 6 个月的随访中，患者对疗效非常满意。加强康复锻炼后，肩关节前屈达到 160°，主动外旋 50°，内旋至 L5 水平。

10. 失误防范

特别容易出现的错误在于对包括半肩、全肩或反式肩置换术患者行关节镜下清创。如果术前影像学发现骨质感染、破坏，禁止使用关节镜治疗。本例患者治疗时存在相对禁忌证，采取肩关节镜进行彻底清创是不现实的。

11. 治疗经验

11.1 手术入路

镜下手术和开放手术都可完成肩部清创。但作者坚信通过关节镜手术可精确定位肩关节内所有区域的病变组织，甚至可以清创达到肩胛下窝和冈下窝。所有镜下工作视野都可以在肩峰下和盂肱关节内通过相互转换来实现，因此镜下清创可行。此外，在肩峰下后方进行镜下操作并不困难，需由经验丰富的肩关节镜医生来完成。

11.2 内植物移除

此例为"清创并保留内植物"的典型病例：治疗方案主要适用于急性感染症状持续时间短和术后早期感染的患者。

应遵循下列原则：
- 必须尽早手术。
- 冲洗和清创应仔细，易于关节镜处理。
- 内植物（如缝线）应清除。
- 软组织损伤不严重（如窦道，多个或较大的脓肿及坏死组织）。
- 无难以治愈的病原菌（如耐利福平的葡萄球菌、真菌）。

镜下清创需选择适合的患者，这样清创后的感染控制率可从 85% 提高到 100%。

第 **4** 节 | 胫骨内固定断裂伴感染性骨延迟愈合
Christoph Sommer

------------------------------------ 袁志 武杜杜 译

1. 病情描述

驾驶员，23 岁，车祸致 Ⅲ A 型胫骨远端开放性骨折（Pilon 骨折），AO/OTA 分类为 4.3-C3（图 15.4-1）。一期手术行伤口清创，显露大的骨折块及关节（图 15.4-2a），因污染较轻，碎骨块清洗后保存于 4℃ 冰箱，骨折采用跨关节外固定（图 15.4-2b）。术后 CT 扫描，以利于下一步治疗（图 15.4-3）。2 天后伤口换药并冲洗；5 天后实施终极重建手术，采取后内侧切口，行干骺端骨折复位，防滑钢板固定（图

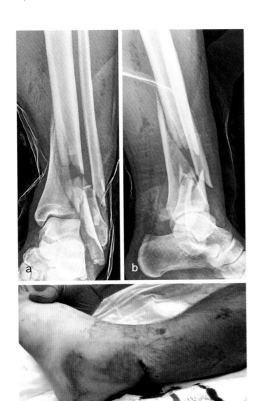

图 15.4-1a~c　伤后原始 X 线片，提示 Pilon 骨折，骨折相对简单，但关节前外侧骨块较大，移位明显。
a. 正位。
b. 侧位。
c. 侧位可见腓骨骨折处伤口。

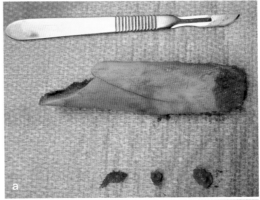
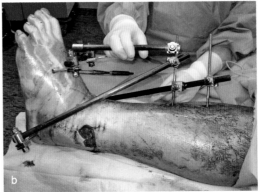

图 15.4-2a、b　入院后 2 小时行急诊手术。
a. 摘除并暂时保存大的碎骨片。
b. 跨踝关节外固定，外侧伤口部分未闭合。

15.4-4a)，近端外侧扩大切口行关节面重建及固定。大的碎骨块重新植入，解剖复位后用拉力螺钉及钢板坚强固定（图 15.4-4b~d）。术后 X 线显示复位满意，内固定位置良好（图 15.4-5）。6 周后伤口愈合，

无感染迹象（图 15.4-6）。伤后 3 个月半，钢板断裂（图 15.4-7），患者再次入院，小腿后内侧伤口轻度红肿，提示可能存在低毒力感染。关节内无感染临床症状，超声未检测到关节腔积液，C 反应蛋白正常

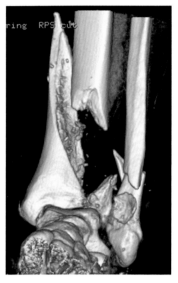

图 15.4-3　术后 CT 扫描，显示存在大量骨缺损。

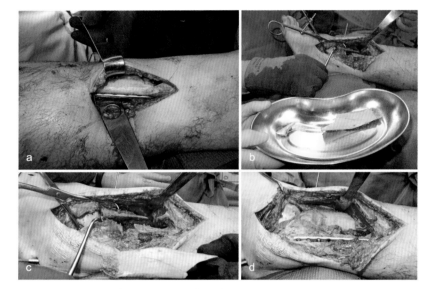

图 15.4-4a~d　伤后第 7 天行内固定重建手术。

a. 经远端后内侧切口放置防滑钢板。

b. 重新植入前外侧骨块（保存于 4℃ 冰箱）。

c. 延长外侧切口可见外侧骨缺损。

d. 复位骨片并螺钉固定，腓骨采取钢板内固定。

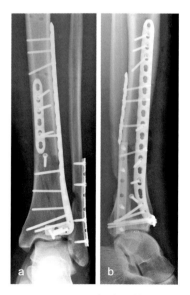

图 15.4-5a、b　术后 X 线示胫腓骨钢板内固定、位置良好。

a. 正位。

b. 侧位。

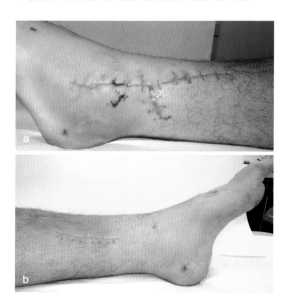

图 15.4-6a、b　伤后 6 周，软组织愈合良好，无渗出，无感染迹象。

a. 外侧观。

b. 内侧观。

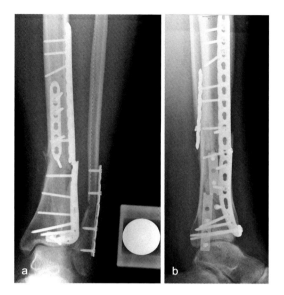

图 15.4-7a、b　术后 2 周，开始全负重行走。伤后 3 个月半，X 线显示内固定断裂。
a. 正位。
b. 侧位。

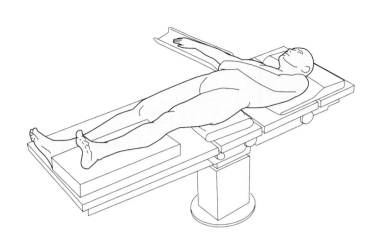

图 15.4-8　再次手术时取仰卧位，左臀垫高。

（4.0 mg/L）。初步考虑为骨折局部血运不良，致内固定失败、骨延迟愈合（多伴有低毒力感染）。

2. 手术指征

胫骨远端骨折术后 4 个月，内固定断裂，骨折延迟愈合，有明确的手术指征。因患者局部无发红、皮温正常，仅轻微肿胀，实验室检查提示 CRP 正常，且无深部感染的影像学表现，故感染的可能性较低。再次手术前，未做进一步的检查。

3. 术前计划

分期手术，第一阶段包括：
- 取出断裂的内固定（胫腓骨钢板及螺钉）。
- 清创，必要时行组织活检及细菌培养。
- 术中探查胫、腓骨断端的稳定性，采用外固定或联合内固定。

第一阶段完成后，预防性应用广谱抗生素，待细菌培养结果明确后及时调整抗生素。根据术中情况，必要时植骨修复骨缺损。

患者取仰卧位，左臀部垫高（图 15.4-8）。大腿上止血带，以利于更好地显露术野、明确感染情况。清创后松止血带，观察骨质活力，决定是否需要进一步清创。

4. 手术入路

取出断裂的内固定装置，经前外侧原切口及后内侧原辅助切口，探查、清创。前外侧切口沿腓骨前缘向远侧延长 4~5 cm，稍向前至踝关节前外侧（图 15.4-4d，图 15.4-9a、b）。自腓骨前方纵向切开伸肌支持带及筋膜，牵开伸肌腱暴露胫骨前外侧。在关节前方，可见下胫腓前韧带良好附着于胫骨前外侧缘（Tillaux-Chaput 结节）。取出已松动、断裂的钢板远端。此入路可较好显露胫骨远端 8 cm 的区域。而向近端显露时，存在危险区（图 15.4-9a），此区域内的神经血管束（胫前动、静脉及腓深神经）自近端后侧穿行至远端前侧。于钢板近端对应处做外侧小切口（图 15.4-9f），取出断裂钢板的近端。胫骨后内侧切口不会危及重要的解剖结构，经该切口取出防滑钢板（图 15.4-9g）。

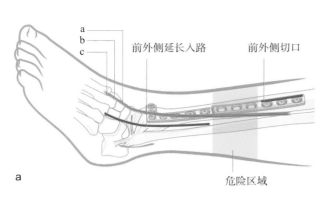

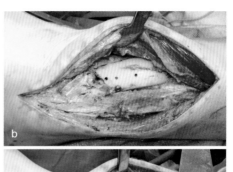

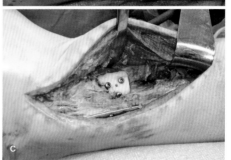

图 15.4-9a~c 伤后 3 个月半，内固定断裂，行首次翻修手术。

a. 术前计划。

b. 经外侧切口显露再植的骨块，位于胫骨干骺端，血运不良。

c. 切除部分骨块，保留含关节面的部分。

5. 手术清创、取出内固定及临时固定

去除胫骨远端骨块（图 15.4-4b~d），可见骨质无血运，呈"白色"（图 15.4-9b）。骨折外侧无感染迹象，但内侧骨不连处有少量脓液。通常，感染性骨不连多合并有大段无血运的骨质。根据术中所见，决定行彻底清创，切除胫骨远端大段无血运的骨质。考虑到清创后存在大范围的骨缺损，作者决定切除整个 10 cm 长的骨质，后期行骨搬运重建（图 15.4-9c~e）。将腓骨原钢板（1/3 管形），更换为更稳定的加压锁定板（LCP 3.5），同期跨踝关节外固定。保留远端前外侧无血运的骨块（含部分关节面），3 枚 3.5 mm 骨皮质螺钉（图 15.4-9c）固定。5 L 乳酸林格液脉冲冲洗骨缺损区，闭合伤口、充分引流（图 15.4-9f、g）。不填充死腔，计划数天后行骨搬运。

6. 术后处理

手术清创，留取组织标本行活检及细菌培养后，即刻给予静脉广谱抗生素（复方羟氨苄青霉素 2.2 g，每天 3 次和庆大霉素 300 mg，每天 1 次）治疗。术后 X 线提示，长节段骨缺损，小腿内外

侧可见 2 根引流管（图 15.4-10）。2 天后，行第二次手术治疗，开放所有伤口并反复冲洗，关闭伤口前再次留取标本，行组织活检及细菌培养。第一次细菌培养结果显示，表皮葡萄球菌及溶血葡萄球菌感染，青霉素耐药，对其他抗生素敏感。采用复方羟氨苄青霉素 2.2 g×3/d，静滴 14 天；后改用克林霉素 600 mg/d，口服 5 个月，直至治疗结束。治疗期间，CRP 水平均保持正常（<5.0 mg/L）。该阶段二次清创时，所取标本细菌培养结果为阴性。二次清创后 1 周，伤口情况好转，无感染迹象（图 15.4-11）。使用前内侧单边外固定架行骨搬运（图 15.4-12），于胫骨近侧干骺端截骨。截骨 1 周后，开始搬运，按照 1 mm/d，0.25 mm/6 h 进行。患者每 2~3 周复查一次 X 线（图 15.4-13）。截骨术后 100 天，可见骨断端对接愈合（图 15.4-14）。

7. 翻修及最终固定

骨搬运结束后 1 周，改行坚强内固定。于胫骨近端使用 MIPO 技术，插入胫骨近端前外侧锁定加压钢板（LCP-PLT 4.5/5.0）进行固定，以稳定搬运处新生骨。对接处同样使用 MIPO 技术，插入胫骨远端内

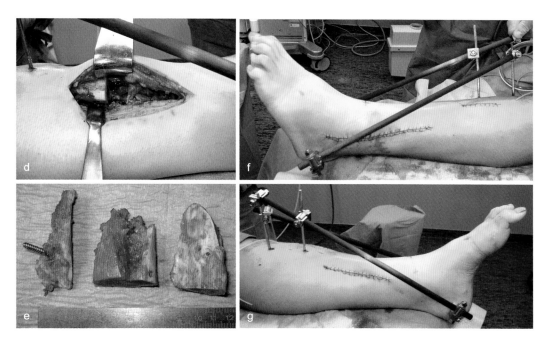

图 15.4-9d~g **伤后 3 月半，内固定断裂，首次翻修。**

d. 胫骨干远端后内侧（节段性切除近侧断面）。

e. 去除无血运的骨块。

f、g. 手术结束时，跨踝关节外架固定：外侧观（f）、内侧观（g）。

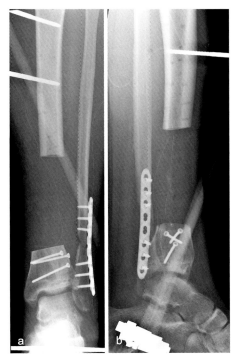

图 15.4-10a、b X 线显示，第一次清创后 10 cm 长胫骨节段性骨缺损，更换腓骨内固定（3.5 mm 锁定钢板），胫骨采用外固架维持力线。

a. 正位。

b. 侧位。

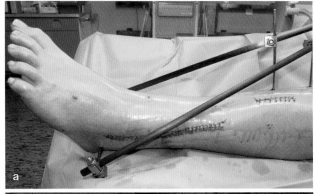

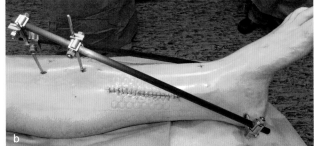

图 15.4-11a、b 首次清创 9 天后及二次清创 7 天后的外观。

a. 外侧观。

b. 内侧观。

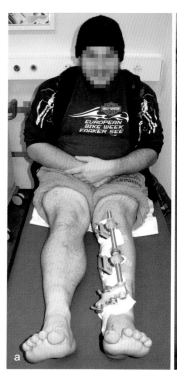
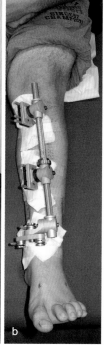

图 15.4-12a、b　使用单边骨搬运架固定（由胫骨近端向远端搬移），对位对线满意（长度、轴线、旋转等），患肢活动良好。

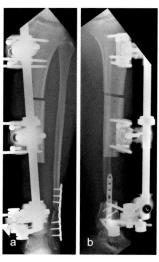

图 15.4-13a、b　骨搬运 1 周后 X 线所见。
a. 正位。
b. 侧位。

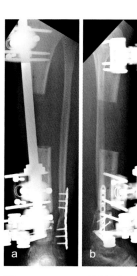

图 15.4-14a、b　骨搬运 100 天后 X 线所见（按照 1 mm/d，0.25 mm/6 h 进行）。
a. 正位。
b. 侧位。

侧锁定加压钢板（LCP 3.5）进行固定，同时使用外固定架对对接点进行最大限度地加压，以利骨愈合。不幸的是，原骨折端的一小块骨片阻碍了骨端的广泛接触（图 15.4-15）。虽然患者仅负重 10~15 kg，但 6 周后发现，LCP-PLT 发生了 10°~15°内翻弯曲。这很可能是由于一次过度负重，造成了钢板过载（患者体重 125 kg）（图 15.4-16）。此种力线改变是不能接受的，必须使用另一块钢板来纠正（LCP 4.5 窄）。先通过股骨撑开器将弯曲的钢板手动扳直，再使用 MIPO 技术于内侧插入一块钢板固定（图 15.4-17）。

8. 结果

最后一次手术后，X 线显示患肢力线恢复良好（图 15.4-18）。骨愈合进展顺利，6 周后牵张新生骨出现矿化，对接部位有明显的骨膜成骨（图 15.4-

19）。最后一次手术后 6 周，停用抗生素。伤后 1 年随访（最后一次术后 3 个月），患者可不扶拐行走，但因跟腱挛缩，伴中度"马蹄足"畸形，仍有跛行（图 15.4-20）。伤口愈合，外观良好，表明感染已治愈。X 线显示，牵张成骨逐渐矿化及重塑，腓骨已完全愈合。远端对接部位尚未完全愈合，但进一步的愈合可预期（图 15.4-21）。

2 个月后，患者因胫骨对接部位肿胀，疼痛进行性加重，再次就诊。手术探查发现，胫骨对接部位呈萎缩性骨不连，周围少量积液，疑似低度感染。取除胫骨远端内侧钢板，骨不连处做骨端修整，清创灌洗。留取组织标本行细菌培养，术后使用广谱抗生素（复方羟氨苄青霉素及庆大霉素），辅以外固定架保护。2 天后，再次手术探查，肉眼观察组织清洁、活力良好（图 15.4-22）。骨缺损处用载庆大霉素 PMMA 充填（Masquelet 技术）。细菌培养结果

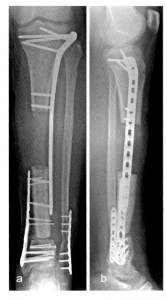

图 15.4-15a、b 外固定改为内固定：采用胫骨近端前外侧锁定加压钢板（LCP-PLT 4.5/5.0）固定牵拉新生骨，胫骨远端内侧锁定加压钢板（LCP 3.5）固定对接点。两处手术均应用 MIPO 技术。

a. 正位。

b. 侧位。

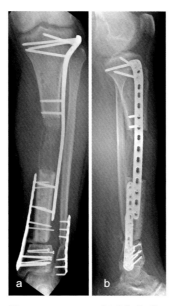

图 15.4-16a、b 内固定术后 6 周，X 线显示胫骨近端前外侧锁定加压钢板弯曲，原因很可能是患肢完全负重、钢板过载所致。

a. 正位显示内翻 15°。

b. 侧位。

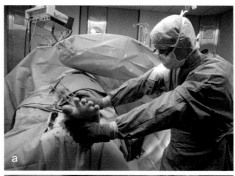

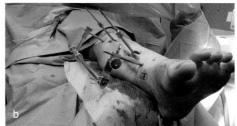

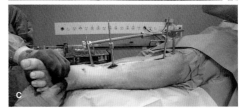

图 15.4-17a~c 恢复弯曲的钢板。

a. 将弯曲的钢板手动扳直。

b. 胫骨内侧使用股骨撑开器。

c. 使用 MIPO 技术于胫骨内侧插入一块钢板（LCP 4.5，窄型）固定。

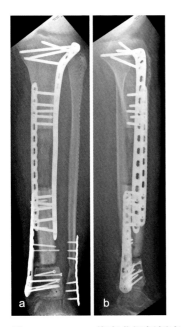

图 15.4-18a、b 将弯曲钢板扳直，于胫骨内侧辅助钢板固定后，与图 15.4-15a 相比，X 线显示力线恢复良好。

a. 正位。

b. 侧位。

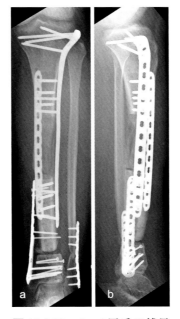

图 15.4-19a、b 6 周后 X 线显示，牵张成骨逐渐矿化，但远端对接部位仅有少许骨痂形成。

a. 正位。

b. 侧位。

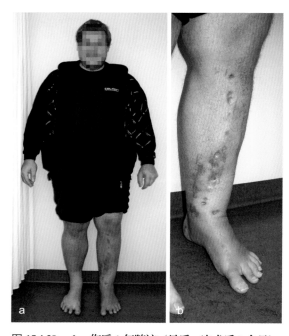

图 15.4-20a、b 伤后 1 年随访（最后一次术后 3 个月）。
a. 患者肢体恢复良好，治疗预期满意。
b. 伤口干燥，愈合良好，但小腿及踝部广泛瘢痕形成，软组织中度肿胀。

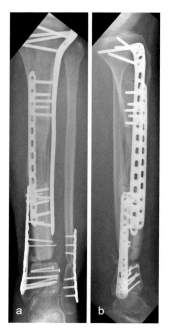

图 15.4-21a、b 伤后 1 年随访（最后一次术后 3 个月），牵拉成骨逐渐矿化，但对接部位仅有少许骨膜成骨。
a. 正位。
b. 侧位。

显示为耐药性表皮葡萄球菌感染，给予长期静脉抗生素（万古霉素 1.5 g×2/d）治疗。6 周后再次手术：取出骨水泥，于自体髂嵴取 2 块三皮质髂骨块及骨松质颗粒，植骨充填骨缺损，胫骨远端锁定钢板 3.5 固定（图 15.4-23，图 15.4-24）。最后一次细菌培养结果为阴性。撰写此文时，患者仍在长期抗生素（静脉万古霉素）治疗中。骨愈合持续改善。术后 C 反应蛋白水平逐步正常，软组织情况良好。近期 X 线检查（最后一次术后 8 个月）显示，骨折愈合缓慢，但进展良好，内固定无明显松动，螺钉周围骨质无明显吸收（图 15.4-25）。患者可不扶拐步行，行走时无疼痛，表明骨愈合良好。

9. 失误防范

9.1 诊断和治疗决策

• 骨折内固定后出现延迟愈合或固定失效，是

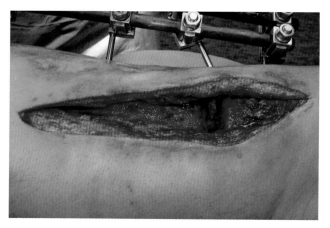

图 15.4-22 因对接部位活动性感染，最后一次术后 5 个月，行再次清创。2 天后再次手术探查，术中所见如图所示，骨缺损区肉眼观较洁净，组织活力良好。骨缺损部位填充庆大霉素骨水泥，关闭伤口（Masquelet 技术）。

否合并低度感染，诊断非常困难。此时，组织活检及细菌培养较为重要。

• 低水平感染中，无活力骨组织的存在，可导致慢性感染持续。术中对于骨组织活力的判断非常

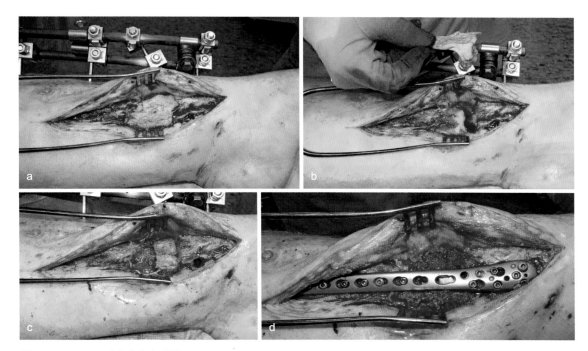

图 15.4-23a~d　6 周后术中照片。

a. 伤口清洁干燥。

b. 取出抗生素骨水泥。

c. 于自体髂嵴取 2 块三皮质髂骨块充填骨缺损。

d. 胫骨远端内侧钢板（LCP 3.5）再次固定，钢板前、后方颗粒状骨松质植骨填充。

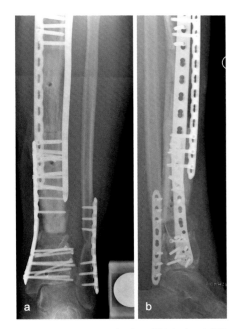

图 15.4-24a、b　术后 X 线显示，原胫骨对接部位骨缺损处已被移植骨完全填充。

a. 正位。

b. 侧位。

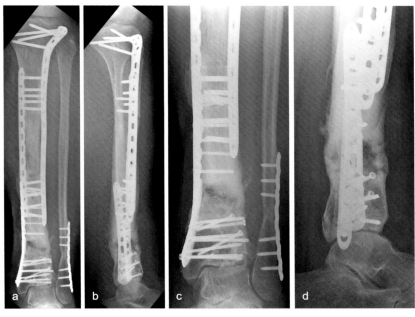

图 15.4-25a~d　术后 8 个月（伤后 2 年）X 线显示，牵张成骨处骨愈合良好，几乎完全矿化；对接部位骨愈合缓慢，后侧及外侧可见连续性骨痂形成。内固定稳定，螺钉周围骨融合良好。

a. 正位（全长）。　　　　　　b. 侧位（全长）。

c. 正位（远端）。　　　　　　d. 侧位（远端）。

重要。需要有经验的外科医生参与，以避免低（高）估骨切除的范围。当前尚缺乏可靠的影像学检查手段，在术前对无活力骨组织进行定位并明确范围。

- 清创后遗留大段骨缺损，采取骨搬运技术修复时，如患者依从性差，可能会有较大风险。此时，须与患者及其家属共同协商，以决定是否采取该治疗方式。

9.2 手术入路

扩大的前外侧入路，有可能损伤腓浅神经、腓深神经及胫前动静脉。

9.3 取出内固定

一旦内固定失效或感染，所有内固定必须取出，断钉取出较为困难。

9.4 临时固定

- 胫骨远端及踝关节采用外固定架易于固定。当骨缺损范围较大时，单边外架稳定性明显不足，就如该病例。
- Schanz 钉应置于感染区域以外。

9.5 更换内固定

骨搬移后，过早地拆除外固定，改为内固定，一定要考虑到患者的依从性。仅仅一次过度负载，就可能导致钢板弯曲变形，需再次手术。外固定架放置更长时间，或对牵拉成骨骨段采用双钢板或髓内钉固定，可能会更好。

9.6 治疗失败

一旦截骨处的软组织覆盖或其他危险因素，导致该处组织活力受损，会危及牵张成骨的自然进程及新生骨的重塑。

10. 治疗经验

10.1 治疗决策

- 如无并发症，骨搬运是治疗胫骨大段骨缺损安全、可靠、有效的方法。治疗期间，须经常教育患者，提升依从性。
- 大多数情况下，骨搬运产生的新生骨，质量较好，接近正常骨皮质。

10.2 手术入路

与前外侧入路相比，扩大的前外侧入路可良好的显露胫骨远端，操作更为简便。神经血管损伤的风险较低。

10.3 取出内固定

失效的钢板及螺丝钉，较髓内钉更易于取出。

10.4 临时固定

跨踝关节外固定架操作简便，术后并发症少。

10.5 终极翻修——第二阶段

早期将外固定更换为内固定，易于被患者接受。患者终于可以去除碍事的外固定装置。即使在骨搬运完成后的早期，采用坚强的内固定装置（如 LCP），通常也可以提供足够的稳定性。

第 **5** 节 | 股骨近端骨折内固定术后急性感染
——动力髋螺钉

Stephen L Kates

袁志 樊俊俊 译

1. 病情描述

患者男性，81 岁，3 个月前散步时高处跌落，在当地医院以右股骨粗隆间骨折住院治疗，采用动力髋螺钉行骨折内固定。再次就诊时，患者出现右髋部持续疼痛及骶尾部压疮。对压疮行细菌培养提示耐甲氧西林金黄色葡萄球菌。

患者出院后于养老院内继续康复，本次就诊时无法行走。手术医生嘱其避免负重，术后卧床期间导致深静脉血栓形成。

既往病史包括：高血压、糖尿病、冠状动脉支架术后、房颤、轻度痴呆、抑郁症、椎管狭窄、反流性食管炎及溃疡性结肠炎。

使用药物包括：华法林、美沙酮、盐酸羟考酮控释片、羟考酮、醋氨酚、单硝酸异山梨酯缓释片、酒石酸美托洛尔、盐酸度洛西汀肠溶胶囊、兰索拉唑缓释胶囊、胰岛素、马来酸罗格列酮片及阿司匹林。

实验室检查示：白细胞 10 500/μL，红细胞沉降率 66 mm/h，C 反应蛋白 66 mg/L。

2. 手术指征

目前考虑患者右髋部骨折术后存在感染（图 15.5-1）。手术部位疼痛，夜间痛明显。实验室检查提示炎性指标升高，支持感染的诊断。由于髋部疼痛进行性加重，活动受限，可考虑行手术探查，必要时取出动力髋螺钉。

3. 手术方案

术前请专职药师及心脏病专家会诊，评估患者手术耐受情况。心脏病专家及药师推荐手术应在全身麻醉下进行；考虑到患者前次动力髋螺钉固定术后出现大量出血，术前 5 天停用华法林。

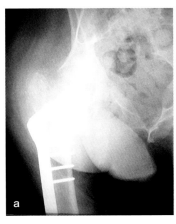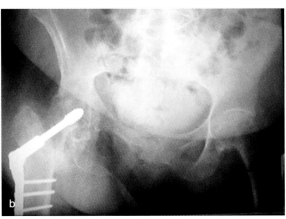

图 15.5-1a、b 动力髋螺钉近端周围骨溶解。髋关节间隙变窄，粗隆间骨折周围骨膜反应明显。

术前准备包括：动力髋螺钉取出器械、断钉取出器、术中病理及细菌培养所需的材料。

提前准备好 X 线透视机，以防术中内固定取出困难。全身麻醉由主治以上麻醉医生实施。

4. 手术入路

采用原髋部外侧长切口，切口条件良好。沿原切口进入，显露阔筋膜并切开，剖开股外侧肌显露股骨，Charnley 拉钩显露股骨粗隆，Weitlaner 牵开器显露术野。

术中发现股骨粗隆周围存在脓腔，有大量黄色脓液。对内固定周围脓液及软组织取样，送细菌培养及药敏试验。

5. 手术清创

取出内固定，彻底清创。切除脓腔周围软组织包壁，粗隆部骨质可见炎性肉芽组织覆盖。髋螺钉骨通道用刮匙反复搔刮，清除生物膜；用咬骨钳及刮匙去除所有失活骨质。清除的骨与软组织送病理检查，并行细菌培养及药敏试验。图 15.5-2 为病理结果。

股骨感染部位清创完成后，对骶尾部压疮进行清创，清除感染坏死组织直至创面新鲜，无菌湿盐水纱布覆盖。

6. 内固定取出

用器械取出全部 4.5 mm 螺钉及钢板，发现内固定均已松动，易于取出。髋螺钉使用配套工具容易拆除，全部内固定完整取出无断裂。图 15.5-3 为内固定取出后局部骨质情况。

7. 临时固定

此病例对骨折及脓腔不做附加处理，待实验室检查及细菌培养结果回报后，决定后续治疗方案。

8. 术后处理

允许患者部分负重，但伤口愈合后仍然存在右髋部持续疼痛。细菌培养出葡萄球菌，对万古霉素敏感。感染科会诊后，给予静脉应用万古霉素，针对原有的链球菌，联合使用亚胺培南。患者术后表现为负重后髋部的持续疼痛，而非切口部位。

由于持续疼痛及负重困难，作者决定二次行 Girdlestone 手术（图 15.5-4）。Girdlestone 手术需将外侧切口延伸至后外侧以显露髋关节。因股骨近端的慢性感染，股骨头、颈部的骨质变得非常疏松，

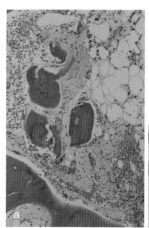
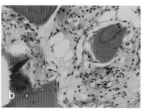

图 15.5-2a、b　右股骨感染组织 HE 染色，显示急性和慢性骨髓炎。

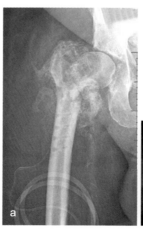
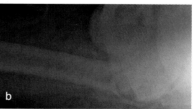

图 15.5-3a、b　右髋正、侧位片显示内固定取出后情况及引流管位置。

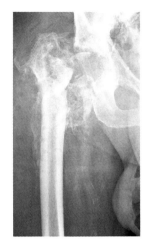

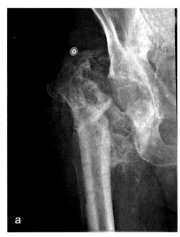

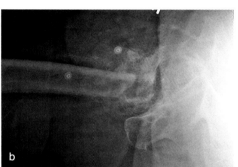

图 15.5-4　术后 X 线提示股骨头、颈切除（Girdlestone 法）。

图 15.5-5 a、b　Girdlestone 术后右髋正、侧位片显示长期随访情况。

切除整个头、颈部，清除髋臼内炎性组织，留置引流管后关闭切口。此次手术未发现脓性分泌物，但可见慢性炎性肉芽组织。术后骨组织细菌培养提示为链球菌。

9. 再固定

主治医师向患者及其女儿详细介绍了病情。因患者髋部骨折术后康复极其困难，决定不再尝试进行全髋置换术。Girdlestone 术后允许患者逐渐负重。

10. 结果

图 15.5-5 所示为术后 5 年的 X 线片。9 年的随访显示 Girdlestone 术后行走并无困难，但多数情况下患者需借助助行器及 3 cm 增高鞋垫行走，感染无复发。右髋疼痛彻底消失，患者对治疗结果满意，在护理人员的照顾下居家生活。

11. 失误防范

• 诊断与决策：动力髋螺钉手术后的髋部疼痛，应考虑感染的可能，并做进一步的检查。

• 手术入路：感染组织通常瘢痕硬化，难以活动。

• 内固定取出：采用配套的取出器械十分重

要。一旦断钉，应有专用的断钉取出器械。

• 临时固定：难于实施，尤其是老年患者。

• 康复：适当的负重可预防制动导致的并发症。除非骨折已经愈合，否则许多老年患者在内固定取出后活动受限。

• 再固定：根据病情可选择再次固定或关节置换。头颈切除术是治疗体弱患者的另一种合理选择。

• 治疗失败：感染无法控制可能导致治疗失败。清除所有失活的骨质及取出内固定是控制感染的关键。老年患者尽可能避免多次手术。翻修术后的再感染应注意是否有死骨残留。

12. 治疗经验

• 决策：感染诊断后应及早介入。需咨询感染性疾病专家，以确定最佳治疗药物。

• 手术入路：使用原切口并根据需要延长。

• 内固定取出：应备有专用的取出器械。

• 临时固定：这类患者需临时固定时，可采用抗生素髓内钉或含抗生素涂层人工髋关节。

• 最终翻修——第二阶段：在病情稳定、感染得到控制下，应早期翻修。

• 抗生素应用：如有可能，可在感染科医生的协助下使用杀菌剂。

第 6 节 | 股骨近端骨折髓内钉术后急性感染

Michael J Zegg, Christian Kammerlander

袁志 武杜杜 译

1. 病情描述

患者 33 岁，2011 年 1 月初自 4 米高处坠落，致右股骨粗隆间骨折，就诊于作者医院（图 15.6-1）。患者既往无手术史，长期吸毒及酗酒，目前使用美沙酮替代治疗，伴丙肝感染。

采取闭合复位股骨近端短髓内钉（PFN）固定（图 15.6-2）。患者依从性较差，但术后未出现并发症，8 天后顺利出院。

4 周后因吸毒及酗酒，患者再次跌倒，致原内固定断裂及内固定周围骨折（图 15.6-3），于 2011 年 2 月初行骨折翻修手术。

取出已断裂的短髓内钉（图 15.6-4），改用长针固定（图 15.6-5）。术后 5 天后出院，短期内无并发症。

二次出院 8 天后，右髋部出现严重疼痛，局部伴明显感染症状，门诊就诊。此外，X 线片显示螺旋刀片切出股骨头（图 15.6-6）。CT 显示原手术部位软组织中有积液（图 15.6-7）。

结合 X 线、局部症状（红肿、近端手术切口化脓）和全身感染征象，同时实验室检查提示 C 反应蛋白（CRP）29.81 mg/dL、白细胞计数 17 400/μL（图 15.6-8），考虑感染，需再次手术治疗。

按计划尽早进行手术。首先，再次对软组织清创。患者取仰卧位，经原切口，清除缝线后近远端切口皮下组织内可见大量脓液。在彻底清创后，股骨大粗隆髓内钉入口处可见感染迹象，发现并抽出大量脓液。充分冲洗后，采用含银敷料行创面负压治疗。取术中组织标本行细菌培养及药敏试验。取样后，开始静滴二代头孢菌素治疗。

次日，再次清创取出内固定。患者取侧卧位，以利手术暴露。取出内固定时，股骨头颈内也可见

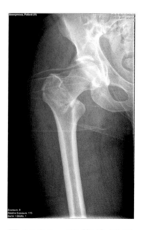

图 15.6-1　正位片显示股骨粗隆间骨折。

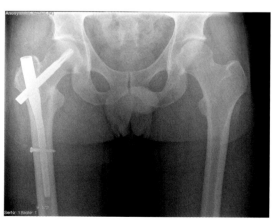

图 15.6-2　术后正位片显示股骨近端髓内钉固定良好（右）。

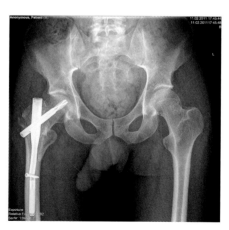

图 15.6-3　再次摔倒后 X 线片显示髓内钉自锁定孔处断裂。

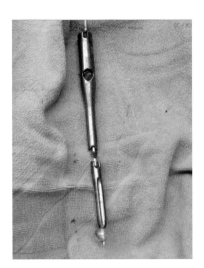

图 15.6-4　取出股骨近端髓内钉。

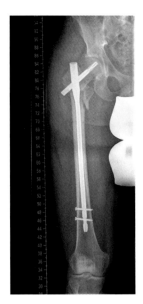

图 15.6-5　正位片显示二次术后股骨近端长髓内钉固定良好。

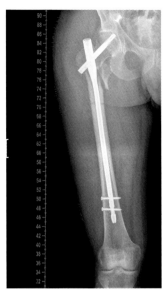

图 15.6-6　X 线片显示螺旋刀片切出股骨头。

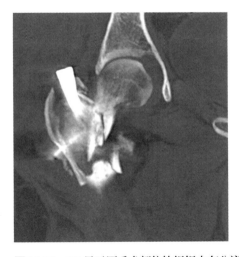

图 15.6-7　CT 显示原手术部位软组织中有分泌物。

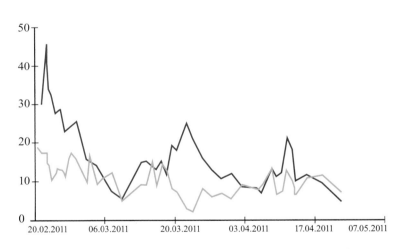

图 15.6-8　全身感染指标。蓝色：C 反应蛋白；绿色：白细胞计数。

脓液。因此切除股骨头，对髓腔搔刮、铰刀（直径 11.5 mm）超扩（图 15.6-9）。术中取多个组织标本行细菌培养及药敏试验。此外，置入含庆大霉素骨水泥 spacer，3 根粗引流管引流，关闭伤口（图 15.6-10）。

细菌培养提示停乳链球菌和凝固酶阳性葡萄球菌感染。根据药敏试验结果，采用阿莫西林（氨苄青霉素）/ 克拉维酸联合万古霉素抗感染治疗。

3 天后再次清创。仍取侧卧位，沿前次切口显露，切除坏死组织，去除骨水泥 spacer 并髓腔超扩至 12 mm。于股骨干远端外侧开窗，充分清创、冲洗，更换骨水泥 spacer。关闭伤口前，经股骨开窗处髓腔内留置引流管，近端 2 根，远端 1 根。

进一步细菌培养发现合并大肠杆菌感染。根据药敏试验结果，将阿莫西林 / 克拉维酸调整为哌拉

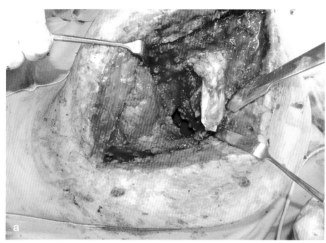
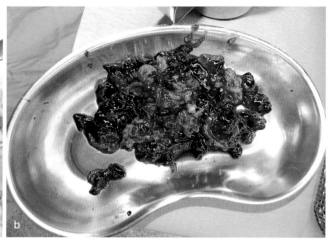

图 15.6-9a、b 术中切除股骨头及髓腔内清除感染组织的照片。

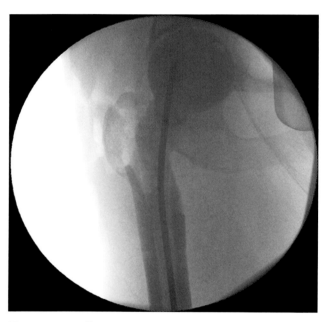

图 15.6-10 X 线显示置入骨水泥 spacer。

西林 / 他唑巴坦继续抗感染治疗。

此后 4 周内，又分别进行了 4 次清创手术，反复更换骨水泥 spacer，髓腔内置入含硫酸庆大霉素的骨水泥珠链。反复清创导致的软组织缺损，使用创面负压材料覆盖。6 周后患者再次入院，并接受最后一次清创手术，去除抗生素骨水泥珠链，置入新的抗生素骨水泥 spacer 后，关闭伤口。

基于最新的细菌培养结果，结合 CRP 及白细胞计数反复升高，改用亚胺培南联合氟康唑静脉抗感染治疗。

10 周后，无局部及全身感染迹象（图 15.6-8），安排患者出院。院外继续口服氟康唑抗感染治疗，定期门诊短期随访。

出院后 1 周，患者右髋部疼痛，门诊复诊。X 线片显示骨水泥 spacer 断裂（图 15.6-11）。血液检查提示酒精及毒品中毒，但无全身感染表现，手术切口周围无局部感染迹象。

患者入院后，经深入讨论，考虑到之前广泛感染、多次清创手术及长期吸毒、酗酒而导致患者依从性差，未考虑进行手术翻修。患者扶拐杖可活动，且疼痛能缓解，故 5 天后出院。

不定期随访患者，感染无复发迹象，表明治疗效果良好。后期拟取出骨水泥 spacer 行人工髋关节置换术，然而出院 5 个月后，患者因吸毒过量死亡。

2. 手术指征

· 局部感染表现：疼痛、红肿、术后伤口不愈合、流脓。

· 全身感染表现：发热，CRP、白细胞计数、IL-6、ESR 均升高。

· X 线：内固定松动、移位。

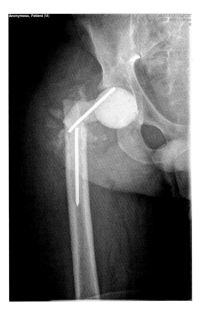

图 15.6-11　正位 X 线片显示骨水泥 spacer 断裂。

3. 术前计划

- 血培养及局部分泌物培养。
- X 线。
- CT 检查：明确清创范围。
- 内固定取出器械、培养箱和采集组织标本用试管。

4. 手术入路

沿原手术切口，必要时可延长切口。

5. 外科清创

- 必须彻底清除脓液、感染坏死的软组织及骨组织，直至骨与软组织血供良好。
- 超扩髓腔，清除感染坏死的骨组织。
- 至少采集 5 处不同部位的组织标本进行细菌培养。
- 引流应深达髓腔，以免积液无法充分引流。
- 如彻底清创后无法一期闭合伤口，可采取伤口负压治疗。

6. 去除内固定

- 通常需去除内固定。
- 用取出器械直接取除髓内钉。

7. 临时固定

- 大小匹配的骨水泥 spacer。
- 抗生素骨水泥珠链。

8. 术后处理

- 初次采样进行细菌培养后，方可开始静脉抗感染治疗。
- 依据药敏试验进行抗感染治疗至关重要。
- 后期的手术重建需依据局部及全身感染情况而定，必要时需反复清创。
- 鼓励活动：骨水泥 spacer 支持下，可扶拐部分负重。
- 无全身及局部感染症状 6 个月后（甚至更早），可取出骨水泥 spacer 行人工髋关节置换术。

9. 结果

患者吸毒、酗酒，依从性差，导致治疗结果不佳。

10. 失误防范

- 翻修手术前诊断及计划不完善。
- 仅显露原手术切口，未显露整个感染区域。
- 软组织清创不彻底。
- 早期清创未去除内固定。
- 未能提供临时稳定性，继而导致患者相应功能障碍。
- 过早完全负重、停止抗感染治疗。
- 未控制感染的情况下，过早重新内固定。
- 患者未定期复诊，依从性差。

11. 治疗经验

• 如怀疑感染，应行血培养及局部分泌物培养、X 线及必要的 CT 检查，为治疗决策提供参考。

• 经原切口，并做扩大清创，有利于明确感染范围及彻底清创。

• 通常需去除内固定，以清除生物膜，并有利于髓腔内彻底清创。

• 如内固定断裂，取出时会非常棘手。小钩针甚至导尿管（图 15.6-4）均有助于取出。

• 本例患者因切除了股骨头，故而需要大小匹配的骨水泥 spacer 提供临时稳定性。

• 康复期内，不定期的门诊随访有利于早期发现并发症。

• 关节置换或重新置入髓内钉前，需确认无感染，并达足够时间。

• 应尽可能保留有活力的骨组织，但本例患者感染严重，故有必要切除股骨头以控制感染。

第16章 术后慢性感染

第1节 胫骨远端骨折术后慢性感染

Zhao Xie

秦晓东 译

1. 病情描述

男性，23 岁，机动车事故致 Ⅲ B 型胫腓骨远端开放性骨折。当地医院进行清创和肌腱修复术，术后发生感染，遂行反复清创及伤口负压引流术，但感染仍未控制。伤后 13 个月后，转至作者所在机构。

入院时查体：外固定在位，胫骨远端开放引流（图 16.1-1）。

X 线和 CT 扫描示：胫骨远端粉碎性骨折骨不连，远端骨伴有坏死及感染（图 16.1-2）。

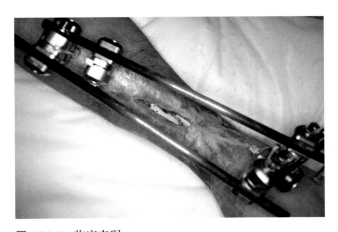

图 16.1-1 临床表现。

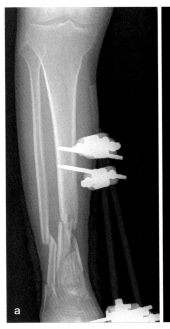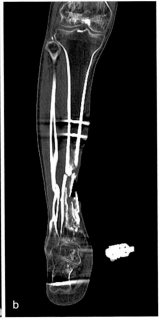

图 16.1-2 a、b 影像学检查。
a. X 线。
b. CT。

2. 手术适应证

胫骨粉碎性骨折伴有皮肤缺损及骨外露是需行手术修复的适应证。手术原则是彻底清除坏死骨与软组织、稳定骨折、修复创面。

3. 术前准备

设备如下：
- 脉冲冲洗器。
- 电钻。
- 髓腔扩大器。
- 骨凿。
- 便携式 X 光机。
- 锁定加压钢板。

其他注意点如下：
- 体位（仰卧位）。
- 止血带。
- 局部抗生素（万古霉素 10 g，庆大霉素 0.55 g）。
- 骨水泥。
- 根据伤口分泌物培养结果（溶血性葡萄球菌）选择抗生素，术前 30 分钟注射哌拉西林/他唑巴坦。

4. 手术入路

如图 16.1-3 所示，从胫骨远端清除坏死骨与软组织，在陈旧瘢痕上行手术切口，切除伤口边缘组织。所有缺血骨组织均需被清除，包括可疑死骨，其原因在于其表面往往有生物膜存在，这会导致感染复发及反复的清创手术。

5. 清创术

术前拆除部分外固定。术中清除所有肉芽组织、死骨及瘢痕组织。彻底清除死骨直至点状渗血。超扩髓腔，并用脉冲冲洗器彻底冲洗（图 16.1-4），抗生素骨水泥充填骨缺损形成的死腔。手术清创过程中应行细菌培养。

6. 去除内植物

本次手术中未使用内植物。锁定钢板外置代替原外固定架。

7. 临时固定

将抗生素骨水泥置入骨缺损中（图 16.1-5），关闭切口（图 16.1-6），重新安装外固定。

要点提示：
- 为了达到骨折断端稳定，钢板轴线应与骨折端纵轴一致。
- 避免钻速过快，防止组织热坏死。
- 骨水泥硬化过程中尝试关闭创口，可相应地

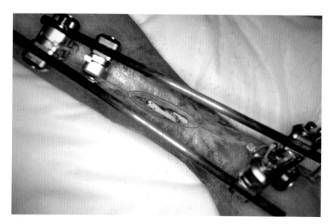

图 16.1-3 胫骨远端手术入路。

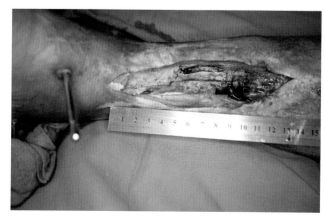

图 16.1-4 清创后的骨缺损。

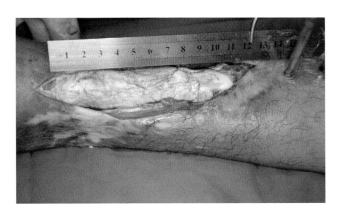

图 16.1-5　置入抗生素骨水泥。

增加或减少骨水泥的体积。

8. 术后管理

术中所取的组织标本培养结果为藤黄微球菌（患者处于抗生素治疗过程中），根据培养结果选择头孢甲肟抗感染治疗。术后静脉使用抗生素 2 周后，鼓励患者进行功能锻炼，其承重不超过 20 kg，禁止完全负重，直至 X 线显示有骨痂形成。

9. 骨再植

目前关于骨髓炎术后感染复发的诊断，学界尚未达成共识[1]。根据作者经验，如恢复 2 个月后没有临床感染迹象，C 反应蛋白和 ESR 正常，即可进行骨移植手术。先用锁定板固定腓骨（图 16.1-7），

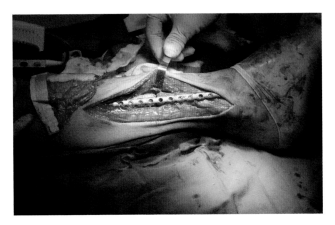

图 16.1-7　锁定钢板固定腓骨。

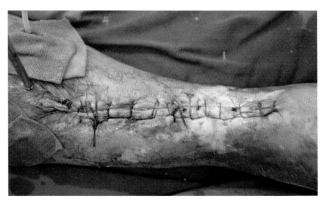

图 16.1-6　关闭切口。

然后进行骨移植。从髂嵴切取自体骨松质（图 16.1-8），将其植入骨水泥去除后的空腔中（图 16.1-9）。

10. 结果

从患者的临床表现看，术后没有感染复发迹象（图 16.1-10）。术后 1 年移除外固定。如图 16.1-11所示，骨皮质形成，患者能够完全负重。

11. 失误防范

- 传统的细菌培养假阴性率较高，可能会影响骨感染的诊断。
- 这种手术方式需广泛切除软组织，因此可能会导致伤口闭合困难。如果伤口不能一期闭合，应在术前设计好皮瓣。

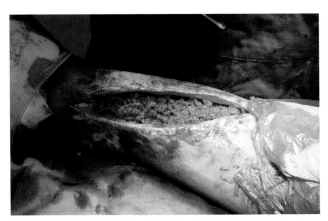

图 16.1-8　自体骨移植。

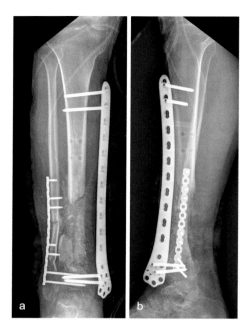

图 16.1-9 a、b　骨移植后的 X 线。
a. 正位。
b. 侧位。

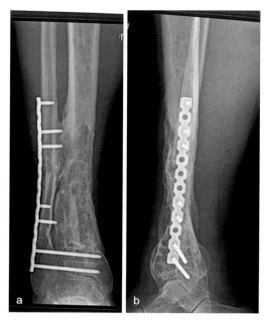

图 16.1-11 a、b　术后 18 个月 X 线片。
a. 正位。
b. 侧位。

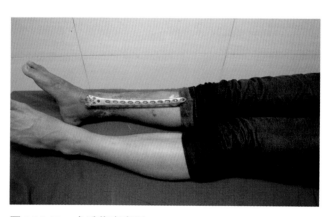

图 16.1-10　术后临床表现。

- 由于钢板的相对稳定性，应适当限制康复训练。要求患者具有良好的依从性，延迟负重。
- 骨松质移植具有骨皮质形成不足、骨再吸收

及再骨折等风险。

12. 治疗经验

- 该手术方法可良好暴露骨感染部位及彻底清创。
- 使用锁定加压钢板进行外固定不仅样式美观，且便于患者穿衣服。
- 局部使用抗生素可以抑制死腔内的细菌生长，也可以减少全身使用抗生素的剂量。

13. 致谢

感谢许建中教授和李伟博士提供的工作成果。

参考文献

1. **Walter G, Kemmerer M, Kappler C, et al.** Treatment algorithms for chronic osteomyelitis. *Dtsch Arztebl Int.* 2012 Apr;109(14):257–264.

第 2 节 | 胫骨近端骨折术后慢性感染

Zhao Xie

秦晓东 译

1. 病情描述

男性，19 岁，因机动车事故致胫骨平台及腓骨近端骨折。入院前已行内固定术及同种异体骨移植。入院时查体示：伤口引流物中有脓性渗出物，胫骨钢板外露（图 16.2-1，图 16.2-2）。

2. 手术适应证

伴有脓性渗出的钢板外露是骨感染手术的明确适应证。手术目的是稳定骨折、覆盖伤口并控制感染。

3. 术前准备

器械设备如下：
- 脉冲冲洗器。
- 电钻。
- 髓腔扩大器。
- 骨凿。
- 便携式 X 线机。
- 组合式外固定架及锁定加压钢板（LCP）。

其他注意点如下：
- 体位。
- 止血带。

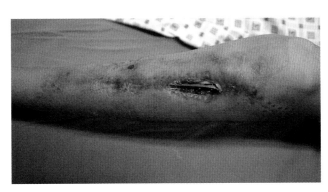

图 16.2-1　术前外观。

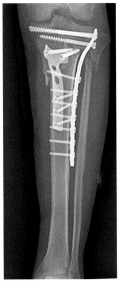

图 16.2-2　X 线正位片。

• 局部抗生素（万古霉素 10 g，庆大霉素 0.55 g）。

• 骨水泥。

• 根据伤口分泌物培养（大肠杆菌和鲍曼不动杆菌）的药敏试验结果选择抗生素，术前 30 分钟注射第三代头孢菌素头孢甲肟。

4. 手术入路

如图 16.2-3 所示，沿陈旧瘢痕做手术切口，但是伤口边缘需切除。

5. 外科清创

术中需清除所有肉芽组织、死骨及瘢痕组织。

可疑死骨应切除直至出现点状出血[1]。所有坏死组织及瘢痕组织均予以切除，以改善局部血供。超扩髓腔并用脉冲冲洗器彻底冲洗。节段性缺血骨（白色骨质，位于胫骨平台下方）在第一次清创时被保留了下来（图 16.2-4）。接着用抗生素骨水泥（万古霉素 10 g 及庆大霉素 0.55 g）填充死腔。第一次清创术后 3 个月患者形成了活动性窦道（图 16.2-5），计划中的骨移植被迫中止，患者接受了第二次清创手术并更换了外固定架（图 16.2-6）。

6. 去除内植物

钢板和螺钉完全暴露，第一次清创时去除了前外侧及内侧钢板、螺钉（图 16.2-7）。

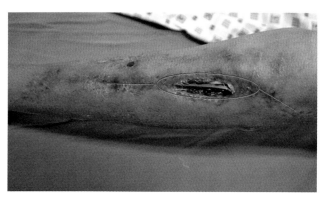

图 16.2-3　手术入路。

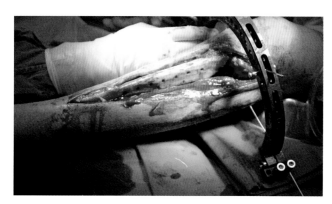

图 16.2-4　第一次清创后的骨缺损。

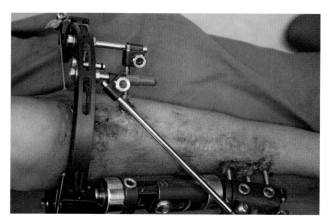

图 16.2-5　第一次清创 3 个月后的局部外观。

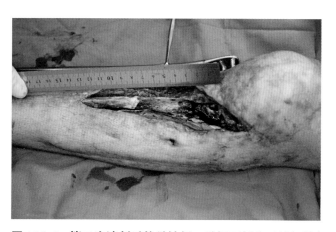

图 16.2-6　第二次清创后的骨缺损。骨坏死部分已被切除。回顾之前手术，它应该在初次清创时被切除。

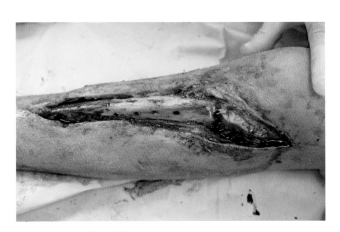

图 16.2-7　去除内植物。

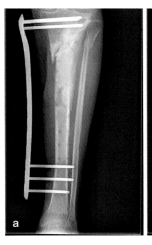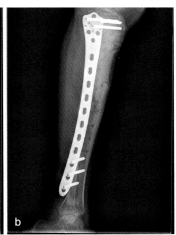

图 16.2-8a、b　清创术后的 X 线显示外固定及骨水泥间隔垫。
a. 正位。
b. 侧位。

7. 临时固定

骨感染部位通常选择外固定。考虑到患者的依从性，外固定可使用 LCP（图 16.2-8，图 16.2-9）。

要点提示：

• 与组合式外固定架相比，锁定钢板更轻巧，但术后管理需谨慎。

• 初次清创时应清除可疑死骨，以避免二次清创（图 16.2-4，图 16.2-6）。

8. 术后管理

该患者骨移植术中所取的组织标本培养结果为鲍曼不动杆菌，根据培养结果选择哌拉西林 / 他唑巴坦复合制剂抗感染治疗。术后静脉使用抗生素 2 周，鼓励患者进行功能锻炼，其承重一般不超过 20 kg，禁止完全负重，直至 X 线可见有骨痂形成。

9. 最终固定

感染的准确诊断可能是一个问题[3]。患者恢复 2 个月后没有临床感染征象，C 反应蛋白和红细胞沉降率均正常，因此进行了骨移植手术（图 16.2-10）。自体骨松质取自髂嵴。根据患者的要求，外固定钢板没有更换。

10. 结果

术后 1 年去除外固定。末次随访时植骨已皮质化（图 16.2-11），患者能够完全负重。

11. 失误防范

• 传统的细菌培养有较高的假阴性率，可能影响骨感染的诊断。这往往是由经验性抗生素治疗所

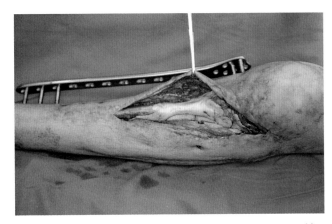

图 16.2-9　抗生素骨水泥充填骨缺损（Masquelet 技术）[2]。

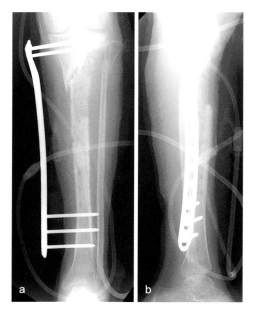

图 16.2-10a、b　骨移植术后的 X 线片。
a. 正位。
b. 侧位。

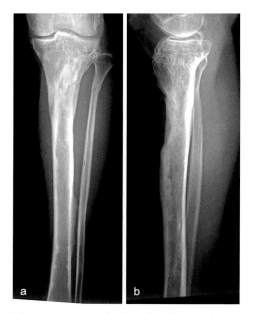

图 16.2-11a、b　术后 18 个月的 X 线片。
a. 正位。
b. 侧位。

致。培养物应在患者未接受抗生素治疗至少 2 周后从深部组织中获取。

* 这种手术方式需要广泛切除软组织，因此可能导致伤口愈合困难。

* 因外固定钢板的相对稳定性，应限制康复训练。要求患者具有良好的依从性，延迟负重。

* 骨皮质化不足、骨吸收和再骨折是骨松质移植的主要风险。

12. 治疗经验

* 该手术方法良好地暴露了骨感染部位，有利于彻底清创。

* 使用锁定加压板进行外固定，样式美观，且便于患者穿衣服。

* 局部使用抗生素可以抑制死腔内的细菌生长，也减少了全身抗生素的使用剂量。

13. 致谢

本章作者对许建中教授和黄克博士提供的工作成果表示感谢。

参考文献

1. **Tetsworth K, Cierny G 3rd.** Osteomyelitis debridement techniques. *Clin Orthop Relat Res.* 1999 Mar;(360):87–96.

2. **Masquelet AC, Begue T.** The concept of induced membrane for reconstruction of long bone defects. *Orthop Clin North Am.* 2010 Jan 41(1):27–37.

3. **Walter G, Kemmerer M, Kappler C, et al.** Treatment algorithms for chronic osteomyelitis. *Dtsch Arztebl Int.* 2012 Apr;109(14):257–264.

第 3 节 | 股骨远端骨折术后慢性感染

Chang-Wug Oh

秦晓东 译

1. 病例描述

男性，56 岁，机动车事故致右侧股骨远端（33-C2）Gustilo ⅢB 型粉碎性骨折（图 16.3-1）。第二天彻底清创后，采用钢板行内固定（图 16.3-2）。术后 4 天发生了深部感染。

2. 手术适应证

实验室检查结果显示炎性指标升高，局部出现发红、发热的临床表现时，应高度怀疑急性感染（图 16.3-3a），因此必须进行伤口探查和清创（图 16.3-3b、c）。

3. 术前准备

为控制深部感染我们进行了多次清创。除非内固定周围有感染，否则应该保留内植物。在清创时，需根治性切除所有死骨，直至骨折处近远端均可见到出血点。术中组织需进行细菌及真菌培养，及冰冻切片病理检查。任何死腔都应填充抗生素骨水泥链珠或垫块。在二期手术时，可根据骨缺损大小采用自体骨移植或骨搬移方式来修复。

4. 手术入路

手术采取外侧髌旁入路。该入路为股骨远端关

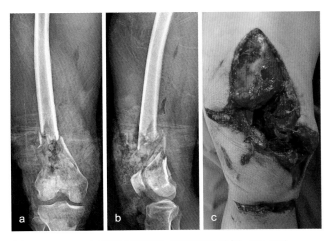

图 16.3-1a~c　右股骨远端ⅢB 型粉碎性骨折（33-C2）。
a. 正位 X 线片。
b. 侧位 X 线片。
c. 局部外观。

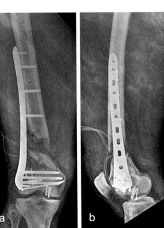
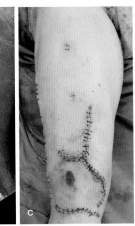

图 16.3-2a~c　污染伤口彻底清创后，植入内固定。
a. 正位 X 线片。
b. 侧位 X 线片。
c. 局部外观。

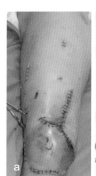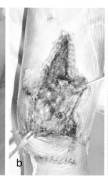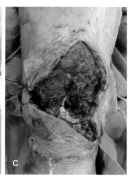

图 16.3-3a~c 术后急性感染的表现。
a. 术后第 3 天局部发红、发热，怀疑术后感染。
b、c. 对伤口再次清创。

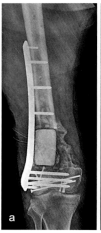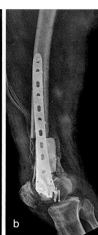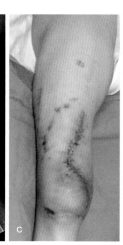

图 16.3-4a~c 经过几轮伤口清创和死骨切除后，将抗生素骨水泥垫块填入股骨远端的节段性骨缺损处。
a. 正位 X 线片。
b. 侧位 X 线片。
c. 局部外观。伤后 8 周，感染得到控制，实验室感染指标稳定。

节面提供了良好的显露，有助于清除剩余的感染灶。纵向切开股四头肌肌腱和伸肌支持带可使髌骨内侧脱位。使用止血带可减少失血并改善关节面视野。

5. 清创术

每 1~2 周进行一次清创，伤口冲洗，更换抗生素骨水泥垫块（庆大霉素和第一代头孢菌素头孢唑啉 1 g），伤口负压吸引治疗，此过程中保留锁定钢板。细菌培养结果为产气肠杆菌。经多次清除死骨及感染软组织后，在远侧干骺端可见 5 cm 的骨缺损。如图 16.3-4 所示，伤后 8 周，在没有感染迹象的情况下（培养阴性），闭合伤口。根据红细胞沉降率和 C 反应蛋白检查结果，临床及实验室检查均无感染迹象时，可实施骨搬移术。骨搬移术中也需留取骨缺损处软组织做冰冻切片病理检查。若每高倍视野中性粒细胞低于 3 个，则重建过程（骨移植或骨搬移）的再感染风险最小[1, 2]。

6. 骨搬移术

锁定钢板周围未发现感染，故该钢板予以保

留。作者计划使用带有外固定及锁定钢板的骨搬运术（BTLP）治疗股骨远端的大段骨缺损[1, 3]。此技术包括三个阶段，两次手术及其间的骨搬运阶段。图 16.3-5 以图解方式展示了手术过程。

第一阶段包括钢板固定、外固定及截骨术。在这个病例中，近端的螺钉位置发生了改变，而远端髁螺钉位置不变。近端三枚螺钉移至钢板最上方。此病例选择单边外固定架，并固定于骨折近侧部分，其中三枚 Schanz 钉固定在钢板的近端上方，两枚固定在钢板的近端螺钉下方。所有的 Schanz 钉均位于前侧，不受锁定钢板及螺钉阻挡。最后，使用多孔截骨器和骨凿进行经皮截骨（图 16.3-6）。

第二阶段是骨搬移。术后 10 天，以 1 mm/d 的速度（每天 4 次，每次 0.25 mm）开始牵张，以促进截骨部位的骨膜血供再生。骨搬移顺行方向（从近端到远端）进行。每周或每两周拍摄正侧位 X 线片以评估骨痂形成。

第三阶段大约在骨搬移术后 3 个月，在中间骨段接近其对接位置后进行（图 16.3-7）。这个阶段包括搬移骨段的螺钉固定和外固定的拆除。在去除外固定架前应先用螺丝钉固定搬移骨段。在 C 臂透视引导下，标记钢板中段的空螺孔以做螺

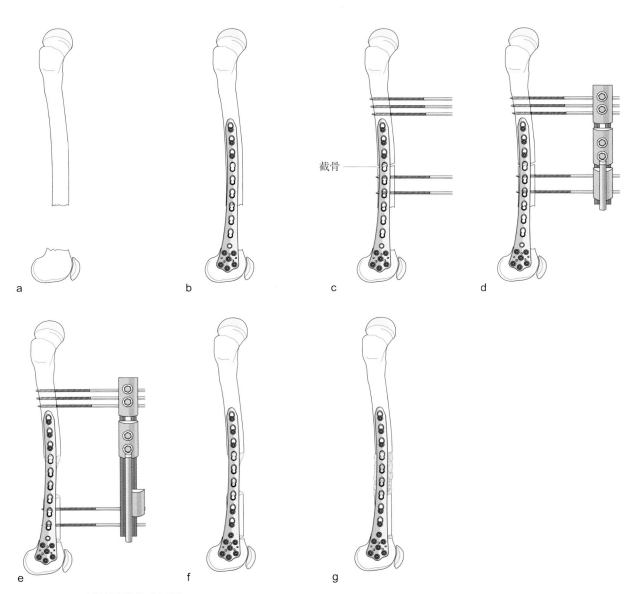

图 16.3-5a~g 设计骨搬移术图解。

a. 伴有节段性骨缺损的股骨远端骨折。

b. 骨折近端及远端用多枚螺钉固定。

c. 外固定架 Schanz 钉置于前侧。截骨处位于钢板近端螺钉及外固定架的远端钉之间。

d. 之后连接延长架，以每天 1 mm 的速度逐渐牵张。

e. 中间（搬移）段与骨远端连接后，用螺钉固定中间搬运骨段，并在骨对接点处做植骨。

f. 拆除外固定架。

g. 牵张性骨痂在内固定钢板的保护下硬化，这有助于患者早期功能锻炼。

钉固定。标记后经皮微创置入三枚螺钉固定。去除外固定架，彻底清理伤口。然后在骨对接点行自体骨移植，可混合使用骨替代物（硫酸钙）（图 16.3-8）。

7. 术后管理

每 4 周拍摄一次 X 线直到骨痂完全硬化。鼓励活动关节，在移除固定架后立即开始部分负重。当正侧

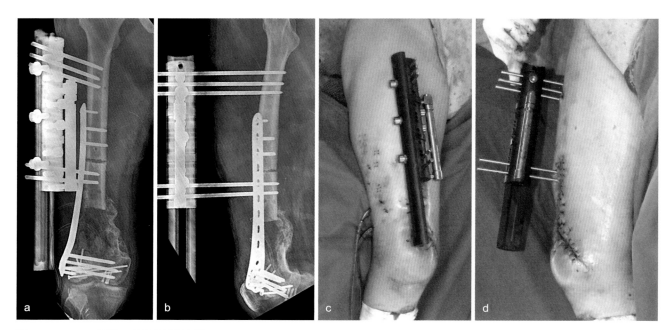

图 16.3-6a~d 术后 X 线和局部外观。
a、b. 单边外固定架前方固定，锁定钢板侧方固定。注意截骨部位。
c、d. 术后局部外观（带锁定钢板和外固定架的骨搬移）。

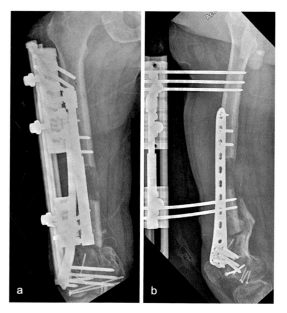

图 16.3-7a、b X 线显示中间骨段已接近骨折远端。
a. 正位。
b. 侧位。

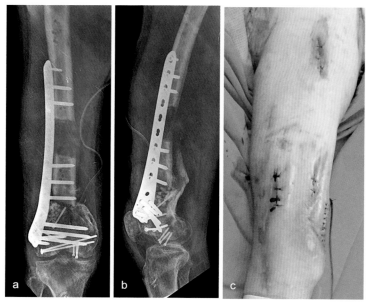

图 16.3-8a~c X 线和局部外观显示三枚螺钉经皮固定中段骨段。同时，在对接点进行自体骨移植，可混合使用骨替代物（硫酸钙）。最后移除外固定架和固定针。

位 X 线显示牵拉成骨区至少有三个面出现皮质化时，允许患者拄拐完全负重行走，然后逐渐脱离拐杖。

8. 结果

15 个月后，对接点和牵张部位均愈合良好（图 16.3-9）。右下肢较左下肢短 25 mm，伴有轻度内翻畸形，因股四头肌严重受损，患者膝关节活动受限（图 16.3-10）。

9. 失误防范

开放性骨折伤口闭合的时机一直存在争议。最新文献表明，多数情况下，包括 Ⅲ 型开放性骨折，由经验丰富的外科医生进行彻底清创后的伤口闭合是安全的 [4]。但在此病例中，诸多因素导致了伤口感染。治疗疏忽，例如，未意识到骨折是开放性的，致使骨折治疗及清创不积极，这可能导致感染。虽然开放性骨折的最佳治疗时间仍然存在争议，但大多数外科医生仍然支持尽早清创。局部因

素如骨与软组织缺损、血管或神经损伤以及骨筋膜室综合征等都可能导致潜在的并发症。

10. 治疗经验

BTLP 技术的最显著的优点之一是可早期移除外固定架。虽然牵张成骨为重建节段性胫骨缺损提供了满意的方法，但对于患者而言，长时间使用外固定架是痛苦的，如针道感染、针断裂、松动及关节挛缩等并发症几乎不可避免 [5]。据报道，多平面截骨、包含两个或三个平面骨再生的骨搬移方式可缩短治疗时间。但是，牵张处骨痂及对接点的骨塑形硬化是骨搬移技术中耗时最长的阶段，以外固定架作为固定方式时，无法减少固定的时间。采用 BTLP 技术进行骨搬移，外固定架固定时间最短，这一优点可减少在类似肢体延长手术中出现的相关并发症 [6]。

仅使用外固定架进行搬移时，轴线丢失和牵张骨痂骨折并不少见。增加一个预插入的锁定板可保护牵张部位和搬移骨段，最大限度地减少 BTLP 时轴线不正的发生率，在允许早期活动时也可以充分保护牵张骨痂。当近关节骨折段较短，髓内钉固定困难时，锁定钢板固定依然有效 [3, 7]。

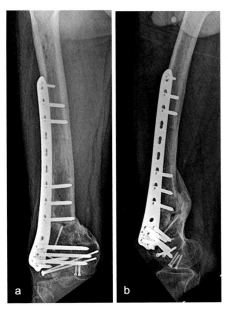

图 16.3-9a、b 15 个月后，对接点和牵张部位均愈合良好。
a. 正位。
b. 侧位。

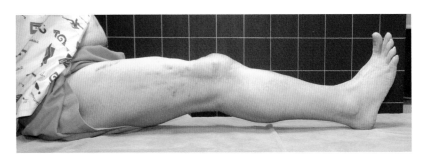

图 16.3-10 患者膝关节活动受限，屈曲小于 30°。这可能是股四头肌最初受损严重的结果。

参考文献

1. **Oh CW, Apivatthakakul T, Oh JK, et al.** Bone transport with an external fixator and a locking plate for segmental tibial defects. *Bone Joint J.* 2013 Dec;95-B(12):1667–1672.

2. **Apivatthakakul T, Arpornchayanon O.** Minimally invasive plate osteosynthesis (MIPO) combined with distraction osteogenesis in the treatment of bone defects. A new technique of bone transport: a report of two cases. *Injury.* 2002 Jun;33(5):460–465.

3. **Oh CW, Song HR, Roh JY, et al.** Bone transport over an intramedullary nail for reconstruction of long bone defects in tibia. *Arch Orthop Trauma Surg.* 2008 Aug;128(8):801–808.

4. **Jenkinson RJ, Kiss A, Johnson S, et al.** Delayed wound closure increases deep-infection rate associated with lower-grade open fractures: a propensity-matched cohort study. *J Bone Joint Surg Am.* 2014 Mar 5;96(5):380–386.

5. **Papakostidis C, Bhandari M, Giannoudis PV.** Distraction osteogenesis in the treatment of long bone defects of the lower limbs: effectiveness, complications and clinical results; a systematic review and meta-analysis. *Bone Joint J.* 2013 Dec;95-B(12):1673–1680.

6. **Oh CW, Song HR, Kim JW, et al.** Limb lengthening with a submuscular locking plate. *J Bone Joint Surg Br.* 2009 Oct;91(10):1394–1399.

7. **Kocaoglu M, Eralp L, Rashid HU, et al.** Reconstruction of segmental bone defects due to chronic osteomyelitis with use of an external fixator and an intramedullary nail. *J Bone Joint Surg Am.* 2006 Oct;88(10):2137–2145.

第 **4** 节 半髋关节置换术后慢性感染

Tak-Wing Lau

秦晓东 译

1. 病例描述

患者女性，82 岁，平地摔倒致左髋关节疼痛收治入院。既往体健，有服用抗抑郁药史。受伤前，患者需借助拐杖行走。入院后检查示患者糖耐量异常。X 线示左侧股骨颈骨折，有移位（图 16.4-1）。

入院第二天，患者在椎管内麻醉下行左侧 Austin-Moore（AM）型人工股骨头置换术（图 16.4-2）。

手术顺利。2 个月后，患者因"低热及左髋关节疼痛加重 1 个月"再次入院。患者带助行器能独立行走。复查左髋关节 X 线示，无明显股骨柄假体松动及髋臼侵蚀（图 16.4-3）。

实验室检查：红细胞沉降率（ESR）升高 > 140 mm/h，C 反应蛋白（CRP）> 20 mg/L。患者自述近 2 个月体重快速减轻 9 kg。结合临床，行正电子发射计算机断层显像（PET-CT）扫描以排除潜在的恶性肿瘤（图 16.4-4）。PET-CT 扫描示左髋部包括髋臼和髂骨存在脓肿。髋关节穿刺培养未见细菌生长。1 周后行手术探查及清创，并放置万古霉素丙烯酸骨水泥临时假体（图 16.4-5）。滑膜培养示甲氧西林敏感的金黄色葡萄球菌感染。静脉使用氯唑西林联合口服利福平治疗 1 周后，改为口服氯唑西林。然而，患者治疗 6 周后出现胃肠道反应。

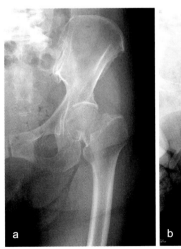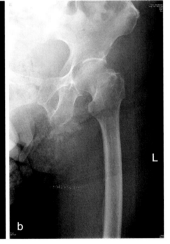

图 16.4-1a、b　左髋关节 X 线示左股骨颈骨折移位。
a. 骨盆正位示移位的股骨颈短缩。
b. 左髋关节侧位示移位的骨折呈后倾状态。

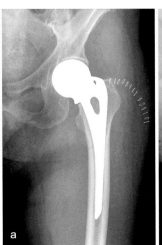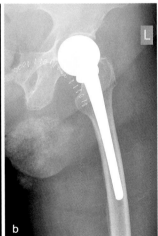

图 16.4-2a、b　入院第二天，患者在椎管内麻醉下行左侧 Austin-Moore 型人工股骨头置换术。
a. 正位。
b. 侧位。

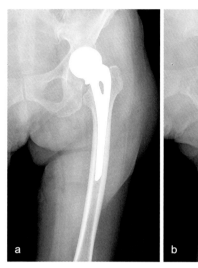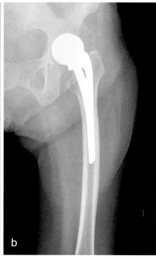

图 16.4-3a、b 复查左髋关节 X 线示无明显的股骨柄假体松动或髋臼侵蚀。
a. 正位片示仅有关节间隙变窄。
b. 侧位片示股骨柄无明显改变。

停用氯唑西林及利福平，给予克拉霉素口服 6 周。

6 个月后，患者可使用助行器行走，仍有持续的髋关节疼痛，但较前改善。ESR 及 CRP 也较前下降。取出抗生素骨水泥临时假体，行全髋关节翻修术（图 16.4-6），术后感染无复发。18 个月后，X 线示股骨柄松动。虽然怀疑松动是因慢性感染所致，但 ESR 及 CRP 等血液学检查并未显示有感染复发的迹象。髋关节穿刺显示细胞计数正常，且细菌培养阴性。因此，股骨柄松动行二次翻修手术。术前预防性应用头孢唑啉，术后未使用抗生素。目前患者使用助行器行走时伴有轻微的髋关节疼痛。X 线及血液学检查显示无假体松动，且无再感染迹象（图 16.4-7）。

2. 适应证

2.1 手术适应证

- 有症状的左髋关节置换术后感染，表现为疼痛加重及全身症状（如发热、体重减轻）。
- X 线表现为内植物松动及快速骨丢失，髋臼

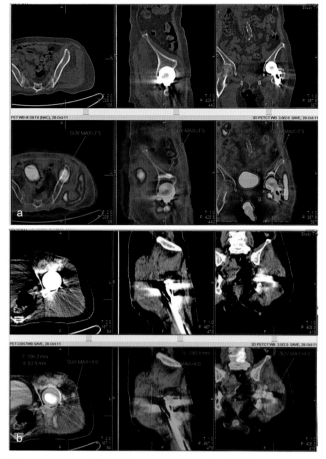

图 16.4-4a、b 结合临床，PET-CT 扫描以排除潜在的恶性肿瘤。
a. PET-CT 示髂骨周围炎性脓肿。
b. PET-CT 示内植物周围炎性脓肿。

侵蚀及骨膜反应。

- 髋关节穿刺是诊断的金标准，可有白细胞（WBC）计数增加（> 3 000/μL），革兰染色阳性，或培养阳性。
- 必要时行 PET-CT 扫描、骨锝扫描、WBC 计数或镓扫描，有助于诊断。
- 实验室结果显示炎症指标明显升高：ESR 及 CRP。

2.2 手术预期效果

- 第一阶段控制髋关节感染。
- 保持患者运动功能、肢体长度及髋关节肌肉功能。

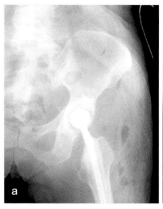
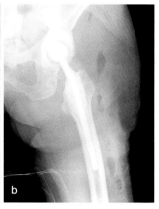

图 16.4-5a、b PET-CT 扫描示左髋部包括髋臼和髂骨存在脓肿。髋关节穿刺培养未见细菌生长。1 周后行手术探查及清创，并放置万古霉素丙烯酸骨水泥临时假体。

a. 骨盆正位片示临时假体在位。

b. 股骨侧位片示内植物位于股骨内。

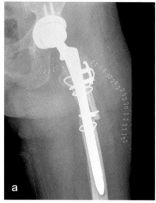
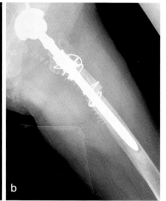

图 16.4-6a、b 取出抗生素骨水泥临时假体，行全髋关节翻修术。

a. 全髋关节假体在位。行转子间截骨术，线缆捆绑固定。

b. 侧位片示翻修假体在位。使用了单体式股骨柄。

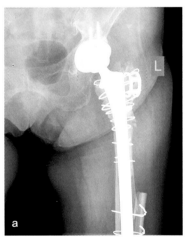
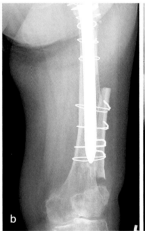
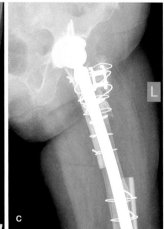
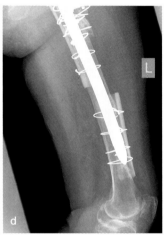

图 16.4-7a~d 18 个月后，因股骨柄无菌性松动行二次翻修手术。血液学检查显示无感染复发迹象。

a. 股骨正位片（近端）：更换为更长的股骨柄假体，辅以线缆捆绑及同种异体骨移植。

b. 股骨正位片（远端）：长而直的股骨柄假体，不能完全匹配股骨弧度。股骨远端需同种异体骨移植。

c. 近端侧位片示线缆及同种异体骨。

d. 远端侧位片示线缆及同种异体骨。

· 为第二阶段全髋关节置换术提供无菌环境，以获得远期运动功能。

· 初次手术后超过 8 周的假体感染，不太可能通过单次清创得以根治。在这种情况下，使用抗生素骨水泥临时假体两阶段翻修术，其治愈率约为 78%~95%。

3. 术前准备

3.1 去除 AM 假体，替换为抗生素骨水泥临时假体（第一阶段）

· 全身麻醉（预计手术时间 >2 小时）。

· 侧卧位。

- 交叉配血。
- 麻醉诱导期使用第一代头孢菌素。
- AM 假体取出滑锤。
- 如果 AM 假体取出困难，应备骨凿进行股骨转子截骨术。
- 抗生素假体的制备：
  - 骨水泥型髋臼杯。
  - 非扩髓胫骨髓内钉作为股骨柄。
  - 28 mm 钴铬金属股骨头。
  - 万古霉素及庆大霉素骨水泥。
  - 术后全身使用广谱抗生素，通常联合用药，如氯唑西林和利福平。
  - 根据药敏试验结果给予抗生素治疗至少6周。

3.2 去除抗生素骨水泥临时假体，并行全髋关节置换术（第二阶段，3 月后）

- 全身麻醉。
- 侧卧位。
- 血型及交叉配血。
- 麻醉诱导期使用第一代头孢菌素（或使用能够覆盖主要病原体的抗生素）。
- 骨水泥凿子及刮匙。
- 超声波骨水泥清除装置。
- 股骨转子扩大截骨术所需骨锯及骨凿。
- 股骨转子固定钢板。
- 线缆系统。
- 第一阶段翻修所需骨水泥型臼杯及股骨柄。
- 作者所在机构术后不常规使用抗生素。

3.3 假体制模

- 髓内钉用骨水泥与金属股骨头黏合，自制人工髋关节，是一种经济实用的方法。
- 也可以选择使用商用的骨水泥股骨组件。
- 假体髋臼杯最好是骨水泥型的。
- 可以使用万古霉素加庆大霉素骨水泥。
- 假体设计旨在恢复正常的髋臼中心位置、偏心距及股骨颈长度。
- 较大表面积的骨水泥有利于抗生素的有效

释放。

4. 手术入路

两次手术均采用后外侧入路，选择扩大的 Kocher-Langenbeck 切口。经此入路的翻修手术需注意保护坐骨神经。

5. 清创术

5.1 皮肤及皮下组织

引流脓液，清除肉芽组织及坏死组织，并做细菌培养。

5.2 髋关节及股骨髓腔清创术

- 根治性滑膜切除术能减少感染风险。炎性滑膜组织往往有出血倾向，这一点通过滑膜切除可以得到控制。
- 用髋臼锉锉除髋臼内感染软骨及骨组织。
- 使用软扩，超扩股骨髓腔，清除髓腔内的炎性组织。
- 髓腔内逆行置管，脉冲盐水灌洗可显著减少感染风险。
- 是否在伤口局部使用杀菌剂存在争议。
- 清创完成后更换手术器械及手套。

6. 去除内植物

由于 AM 假体通常松动，故可直接使用带钩的滑锤去除 AM 假体。若感染性假体固定牢固，首先从股骨颈开始仔细清除阻挡物，然后用特定的移除器械轻轻地反向锤击取出假体。如果上述方法失败，可行扩大股骨转子截骨术。

7. 临时固定（第一阶段）

制备抗生素关节假体，既可用作临时髋关节，也可作为抗生素间隔垫。这样，肢体长度及运动功能均可被保留。

使用非真空及第一代骨水泥固定技术（指压填塞，无水泥限制器及不加压）来制备抗生素骨水泥以增加孔隙率，从而增加总表面积。

髋臼侧轻柔锉扩后，假体髋臼杯按常规方式用骨水泥固定，避免过度加压，以便易于取出，但要有足够的临时稳定性。

股骨组件植入后，股骨髓腔深部仅使用少量骨水泥，大多数骨水泥充填于干骺端，手指填塞，不加压。为了增加表面积，骨水泥覆盖内植物至颈周围。

内植物在骨水泥固化期间需轻轻旋转晃动，使骨水泥 – 骨界面有轻微松动，以便于第二阶段移除。

通过软组织张力而非减少死腔来测试髋关节的稳定性。术中需有效止血，术后无需放置引流；因无深部引流，局部抗生素浓度相应增高。

8. 术后管理

根据细菌培养和药敏试验结果，针对性使用抗生素至少 6 周。在此病例中，使用克拉霉素治疗甲氧西林敏感的金黄色葡萄球菌感染。抗生素使用时间可能超过 6 周，这取决于临床治疗反应和血清炎症指标的变化。疗程结束后，若有证据显示仍残留有感染，需再次清创，更换临时假体，并根据最新的药敏试验结果全身使用抗生素。

使用临时假体的患者术后可以完全负重行走。嘱患者尽早活动，尽量减少长时间制动引起的并发症及废用性萎缩。随访期间定期检查患者的临床症状及体征，监测感染复发情况。这些检查包括 ESR 和 CRP 等炎性指标。如果在临床或血清学上没有感染复发的迹象，则在 3~6 个月后进行髋关节穿刺，以确认感染是否得到控制。若关节液 WBC 计数仍超过 3 000/μL，暂不实施第二阶段手术。可能

需要延长抗生素治疗时间，或更换临时假体。

9. 人工关节再植入（第二阶段）

如果关节液培养阴性且 WBC 计数小于 3 000/μL（对于未置换关节，其临界值为 50 000/μL），则进行第二阶段手术是安全的。

第二阶段手术通常首选全身麻醉，手术技巧要求更高。作者通常采用髋后外侧入路。患者侧卧位，麻醉诱导期常使用第一代头孢菌素，但应覆盖原致病菌。切开皮肤后，仔细分离并保护坐骨神经。若第一阶段的临时假体非常稳定，那么去除内植物会很困难。有时需要超声骨水泥清除装置联合扩大股骨转子截骨术拆除股骨假体和骨水泥，此时应准备带有线缆的股骨转子固定装置。由于之前的感染或清创，髋臼侧通常有明显的骨缺损。正确的术前规划和掌握处理该类骨缺损的经验是必要的。根据缺损的大小、位置以及如何与臼杯相匹配，需要采用多种技术来处理相应的髋臼骨缺损。小的缺损可使用扩髓骨填充。若前柱和后柱均保持完整，能够提供足够的支撑，则通常优先采用带螺钉的大号臼杯。另外，对于有明显骨缺损的病例，应准备同种异体骨、骨小梁金属填充块及重建钛网。

此病例为非骨水泥型全髋关节置换术。因股骨近端存在明显的骨缺损，首选全长多孔涂层的股骨翻修柄。股骨近端明显的骨缺损区填充了磷酸三钙微粒，并混合了髋臼侧获得的扩髓骨。股骨翻修柄远端多孔部分必须用"刮擦匹配"方式，其长度至少为股骨直径的 3 倍。手术需放置深层引流管，分层缝合皮肤，防止死腔形成。

10. 结果

感染根治，患者恢复了无痛性活动功能（图 16.4-6a、b）。

11. 失误防范

11.1 诊断和决策

• 髋关节假体感染通常不表现为急性感染，临床症状和体征可能非常轻微，特别是有以下情况需要高度怀疑：

– 不明原因低热。

– 有无法解释的持续性髋关节或大腿疼痛。

– 免疫力低下（糖尿病或类固醇使用者）。

– 有假体松动的影像学证据。

– 无其他感染原因导致的持续 ESR 升高。

• 放射性同位素扫描相对于血清学检查而言，提供了额外的解剖学位置信息。但这项检查仅具有敏感性，不具备特异性。

• 髋部脆性骨折患者通常认知功能受损，无法充分表达其症状，会导致诊断延误。

11.2 手术入路

• 后外侧入路是笔者机构髋关节置换术常用入路。翻修术中，因感染后广泛瘢痕形成，必须特别注意保护坐骨神经。术中识别不清可能导致坐骨神经误伤。

• 清创术中止血特别重要。活动性炎性组织容易出血。彻底清创也很必要，这种情况下止血通常需要付出更多的努力。同时应告知麻醉医生该手术可能会比"经典"髋关节置换术出血更多。

11.3 去除内植物

• 感染的假体通常松动，但并不总是如此。如果没有认识到术中移除假体会有困难，那么很可能导致医源性髋臼或者股骨骨折。这可能会使接下来使用临时假体的手术过程复杂化。

• 彻底清创对于成功根治感染至关重要。但是，它也可能导致更多的骨丢失和骨量减少。

11.4 第一阶段临时假体替代

临时假体是一种具有髋关节功能的抗生素骨水泥间隔垫。在本例中，假体是自制的，但在特定的时间段内需保持良好的稳定性。自制假体有一些常见的缺陷，包括：

• 股骨柄上方股骨头松动。

• 不准确的髋关节偏心距及肢体长度。

• 不准确的颈干角。

• 临时假体置入过于牢固。

• 髓腔内骨水泥充填过远。

11.5 康复

使用临时假体的患者术后可全负重行走。临时自制假体稳定性并不理想，髋部和大腿常有不适感，可能与感染复发症状类似。髋临时假体翻修术后的患者，尤其是髋部骨折后，发生关节脱位的风险较高。

11.6 第二阶段全髋关节翻修术

• 最终手术前尽管感染指标良好，但术前关节液显微镜下检查是有必要的，以明确是否可行全关节置换术。若术前不能明确髋关节无菌，则很可能导致假体感染复发。

• 髋臼及股骨缺损的处理较为困难。如未认识到这一点，软骨可能会被过多地清除，尤其是髋臼侧。仔细的术前规划并熟悉全髋关节修复技术相当重要。第二阶段翻修后的无菌性松动较为常见。

11.7 治疗失败

• 如存在以下情况，需要更换临时假体：

– 感染临床症状无改善。

– 抗生素合理使用后，炎性指标仍持续性升高。

– 髋关节穿刺检查提示感染持续存在。

– 在第二阶段翻修前临时假体松动。

• 如果出现以下情况，感染可能无法控制：

– 在治疗过程中，出现新的细菌或细菌产生耐药性。

– 患者抗生素治疗过程中出现并发症，需要改变治疗方案或停止治疗。

– 坏死骨或感染病灶的清创不够彻底。

－没有完成至少 6 周的抗生素疗程。

12. 治疗经验

12.1 决策

当出现以下临床症状、体征、影像学表现和血液学指标，外科医生需高度怀疑感染。

- 临床症状和体征：
  －持续的髋关节或大腿疼痛。
  －低热。
  －全身不适和恶病质。
  －康复期间上述症状无改善。
  －髋关节假体自发性脱位。
- 影像学证据：
  －股骨柄周围透亮带。
  －髋臼杯周围透亮带。
  －早期假体位置下沉或改变。
  －骨膜反应。
- 血液学指标：
  －白细胞计数可以是正常的。
  －CRP ＞ 10 mg/L。
  －ESR ＞ 30 mm/h。

12.2 手术方法

- 治疗成功的关键是彻底清创。
- 软组织：彻底切除滑膜和炎性肉芽组织。
- 股骨髓腔：使用软扩对髓腔超扩清创，并对骨髓腔行逆行脉冲灌洗。

- 髋臼：仔细去除软骨和坏死性软骨下骨直至骨质出血良好。避免过度切除软骨下骨导致严重的骨缺损。
- 对手术区域进行脉冲式灌洗可提高清创的成功率。

12.3 去除内植物

对于严重感染的假体，通常无需行扩大股骨转子截骨术。但在假体去除困难的情况下应将该术式牢记于心，尤其是对于非骨水泥型假体。

12.4 临时固定（置换）

- 根据药敏试验制作抗生素骨水泥假体。为了能有效覆盖革兰阳性菌，在对其机械性能影响最小的情况下，通常将市售的庆大霉素或妥布霉素骨水泥与万古霉素混合。万古霉素与骨水泥的比例为不超过 4 g∶40 g（骨水泥重量的 10%）。
- 使用第一代水泥技术增加孔隙率及表面积，减少内植物与骨质过多的融合固定，以便二期易于去除。
- 使用骨水泥将金属股骨头黏合在弯曲的髓内钉上，自制成股骨柄假体，替代商用的股骨柄假体，较为经济实用。
- 最终的翻修（置换）。

12.5 抗生素治疗

6 周的抗生素疗程可能不足。在最后翻修前，通常需要持续合理使用抗生素，直至 ESR、CRP 及髋关节穿刺检查恢复正常。

第 5 节 | 桡骨远端骨折的慢性感染

Peter JL Jebson, David C Ring, George SM Dyer

秦晓东 译

1. 病情描述

女性 43 岁，既往体健，无基础疾病史，此次因"左桡骨远端骨折内固定术后 6 个月余，进行性腕关节疼痛和肿胀"入院。该患者 6 个月前从 4.5 米高处坠落致左桡骨远端闭合性粉碎性骨折（图 16.5-1），行骨折切开复位内固定术。手术采用掌侧入路，使用掌侧锁定钢板和螺钉固定（图 16.5-2）。术后病情平稳，患者甚至恢复了工作和业余爱好，并且无任何腕关节或前臂运动功能丧失或其他并发症。术后 6 个月，她发现手术部位自发性进行性疼痛和肿胀。此期间无外伤，无异常分泌物，无发热寒战或体重减轻等病史。X 线示骨折愈合良好，在掌侧钢板内固定中；干骺端钢板下有一透亮影，考虑为内植物周围骨溶解；手掌软组织中有一枚松动的螺丝钉（图 16.5-3）。患者诉手有麻木感，正中神经分布区域感觉减退。

这些发现表明需要手术探查并去除所有内植物，腕管是否松解需视术中情况而定。我们采用前一次的切口进行手术探查。当移除钢板和松动螺钉时，发现有脓性分泌物。骨折已愈合，但桡骨内有多处脓腔，需要对所有感染骨做扩大清创（图16.5-4）。术中没有松解腕管，正中神经周围的肿胀很明显与松动的螺钉和感染直接相关。伤口分泌物培养显示阴沟肠杆菌。治疗方案为口服环丙沙星和磺胺甲恶唑 / 甲氧苄氨嘧啶，联合应用 6 周。

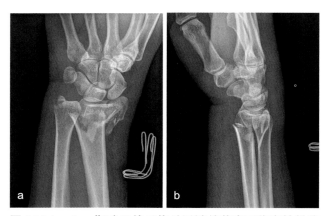

图 16.5-1a、b 伤后 X 线示桡骨远端关节内不稳定性粉碎性骨折。
a. 正位片。
b. 侧位片。

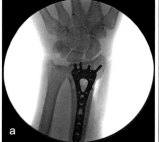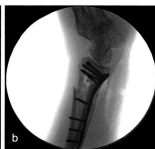

图 16.5-2a、b 术中 X 线显示使用掌侧锁定钢板和螺钉达到了骨折良好的复位及可靠的固定。注意到背侧干骺端骨折粉碎严重。
a. 正位片。
b. 侧位片。

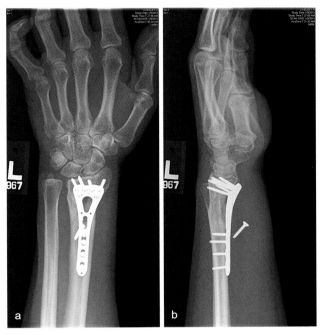

图 16.5-3a、b　X 线示骨折愈合良好。注意干骺端钢板下有一透亮影，考虑为内植物周围骨溶解，手掌软组织中有一枚松动的螺丝钉。
a. 正位片。
b. 侧位片。

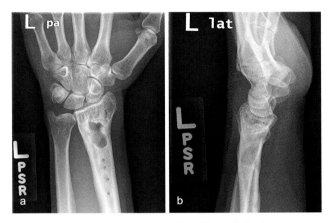

图 16.5-4a、b　去除内植物及清创后的 X 线表现。
a. 正位片。
b. 侧位片。

2. 适应证

本例手术的适应证基于伤口状况、手术区域肿胀情况、X 线表现及可疑感染。桡骨远端闭合性骨折术后深部感染非常罕见[1, 2]。感染更常见于桡骨远端开放性骨折，发生率为 5%~7%[3-6]。深部感染也可见于外固定架针道感染，髓内钉内固定或闭合复位经皮内固定术后[7]。

一般情况下，手术适应证包括感染性骨不连或畸形愈合、败血症或菌血症、内固定失效、伤口渗液或如本病例所示神经损伤[8, 9]。

3. 术前准备

治疗目的在于消除感染，促进骨折愈合，恢复肢体功能。术前检查应包括血清学检查 [红细胞沉降率，C 反应蛋白（CRP），白细胞计数及分类]，患侧及对侧腕部 X 线对比以明确正常解剖结构。

CT 扫描有助于明确骨愈合情况以及病灶和（或）死骨的存在。回顾既往手术记录是有必要的，可确定所用内植物型号。手术室应提供术中所需设备，包括刮匙、骨刀、螺钉取出器、外固定架、磨钻及含抗生素聚甲基丙烯酸甲酯骨水泥临时间隔垫。如果手术伤口太大无法一期关闭，可能需要负压伤口敷料。

4. 手术入路

切口选择基于先前的切口位置、神经压迫情况、内植物位置、伤口状态、伤口渗液 / 窦道以及感染病灶等综合考量，并通过详细的体格检查和影像学评估后才能最终确定。

全身麻醉及局部麻醉均可。患者采取仰卧位，使用臂板，不驱血使用充气式止血带，以避免前臂感染向近端扩散。术中伤口分泌物培养前勿预防性使用抗生素。

由于瘢痕形成以及正常组织结构和解剖标志的缺失，手术往往充满挑战性。如果由于内植物内固定失效而致骨折明显缩短，那么松解肱桡肌并利用背侧骨膜和软组织有助于恢复肢体长度。当有严重缩短及畸形愈合时，必要时可行腕屈肌 Z 形延长。

5. 清创术

所有坏死失活骨和软组织都应清除，而神经和动脉应注意保护。使用 15 号手术刀片、切腱剪、咬骨钳、刮匙和骨刀等工具进行清创。虽然经典教学强调使用磨钻彻底清除感染骨皮质，但桡骨远端骨组织通常较松软，无需使用动力设备即可清创[10]。另外，正中神经和桡动脉距离近，使用磨钻有风险。清创后，应对伤口做彻底的灌洗。感染骨及软组织应进行微生物学培养（需氧菌、厌氧菌及真菌培养、革兰染色）和组织病理学检查。严重感染可能需要多次清创。

6. 去除内植物

此病例相对简单。虽然内固定有部分松动，但主要骨折端已愈合，可认为是稳定的。若骨折愈合不良，内植物可能需要更换或保留，只有 X 线和 CT 扫描明确骨折愈合后内固定方可取出。如果内植物固定良好，那么需根据内植物的类型正确使用相关设备。某些情况下，去除内植物较困难。断裂的钉帽容易取出；或者用骨凿凿断钉帽，然后用环钻钻通螺钉剩余部分，再用细尖嘴钳、锁紧夹钳或大的持针器夹出。滑丝的螺钉可用类似的方式去除。钢板可以用骨凿撬起。如果内植物断裂，则尽可能去除所有碎片并进行核对。便携式图像采集仪有助于手术进行。

7. 临时固定

在清创和内植物去除后，桡骨可能不够稳定需要固定。一个塑形良好的石膏就足够稳定。使用外固定架临时固定也是一个良好的选择，可维持肢体长度和稳定软组织。使用外固定架时须小心，应将针固定在感染区域之外。如骨切除范围较大，置入含抗生素的聚甲基丙烯酸甲酯骨水泥间隔垫可以保留骨长度、填补缺损并释放高浓度的抗生素。

8. 术后处置

术后肢体用夹板固定并抬高。鼓励患者术后即开始行拇指及手指功能锻炼。伤口引流应在术后 24~48 小时内拔除。不建议患肢负重活动。强烈建议咨询感染病学专家以确定治疗方案，包括抗生素使用方法（静脉、口服或联合用药），并根据常规血清学监测（比如 CRP）进行调整。若未使用石膏固定，则需辅助肘下支具保护。术后 2 周拆除缝线后指导患者进行外固定针护理。鼓励患者坚持锻炼以减轻肿胀，改善活动范围和手部功能。患者需要更多宣教和指导，或另有手部治疗师帮助锻炼。

9. 骨再植

骨再植或内固定翻修通常在术后至少 6 周后进行，但确切时间应根据患者总体健康状况、软组织的状态、对抗生素治疗的反应，以及与感染病学专家的讨论结果而定。只有在感染已消除，伤口已愈合，软组织内环境稳定，水肿轻微或无水肿，拇指及手指运动良好的情况下，才能进行骨再植。要求患者无持续发热等全身症状，营养状况良好，并确认 CRP 正常。一般红细胞沉降率可持续升高数月，不能以此确定再植时间。

当进行骨再植时，预防性使用抗生素的种类应基于先前的伤口培养结果和感染病学专家的建议。通常使用抗生素直到术后 48 小时引流管拔除后。如果感染已完全消除，内固定翻修术后通常无需持续使用"抑制性"抗生素。无论如何，抗生素使用与否应由手术医生和感染病学专家共同决定。

手术入路的选择基于以下几点考虑：原手术切

口位置、状态，是否存在窦道及窦道位置，选择的内植物类型。手术需要扩大暴露，包括背侧、掌侧入路或联合入路。结合废用性骨萎缩的情况，手术医生应考虑使用锁定钢板或普通钢板。钢板需要足够长以固定干骺端远端和软骨下区域。若使用了带皮质骨松质移植，螺钉穿过钢板应同时将骨块固定住。如果远端没有足够的骨量来支撑内固定或桡腕关节已破坏，建议行腕关节融合[11]。

对于小于 5 cm 的干骺端骨缺损，首选自体髂嵴的带皮质骨松质或骨松质进行移植。取髂骨处应提前准备，但应等桡骨远端显露并清创后，证实没有活动性感染的情况下，才能切取自体骨。取骨时外科手术团队应更换手套、手术衣和器械以避免交叉感染。如果缺损较大，则选择带血管的游离腓骨移植[12]。

术中伤口培养物应做革兰染色。作者建议从不同伤口位置最少获得 3 个样本。术后是否继续使用抗生素应根据术中所见、术中培养结果、之前对抗生素治疗的反应以及感染病学专家的建议综合决定。

10. 结果

末次术后 4 个月患者因其他原因来院，随访发现恢复良好。患者腕部偶尔感到疼痛，手指、手腕和前臂活动良好，无麻木不适。术后感染无复发，骨折最终愈合（图 16.5-5）。

11. 失误防范

• 患者桡骨远端感染的治疗过程中最常见的一个误区是诊断和相应治疗的延误。外科医生通常未能认识到是深部感染，或者误诊为"蜂窝织炎"后采用口服抗生素治疗代替清创、伤口分泌物培养和去除内植物等治疗。

• 另一个误区是清创不彻底。在保护重要的神经、动脉和静脉的基础上，应清除所有坏死感染的骨和软组织。术中必须要牢记的一点是，要留取适

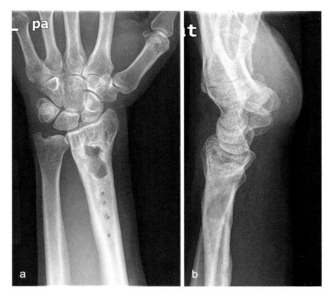

图 16.5-5a、b　随访 4 个月后的 X 线。
a. 正位片。
b. 侧位片。

当的组织标本进行微生物学和组织病理学检查。

• 一个常见的错误是，在骨折稳定性有疑问或者没有相关拆卸器械时保留内植物。去除内植物及清创后，如果不稳定的手腕未能获得充分支撑，会导致软组织进一步损伤，活动时疼痛，无法保持肢体长度和力线，进而导致肌腱挛缩、运动丧失和肢体短缩。

• 康复治疗不当可能会导致手部僵硬、肿胀及严重的功能丧失。

• 神经压迫未能及时诊断和治疗，可能导致复杂区域疼痛综合征。

• 再植入时的其他误区包括：钢板太短致固定不稳定甚至丧失固定力；在骨质疏松患者中使用非锁定钢板导致螺钉把持力不足和稳定性欠佳，植骨量不足以及未使用自体骨移植。

12. 治疗经验

• 对于桡骨远端骨折后表现为"蜂窝织炎"或有引流窦道的患者，特别是开放性骨折有污染时做了开放复位内固定，或经皮插入克氏针有感染时，应始终高度怀疑深部感染。

- 作者建议多咨询感染病学专家。
- 手术入路应基于以下几点：
  - 原切口的位置。
  - 渗出性窦道（如果有的话）。
  - X 线或 CT 扫描上显示的病灶位置。
- 扩大的入路对手术是有帮助的。术前回顾既往手术记录，明确内植物类型，确保在手术开始前，准备好所有合适的器械，并能在手术室使用。
- 除了桡动脉和尺动脉以及正中神经和尺神经等重要结构，清创应去除所有感染坏死无血运骨与软组织。
- 留取足够的、有代表性的标本进行微生物学检测，包括革兰染色（需氧和厌氧）及真菌培养。
- 是否去除内固定应根据骨折和伤口的状态。若骨折完全愈合或内固定松动，建议去除所有内固定。若骨折未愈合且内固定稳定，则可以更换或予以保留。这些内植物表面通常覆有一层生物膜。
- 常需多次清创，每 48~72 小时进行一次。
- 是否骨再植基于多个因素，并应与感染病学专家讨论后再做决定。
- 若临时使用外固定，应将针固定于手术区 / 感染区域外。去除内固定后应恢复肢体长度。
- 若清创后预期会出现明显的出血和（或）水肿，应考虑术后引流，以避免血肿形成。
- 若患者有任何正中神经压迫症状或过去有腕管综合征病史而做了保守治疗，则应考虑行预防性腕管减压。
- 在进行最终固定时，若患者有骨质疏松或清创后出现大的骨缺损，建议使用锁定钢板和螺钉。完善的术前计划至关重要，确保钢板长度足够。考虑背侧桥接钢板可以完全避开原感染区域，并最大限度减少对脆弱的干骺端关节周围骨质的依赖，也是一个好的选择。
- 若有桡骨缩短，应松解肱桡肌和背侧骨膜，以移动远骨折端。术中在钢板固定前临时使用外固定有助于恢复桡骨长度。尽管采取了这些措施，可能仍然无法完全恢复桡骨长度，远尺桡关节和尺骨本身可能仍需要做相应处理，以避免出现碰撞、症状性失稳或不协调。
- 对于小于 5 cm 的骨缺损，作者首选自体髂嵴的带皮质骨松质或骨松质进行移植。如果缺损较大，则选择带血管的游离腓骨移植。
- 术后抗生素的使用通常与感染病学专家共同协商决定，并基于以下几点：感染微生物的种类，对术前抗生素治疗的反应，术中所见以及患者的总体健康状况等。

参考文献

1. Esenwein P, Sonderegger J, Gruenert J, et al. Complications following palmar plate fixation of distal radius fractures: a review of 665 cases. *Arch Orthop Trauma Surg.* 2013;133(8):1155–1162.
2. Tarallo L, Mugnai R, Zambianchi F, et al. Volar plate fixation for the treatment of distal radius fractures: analysis of adverse events. *J Orthop Trauma.* 2013;27(12):740–745.
3. Glueck DA, Charoglu CP, Lawton JN. Factors associated with infection following open distal radius fractures. *Hand.* 2009;4(3):330–334.
4. Zumsteg JW, Molina CS, Lee DH, et al. Factors influencing infection rates after open fractures of the radius and/or ulna. *J Hand Surg Am.* 2014;39(5):956–961.
5. Rozental TD, Beredjiklian PK, Steinberg DR, et al. Open fractures of the distal radius. *J Hand Surg Am.* 2002;27(1):77–85.
6. Kurylo JC, Axelrod TW, Tornetta P 3rd, et al. Open fractures of the distal radius: the effects of delayed debridement and immediate internal fixation on infection rates and the need for secondary procedures. *J Hand Surg Am.* 2011;36(7):1131–1134.
7. Botte MJ, Davis JL, Rose BA, et al. Complications of smooth pin fixation of fractures and dislocations in the hand and wrist. *Clin Orthop Relat Res.* 1992;(276):194–201.
8. Shields DW, Elson DW, Marsh M, et al. Catastrophic osteomyelitis following percutaneous wire fixation of a distal radial fracture: a cautionary tale of poor patient selection followed by surgical mishap. *BMJ Case Reports.* 2013;1–3.
9. Birdsall PD, Milne DD. Toxic shock syndrome due to percutaneous Kirschner wires. *Injury.* 1999; 30(7):509–510.
10. Tetsworth K, Cierny G 3rd. Osteomyelitis debridement techniques. *Clin Orthop Relat Res.* 1999;(360):87–96.
11. Prommersberger KJ, Fernandez DL, Ring D, et al. Open reduction and internal fixation of un-united fractures of the distal radius: does the size of the distal fragment affect the result? *Chir Main.* 2002 Mar;21(2):113–123.
12. Chin KR, Spak JI, Jupiter JB. Septic arthritis and osteomyelitis of the wrist: reconstruction with a vascularized fibular graft. *J Hand Surg Am.* 1999;24(2):243–248.

第17章 | 股骨急性骨髓炎

Peter E Ochsner

郭树章 译

1. 病情描述

女性患者，34岁，理疗师。时感左下肢乏力，伴有失眠及纳差，患者于某晚跳爵士舞后感左大腿肌肉疼痛加重。超声检查提示左大腿肌肉撕裂伴出血。10天后患者出现低热，3天后伴寒战。

当体温达40.1℃时就诊于急诊科，检验结果提示"红细胞沉降率31 mm/h；白细胞计数 7.3×10^9/L、中性粒细胞百分比为87%"。入院记录描述患者大腿外侧压痛，无明显炎症表现，考虑为创伤而非急性炎症。血培养后静滴头孢唑啉（2 g/6 h）和庆大霉素（80 mg/8 h）。超声检查提示肝、脾肿大，肝穿刺活检提示炎症，考虑系全身感染诱发。抗生素治疗两天后，C反应蛋白升至108 mg/L，入院第3天体温再次达39.1℃，此后体温波动在37.4℃左右，入院后第5天血培养提示"米勒链球菌生长"。

事实上患者仅出现左大腿疼痛症状。左股骨X线及CT检查如（图17-1）所示，股骨髓内高密度影提示存在感染；用增强CT也可见周围软组织信号增强，提示骨髓炎而非恶性肿瘤，这一点与病史及检查结果是一致的。

2. 手术指征

住院后第6天经骨科医生会诊，上述检查结果均符合"基于慢性原发性骨髓炎导致的急性感染"，感染极可能沿髓腔扩散，并累及邻近软组织，进而诱发急性感染。计划手术清除感染病灶，并做髓腔持续引流。

3. 手术步骤

采用外侧切口，粗线显露后发现一直径约15 mm的脓肿，股骨粗线处局部软化并增厚，骨刀凿除最凸起部分后有黄色脓液流出（图17-2）；于股骨后侧开窗，在骨皮质计划开窗的4个拐角处用钻头（直径3.2 mm）钻孔，摆锯连接各孔（图17-3a），可见髓腔内有脓液，吸除脓液，刮勺清理髓腔，灌洗并充分引流。脓液及术中组织留作样本，所有微生物学检测均呈阴性。

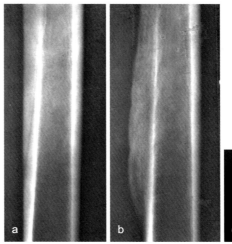

图 17-1a~c 左股骨。

a、b. 正侧位X线片：外侧皮质明显增厚，粗线长度超过12 cm，伴有骨质疏松。

c. CT成像的中心部分：在粗线的中心存在局部骨溶解。

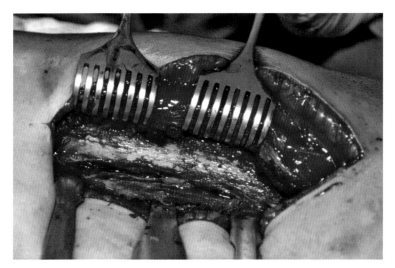

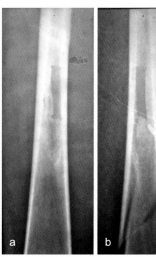
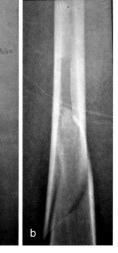

图 17-2 凿除股骨后侧增厚的股骨粗线，在中心部位可见黄色肉芽组织。

图 17-3a、b 术后随访 X 线片。
a. 四角钻孔行股骨开窗。
b. 术后 18 天开窗处远端骨折。

4. 组织学分析

增厚的股骨粗线处骨质疏松，故组织学标本未经过脱钙处理（图 17-1a，图 17-4a）。送检切片发现包含了数量庞大的纵向宽通道结构，并且有进一步扩大的迹象（图 17-4b），炎症细胞呈弥漫性分布。总之，这些检查结果提示是继发于慢性感染的急性感染（图 17-4b、c）。

5. 术后处理

抗生素治疗采取头孢唑啉静脉治疗 6 周，患者使用"输液港"系统便于门诊治疗，C 反应蛋白在 2.5 周恢复正常，扶拐 8 周后允许完全负重。

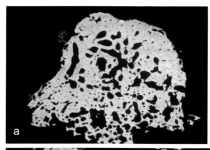
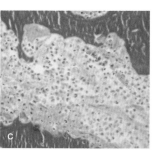
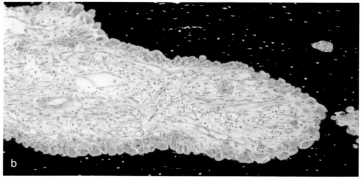

图 17-4a~c 使用不脱钙技术进行组织学分析。
a. 股骨粗线最透光部分（图 17-1c）横切面的显微 X 线图：骨结构极少慢性改变，没有与骨样骨瘤相似的真正中心"病灶"。
b. 图 17-4a（von Kossa 染色部分）旁边的纵切面：新形成的纵向宽通道内有许多破骨细胞吞噬骨皮质结构。该切片中心只含有慢性炎症细胞。
c. 细节放大（戈尔德染色）具有明显的急性感染特征，含有许多不同阶段的粒细胞。

第**18**章 **胫骨慢性骨髓炎**

Peter E Ochsner

郭树章 译

1. 病情描述

患者男性，34 岁，前臂及小腿肿胀，小腿前间室压痛。6 周后，红细胞沉降率（ESR）10 mm/h，血红蛋白（Hb）147 g/L。"顺势疗法"治疗后，疼痛得到部分缓解。发病 2 个半月后，局部肿胀、发热加重。X 线检查显示胫骨远端可疑皮质改变（图 18-1a）。MRI 检查表明，胫骨后侧及外侧有骨皮质溶解，该区域内沿胫骨干的骨膜肿胀改变。放射科医生认为需与毛细血管扩张型骨肉瘤、恶性纤维组织细胞瘤、非霍奇金淋巴瘤和尤文肉瘤相鉴别。因此，患者转入肌骨肿瘤科做进一步诊断。三相骨扫描显像显示胫骨远端有活动性病灶，血管造影未见血管病变，胸部和腹部的 CT 检查正常。第二次胫骨 X 线提示胫骨远端轻度骨膜骨化改变（图 18-

1b）。由于无明确的感染征象，建议患者行患肢病变处活检，但患者拒绝。患者继续"顺势疗法"药物治疗。

发病 6 个月后，ESR 7 mm/h。近期 X 线片显示胫骨骨皮质存在长条状低密度影（图 18-1c）。放射科医生考虑慢性骨髓炎可能，以区别于初期恶性肿瘤诊断。又 1 个月后，患肢出现持续肿胀，ESR 52 mm/h，Hb 133 g/L，白细胞计数 14 400/μL，粒细胞计数为 9 550/μL。

2. 手术指征

2 周后，即发病后 7.5 个月，患者病情突然加重。住院期间左小腿下段可触及明显波动（图 18-2），发热，体温达 38.2℃，Hb 12 g/L，WBC 计数

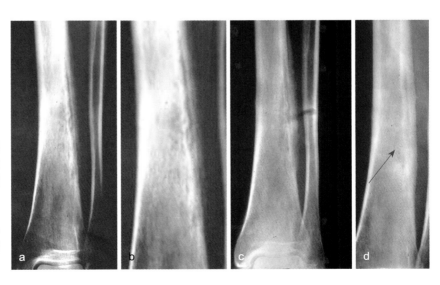

图 18-1a~d　左胫骨 X 线变化。

a、b. 发病 2 个半月后，初次 X 线检查的表现（a）及局部放大影像（b），骨膜成骨导致外侧骨皮质局限性增厚，两者间界限不清。原骨皮质变薄。

c. 2 周后骨膜成骨增厚。

d. 4 个月后，骨膜成骨进一步增厚，外侧皮质存在长条状低密度影。箭头所示前外侧皮质穿孔（图 18-2c）。

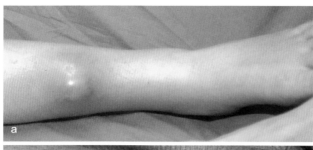

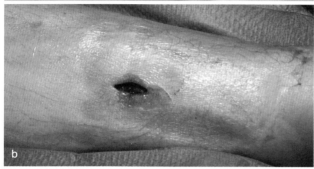

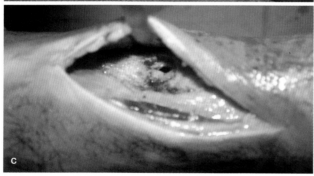

图 18-2a~c 患者小腿照片。

a. 术前照片。

b. 2 天后。

c. 外侧切口，胫骨前方自发性穿孔，脓液经此孔道流注至皮下。

19.1 × 10⁹/L（中性粒细胞 80%），CRP 147 mg/L，ESR 122 mm/h。切开后排出脓液约 200 mL，术后静滴阿莫西林 / 克拉维酸 2.2 g，每天 3 次，患肢石膏夹板固定保护。4 天后细菌培养结果回报提示为 α- 溶血性链球菌和凝固酶阴性葡萄球菌感染。

3. 手术步骤

手术拟清除髓腔内脓肿及所有死骨。通过侧方骨质开窗（图 18-3），刮除髓腔内感染组织。手术入路以 X 线改变最明显处外侧进入，可见前侧骨皮质穿孔（图 18-2c），显露拟开窗骨质。将骨膜

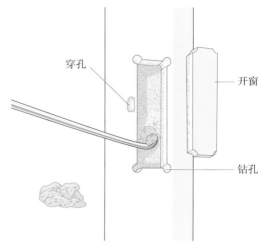

图 18-3 手术计划：在胫骨侧面拟定区域的边缘 4 个拐角处钻孔，摆锯连通各孔后，切除外侧部分骨皮质进行开窗，通过该骨窗彻底刮除髓腔内病灶，之后将切除的病变组织送病理学检查。

及新生薄层骨组织一并剥离，在设计开窗处钻出 4 个孔（直径 3.2 mm），用摆锯将各孔连通，取出骨质。通过该窗口彻底清除髓腔内死骨及脓液。

术中所取组织标本细菌培养结果均为阴性。因小腿局部肿胀，小腿后内侧另做减张切口，以免切口闭合时局部张力过高。后内侧切口待小腿局部皮肤张力降低时延期缝合（图 18-4）。

4. 组织学分析

将切除的骨质及髓腔内刮除的部分组织脱钙后进行组织学分析，发现已切除的膜化骨内为大量骨样组织及成骨细胞构成的新骨，其表面紧覆着一层较厚且血管丰富的骨膜（图 18-5，图 18-6a），新骨呈放射状排列，未见成熟的骨单元。在原骨皮质中可见岛状死骨，死骨质脆，残留骨细胞陷窝而无骨细胞（图 18-5，18-6b）。死骨所在的区域内可见新生的骨单元，其中部分新生的骨单元已发育成熟，部分在形成中。陷窝内（图 18-5）的软组织无感染迹象。髓腔侧部分表现为大量浆细胞浸润慢性炎症，部分则表现为伴有局部小块死骨及中性粒细胞浸润的急性感染（图 18-7），髓内脓肿周围形成包膜。

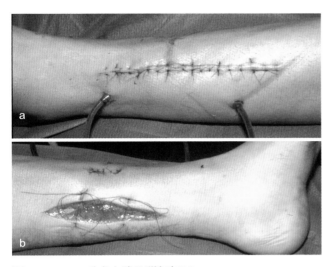

图 18-4a、b　手术入路及附加切口。

a. 缝合外侧切口并引流。

b. 小腿内侧观：缝合前侧切口，间断缝合后内侧减张切口，以减轻皮肤张力，拟二期闭合创面。

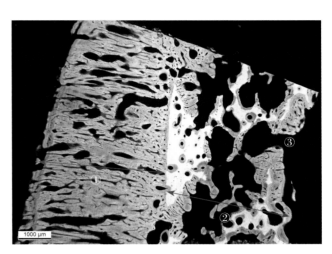

图 18-5　切除的未脱钙骨皮质横切面镜下所见（见图 18-3）：①新形成的骨膜成骨（参见图 18-6a）。②原骨皮质区。残留死骨显示为白色（参见图 18-6b）。大部分骨皮质被破骨细胞破坏，部分形成空虚的骨陷窝，部分被灰色新生骨所替代。③图 18-7 的局部。

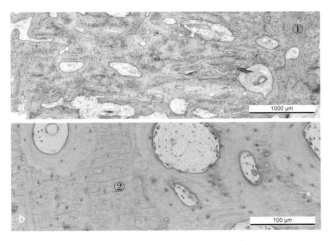

图 18-6a、b　未脱钙骨切片 Romanowski 染色。

a. 毗邻原骨皮质残留死骨的新生骨膜成骨（①），富含大量血管。

b. 原皮质内残留的死骨（②）中的骨陷窝内无骨细胞。坏死细胞质脆呈碎片化。新生的骨单元中央有血管形成，部分已成熟（左），部分正在形成中，呈蓝色骨样环，内有成骨细胞。

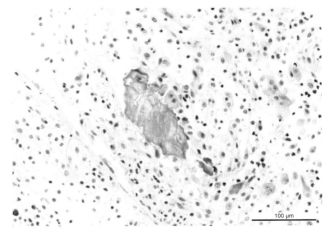

图 18-7　骨皮质内侧面放大图（同见图 18-5）。Romanowski 染色未脱钙骨切片，伴有大量分裂核的粒细胞表明为急性感染。小块死骨黏附有含双核的破骨细胞。

5. 治疗随访

静滴阿莫西林 / 克拉维酸（2.2 g，每天 3 次）持续 6 周后，改为口服继续治疗 6 周。治疗 2 周时 CRP<5 mg/L，3 月后 ESR 8 mm/h。5 个月内患者扶拐部分负重。再 2 周后，患者在冰上滑倒造成骨窗远端骨折，石膏固定 6 周。此后，患者疼痛消失，感染未再复发。随访 10 年，X 线示骨窗边缘增厚，但缺损处没有愈合（图 18-8）。至今已 25 年，患者局部无疼痛及炎症表现。

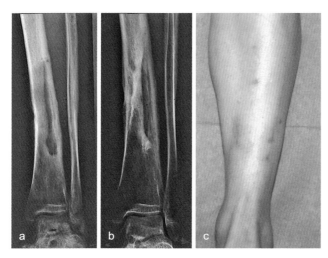

图 18-8a~c 术后随访。
a. 术后 3 个月 X 线片。
b. 术后 10 年 X 线片，外侧骨质开窗处仍然可见。感染无复发、无疼痛。
c. 术后 10 年的小腿照片。

6. 讨论

本例骨髓炎发病时无明显感染症状，甚至开始时 ESR 也没有升高。这也就可以理解为什么在第一次 X 线检查时考虑为恶性肿瘤（图 18-1a），且磁共振检查也支持该诊断。活检有指征且可以明确诊断。因患者拒绝活检及任何治疗，病情自然发展，并在 7.5 个月后形成急性脓肿。此时，X 线片呈现骨髓炎的典型影像学表现，骨皮质增厚，其内可见长条状低密度影。无包壳及大块死骨形成也是早期无法确诊慢性感染的原因。

7. 失误防范

• 在鉴别诊断中，没有考虑到慢性骨髓炎的可能。

• 骨皮质开窗处愈合缓慢，冰上滑倒而造成此处骨折。最好使用磨钻将"长方形"骨窗修成"椭圆形"，可避免该并发症（参见图 17-6）。

8. 治疗经验

• 成人慢性骨髓炎自然发展，不一定会伴有大段死骨形成。膜内成骨及相应的活骨重塑，早期骨皮质的重建，均会随病情进展而自然出现。

• 在不使用抗生素治疗的情况下，自然进展的慢性骨髓炎可能会出现类似恶性肿瘤的临床表现。

9. 致谢

感谢 Peter Zimmermann 完成组织切片。作者所在瑞士 Kantonsspital Liestal 医院骨科和 Oberdorf 的 Stratec 股份公司提供了未脱钙组织学检查。

第19章 取出内植物方式治疗骨关节感染

第1节 取出内植物治疗肱骨远端感染性骨不连

Jong-Keon Oh

吕刚 译

1. 病情描述

患者男性，39 岁，5 月前因投掷棒球时致伤右上臂，就诊于当地医院。受伤时 X 线片显示右肱骨远端低能量螺旋形骨折（AO/OTA 分型 1.2-A1）（图 19.1-1）。伤后第二天行闭合复位髓内钉内固定术。术后即刻 X 线片显示髓内钉治疗失败。内固定术中发生医源性骨折，骨折远端出现多个楔形碎骨块。将碎骨块初步复位后钢丝环扎（图 19.1-2）。考虑到髓内钉不稳定，第一次术后 7 天，同一位外科医生实施了第二次手术。取出髓内钉，改用肱骨远端后侧 Y 形钢板固定，骨折端获得了较好的稳定性。术后 X 线片显示肱骨远端后侧 Y 形钢板固定（图 19.1-3）。根据病历记录，二次术后 2 周，伤口局部出现红肿，并有分泌物渗出（无大体照片）。清创时留取感染组织标本进行病原微生物培养及鉴定，结果为耐甲氧西林葡萄球菌（MRSA）及阴沟肠杆菌感染。原手术医院术后治疗期间曾间断静滴万古霉素。从转诊单上无法了解抗生素治疗的具体疗程及详细信息。原手术医生进行了两次手术清创，内植物予以保留。4 个月后，患者转诊至作者所在医院。

查体见上臂后正中手术瘢痕，愈合良好。上臂远端外侧可见窦道，伴脓性分泌物渗出。肘关节僵

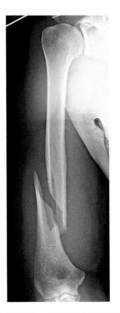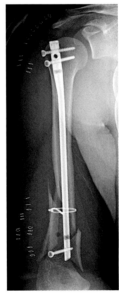

图 19.1-1　受伤时 X 线片显示肱骨远端低能量螺旋形骨折。

图 19.1-2　术后 X 线片显示髓内钉手术治疗失败。置钉过程中导致多个医源性楔形骨折块，环扎钢丝捆绑导致软组织广泛剥离。

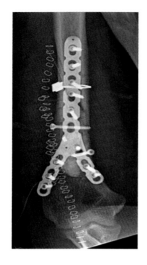

图 19.1-3 髓内钉术后第 7 天进行翻修手术，术后 X 线片显示肱骨远端后侧 Y 形钢板。使用拉力螺钉固定楔形骨折块，骨折近端可见环扎钢丝。根据拉力螺钉及钢丝的分布情况，似乎存在骨膜的广泛剥离。钢板长度太短，近骨折端仅两枚双皮质螺钉。

硬，屈伸活动度 10°~100°，伸直受限。第二次手术后出现桡神经完全麻痹，垂腕畸形（图 19.1-4）。X 线片显示钢丝周围骨吸收、螺钉松动，未见骨折愈合迹象（图 19.1-5）。血液检查提示红细胞沉降率（ESR）升高，50 mm/h（正常范围：0~10 mm/h）；C 反应蛋白（CRP）轻微升高，5.8 mg/L（正常范围：0~5 mg/L）；其他所有实验室检验结果均在正常范围内。

2. 适应证

根据病史，诊断为肱骨远端骨折伴感染性骨不连、桡神经麻痹、肘关节僵硬。术后感染的早期处理应遵循以下原则：骨折愈合优先。该原则包括手术清创、抗生素的应用及保留内固定，直至骨折愈合。经两次手术清创及抗感染治疗后，仍有脓液持续渗出。基于影像学以下两方面的表现，多考虑骨折未愈合：

• 因钢板长度太短，且骨折近端仅有两枚双皮质螺钉，原内固定稳定性欠佳。术后 4 个月固定骨块的螺钉出现松动，也是骨折固定不稳定的表现。

• 影像学上无骨折愈合迹象。

这表明骨折愈合优先的治疗策略失败，需手术干预取出钢板。

3. 术前计划

该患者肱骨远端骨折感染性骨不连合并桡神经麻痹诊断明确。作者计划分阶段重建。局部软组织状况良好，能满足分期多次重建的手术要求。

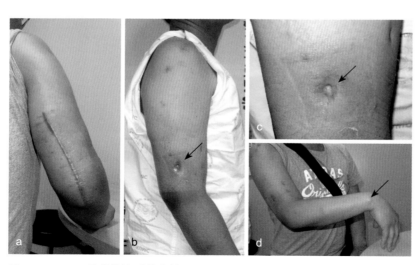

图 19.1-4a~d 患者就诊时临床外观照。
a. 上臂后正中可见手术瘢痕，愈合良好。
b、c. 上臂远端外侧窦道伴脓性分泌物渗出（箭头）。
d. 肘关节僵硬，屈伸活动 10°~100°。桡神经完全麻痹，垂腕畸形（箭头）。

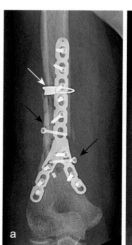
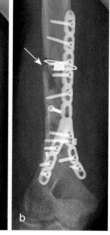

图 19.1-5a、b X 线片示骨折边缘骨吸收，尤其是靠近钢丝环扎部位（白色箭头）及螺钉松动处（黑色箭头）。骨折无愈合迹象。
a. 正位。
b. 斜位。

患者为健康年轻人，Cieny-Mader 生理分类属于 A 类宿主。

第一阶段：取出内固定钢板、螺钉及钢丝，彻底清除感染及坏死组织。清创后出现的大段骨缺损，采用含抗生素 PMMA 骨水泥间隔垫充填。4.0 g 万古霉素与 40.0 g PMMA 骨水泥混合。如术中情况允许，可同时探查桡神经并进行松解。基于之前术中情况及影像学资料，确定骨感染的清创范围。作者认为，髓内钉置钉过程中造成的楔形骨折块，很可能因不同方向的钢丝环扎及拉力螺钉固定而失去血供，最终成为死骨。螺钉松动及钢丝周围骨吸收也印证了这一点。计划从环扎钢丝以下至内侧最远端拉力螺钉处为骨切除的范围（图 19.1-5）。同时在肘部安装临时铰链式外固定架，以保持肘关节的稳定。手术取侧卧位，原手术入路。消毒范围从手指到肩部，术中使用无菌气压止血带。

第二阶段：反复清创，最终采用肱骨远端后侧钢板固定，同时更换 PMMA 骨水泥间隔垫。根据之前的培养结果将 40.0 g 骨水泥与 4.0 g 盐酸万古霉素混合，制成抗生素骨水泥间隔垫。每天静滴 13.5 g 哌拉西林 / 他唑巴坦钠及 3.0 g 万古霉素治疗

感染。第二阶段手术计划在第一阶段手术后 2~3 周进行，希望患者能尽早进行肘关节功能锻炼。

第三阶段：去除抗生素骨水泥间隔垫，并进行自体骨移植，计划在第二阶段手术后 3~4 个月进行。积极进行肘关节功能康复，每月临床随访。通过临床检查确认植骨前 ESR/CRP 水平正常，且无感染复发的临床迹象。全身抗生素治疗：术后每天静注哌拉西林 / 他唑巴坦钠 13.5 g 及万古霉素 3.0 g，共 6 周。

4. 手术入路

原手术切口位于上臂后侧，为较长的纵行切口（图 19.1-4a）。此病例仍采用原直切口，纵行劈开肱三头肌，分离至桡神经沟，探查桡神经。

5. 手术清创及内植物取出（内植物取出术）

沿原手术瘢痕纵行切开皮肤，劈开肱三头肌显露钢板。将所有与钢板接触的坏死肱三头肌全部清除。钢板被炎性肉芽组织及脓苔包裹（图

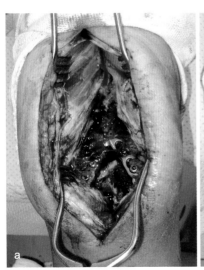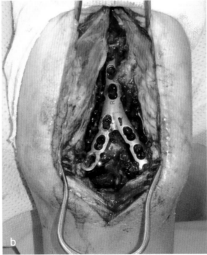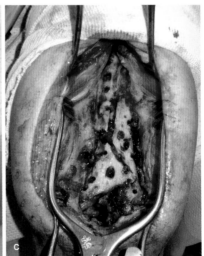

图 19.1-6a~c　术中照片。

a. 劈开肱三头肌后可见炎性肉芽组织及脓苔包裹钢板。

b. 清除钢板周围感染组织，钢板显露更加清晰。

c. 钢板去除后坏死的骨皮质表面可见多个钉孔，部分钉孔因螺钉松动及周围骨吸收而增大，骨折间隙清晰。钉孔及骨折端可见炎性肉芽组织。

19.1-6a）。清除炎性肉芽组织后进一步显露钢板（图 19.1-6b），轻松取出钢板。螺钉松动情况与影像学判断一致。钢板取出后显露肱骨远端后方（图 19.1-6c）。将预计失活及感染的楔形骨块清除，再根据切除骨块边缘的出血情况（辣椒征）决定是否在远近端做进一步骨切除。C 臂透视确认楔形骨块已全部切除（图 19.1-7）。术中照片显示取出的钢板及死骨碎片（图 19.1-8）。于桡神经沟处发现桡神经，探查见其连续性良好（图 19.1-9）。清除桡神经周围的瘢痕组织，对其进行彻底松解。

6. 临时固定

采用抗生素骨水泥间隔垫（40.0 g PMMA 中加入 4.0 g 万古霉素）临时填充骨缺损区（图 19.1-10）。并在肱骨髓腔内插入弹性钉，以加固骨水泥间隔垫。在第三阶段，骨水泥间隔垫周围可形成骨诱导膜，可在诱导膜内植骨。间隔垫的形状与正常骨的形态相近。为保持骨缺损断端稳定，需采用跨肘关节的铰链式外固定架临时固定。外固定架近端 Schanz 钉位置不应影响二次手术中钢板的放置（图 19.1-11）。

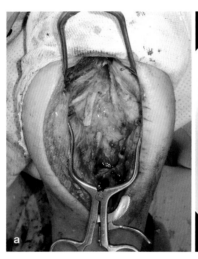
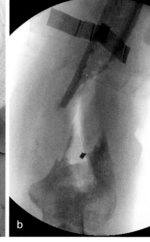

图 19.1-7a、b　术中照片。
a. 死骨切除后的外观照。
b. C 臂透视显示清创后骨缺损的范围。

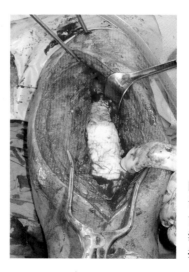

图 19.1-8　取出的死骨碎片及钢板。

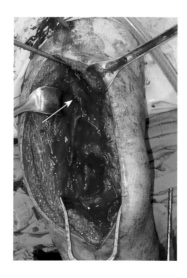

图 19.1-9　术中照片显示于桡神经沟（箭头）处探查到桡神经。

图 19.1-10　死骨切除后，采用含万古霉素抗生素骨水泥间隔垫充填骨缺损区。

7. 术后处理

术后患肢置于舒适体位，在功能性支具的保护下，被动伸腕伸指、主动屈曲功能锻炼，促进桡神经功能恢复。清创后静滴万古霉素 3 周。术中组织标本培养为 MRSA 感染，与之前的细菌培养结果一致。

8. 再植术

8.1 第二阶段手术

第一阶段清创及临时外固定架固定术后 3 周，手术切口愈合良好，无脓性分泌物。此时可按原计划进行第二阶段手术。保留外固定架以维持肢体长度。再次劈开肱三头肌，显露并取出抗生素骨水泥间隔垫。再次仔细检查第一阶段清创时切除的骨质边缘，因近端骨皮质边缘无明显渗血，扩大切除直至渗血活跃（图 19.1-12）。周围软组织的边缘再次仔细修整、清创，并留取组织块送细菌培养。采用

肱骨远端后外侧锁定加压钢板（LCP-DH）做最终固定，远端内侧跨骨缺损区辅加一钢板，再次用抗生素骨水泥间隔垫充填骨缺损区。固定完成后拆除外固定架，被动活动松解肘关节，达到正常范围（图 19.1-13），伤口放置负压引流后予以关闭。术后静滴万古霉素 2 周，3 天后拔除负压引流管，随后开始高强度的肘关节功能锻炼。

术后 X 线片显示肱骨远端双钢板固定牢固，其稳定性足以保证在拔除引流管后 4 天开始高强度功能锻炼（图 19.1-14）。术后笔者对患者进行了 4 个月的随访，每月进行实验室及 X 线检查，确认 ESR 和 CRP 在第二阶段内固定后 4 周恢复至正常水平，并维持 3 个月。术后 6 周，患者每天静滴哌拉西林 / 他唑巴坦钠 13.5 g（3 × 4.5 g）及万古霉素 3.0 g（3 × 1.0 g）。静脉抗生素治疗后血清学指标恢复正常，未再口服抗生素辅助治疗。此期间无感染复发迹象，ESR 及 CRP 均在正常范围内。患者肘关节运动恢复良好，伸直仅 15° 受限，屈曲可达 95°（图 19.1-15）。桡神经麻痹自行恢复。

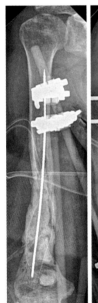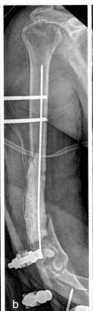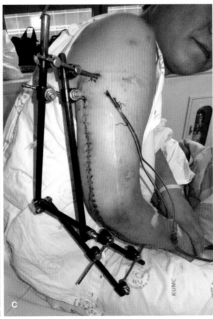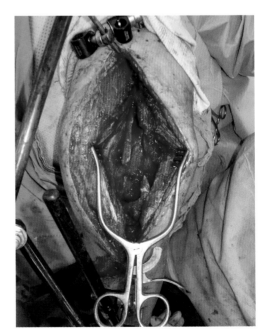

图 19.1-11a~c 术后影像及外观照。
a、b. X 线片显示骨缺损区填充的抗生素骨水泥间隔垫以及铰链式外固定架，并用弹性钉稳定骨水泥间隔垫。
c. 纵行手术切口及铰链式外固定架。

图 19.1-12 术中照片显示骨水泥取出后骨缺损的范围。

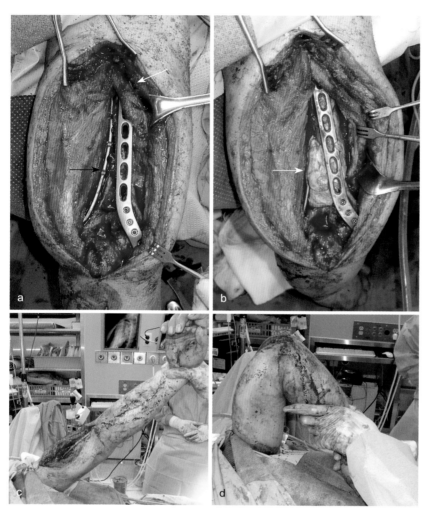

图 19.1-13a~d **术中外观照**。

a. 肱骨后外侧放置的钢板。白色箭头所示桡神经跨过钢板表面。辅助钢板沿肱骨远端内侧与后外侧钢板相互垂直（黑色箭头）。

b. 骨缺损处用抗生素骨水泥间隔垫充填（白色箭头）。

c、d. 术中内固定及骨水泥间隔垫充填后肘关节活动度良好。

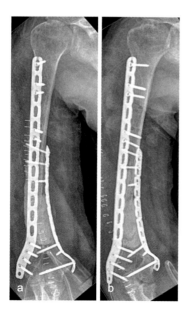

图 19.1-14a、b **术后 X 线片显示双钢板固定**。

a. 正位。

b. 侧位。

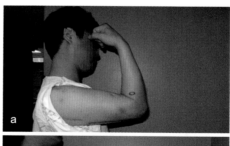

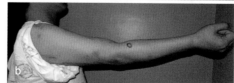

图 19.1-15a、b **第二阶段钢板内固定术后 4 个月，肘关节运动功能恢复，无感染迹象**。

a. 屈肘位。

b. 伸直位。

8.2 第三阶段手术

采用相同的上臂后侧入路显露骨水泥间隔垫，可见骨水泥周围有少量浆液性渗出，除此之外，其他组织清洁，未发现明显感染迹象。用骨水泥凿取出骨水泥间隔垫，可见骨水泥间隔垫周围形成白色的诱导膜（图 19.1-16）。

取同侧髂骨行自体骨松质移植填充骨缺损（图 19.1-17a）。

伤口放置负压引流后闭合切口，术后即刻 X 线片显示肱骨远端内侧植骨影（图 19.1-17）。

9. 结果

术后第 4 天拔除引流管，鼓励患者主动进行肘关节功能锻炼。植骨后 6 个月 X 线显示移植骨已愈合，且皮质化。肘关节活动度几乎完全恢复正常（图 19.1-18）。

10. 失误防范

• 骨折术后急性感染的早期处理应遵循骨折优先愈合的原则。该原则包括手术清创、抗生素的应

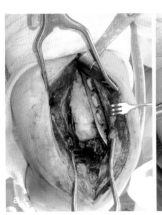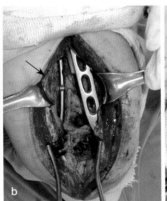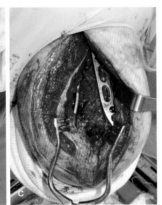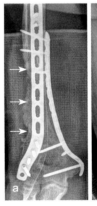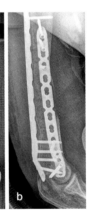

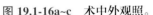

图 19.1-16a~c 术中外观照。
a. 骨水泥间隔垫周围软组织洁净。
b. 去除骨水泥间隔垫后可见白色的诱导膜（箭头）。
c. 骨松质移植填充骨缺损区。

图 19.1-17a、b 术后 X 线片显示移植骨替代了骨水泥间隔垫（箭头）。
a. 正位。
b. 侧位。

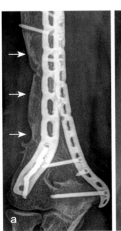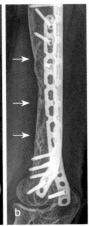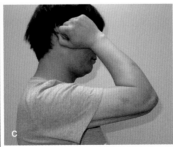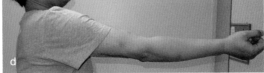

图 19.1-18a~d 植骨术后 6 个月随访。
a、b. X 线片显示移植骨已有愈合（箭头）。
c、d. 右肘关节活动范围，且无感染迹象。

用及保留内固定，直至骨折愈合。此策略仅在有明确证据表明骨折可以得到愈合，同时感染能得到有效控制时才有可能获得成功。如 MRSA 等多种耐药菌感染存在时，则容易失败。

- 如果无进行性骨折愈合的影像学证据，或固定稳定性不够，应去除内固定，在彻底清创后进行分阶段骨折内固定及骨的重建。

11. 治疗经验

- 在治疗开始之前，制订一个完整的分阶段重建计划非常重要。同时应充分告知患者及家属治疗计划以及可能发生的并发症，外科医生有可能调整原治疗计划等情况。

- 本例患者同时存在感染性骨不连及肘关节僵硬，关于内固定装置的选择，需考虑到术后的康复锻炼。

- 第二阶段手术固定后，计划进行积极的康复功能锻炼。由于移植骨的愈合时间通常要比预期长，因此选择双钢板固定，此种固定方式最为坚强。

第 2 节 | 取出内植物治疗胫骨感染性骨不连

Jong-Keon Oh

吕刚 译

1. 病情描述

患者男性，66 岁，17 个月前因交通事故致伤右小腿，就诊于当地医院。伤后 X 线显示胫骨远端高能开放性骨干及干骺端骨折（AO/OTA 分型 4.2-C）（图 19.2-1）。无法提供伤口原始照片。清创后行切开复位髓内钉内固定（图 19.2-2）。清创前软组织情况无法确知，但开放伤口已闭合。术后 7 个月随访时 X 线显示近端交锁钉因松动而去除，且骨折近端及远端无骨痂形成（图 19.2-3）。根据病历记录，此时骨折远端有深部感染并有脓性分泌物渗出。

细菌培养为大肠杆菌感染。为了控制感染，原手术医生进行了第二次手术，行骨折远端节段性切

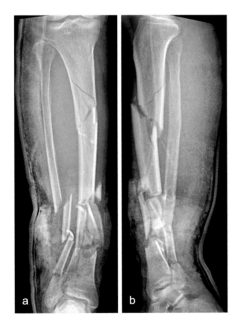

图 19.2-1a、b 伤后原始 X 线示右胫骨高能骨干及干骺端骨折。
a. 正位。
b. 侧位。

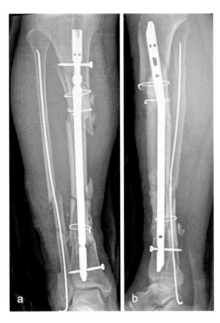

图 19.2-2a、b 术后即刻 X 线检查示骨折行髓内钉内固定，近端及远端行钢丝环扎。这种固定方式显然不稳定，尤其是在骨折近端，仅用一枚交锁钉固定骨折断端。
a. 正位。
b. 侧位。

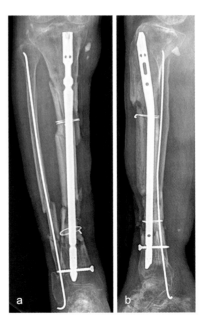

图 19.2-3a、b 术后 7 个月随访时 X 线显示因近端交锁钉松动已取出，骨折近端及远端均无骨痂形成。
a. 正位。
b. 侧位。

除清创，并采用 Ilizarov 环形外固定架进行骨搬移重建骨缺损（图 19.2-4）。术后 9 个月拆除 Ilizarov 外固定架。拆除后 1 月后转诊至作者所在医院。X 线（伤后 17 个月）显示骨折近端及远端均存在对线不良（近端牵拉成骨处外翻 10°，远端对接点内翻 15°）且伴有 17 mm 的缩短。远端骨对接部位内侧皮质桥接骨痂形成不明显，骨折线明显可见（图 19.2-5）。远端骨不连处有压痛。伤口软组织覆盖良好，之后 9 个月无临床症状及感染迹象。踝关节僵硬，仅能轻微屈伸运动（图 19.2-6）。血液检查提示红细胞沉降率（ESR）升高至 35 mm/h（正常范围：0~10 mm/h）。除此之外，其他所有实验室检验结果均在正常范围内，包括 C 反应蛋白（CRP）水平为 1.20 mg/L（正常范围：0~5 mg/L）。

2. 手术指征

患者存在骨折近、远端双平面对线不良（近端牵拉成骨处外翻 10°，远端对接点处内翻 15°）并

伴 17 mm 的短缩畸形。远端对接点处未完全愈合，因此需要再次手术进行畸形矫正并获得牢固愈合。

3. 术前计划

考虑到患者年龄、踝关节僵硬以及力线调整后预期长度的恢复，患肢延长并未纳入手术计划。计划在远近端成角畸形部位采用双平面截骨进行即时畸形矫正，同时采用髓内钉内固定，截骨部位行自体骨移植（图 19.2-7）。

尽管 ESR 水平较高，但作者并未特别计划处理隐匿性感染，因患者在过去 9 个月内没有出现任何感染的临床症状。

术中的中性粒细胞计数可用作术中指导，但不能据此决定是否进行分期手术，即一期的清创、临时外固定架固定和聚甲基丙烯酸甲酯（PMMA）骨水泥间隔垫充填，以及之后的二期重建。患者取仰卧位，使用气压止血带。由于患者长期未负重导致废用性骨质疏松，骨量差，故术中无法使用股骨撑

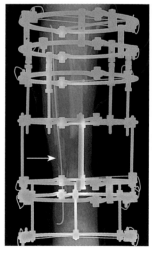

图 19.2-4　伤后 9 个月行骨折远端节段性切除清创并采用 Ilizarov 外固定进行骨搬移。

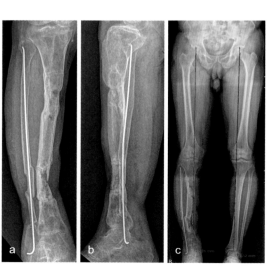

图 19.2-5a~c　外架拆除后 1 个月 X 线显示骨折近、远端双平面存在对线不良（近端牵拉成骨处外翻 10°，远端对接点处内翻 15°）并伴有 17 mm 的短缩畸形。远端骨对接部位内侧皮质桥接骨痂形成不明显，骨折线明显可见。
a. 正位。
b. 侧位。
c. 下肢全长正位片力线对比。

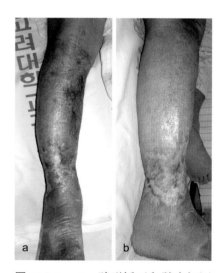

图 19.2-6a、b　畸形矫正和髓内钉调整前临床外观照。伤口软组织覆盖良好，过去的 9 个月无临床症状及感染迹象。

开器，而是计划在两处截骨（Sofield 截骨）完成后采用手动扩髓器经三个主要骨块的中心线进行扩髓。如果腓骨影响胫骨畸形矫正时，可行腓骨截骨。

4. 手术入路

本例患者采用直切口，两处畸形部位皮肤条件可以接受，直接在胫骨嵴的前方表面做纵行切开（图 19.2-8）。

5. 手术清创

当打开近端畸形愈合部位和远端骨不连处时，未发现临床感染迹象。术中取自两个部位的中性粒细胞计数，每高倍视野少于 1 个。通过清创去除截骨部位周围的硬化骨直至健康骨质。术中清创和髓内钉固定完成后的照片显示两处骨缺损的范围（图

19.2-9），可通过自体髂骨移植来修复这些骨缺损。

6. 术后处理

术后抬高患肢，采用长腿夹板临时固定。按常规择期手术，选用第一代头孢类抗生素静脉注射。

7. 结果

术后 X 线显示胫骨力线已矫正，髓内钉为静态锁定（图 19.2-10）。

术后第 3 天，引流量减少至 7 mL/ 天时拔除引流管。术后第 4 天，近端截骨部位的组织培养有大肠杆菌生长。

术后第 5 天，患者出现高热，体温 38.5 ℃，引流管口培养显示大肠杆菌。针对这种情况，根据培养结果及药敏，选用 β- 内酰胺酶抑制剂抗生素抗感染治疗。即使更换抗生素后发热仍未得到

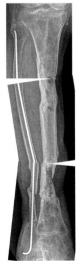

图 19.2-7 计划在旋转中心的位置进行双平面截骨。

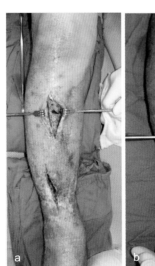
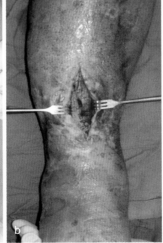

图 19.2-8a、b 通过截骨部位直接做纵行皮肤切口。

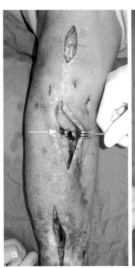
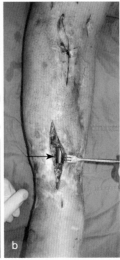

图 19.2-9a、b 术中清创和髓内钉固定后的大体照片显示两处骨缺损范围（近端：白色箭头；远端：黑色箭头）。

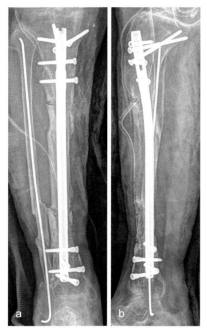

图 19.2-10a、b　术后 X 线显示力线已矫正，髓内钉采用静态锁定。

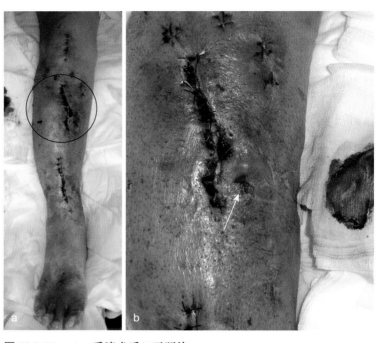

图 19.2-11a、b　重建术后 9 天照片。
a. 可见近端截骨处伤口周围红肿（圆圈）。
b. 特写镜头显示位于手术切口内侧局灶性窦道及脓性分泌物（箭头所示）。

有效控制，手术清创延迟主要是由于手术医生不愿意在成功的重建手术（包括自体骨移植）后面对感染的现实。术后第 9 天，近端手术切口可见脓性分泌物，决定行清创术（图 19.2-11）。

8. 术前计划

术中组织标本和引流管口细菌培养均显示致病菌为大肠杆菌，这与原发损伤后感染的细菌一致。诊断为隐性感染的再激活，并且具有术后深部急性感染的所有特征。制订整个治疗过程的路线图至关重要，该路线图通常包括多次手术计划。本例患者目前存在严重的术后深部感染合并两处骨不连及严重骨缺损。所有这些问题都无法通过单一的外科手术来解决，需要制订一个综合全面的治疗计划以确保治疗成功。

第一阶段：紧急手术清创。

• 手术清创包括清除所有移植的骨组织。

• 外架放置在内侧以维持下肢力线。Schanz 钉

的位置不能影响二期手术髓内钉的置入。

• 拔除髓内钉、充分扩髓处理。

• 髓腔内插入含抗生素的 PMMA 珠链，骨缺损处辅以 PMMA 骨水泥间隔垫充填消灭死腔。

• 放置引流闭合伤口或给予负压伤口治疗（NPWT）临时闭合伤口。

第二阶段：二次清创和最终固定。

• 一期手术后 2~3 周进行二期手术。

• 反复清创。

• 重新置入髓内钉并在两处截骨骨缺损部位充填骨水泥间隔垫。

第三阶段：骨移植（Masquelet 技术或诱导膜技术）。

• 经 3~4 个月的临床观察有无感染复发的迹象。

• 连续每月进行实验室检测 ESR 和 CRP 水平。

• 无临床感染症状，ESR 和 CRP 水平恢复正常时，从骨缺损处取出骨水泥间隔垫并进行自体骨移植。

9. 手术入路

采用原手术切口完成清创和内植物去除。

10. 手术清创

切开近端原手术切口，可见近端截骨断端周围有脓液，腓肠肌内侧头和比目鱼肌起点处明显坏死（图 19.2-12）。基于这一发现，作者决定去除髓内钉并进行彻底清创。近端及远端交锁钉孔周围可见血性脓液，清除两截骨断端所有移植骨，并用刮匙搔刮交锁钉孔，对髓腔进行超扩以清除髓腔内炎性肉芽组织。因髓腔宽大，近侧干骺端扩髓不如骨干部扩髓彻底，采用刮匙对近端髓腔再次搔刮以完成进一步清创。

清创术完成后，髓腔内放置含抗生素 PMMA 骨水泥珠链，并于骨缺损处及近端伤口软组织缺损处放置骨水泥间隔垫（图 19.2-13），无张力下关闭髓内钉入钉点切口和远端截骨处切口（白色箭头）。近端截骨处伤口（黑色箭头）张力较大无法关闭，用 NPWT 保持开放。负压伤口治疗仪调至间歇模式，压力最低保持在 25 mmHg，以保持局部尽可能释放高浓度的抗生素。

11. 内植物取出

沿胫骨内侧放置外固定架以维持力线。因在治疗计划中二期手术时拟使用髓内钉固定，Schanz 钉（外固定针）的位置应远离髓内钉的钉道（图 19.2-14）。外固定架安装完成后就可通过原手术切口取出髓内钉。

12. 临时固定

髓内钉取出前沿胫骨内侧放置外架维持力线（图 19.2-13），因愈合侧腓骨可在对侧起到支撑作用，所以在近、远端上打入一枚 Schanz 钉即可维持稳定。

13. 术后处理

术后使用前后托夹板以增加骨缺损部位的稳定性。每 3 天在手术室局麻下更换 NPWT 敷料一次。

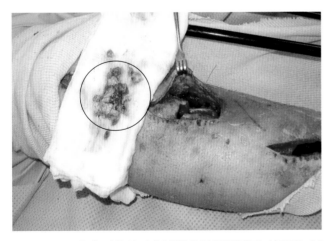

图 19.2-12 术中照片显示在近端截骨断端周围（圆圈）切除的坏死组织。

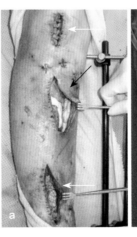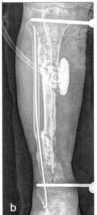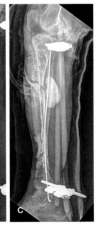

图 19.2-13a~c 术中照片。

a. 伤口闭合前软组织情况。通过中间伤口（黑色箭头）可见骨缺损、腓肠肌内侧头起点和比目鱼肌群周围的死腔，骨水泥间隔垫充填。

b. 正位。

c. 侧位。

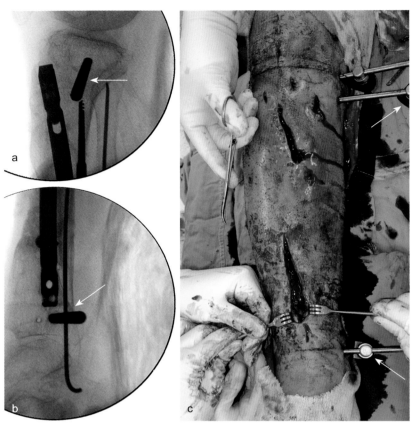

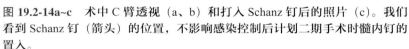

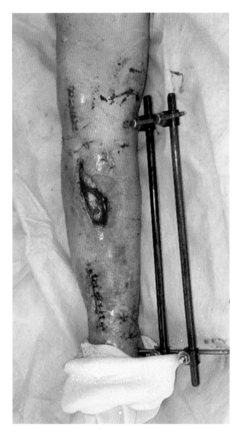

图 19.2-14a~c　术中 C 臂透视（a、b）和打入 Schanz 钉后的照片（c）。我们看到 Schanz 钉（箭头）的位置，不影响感染控制后计划二期手术时髓内钉的置入。

图 19.2-15　一期术后 3 天大体照片，可见近端截骨部位周围软组织缺损。

14. 翻修手术

图 19.2-15 是在一期清创后 3 天拍摄的，可见近端截骨部位周围软组织缺损，因此作者决定二期手术时局部辅加一个游离皮瓣，以修复软组织缺损。

一期清创术后 2 周进行二期手术，术中去除 PMMA 骨水泥珠链和间隔垫，对所有手术部位均再次清创。

对失活的腓肠肌组织进一步清创（图 19.2-16）。进行髓内钉翻修之前，手术医生消毒并更换手术衣。髓内钉固定完成后，骨缺损部位再次用 PMMA 骨水泥间隔垫填充（图 19.2-17）。髓内钉翻修后，移植的股前外侧游离皮瓣渡过危险期后可允许患者部分负重。术后 X 线显示冠状位力线可接受，患肢短缩 2.5 cm，侧位片在近端截骨处有一向前成角畸形（图 19.2-18）。

三期手术在二期术后 18 周行进行。

每月随访期间，无感染复发迹象，CRP 水平正常。与临床表现和 CRP 水平相比，ESR 中度升高。因无其他可以解释 ESR 中度升高的原因，作者决定行骨移植。术中将骨缺损处的骨水泥间隔垫取出，并用取自髂骨的自体骨松质移植填充骨缺损。对于近端截骨部位，用 2.7 mm 的锁定角度钢板加强固定（图 19.2-19）。术后 X 线显示移植的骨松质（图 19.2-20）。

术后患者静脉滴注对大肠杆菌敏感的抗生素 2 周。尽管相信感染已完全控制，但仍需静脉滴注抗生素以防感染复发。

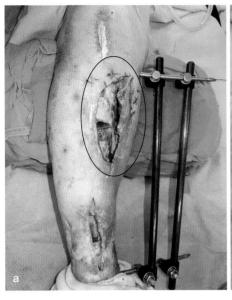
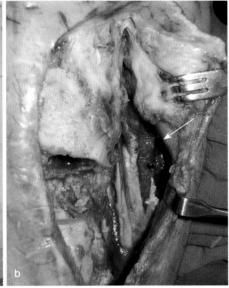
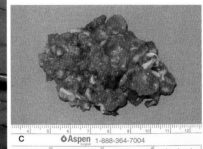

图 19.2-16a~c 二期手术术中照片。

a、b. 腓肠肌内头起点处肌肉坏死变色 (圆圈和箭头处)。

c. 清除的所有坏死肌肉组织。

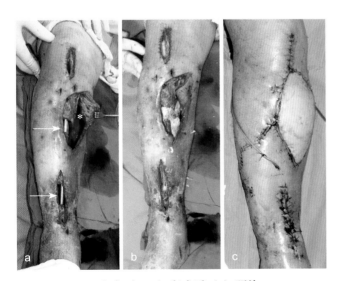

图 19.2-17a~c 术中 (a、b) 和术后 (c) 照片。

a. 两处截骨部位由于骨缺损可见外露的髓内钉 (白色箭头),星号表示坏死肌肉清除后遗留的死腔。

b. 用 PMMA 骨水泥间隔垫填充骨缺损和死腔。

c. 整形外科医生用股前外侧游离皮瓣修复皮肤缺损。

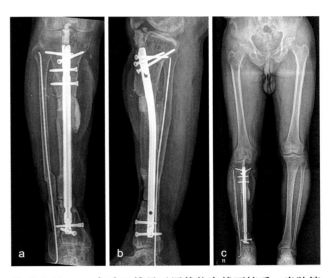

图 19.2-18a~c 术后 X 线显示冠状位力线可接受,患肢缩短 2.5 cm。近端截骨处可见向前的成角畸形。

a. 正位。

b. 侧位。

c. 下肢全长正位。

15. 结果

植骨 6 个月后的 X 线检查提示两处骨缺损部位移植骨愈合良好,并已环形重建 (图 19.2-21),无感染复发迹象。患者无需拄拐行走。患肢短缩 2.0 cm 且踝关节僵硬,故略有跛行。

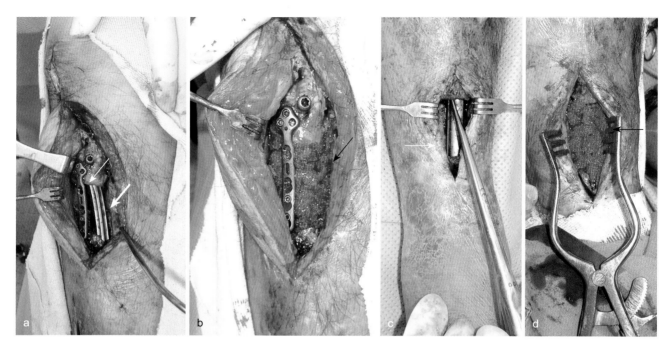

图 19.2-19a~d 术中照片。

a、b. PMMA 骨水泥间隔垫去除后近端骨缺损的范围（白色粗箭头），同时可见用 2.7 mm 锁定钢板加强固定（白色细箭头）。骨缺损部位用自体骨松质移植填充（黑色箭头）。

c、d. 白色箭头表示远端髓内钉周围骨缺损，黑色箭头表示填充骨缺损的移植骨。

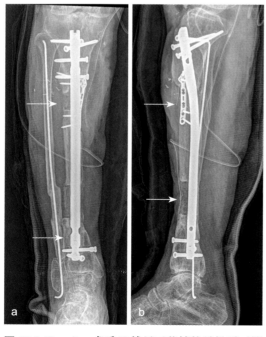

图 19.2-20a、b 术后 X 线显示移植的骨松质（箭头）。

a. 正位。
b. 侧位。

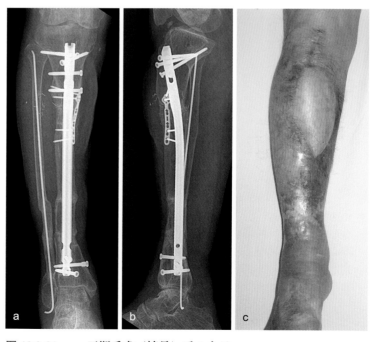

图 19.2-21a~c 三期手术（植骨）后 6 个月。

a、b. 正位（a）和侧位（b）X 线显示移植骨完全愈合，并已重塑。

c. 临床照片显示术后 6 个月时软组织状况。

16. 失误防范

* 本例患者最初诊断为隐匿性感染合并下肢力线不良。系高能量开放性骨折，初期处理不当合并感染病史，患肢外固定时间较长同时伴 ESR 升高。所有这些情况均提示即使在没有感染症状的情况下，也可能存在隐匿性感染。

* 术中中性粒细胞计数不能作为感染存在的可靠指标。

* 急性术后感染（本例为隐匿性感染再激活）亟需手术清创。本例患者术后第 4 天出现发热，术中组织培养为大肠杆菌感染，手术医生应积极手术清创。当初的治疗策略仅仅是更换抗生素，手术清创明显延迟至术后第 9 天，此时伤口已出现脓性分泌物。延迟清创给了细菌破坏骨骼及软组织的机会，使情况严重恶化。由于清创延迟，清创范围明显扩大，因此清创后软组织缺损必然需要游离皮瓣覆盖修复。

17. 治疗经验

* 如果存在以下情况，可考虑隐匿性感染：
  - 高能量损伤初次未按公认的原则来处理。
  - 有多次手术和感染史。
  - ESR/CRP 水平升高。

* 术后感染的第一反应不是抗生素的经验性治疗，而是紧急手术清创。

* 必须制订完整的治疗计划，包括所有阶段明确的固定方式，如有必要，可在一期清创时植骨。

第 3 节 | 取出内植物治疗全髋关节置换术后慢性感染

Olivier Borens

———— 吕刚 译

1. 病情描述

患者男性，63 岁，2 年前因右髋关节炎，于当地医院行右侧全髋关节置换术（THA）（图 19.3-1）。

初次 THA 术后 2 周，患者髋关节假体脱位，行闭合手法复位（图 19.3-2）。1 个月后，髋关节假体再次脱位。手术医生决定植入双动杯髋关节假体，以防止再脱位。术后伤口愈合不良，并长期渗液。从伤口渗液中留取标本行细菌培养，结果为金黄色葡萄球菌。手术医生选择保守治疗，予口服头孢类抗生素。临床随访患者伤口未愈合。手术医生决定采用抗生素骨水泥 spacer 行二期翻修治疗（图 19.3-3）。

髋关节旷置 3 个月后，相关的感染监测指标（CRP、白细胞计数及 ESR）均正常，遂采用双动杯翻修假体行翻修手术。术后给予 6 周的抗生素治疗，早期随访 6 个月以上，无感染复发症状。此后，患者于步行时疼痛明显加重，抗炎药物治疗无明显缓解。X 线检查提示股骨假体柄周围骨质溶解（图 19.3-4）。3 个月后（翻修术后 12 个月），CRP 为 18 mg/L，ESR 高达 30 mm/h。

患者转至专科医院，进一步诊治。

2. 手术指征

患者就诊笔者门诊，负重行走时右髋部疼痛伴

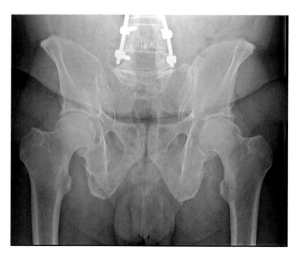

图 19.3-1　2 年前髋部 X 线显示右髋关节间隙变窄，右股骨头变形，行全髋关节置换术。

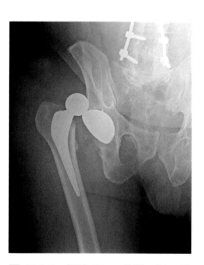

图 19.3-2　初次 THA 术后 2 周，患者髋关节假体脱位。

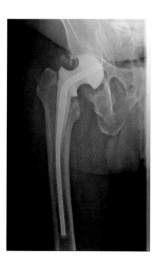

图 19.3-3　临床随访，患者伤口未愈合。手术医生决定采用抗生素骨水泥 spacer 行二期翻修。

跛行。查体可见手术部位愈合较好，无红肿及发热，髋关节无触痛，被动活动时无疼痛。

3. 术前计划

X 线检查：根据 Gruen 分区，1 区和 7 区有松动（图 19.3-4）。CRP 为 34 mg/L。

基于以上因素，患者疑似 THA 术后感染或感染复发。因之前多次手术失败，笔者选择短期旷置二期翻修术，而非一期翻修。参照使用之前的抗生素继续治疗，药物敏感性不佳，且有可能导致细菌耐药。如采取一期翻修，是否需行抗细菌生物膜治疗尚不明确。

4. 手术入路

二期翻修术采用股骨近端截骨（Wagner 截骨术），置入自制骨水泥 spacer 后，使用三根钢丝环扎固定股骨近端（图 19.3-5）。给予全身抗生素治疗（阿莫西林 / 克拉维酸 2.2 g×3/ 天），直至细菌培养结果回报。

5. 术后处理

经超声裂解及常规留取标本行细菌培养，结果提示为耐甲氧西林金黄色葡萄球菌感染，万古霉素及利福平敏感。术后次日，允许患者部分负重站立。

依据药敏试验，利福平抗细菌生物膜治疗是可行的。作者更倾向于采用短期旷置，二期植入非骨水泥双动翻修股骨柄假体（图 19.3-5）。

6. 手术翻修

二期翻修的时机选择在取除 THA 翻修假体后 17 天进行。术前静脉给予万古霉素（图 19.3-6），不更换环扎钢丝。术后继续静脉给予万古霉素 2 g/ 天，伤口干燥后联合口服利福平 450 mg×2/ 天。术后 6 天患者出院，6 周内部分负重行走，口服抗生素（多西环素及利福平）至术后 3 个月（图 19.3-7）。

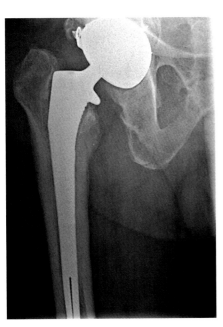

图 19.3-4 根据 Gruen 分区，1 区和 7 区的股骨假体周围松动。

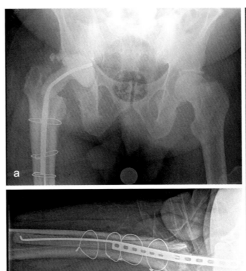
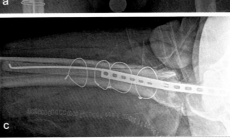
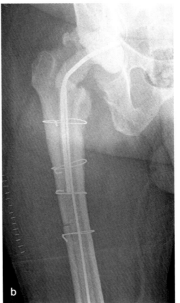

图 19.3-5a~c 采用股骨近端截骨（Wagner 截骨术）置入自制骨水泥 spacer 后，使用三根钢丝环扎固定股骨近端。

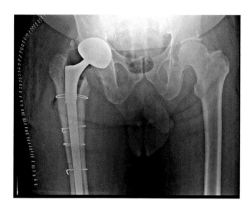

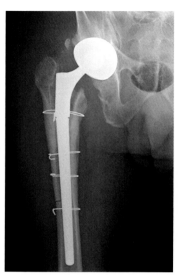

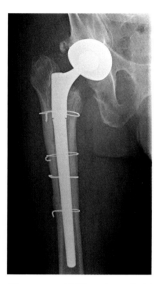

图 19.3-6 选择取除 THA 翻修假体后 17 天进行二期翻修。术后 X 线显示植入的非骨水泥双动翻修股骨柄假体。

图 19.3-7 患者术后 6 天出院，6 周内可部分负重。

图 19.3-8 随访 1 年，患者无疼痛，截骨处骨愈合。

7. 结果

末次随访时，即最后一次手术后 1 年。已停用抗生素治疗 9 个月，CRP < 1 mg/L。患者行走时无疼痛，可从事个体经营工作（图 19.3-8）。建议二期翻修术后 2 年，常规随访。

8. 失误防范

• 如术后伤口未愈合，且渗出时间较长（< 1 周），建议行手术治疗。

• 诊断明确前，特别是深部组织细菌培养结果未明确时，不应给予经验性抗生素治疗。

9. 治疗经验

• 抗感染治疗伊始，一定要选用最合适的静脉抗生素。感染急性期，不建议使用口服二代头孢菌素或青霉素。

• 如果 THA 术后感染的致病菌不明确，二期翻修（尽可能短期旷置）是最好及最安全的选择。

• 在取除感染的 THA 假体及翻修假体植入前的旷置期内，不建议使用利福平，以免致病菌出现耐药性。

第 4 节 | 取出内植物治疗全膝置换术后慢性感染

Craig J Della Valle

——— 汪玉良 刘京升 王诗尧 译

1. 病情描述

患者男性，54 岁，初次全膝关节置换术（TKA）后感觉关节疼痛。2 年前因膝关节骨性关节炎于外院手术治疗，术后切口愈合不佳，持续渗液，经局部换药无效，后由整形外科医生行腓肠肌内侧头肌瓣移植修复。第二次手术时，未对膝关节进行清创。7 个月后，患者诉膝关节僵硬，并由原手术医生在麻醉下行关节松解术。术后患侧膝关节运动功能及疼痛无明显改善。患者无其他并发症，疼痛时给予镇痛药物治疗。

查体发现，患膝前侧切口及腓肠肌内侧头肌瓣移植切口，均愈合良好，无血管神经损伤。膝关节屈曲挛缩，活动度仅为 10°~85°，关节内大量积液。X 线提示为膝关节骨水泥型活动衬垫假体，胫侧假体下可见一透亮线（图 19.4-1）。红细胞沉降率（ESR）升高，33 mm/h（正常范围 0~23 mm/h），C 反应蛋白（CRP）升高，20.1 mg/L（正常范围 <5 mg/L）。膝关节穿刺液化验提示，白细胞（WBC）计数为 42×10^9/L，中性粒细胞占比 97%，并培养出消化链球菌。

2. 手术指征

患者存在严重的膝关节假体周围慢性感染。治疗方法包括长期强效抗生素治疗、一期或二期关节翻修。长期强效抗生素治疗，通常意味着合并严重并发症，而不宜择期手术，或是去除假体后，膝关

节功能无法重建。此患者无明显并发症且假体在位，因此具备手术指征。

治疗分两阶段进行。第一阶段，去除感染假体、骨水泥及感染的骨与软组织，置入含抗生素骨水泥 spacer。抗生素治疗 6 周后，停用抗生素，观察 2 周。约在假体取出置入 spacer 后第 9 周，进行第二阶段手术，再次植入翻修假体。大多数该类患者，治愈率可达 80%~90%。

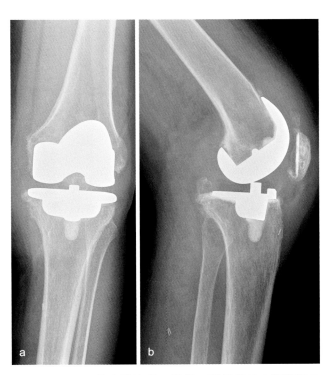

图 19.4-1a、b 首次就诊时 X 线片，膝关节骨水泥型活动衬垫型假体，胫侧假体周围可见透亮区。

3. 术前计划

周密的术前计划是翻修手术成功的关键。一般来说，查阅原手术记录至关重要。有必要了解之前的手术入路，假体材质、型号及大小等。某些假体可能需特定的取出工具，了解这方面的知识非常重要。另一方面，还应查阅既往的化验检查及细菌培养结果，这有助于医生了解致病菌种类，及抗生素的敏感性。

术前对患者全身情况的评估相当重要。应请内科医生会诊，改善全身情况，尤其是与感染相关的并发症（如糖尿病等）。感染科医生会诊，有助于确定术后抗生素使用种类，以及术中骨水泥 spacer 所荷载的抗生素。许多全关节置换术后慢性感染的患者存在营养不良，两阶段手术前均应给予支持治疗，以改善全身营养状况。

4. 手术入路、清创及假体取出

髌旁内侧入路是 TKA 翻修最常用的手术入路。此入路对大多数翻修手术而言，暴露充分，且便于延长，必要时可行股四头肌切断或胫骨结节截骨。

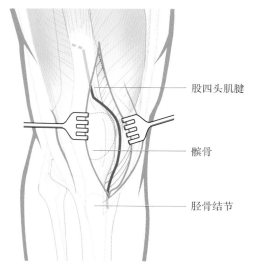

图 19.4-2 髌旁内侧入路：自股四头肌腱顶点始，沿股内侧肌、髌骨至胫骨结节内侧。如彻底切除前方滑膜及松解后，暴露仍不充分，可沿虚线部分切开股四头肌腱，而非肌腹。

自切皮开始显露。如有多个切口可供选择，通常选择最外侧切口，原因在于皮肤血供主要来自内侧。由于皮肤血供来自深层，尤其是深筋膜层，故全层切开非常重要，分层剥离有皮肤坏死的风险。从股四头肌肌腱顶点开始，沿与股内侧肌结合处向远侧切开，弧形绕向髌骨内缘，直至胫骨结节内侧（图 19.4-2）。彻底切除前侧感染的滑膜组织，扩大显露。通常滑膜组织与关节囊、伸肌装置较易区分，炎性滑膜组织切除相对安全（图 19.4-3）。随后，小心暴露髌腱及其与胫骨近端间的间隙，通常髌腱位于瘢痕组织中，切除瘢痕，游离髌腱。

随后，取出聚乙烯衬垫，向外推移髌骨至半脱位状。与外翻髌骨相比，作者认为半脱位髌骨更利于手术操作，当然也可采用外翻的方式。如果这两种方式显露均不理想，可从髌骨外侧剥离软组织扩大显露，如暴露仍不充分，可进一步松解外侧支持韧带。必要时可切断股四头肌腱（图 19.4-2）。股四头肌腱切断的部位位于肌腱顶点（而非肌腹），向外直至股外侧肌纤维。股四头肌腱切断易于操作，修复简单，愈合可靠，无需调整术后康复计划。作者很少采取胫骨结节截骨（图 19.4-4），后者通常用于因骨水泥黏合牢固，胫骨假体柄难以取出的患者（图 19.4-5）。

使用窄骨刀或细薄摆锯，松解假体周围的骨水泥，取出假体。一般先取出股骨假体，再取出胫骨假体，最后取出髌骨假体。通常可用摆锯锯断固定柱，去除髌骨假体，再用高速磨钻去除固定柱。

接下来，应用髓内及髓外导板，对胫骨近端骨质做表层清创，之后将后侧炎性滑膜组织做彻底切除。通常，膝关节后方有大量瘢痕组织，应将其彻底切除，直至膝关节后方可见脂肪或肌肉。这样处理不仅清除了感染的滑膜组织，还松解了胫骨近端，有利于术野暴露。仔细检查股骨、胫骨及髌骨表面，清理残留的骨水泥及感染骨质，用电钻等工具打通股骨及胫骨髓腔。可使用长柄骨水泥刮匙，清理髓腔深部的骨水泥及感染骨质，以便清创后放置 spacer。待清创完成后，生理盐水脉冲冲洗。再次检查，确保骨水泥及感染的骨与软组织全部清

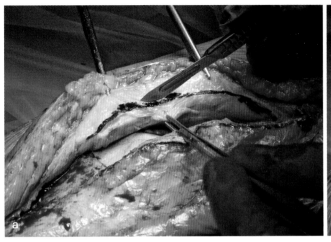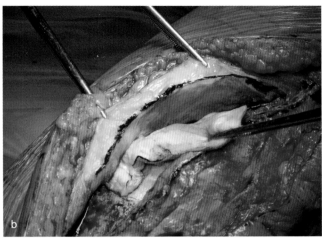

图 19.4-3a、b　已标识膝内侧关节囊与滑膜组织间的边界（a），便于将滑膜组织完整切除（b）。

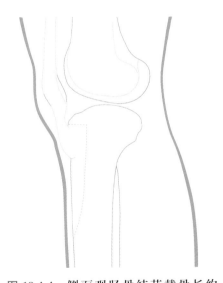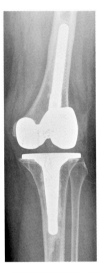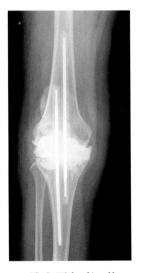

图 19.4-4　侧面观胫骨结节截骨长约 5~8 cm，自近端向远端逐渐变窄，由胫骨内侧向外侧截骨，保留外侧截骨处软组织完整。

图 19.4-5　正位 X 线显示骨水泥牢固附着于胫骨髓腔内，需采取胫骨结节截骨取出假体。

图 19.4-6　骨水泥包裹 2 枚 Steinmann 针，构成静态型 spacer。一枚置入股骨髓腔，另一枚置入胫骨髓腔，然后用骨水泥填满膝关节间隙，临时将膝关节融合。髌腱与股骨远端间也放置一薄层骨水泥，便于第二阶段手术时显露。

除，放置骨水泥 spacer。

5. 抗生素骨水泥 spacer 及临时固定

抗生素骨水泥 spacer 一方面可作为抗生素局部缓释系统，另一方面有利于维持软组织张力，以便二期重建。骨水泥荷载的抗生素用量存在争议，作者倾向使用高黏度骨水泥，每 40 g 加入 4~6 g 万古霉素。通常来说，高黏度骨水泥及联合使用抗生素，更有利于药物释放。作者倾向于将万古霉素与妥布霉素联合应用。

使用静态型 spacer（图 19.4-6）还是关节型 spacer 存在一定争议。作者倾向于使用关节型 spacer（图 19.4-7）。关节型 spacer 允许膝关节术后有更大的活动度（该病例治疗的关键）。如能屈膝活动，则软组织条件相对较好，更有利于二期重建时的术野显露。关节型 spacer 可通过手工术中制备，但笔者多采用成品模具制作（图19.4-8）。模具制作的 spacer 尺寸精确，且可调整胫侧 spacer 的厚度，有利于改善活动范围及稳定性。伴有膝关节周围软组织损伤、骨干骨量不足以支撑 spacer 或伸肌装置受损的患者，使用关节型 spacer 容易发生脱位，此时应使用静态型 spacer。

抗生素骨水泥 spacer 的制作。第一步是将 40 g 骨水泥与抗生素粉末混合，不锈钢网筛有助于抗生素与骨水泥混匀（图19.4-9）。此患者手术时，先将一份骨水泥混合，手工制备髓腔内骨水泥柱，约 10 mm（D）×10 cm（L），待其完全硬化。去除股骨假体后，应测定股骨侧 spacer 大小，将 1~2 份骨水泥与抗生素混合后放入股骨模具中，同法处理待其完全硬化。最后，分别在膝关节屈曲及伸

直状态下，确定胫侧 spacer 的最佳厚度（图19.4-10）。作者通常选用的厚度较测量厚度薄 2 mm，以确保插入 spacer 后膝关节不会太紧。一旦确定胫侧 spacer 的大小及厚度，可用另一份骨水泥制备胫侧 spacer，并将之前制备好的骨水泥柱，如加长柄样插入胫侧 spacer 内，待其硬化后置入胫骨髓腔中。这既能在胫骨髓腔内缓释抗生素，又能稳定胫侧 spacer（图19.4-8）。

胫侧 spacer 固化后，放松止血带，彻底止血。骨水泥 spacer 置入时，允许髓腔内少量积血，避免骨水泥 spacer 与骨质贴合过紧，有利于第二阶段翻修时取出。最后，混合剩余的骨水泥及抗生素，骨水泥即将固化时，填入胫侧及股侧 spacer 周围，将 spacer 与骨面松散黏合，以利于第二阶段手术取出（图19.4-11）。待骨水泥彻底固化后，术者应检查膝关节的整体稳定性及术后可容许的安全活动范围。完成上述步骤后，放置引流管，非编织可吸收缝线缝合皮下组织及皮肤。

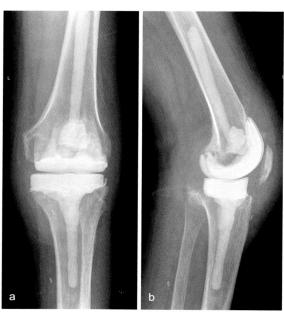

图 19.4-7a、b 此病例使用的关节型 spacer，注意插入髓腔内的骨水泥柱。胫侧髓腔内的骨水泥柱，犹如加长柄，起到了稳定胫侧 spacer 的作用。
a. 正位。
b. 侧位。

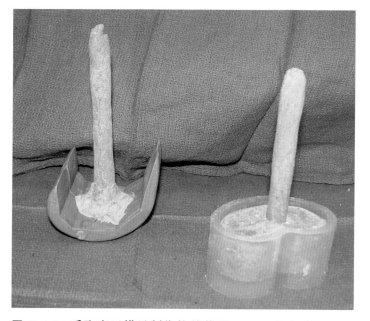

图 19.4-8 采取商用模具制作的关节型 spacer。加长型的骨水泥柱，即可作为髓腔内的局部抗生素缓释载体，也可稳定胫侧 spacer。胫侧 spacer 模具允许术者调整其厚度，以平衡假体屈伸间隙，最大限度地提高关节稳定性及活动范围。初次制备的骨水泥柱（按直径约 10 mm，长 10 cm），待完全干燥后，插入胫侧 spacer 直至骨水泥硬化成形。

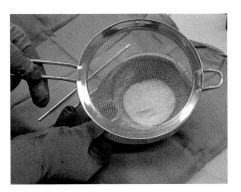

图 19.4-9 不锈钢网筛有助于混匀抗生素及骨水泥粉剂。

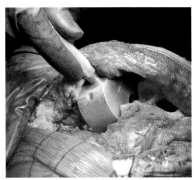

图 19.4-10 使用 spacer 试模确定胫骨 spacer 厚度。

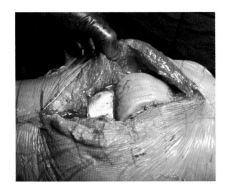

图 19.4-11 全部 spacer 安装就位，评估膝关节稳定性及活动范围。

6. 术后处理

术后多学科协作的治疗模式，有利于改善疗效。如上所述，与内科医生及感染性疾病专家加强合作，对减少并发症、监控抗生素疗效至关重要。此外，患者也需加强营养支持。

依据术中或术前细菌培养及药敏试验结果，敏感抗生素治疗 6 周，每周复查 ESR 及 CRP。之后停用抗生素，停药 2 周后再次复查 ESR 及 CRP，并行膝关节穿刺，做 WBC 计数、分类及细菌培养。一般来说，ESR 及 CRP 通常会逐渐降低，但在第二阶段翻修前（第一阶段术后约 9 周），ESR 及 CRP 并不总能降至完全正常。因此，没有一个确定的标准可用于判定感染是否得到根治，但原则上感染指标应呈下降趋势，尤其是在停用抗生素后。如停用抗生素后，ESR 及 CRP 水平反而升高，则提示感染仍然存在。关节液 WBC 计数超 3×10^9/L，且中性粒细胞占比 >80%，或细菌培养阳性，均表明感染持续存在。

抗生素骨水泥 spacer 置入后，早期需膝关节制动，术后 1~2 天换成铰链式膝关节外固定支架。如软组织条件不佳，制动时间应适当延长。铰链式外固定支架活动范围，应参照术中测试的安全活动范围。如术中测试提示膝关节稳定性良好，通常术后活动范围可达 0°~90°。患者佩戴铰链式外固定支架时，容许其在可承受范围内部分负重。如膝关节稳定性或 spacer 牢固性不佳，建议限制负重活动。

7. 手术翻修

第一阶段术后 9 周，患者返院接受第二次手术，翻修手术或更换 spacer。如有并发症或营养状况不良，可推迟第二阶段手术。第二阶段手术提供了再次清创的机会，允许手术医生再次清理失活及感染的骨与软组织。应取多处骨与软组织标本行细菌培养（常规 5 处或更多），术中冰冻切片可作为确定或排除感染的最终标准。值得注意的是，即使有经验的病理科医生，也无法对术中冰冻切片做出完全正确的判断。此外，取样错误也会影响冰冻切片的临床价值（如错误的标本往往会导致假阴性的结果）。革兰染色因敏感性差，假阳性常见，易误导治疗，故对关节假体周围感染的诊断价值不大，不建议使用。

取出 spacer，再次用摆锯锯除部分骨表面，彻底清创，并为翻修手术准备好骨床。生理盐水脉冲冲洗创面。此患者采取混合固定技术进行翻修，将抗生素骨水泥涂抹在翻修假体的关节面一侧（市售成品抗生素骨水泥通常每 40 g 骨水泥含 0.5 g 庆大霉素），加长的假体柄不使用骨水泥固定，而是紧紧压配入胫骨及股骨髓腔中（图 19.4-12）。当致病菌对庆大霉素不敏感时，可在骨水泥中另加或替换抗生素。多数外科医生翻修假体时，通常不倾向使用大于 40 ∶ 1（每 40 g 骨水泥混合 1 g 抗生素）的抗生素骨水泥，因这一比例的抗生素骨水泥，常常会降低固定强度。

皮肤切开前应预防性使用抗生素，通常包括第一代头孢菌素（如头孢唑林）及万古霉素。如上述药物组合不能充分覆盖致病菌，可予以更换。抗生素应持续使用，直到翻修术中标本的细菌培养结果回报为阴性；如临床上怀疑感染存在，应继续使用抗生素。继续使用抗生素与否，应由手术医生与感染科医生协商决定。

8. 结果

患者 TKA 术后慢性感染，采取取出假体、置入 spacer 旷置治疗（图 19.4-7），并由整形外科医生协助行皮瓣移植，修复膝前侧创面。经 6 周静脉抗生素治疗，ESR 及 CRP 逐渐下降，伤口如期愈合。停药 2 周后，即术后第 8 周，复查 ESR 降至 5 mm/h（正常范围 0~23 mm/h），CRP<5 mg/L（正常范围 <5 mg/L）。膝关节穿刺后化验提示 WBC 计数 1 057 /μL，中性粒细胞 61%，培养无细菌生长。

感染假体取出术后 9 周，行翻修手术，并由整形外科医生协助关闭切口。术中冰冻切片病理检查为阴性，同术后病理学检查及细菌培养结果。翻修

假体采用混合固定技术，假体关节面侧使用抗生素骨水泥黏合，加长柄采用非骨水泥压配固定（图 19.4-12，图 19.4-13）。术后 72 小时停用抗生素。尽管术后患者努力行膝关节功能锻炼，然而在翻修术后 6 周，膝关节屈曲活动范围仅由 5° 增加到 75°。麻醉下行手法松解，术后 2 年患者可完全伸直，屈曲可达 100°。

9. 失误防范

• 决策：对 TKA 术后慢性感染的患者，采取单纯清创治疗，感染极易复发。

• 手术需整体考虑，应完整切除感染的滑膜组织、取出感染的假体及全部骨水泥。

• 取出感染假体时，应从假体与骨水泥界面开始，而非骨水泥与骨界面，以避免过多的骨缺损。

• 应充分认识到清除全部骨水泥及可疑感染骨与软组织的重要性。残留骨水泥是 spacer 放置后感染复发的常见原因。

• 置入骨水泥 spacer，尤其是在骨水泥黏合时，手术医生应允许少量积血，以避免黏合过紧，便于

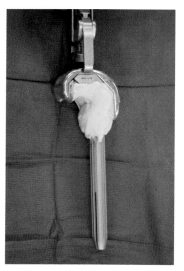

图 19.4-12　翻修假体采用混合固定技术，将抗生素骨水泥涂抹在假体关节面一侧，假体柄不使用骨水泥固定，而是紧紧压配入胫骨及股骨髓腔中。

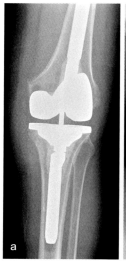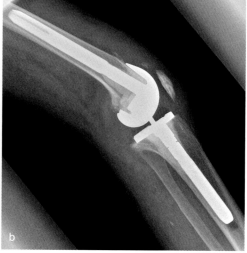

图 19.4-13a、b　混合固定技术，假体关节面侧使用抗生素骨水泥黏合，加长柄采用非骨水泥压配固定。

a. 正位。

b. 侧位。

后期取出。

- 两阶段手术间，良好的内科治疗及营养支持，对疾病预后至关重要。

- 判定感染是否根除较为困难，作者通常依据 ESR 及 CRP 的变化趋势进行判断。感染假体取出后，原则上上述指标会持续下降。但多数情况下，术后 9 周，直至翻修手术时，往往仍未完全正常。如在停止抗生素治疗后，ESR 及 CRP 反而上升，表明感染仍然存在。

- 手术医生应充分意识到，翻修手术应当作为彻底清创的"第二次机会"。翻修时应清除残余骨水泥，并切除所有失活的、疑似感染的骨与软组织。

10. 治疗经验

- 诊断：TKA 患者伴有疼痛、僵硬及其他症状时，如高度怀疑感染，应行 ESR 及 CRP 检查，并行膝关节穿刺，抽取关节液进行化验。

- 诊断：膝关节穿刺是最具价值的检查，应行 WBC 计数（感染阈值约 3 000/μL）、分类（感染阈值约 80%）及细菌培养。

- 与感染性疾病专家紧密合作，有助于优化抗生素治疗。

- 如彻底切除滑膜后，显露仍不够充分，应松解髌腱与胫骨近端，以及髌外侧支持带，必要时行股四头肌腱切断。

- 熟悉人工关节及其稳定性，有助于假体取出。

- 如选择静态型 spacer（不同于关节型 spacer），应在髌上囊放置薄层骨水泥，将有助于第二阶段手术的暴露。

- 作者曾试图在第二阶段翻修时，重建髌骨。Glynn 等认为，如果在第二阶段翻修时，对髌骨做表面重建，效果优于不重建。如不重建，髌骨易发生侧方移位，会造成疼痛及关节不稳。如髌骨骨量丢失严重，取股骨滑车骨松质，加压植骨重建髌骨凸面结构，是一种简便易行的方法。

- 应与感染病专家紧密合作，共同决定抗生素种类，包括骨水泥 spacer 荷载抗生素及第一阶段术后所使用抗生素。

- 耐人寻味的是，治疗失败往往是由新出现的致病菌所致。感染复发时，约 2/3 的病例可检出新的致病菌。

扩展阅读

1. **Della Valle C, Parvizi J, Bauer TW, et al.** Diagnosis of periprosthetic joint infections of the hip and knee. *J Am Acad Orthop Surg.* 2010 Dec;18(12):760–770.

2. **Della Valle CJ, Berger RA, Rosenberg AG.** Surgical exposures in revision total knee arthroplasty. *Clin Orthop Relat Res.* 2006 May;446:59–68.

3. **Della Valle CJ, Sporer SM, Jacobs JJ, et al.** Preoperative testing for sepsis before revision total knee arthroplasty. *J Arthroplasty.* 2007 Sep;22(6 Suppl 2):90–93.

4. **Glynn A, Huang R, Mortazavi J, et al.** The impact of patellar resurfacing in two-stage revision of the infected total knee arthroplasty. *J Arthroplasty.* 2014 Jul;29(7):1439–42.

5. **Jacofsky DJ, Della Valle CJ, Meneghini RM, et al.** Revision total knee arthroplasty: what the practicing orthopaedic surgeon needs to know. *J Bone Joint Surg Am.* 2010 May;92(5):1282–1292.

6. **Kusuma SK, Ward J, Jacofsky M, et al.** What is the role of serological testing between stages of two-stage reconstruction of the infected prosthetic knee? *Clin Orthop Relat Res.* 2011 April;469(4):1002–1008.

7. **Parvizi J, Zmistowski B, Berbari EF, et al.** New definition for periprosthetic joint infection: from the Workgroup of the Musculoskeletal Infection Society. *Clin Orthop Relat Res.* 2011 Nov;469(11):2992–2994.

8. **Sah AP, Shukla S, Della Valle CJ, et al.** Modified hybrid stem fixation in revision TKA is durable at 2–10 years. *Clin Orthop Relat Res.* 2011 Mar;469(3):839–846.

9. **Sherrell JC, Fehring TK, Odum S, et al.** The Chitranjan Ranawat Award: Fate of two-stage reimplantation after failed irrigation and débridement for periprosthetic knee infection. *Clin Orthop Relat Res.* 2011 Jan;469(1):18–25.

10. **Tetreault MW, Wetters NG, Aggarwal V, et al.** The Chitranjan Ranawat Award: Should prophylactic antibiotics be withheld prior to revision surgery to obtain appropriate cultures? *Clin Orthop Relat Res.* 2014 Jan;472(1):52–56.

11. **Van Thiel GS, Berend KR, Klein GR, et al.** Intraoperative molds to create an articulating spacer for the infected knee arthroplasty. *Clin Orthop Relat Res.* 2011 Apr;469(4):994–1001.

12. **Yi PH, Frank RM, Vann E, et al.** Is potential malnutrition associated with septic failure and acute infection after revision total joint arthroplasty? *Clin Orthop Relat Res.* 2015 Jan;473(1):175–182.

13. **Zmistowski B, Tetreault MW, Alijanipour P, et al.** Recurrent periprosthetic joint infection: persistent or new infection? *J Arthroplasty.* 2013 Oct;28(9):1486–1489.

第 5 节 | 取出内植物治疗全膝关节置换术后感染

Stephen L Kates, Christopher J Drinkwater

汪玉良　雷栓虎　译

1. 病情描述

患者女性，43 岁，患有重度色素沉着绒毛结节性滑膜炎（PVNS）。先前曾行经腘窝膝关节滑膜切除术，术后予以局部放疗，PVNS 无复发，但膝关节反复肿胀，关节炎进行性加重并出现了软骨下囊肿，最后接受了全膝关节置换术（TKR）。

全膝关节置换术后 6 月，关节出现肿痛。行关节腔穿刺，细菌培养结果为甲氧西林敏感的金黄色葡萄球菌，C 反应蛋白（CRP）235 mg／L。遂行膝关节冲洗，彻底清创后更换聚乙烯衬垫，假体予以保留。术后予以万古霉素静滴。2 月后 X 线显示骨水泥界面出现透亮线，表明假体松动，可能系感染所致（图 19.5-1）。

2. 手术指征

患者感染的膝关节持续剧烈疼痛，难以接受冲洗及清创，导致膝关节功能减退并影响正常生活。患者无全身系统性疾病，其要求将感染的 TKR 假体移除，以减轻疼痛、治愈感染，并愿意接受两阶段的手术治疗。但在有影像学改变的情况下，进行清创、灌洗及更换聚乙烯衬垫是禁忌的。

3. 术前计划

移除内植物，需准备一套完整配套的骨水泥清除器械（图 19.5-2）。如无专用器械，至少要准备一套标准套装的骨凿及骨锤。微型摆锯通常可以用

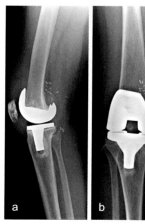
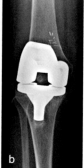
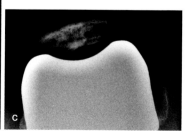

图 19.5-1 a~c　术后 8 个月 X 线显示骨 - 骨水泥界面处透亮影像，提示假体感染并移位。术后早期 X 线未见任何透亮线及内翻畸形。

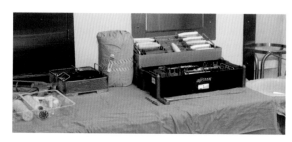

图 19.5-2　一套水泥骨凿及专业的假体移除工具。

来彻底清除股骨及胫骨置入的骨水泥。充分的器械准备有利于移除内植物并保护周围骨质。作者不推荐使用线锯，因其常常造成不必要的骨丢失。

4. 手术入路

采用髌旁内侧入路（原切口）。通常，气压止血带有助于减少出血并提供清晰的手术视野。遇到增厚的关节囊及腱性组织时，必须小心分离并牵开，以充分显露感染的假体（图 19.5-3）。必要时需向近、远端延长切口，使用自动撑开器以充分显露关节。在某些情况下，可用髌骨夹将髌骨轻柔地外翻。

5. 手术清创

手术需进行彻底的清创（图 19.5-4~图 19.5-6）。在这一过程中应清除所有脓液，切除感染滑膜组织，凿除残余骨水泥，取出关节假体，并对股骨、胫骨髓腔进行彻底清理。必须特别注意股骨髁背侧的凹陷，以确保所有被感染的组织、水泥及碎屑均被清除。使用脉冲冲洗枪清洗，可以更好地显露残余的失活组织及骨水泥。

6. 移除关节假体

按顺序，先移除股骨假体组件，如图 19.5-7~

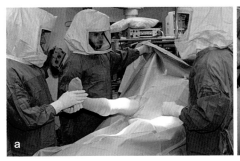
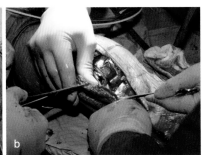
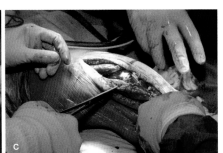

图 19.5-3 a~c 手术入路。
a. 仰卧位，充分暴露膝关节，手术过程中严格无菌操作。
b. 仔细剥离股骨及胫骨周围组织以显露假体。
c. 暴露关节假体。

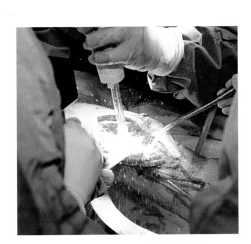
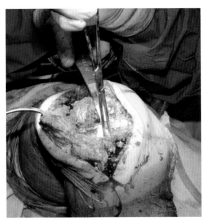
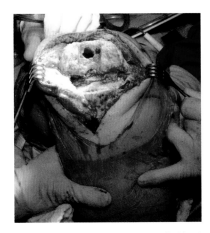

图 19.5-4 在清创时使用脉冲枪冲洗。

图 19.5-5 从胫骨髓腔中去除骨水泥，通常需用长钳取出骨水泥碎片。

图 19.5-6 清创完成后，准备放置抗生素骨水泥间隔垫。

图 19.5-9 所示。当股骨假体组件松动时，可用 V 形捣锤敲击，使其向远侧移动，从而取出股骨侧假体。

接下来，移除胫骨侧假体组件。使用微型摆锯（1 cm 宽锯片为佳）及骨凿分离骨－骨水泥界面。与常用骨凿相比，弧型骨凿能更好地插入到胫骨假体后侧。当胫骨侧假体稍微松动时，可用 V 形捣锤向上敲击取出假体。

使用微型摆锯（1 cm 宽锯片）取出髌骨假体。如有骨水泥残留在髌骨假体的细孔中，可用高速磨钻将其小心去除。

7. 临时固定

使用模具制作关节抗生素骨水泥间隔垫（图 19.5-10，图 19.5-11）。骨水泥中加入庆大霉素及万古霉素，置入后 1 周内会持续释放。骨水泥间隔垫只是起到支撑作用，以维持空间，为后期更换关节做好准备，并不能像正常关节那样活动。

8. 术后处理

术后采用可拆卸铰链式膝部支具进行固定（图 19.5-12）。允许部分负重。在感染科医生的帮助下，给予为期 6 周的头孢唑啉钠静脉抗感染治疗。每月复查 CRP 及 ESR。当 CRP 处于低水平（通常为 1 mg / L 或更低）时，可考虑再次手术翻修。

9. 关节翻修

TKR 假体去除 6 周后，准备进行翻修手术。经为期 6 周的抗生素治疗后，ESR 及 CRP 水平较术前明显降低。切口愈合良好，无渗出（图 19.5-13）。

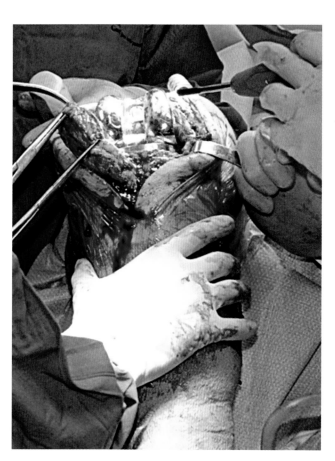

图 19.5-7　用骨水泥凿凿松股骨假体组件表面的骨水泥。

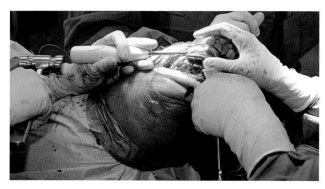

图 19.5-8　V 形捣锤移除股骨假体。

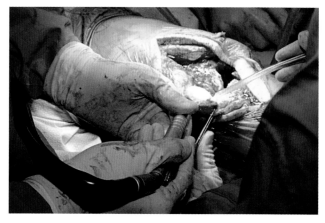

图 19.5-9　微型摆锯游离骨水泥界面。

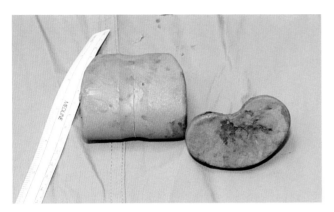

图 19.5-10　模具制备的抗生素骨水泥间隔垫。

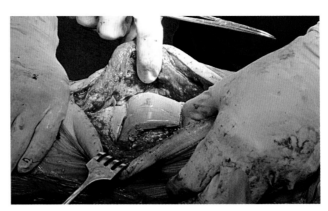

图 19.5-11　安装抗生素骨水泥间隔垫。

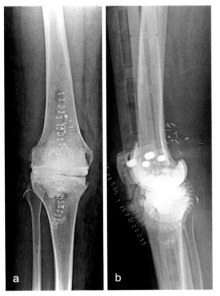

图 19.5-12a、b
X 线示骨水泥间隔
垫位置良好，铰
链护膝固定可靠。

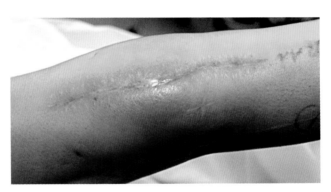

图 19.5-13　假体取出 6 周后切口愈合良好。

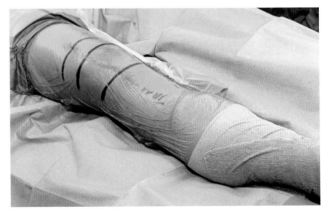

图 19.5-14　全膝关节翻修术的标准手术准备及体表定位。

　　术前医患进行了详细的沟通，计划行 TKR。常规准备手术，并行体表定位（图 19.5-14）。

　　沿原切口进入，小心分离软组织并予以保护。沿关节内侧切开，显露部分股四头肌（图 19.5-15）。

　　充分暴露抗生素骨水泥间隔垫，使用骨刀及骨锤将其取出（图 19.5-16）。

　　取出间隔垫后，进行彻底清创，清理骨面以备 TKR 重新植入。视骨缺损程度决定采用标准关节抑或翻修关节假体。此病例中，骨量丢失很少，可以使用标准假体（如图 19.5-17 所示）。术中行革兰染色、有氧和厌氧培养以及冰冻切片。冰冻切片显示每高倍视野中仅有一个有核细胞，且无明显急性炎症表现。术中给予 2 g 头孢唑啉钠静滴，预防感染。

　　此病例采用标准 TKR 技术来完成手术。头孢唑啉钠在术后 24 小时停止使用。术中标本培养呈阴性，无细菌生长。

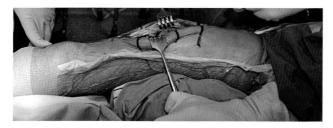

图 19.5-15　仔细手术显露，切开内侧关节囊。

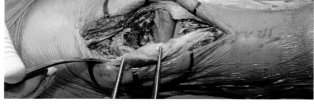

图 19.5-16　暴露后，通常需用骨凿及骨锤去除间隔垫。

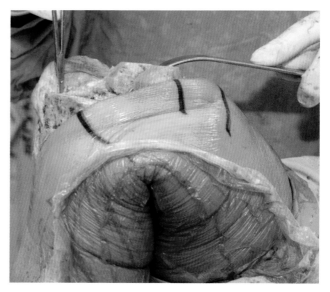

图 19.5-17　完成显露，准备行全膝置换术。

10. 结果

图 19.5-18 中的 X 线示 TKR 满意。此病例翻修术中，使用了标准假体。第二阶段手术，通常采用限制型或铰链式假体，故应常规准备。

此病例切口 2 周愈合并拆线。术后第 1 天开始行康复锻炼。术后 4 个月，膝关节屈伸范围在 0°~105°，患者对治疗结果满意。CRP 及 ESR 水平恢复正常。无感染复发迹象。图 19.5-19 为术后 9 个月 X 线片。

11. 失误防范

● 诊断及决策：在清创及取出假体之前，必须明确致病菌。这可以避免抗生素的不合理应用，以及在骨水泥间隔垫中添加敏感抗生素。临床实践中常见错误是反复灌洗、清创及更换间隔垫。通常情况下，在最终清创及假体取出前，保留假体的灌洗及清创不应超过一次。术中应仔细评估膝关节内及周围软组织的活力。如仍有坏死组织，手术医生倾向于在假体取出后早期再次清创。一些病例可能需行关节融合术。如出现气体坏疽，必须尽早行截肢手术。虽不常见，但有时是必要的。

● 手术入路：通常，原切口及关节切开可以重复使用。必要时可向近、远端延长切口，以实现充分暴露。某些情况下，可部分松解髌腱止点，以达到充分暴露的目的。良好显露有利于彻底清创及假体取出。当患者经历多次手术，局部组织广泛瘢痕化，手术将更具挑战性。这种情况下，肥胖患者手术将更加困难。

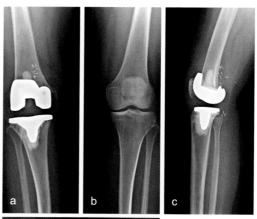

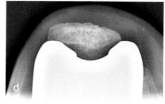

图 19.5-18a~d　术后 X 线显示全膝关节置换位置良好，图为正位（a、b）、侧位（c）及髌骨轴位（d）。

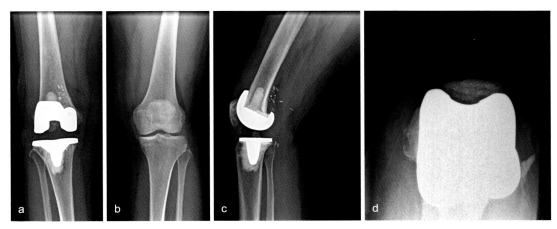

图 19.5-19a~d 全膝关节翻修术后 9 个月，X 线显示膝关节假体位置良好。

• 假体取出：充分的假体取出术前准备，会极大地简化手术过程。术前需准备骨水泥凿、微型摆锯、抗生素骨水泥及 spacer 制作模具。根据具体情况，假体取出可能具有挑战性。对于长柄翻修膝关节置换术尤其如此，该类膝关节置换术固定牢靠，可能引起活动性感染。在此情况下，假体成功取出，必须准备全套骨水泥凿及磨钻以清除骨水泥，并应做好术前计划。

• 临时固定：多数情况下，使用聚甲基丙烯酸甲酯（PMMA）间隔垫是良好的选择。这些PMMA 间隔垫通常载有抗生素。术后使用铰链式膝关节固定支具保护膝关节，以提供足够的稳定性，便于患者活动。

• 康复：多数情况下，患者通过制作良好的PMMA 间隔垫，并在铰链式膝关节固定支具的保护下进行负重。治疗目的在于让患者有一定的关节活动并能行走。在最终翻修前，通常无法进行全范围的关节活动。

• 关节翻修：主要问题还是在于感染复发。术前应做仔细的评估，以避免此类情况。内容包括诊断性检查、临床查体、影像学评估、关节穿刺及微生物检测。安装 TKR 之前，滑膜组织应行冰冻切片，以排除急性炎症。翻修术中，应留取新的组织标本做微生物检测。如培养阳性，可能需要长期抗生素治疗。

• 治疗失败：在某些情况下，第一阶段的假体取出，可能清创不够彻底或感染未能控制。此时，治疗团队有必要对治疗方案做进一步讨论。治疗方案包括反复清创、更换抗生素骨水泥间隔垫；或行关节融合；对严重感染的患者可考虑截肢。假体取出后，有少部分患者拒绝进一步治疗，对于该类患者，可能需长期支具保护及抑菌性抗生素治疗。

12. 治疗经验

• 决策：在取出 TKR 假体时，正确的诊断、细致的术前计划，以及与感染性疾病专家团队的合作是成功的关键。术前准备足够充分后，方可安排手术。

• 手术入路：对细节的精准把握，良好的手术显露及充足的手术人员不可或缺。

• 假体取出：使用微型摆锯仔细松动骨 - 骨水泥界面，之后使用骨水泥凿，可以大大简化假体取出进程。

• 临时固定：骨水泥间隔垫模塑及成形应满足患者早期运动。可采用成品模具或手工来制作间隔垫。将间隔垫用骨水泥黏附于骨质，以防间隔垫移位。

• 最终翻修（第二阶段）：良好术野显露有助于简化翻修手术进程。需准备标准关节假体、限制型关节假体及铰链式关节假体，为术中提供多种选择，可提高手术的成功率。

• 抗生素治疗：使用致病菌敏感抗生素。就抗生素治疗的剂量及疗程，咨询感染病专家。

第 6 节 | 取出内植物治疗全肩关节置换术后感染

Arthur Grzesiak, Alain Farron

秦晓东　译

1. 病情描述

男性，59 岁，烘焙师，既往有 2 型糖尿病和高血压病史，患有症状性肩关节炎，经多年保守治疗无效后，接受了左肩关节置换术（图 19.6-1，图 19.6-2）。

患者恢复良好，术后 3 个月恢复兼职工作。术后 5 个月，患者从楼梯上跌倒，出现严重的左肩及胸部血肿，当时行 X 线检查未示骨折或假体移位。

术后 8 个月，患者诉休息时和夜间肩部疼痛不适，并随日常活动增加疼痛加重。患者表现为左胸前红肿（图 19.6-3）。CT 扫描显示无骨溶解

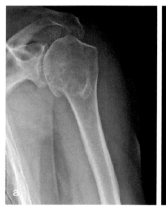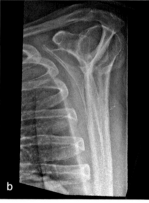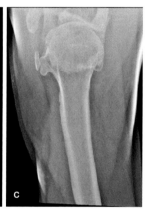

图 19.6-1a~c　左肩关节炎的术前 X 线表现。
a. 正位。
b. 侧位。
c. 轴位。

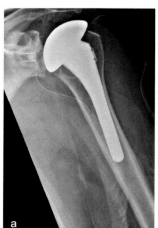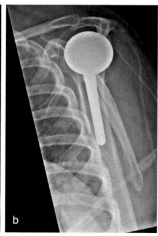

图 19.6-2a、b　左肩全关节置换术后 X 线表现。
a. 正位。
b. 侧位。

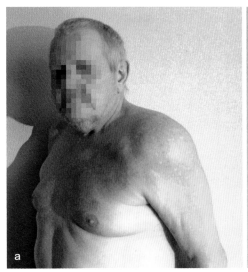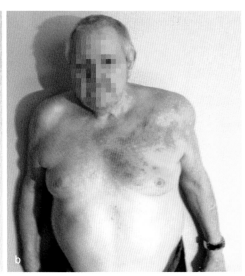

图 19.6-3a、b 随访 10 个月
出现左胸前红肿。

或假体松动迹象，但提示胸大肌肌肉血肿伴少量
气体积聚（图 19.6-4）。行关节穿刺术，关节液为
无菌性液体。

查体示左侧肩关节活动度（ROM）较好，主

动屈曲和外展 110°，外旋 30°，内旋至 L5。患者肌
力正常，但运动会引起肩部疼痛，X 线无异常（图
19.6-5）。C 反应蛋白（CRP）达 72 mg/L，患者无
发热。

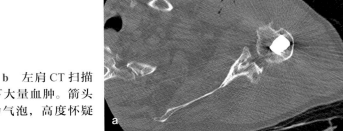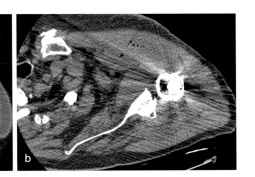

图 19.6-4a、b 左肩 CT 扫描
示胸大肌下大量血肿。箭头
(a) 所示为气泡，高度怀疑
感染。

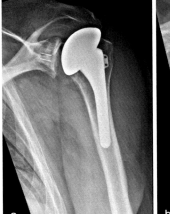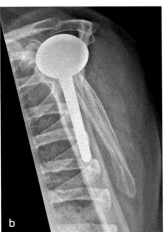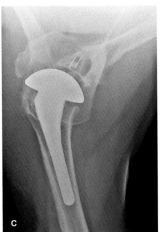

图 19.6-5a~c 左肩关节置换
术后随访 10 个月后 X 线表
现。
a. 正位。
b. 侧位。
c. 轴位。

2. 适应证

左肩全关节置换术后 10 个月，患者自感肩部疼痛加重，根据临床症状高度怀疑是低度感染：

- 休息时疼痛，活动时加重。
- 外伤后左胸大肌血肿，软组织内积气。
- 手术部位周围出现红斑和血肿。
- CRP 水平上升。

低毒力细菌引起的低度感染通常很少有严重的临床表现。内植物松动、骨质溶解或窦道等典型症状可能没有或出现很晚，甚至有时会在数年后发生。即使关节穿刺液培养为阴性，因假阴性率可高达 20%，故仍需详细询问病史，并高度怀疑感染的可能性。

治疗的预期目标：

- 确定致病菌及药物敏感性。
- 明确控制感染，最好能根除感染。
- 缓解疼痛，恢复肩部功能，使患者能够继续工作，并恢复日常生活。

3. 术前准备

该病例致病微生物未明确，症状持续超过 3 周。另外，皮肤条件不理想。笔者决定第一阶段手术使用临时间隔垫，第二阶段再换成人工假体。两次手术之间可以确定致病菌，选择相应的抗生素并改善皮肤条件。手术间隔时间取决于获得的抗菌谱及局部软组织情况。

患者取沙滩椅位，手术在全身麻醉下进行。如果之前使用了抗生素，应在术前 2 周停药，以提高术中检出致病菌的概率。

手术医生应做好处理术中发生肱骨干骨折的准备，并提前准备好相应的固定装置，如钢板或线缆等。有时假体固定良好，需开骨窗或行截骨术才能将其取出。进行假体移植的手术医生应熟悉相关技术。

外科清创用手术刀或电刀进行。准备不同大小的齿状刮匙是有用的，尤其是对于骨的清创。

如果使用预制的间隔垫，手术医生应该准备不同的规格以便完美匹配。如果手术医生想要制备间隔垫，因 PMMA 骨水泥聚合过程中会产生高温，故必须使用耐热抗生素。

4. 手术入路

通过肩关节前方胸三角肌入路进行手术具有以下优点。

- 肩袖、肱骨头、近侧肱骨干及肩关节盂显露良好。
- 如有必要，可以向远端延展。
- 这是全肩关节置换术的标准入路。

肩胛下肌腱切断可以获得良好的关节内显露，且易于自前侧置换肱骨头及肱骨干。

5. 外科清创术

对所有坏死组织，碎骨片和滑膜进行清创。手术医生必须仔细清除之前手术留下的所有缝合线，这些都是异物，常常携带有细菌。使用齿状刮匙清理肱骨干，以去除骨与内植物界面的纤维组织。清创后，用 9 L 生理盐水通过脉冲灌洗装置冲洗伤口。

该病例术中未发现肩胛下肌腱和冈上肌腱。

6. 去除内植物

植入的人工关节可以用常规取出器械去除。一些制造商允许首先取出假体头部，然后将带有滑锤装置的特殊或通用拆卸器连接到假体柄上。如果手术医生不熟悉现有组件，应向制造商咨询或求助特殊的拆卸工具。去除假体头部有利于直接进入肱骨与假体柄界面。如果使用拔出器做简单锤击不能取出假体柄，那么手术医生必须使用带曲度的骨刀或骨凿来松动骨与内植物界面。过度用力可能会造成肱骨干骨折，因此如果假体柄与肱骨干固定较紧，应考虑做有限的肱骨干截骨术。

可以使用常规的骨刀和骨凿去除骨水泥型假

体关节盂。在此病例中，聚乙烯关节盂已有松动，故直接用手去除。手术医生应取出所有的 PMMA 骨水泥，因其为异物，通常覆盖有细菌生物膜。

同样的原则也适用于假体柄周围的骨水泥。该病例肱骨柄没有使用骨水泥固定。所有的假体进行超声波裂解。至少采集 3 份组织样本，并进行微生物培养。然后经验性静脉使用抗生素治疗——本例使用 2.2 g 科莫西林。

7. 临时固定

定制的间隔垫由 40 g PMMA 骨水泥混合抗生素（2 g 万古霉素和 4 g 庆大霉素）制成，并通过一块 1/3 管型钢板增加其强度（图 19.6-6）。置入间隔垫有利于根除感染，其局部抗生素浓度远高于口服或静脉使用抗生素。从力学上来说，间隔垫可以防止软组织挛缩，否则会增加二次关节置换手术的难度；另外，间隔垫允许肢体早期活动，有助于减少肌肉萎缩及关节僵硬。

间隔垫限制了患者的肩部运动，术中应测试肩关节活动度及稳定性，以确保术后可以活动。将肩胛下肌腱缝合，并使用不可吸收单股缝线逐层缝合伤口。

8. 术后处理

术后处理包括使用吊带及制式肩关节固定器制动 4 周。行术后 X 线（正侧位片）检查间隔垫位置，排除医源性骨折（图 19.6-6）。

手、腕及肘部术后应立即活动。疼痛控制良好时开始肩部活动，4 周内避免外展和屈曲角度小于 30°，然后在能忍受的情况下扩大关节活动范围。

该病例超声裂解液及组织标本培养均为表皮葡萄球菌。根据抗菌谱（表 19.6-1），将科莫西林更换为氟氯西林，每 6 小时静脉应用 2 g，持续 2 周，然后改为口服磺胺甲噁唑（复方新诺明）每日 3 次，直至植入新的假体。

瘢痕和周围的软组织情况的改善显示感染迅速得到了控制。CRP 在 2 周内降至正常水平。

若临床感染指标不高，微生物对利福平敏感，则可在间隔 2 周后进行肩关节置换术。在肩袖缺损的情况下，手术医生可以植入反式全肩关节假体，以使肩关节有更好的活动度。如果这种方法不可行，行半肩关节置换也是有利的。因间隔垫表面欠光滑，随着时间的推移，会造成关节盂过度的磨损。半肩关节置换术后功能恢复不见得优于间隔垫，但可显著减少磨损和继发性关节盂破坏的风险。

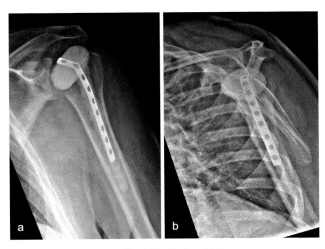

图 19.6-6a、b　骨水泥间隔垫术后 X 线片。
a. 正位。
b. 侧位。

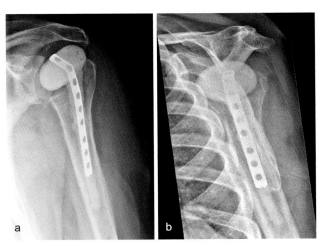

图 19.6-7a、b　间隔垫置入 10 个月后患者病情稳定，没有发生关节盂磨损。

表 19.6-1　超声降解液培养后得到的抗菌谱（注意致病菌对利福平的敏感性，这是一个很好的预后影响因素）

表皮葡萄球菌（8×10^2/mL）	
抗菌谱	I
青霉素 G	R
苯唑青霉素	S
氟氯西林	S
阿莫西林	R
阿莫西林 / 克拉维酸	S
庆大霉素	S
四环素	S
强力霉素	S
红霉素	S
克拉霉素	S
克林霉素	S
磺胺甲基异恶唑	S
环丙沙星	S
左氧氟沙星	S
利福平	S
万古霉素	S
替考拉宁	S
夫西地酸	R

注：I，中度敏感（耐药）；R，耐药；S，敏感。

由于肩部疼痛快速缓解及功能恢复良好，患者一开始拒绝行二次手术治疗。抗生素治疗持续了 3 个月后停药。肩部无感染症状。

随访 8 个月后，除偶尔疼痛，患者对左肩恢复比较满意。关节活动度略有受限，屈曲和外展可达 90°，外旋 10°，内旋可至 L5。X 线示间隔垫位置良好，无关节盂磨损（图 19.6-7）。此时，患者同意接受第二阶段手术。

9. 关节翻修

第一阶段手术后 10 个月进行了第二阶段手术。手术包括间隔垫的去除及半肩关节置换。

通常，第二阶段手术包括大面积的清创，但是在此病例中感染已根治超过 10 个月，软组织状况稳定。

作者在皮肤切开前 20 分钟预防性使用抗生素，头孢呋辛 1.5 g 静脉注射，持续应用直至最终获得微生物培养结果。

同第一阶段手术，采用全身麻醉，取沙滩椅位。手术入路同样采用肩关节前方胸三角肌入路。

该病例没有借助于任何特殊器械，直接用手取除间隔垫，然后送超声降解处理。

关节盂没有表现出过度磨损。半肩关节置换术按照制造商的标准手术技术进行，使用了解剖型非骨水泥假体柄。

关节腔内放置负压引流管后，常规闭合切口。术后第二天拔除引流管。

术后行 X 线（正、侧位片）检查假体位置，提示有医源性假体周围骨折，轻度错位（图 19.6-8）。作者决定予以保守治疗。

术后处理包括使用吊带及制动式肩关节固定器 6 周。通常情况下，手部，腕部和肘部术后立即活动，疼痛控制良好后开始肩部活动，主动屈曲及外展最大可达 90°，避免外旋。6 周后允许所有方向的自由活动。

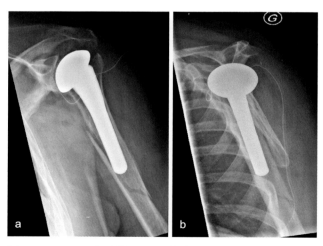

图 19.6-8a、b　术后第一天 X 线表现。假体周围骨折，轻度移位。
a. 正位。
b. 侧位。

该病例肩关节活动推迟，直至 6 周后随访 X 线确定没有发生骨折移位。

超声裂解液培养无细菌生长，术后第 5 天停用头孢呋辛。

10. 结果

3 个月随访时，患者无临床症状。左肩关节活动度较为满意，屈曲可达 90°，外展 80°，外旋 20°，内旋可至 L5。外展和内旋肌力略有减弱，这是由于冈上肌腱及肩胛下肌腱缺损所致。

影像学显示骨折愈合，无移位，骨痂形成良好（图 19.6-9）。

11. 失误防范

• 正常皮肤菌群如痤疮丙酸杆菌或表皮葡萄球菌可引起轻度感染，阳性培养结果可能被误认为污染；应将培养结果与病史和临床表现联系起来看问题。

• 根据"最坏情况"设计手术入路。如果出现问题：术中一旦发生骨折或需要行截骨术时，手术入路依然可以完成手术或经延长完成手术。

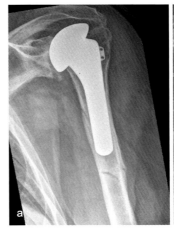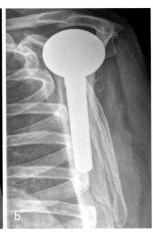

图 19.6-9a、b 半肩关节置换术后 3 个月，假体周围骨折处有骨痂形成，无二次移位。
a. 正位。
b. 侧位。

12. 治疗经验

• 如果可能的话，应推迟预防性抗生素的使用，直至采集到组织样本或微生物，以减少假阴性结果。

• 在制备间隔垫时，远端放置一根弯曲的克氏针，一旦出现间隔垫断裂或术中取碎，可不必截骨而去除远端碎裂部分。

第 7 节 取出内植物治疗全踝关节置换术后急性感染

Lisca Drittenbass, Xavier Crevoisier, Mathieu Assal

汪玉良　雷桎虎　译

1. 病情描述

患者女性，71 岁，左踝关节红肿、疼痛，进行性加重 2 周，近 36 小时出现发热及寒战。6 年前患者曾行全踝关节置换术，伴有复发性抑郁病史。体格检查可见小腿远端及踝关节皮肤完整，无破溃、渗出及脓肿形成，局部皮温升高、红斑、硬结及压痛明显。远端血管搏动良好，双下肢感觉未见异常。实验室检查提示白细胞计数 13.3 × 10⁹/L，血红蛋白 11.4 g/dL，C 反应蛋白（CRP）210 mg/L。左踝 X 线提示胫骨周围形成囊性透亮区（图 19.7-1）。初步诊断为左踝关节置换术后迟发性假体周围急性感染。

2. 手术指征

如临床上伴有高热及血压不稳，病情危重，如

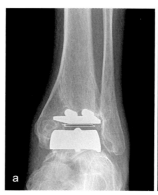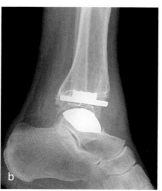

图 19.7-1　左踝 X 线示胫骨假体周围形成囊性透亮区。
a. 正位。
b. 侧位。

怀疑感染，术前可不做关节穿刺，直接采取紧急手术治疗。该患者术前 X 线显示假体周围出现骨质吸收及囊性变，故不建议保留假体。手术计划采取"两阶段治疗"的策略。基于假体松动的 X 线表现，采取关节内灌洗、清创及更换聚乙烯衬垫来保留关节假体的方式是不明智的。因此，治疗的第一阶段应尽早清创，去除假体，放置含庆大霉素的 spacer 及对踝关节行临时外固定。

第一阶段术后 8 周，开始进行第二阶段治疗。包括去除踝关节外固定及 spacer，行踝关节融合，前侧钢板螺钉内固定，并取自体髂骨植骨。选择该治疗方法，是基于患者久坐的生活方式，对关节功能要求不高，且并不反对牺牲关节活动度，而希望永久性解决问题。而关节翻修风险较大，后期需多次手术，故不予考虑。

根据文献报道，目前尚无全踝关节置换术后感染的标准化治疗指南。此外，尚不清楚髋、膝关节置换术后感染的"短期两阶段治疗"原则，是否也适用于踝关节置换术后的感染。两阶段手术治疗间隔长达 8 周，期间需进行 6 周有效的抗生素治疗，并在最终重建术前停用 2 周抗生素。

3. 术前计划

应准备假体取出所需的器械，包括特殊形状的骨凿。患者取平卧位，同侧臀部垫高，脚尖朝上（图 19.7-2）。不使用止血带，术中取样送检后，再给予静脉抗生素。肢体急性感染情况下，应采取全

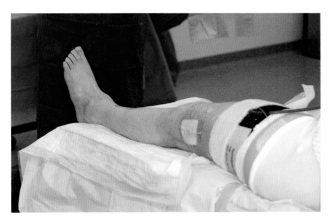

图 19.7-2 患者取平卧位，患侧臀部垫高，脚尖朝上，使用气压止血带但不充气。

身麻醉。第二阶段手术时，除使用大腿止血带外，可采取相同的手术方案。

4. 手术入路及清创

经原切口踝前正中入路显露，自踝关节近端 8~10 cm 向下延长切口至距舟关节外侧（图 19.7-3）。皮肤切开后，可见大量脓液，暴露伸肌支持带，远端皮下小心分离，保护腓浅神经内侧支。切开伸肌支持带，沿内侧的胫前肌腱及外侧的踇长伸肌腱间隙显露，直达关节囊。切开关节囊可见关节内假体在位，间隙内有积脓。在肌腱间隙近端找到胫前血管和腓深神经，向外侧牵开，切除关节囊前方的脂肪组织，结扎此区域内的血管分支。

彻底清创及冲洗后，小心切除所有坏死及瘢痕化软组织，咬骨钳咬除所有失活及坏死骨质，谨慎切除部分胫骨前缘骨质，充分暴露假体（图 19.7-4）。显露胫骨假体上方的囊性变区域，取脓液及 6 处局部组织样本，送细菌培养及病理学检查。取样后，经验性采用考莫西林静脉抗感染治疗。

5. 去除假体

用 Kocher 钳夹出聚乙烯衬垫，通过不同型号的骨凿，将胫骨及距骨侧假体顺利取出（图 19.7-5）。彻底清除骨表面的纤维肉芽组织后，大量无菌聚己双胍溶液脉冲冲洗伤口。

6. 临时固定

采用含庆大霉素的高黏度 PMMA spacer 塑形后，充填假体取出后的腔隙。闭合伤口时应放置 2 根以上的引流管，胫骨内侧行跨关节外固定，以保持踝关节稳定，也不影响伤口的观察及换药（图 19.7-6）。

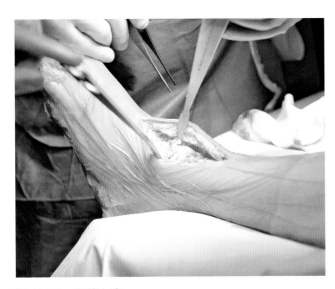

图 19.7-3 踝前入路。

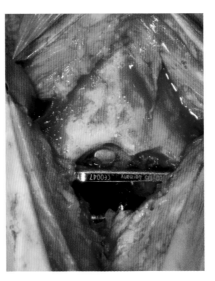

图 19.7-4 胫骨假体上方的囊性变区域。

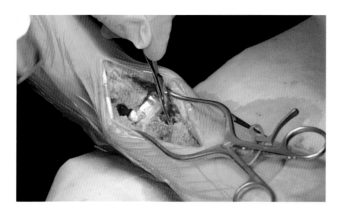

图 19.7-5　使用不同大小的骨凿取除胫骨及距骨侧假体。

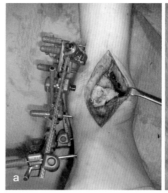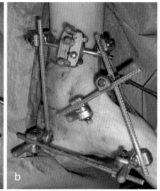

图 19.7-6a、b　胫骨内侧跨关节外固定保持踝关节的稳定。
a. 前面观。
b. 侧面观。

7. 术后处理（1）

术后 X 线见图 19.7-7。术后 48 小时内拔除引流管，每天换药直至伤口干燥。外固定维持踝关节稳定 8 周，直至第二阶段手术前。治疗期间患者可步行活动，部分负重（15 kg）。细菌培养提示甲氧西林敏感金黄色葡萄球菌感染，持续静脉滴注氟氯西林（2 g，每天 4 次）治疗 14 日。伤口完全干燥后，静脉联用利福平（450 mg，每天 2 次）。2 周后出院，改为口服环丙沙星（750 mg，

每天 2 次）及利福平（450 mg，每天 2 次），继续治疗 4 周。第二阶段术前 2 周，停用全部抗生素。

8. 踝关节融合

假体去除 8 周后进行骨重建，拆除外固定架，取出骨水泥 spacer，行胫距关节融合。术前实验室检查提示 CRP 降至 5 mg/L，白细胞计数为 7.3×10^9/L。

手术先拆除外固定架，沿原切口进入，取出骨水泥 spacer，见踝关节间隙内干净。依据第一阶段手术细菌培养结果，静脉给予预防性抗生素（头孢呋辛 1.5 g）治疗。彻底清创及反复冲洗后，凿除 1 mm 厚骨质，使骨面渗血良好。

从同侧髂前上棘取骨，制备 3 大块含骨皮质及骨松质的骨条。取外侧切口，于外踝尖上方 7 cm 处截断，楔形截除 7 mm 长骨块，磨平截骨端，摆锯去除远端腓骨内 1/3。将取下的髂骨条跨胫骨和距骨植骨，2 枚 4.0 mm 空心螺钉固定。其中一枚螺钉自后外侧向前内侧，另一枚自距骨外侧向胫骨远端内侧固定。踝关节应保持在中立位，使用 3.5 mm 皮质螺钉将腓骨远端固定至胫骨上。为提高稳定性，踝关节前方用一块重建钢板固定。不可吸收缝线逐层缝合伤口。

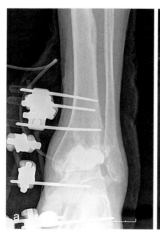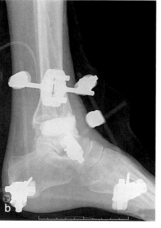

图 19.7-7a、b　假体取出术后 X 线示，跨踝关节外架固定，骨水泥 spacer 充填空腔。
a. 正位。
b. 侧位。

9. 术后处理（2）

术后 X 线见图 19.7-8。继续抗生素治疗，病理学及细菌学检查回报证实无感染时，停用抗生素。术后短腿支具固定，避免负重，维持 6 周。此后可在短腿支具保护下，逐渐部分负重活动 4 周，助行靴继续保护 8 周。

10. 结果

所有伤口愈合良好。第二阶段术后 6 个月，患者行走步态良好，偶有疼痛。查体可见踝关节处于理想的中立位。X 线显示骨质愈合良好，植骨无吸收及感染迹象。术后 2 年，未见明显变化（图 19.7-9）。患者日常活动良好，无疼痛，对治疗结果非常满意。

11. 失误防范

- 诊断延误或漏诊。

- 对于是否取出假体的误判。
- 去除过多的骨质。
- 感染骨与软组织清创不彻底。
- 手术伤口裂开。

12. 治疗经验

- 关节置换术后持续疼痛，CRP 升高，应高度怀疑感染。应做相应检查以明确或排除感染。
- 充分的术前准备，包括：
  - 明确假体类型。
  - 手术入路。
  - 假体取出器械，及明确感染骨的清创范围。
  - 关节翻修及胫距关节融合方面良好的知识储备，有助于术者减少骨缺损，改善术后功能。
- 精湛的手术技术（精细解剖和软组织保护），术后外固定架适当制动，可极大地减少手术切口并发症。
- 治疗关节假体感染，需专业团队，有利于提高治愈率及疗效。

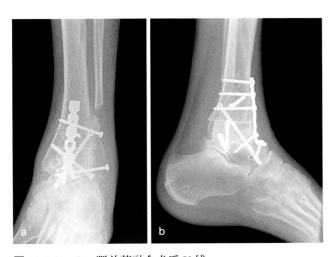

图 19.7-8a、b 踝关节融合术后 X 线。
a. 正位。
b. 侧位。

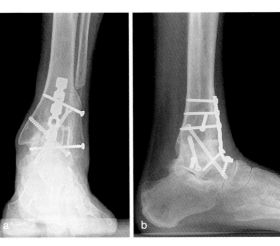

图 19.7-9a、b 术后 2 年 X 线显示骨质愈合良好，植骨无吸收及感染迹象。
a. 正位。
b. 侧位。

第 8 节 | 取出内植物治疗全肘关节置换术后慢性感染

Anjan P Kaushik, John C Elfar

王勇平 译

1. 病情描述

患者女性，72 岁，左利手，15 年前于当地医院接受半限制型骨水泥右侧全肘关节置换术（TEA）。术后 13 年，发生深部感染，取出假体，行清创术，包括桡骨头切除术，一期半限制型抗生素骨水泥全肘翻修，术后细菌培养提示耐甲氧西林金黄色葡萄球菌（MRSA）感染。图 19.8-1a~c 是患者在作者医院一期行肘关节翻修术后 2 年时的 X 线片。CT 显示假体周围有明显透亮影（图 19.8-1d、e）。

患者不适症状持续加重，包括肘关节活动幅度（ROM）受限、持续水肿、皮肤发红及右肘关节活动时疼痛。切口愈合良好，无窦道、渗出。实验室检查红细胞沉降率（ESR）升高至 65 mm/h，C 反应蛋白（CRP）18 mg/L。肘关节穿刺液细菌培养结果提示 MRSA。患者既往行双侧全膝、全髋关节置换术。7 年前因左髋关节假体发生无菌性松动，进行翻修手术。

与患者讨论 TEA 术后慢性感染的治疗方案，包括取出假体、二期翻修及长期使用抗生素。与患者的前任主管医生及感染病专家进行术前讨论，考虑到患者长期病史，患者同意彻底清创并取出假体。

2. 背景：病因及危险因素

治疗 TEA 术后感染颇具挑战性，根除细菌失

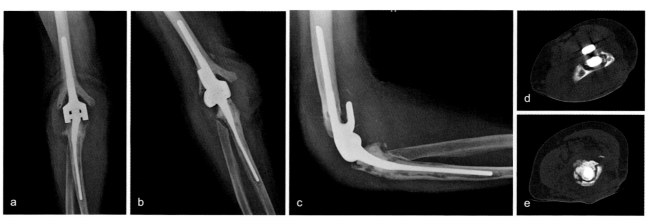

图 19.8-1a~e 右肘关节术前影像学检查。
a.　正位。
b.　斜位。
c.　侧位。
d、e. 轴位 CT。

败时，必须取出假体。据报道，初次 TEA 术后感染率约 3%~8%[1-6]，但一系列的病例研究报道认为感染率高达 12%[7]。随着外科技术及假体工艺的改进，尤其是常规使用抗生素骨水泥、避免术后血肿等措施，减少假体感染的发生率[3, 8]。

TEA 术后感染的因素包括：肘关节周围软组织较薄、肘关节既往手术史、既往感染史、炎性关节炎（类风湿性关节炎：成人型及青少年型）及应用改善病情抗风湿药（DMARDs）或类固醇所导致的免疫功能低下[5, 9-11]。类风湿患者由于大量使用非甾体抗炎药（NSAIDs）、类固醇及 DMARDs，存在免疫抑制的风险，影响手术结果[12]。近期的系统评价[8] 显示，使用 DMARDs 后继发感染的风险增加。切口延迟愈合、引流管延迟拔除、再次手术都是感染的重要危险因素[8-10, 13]。

复杂的肘关节手术和肘关节翻修术易出现感染。一系列病例研究报道[14] 了 13 例肘关节自发融合和肘关节强直患者行 TEA 术后，3 例（23%）发生感染。创伤因素也会增加感染率，如肱骨远端骨折行 TEA，术后感染率从 1%~2%[15, 16] 升至 5%~6%[1, 17, 18]。创伤患者行 TEA 时，感染更容易导致手术失败，如枪伤导致肘关节周围粉碎性骨折，深部感染导致的 TEA 失败率为 28%[19]。

血友病患者接受 TEA，也存在假体感染的风险。迄今为止仅报道一项小样本研究[20]，7 例患者中 1 例（14%）发生了感染。40 岁以下患者行全肘关节置换术未发现感染率显著增加。一系列病例研究报道了 55 例患者，有 2 例（4%）发生深部感染[21]。肥胖患者（体重指数 > 30 kg/m²）TEA 的翻修率高于非肥胖患者，然而，两组假体发生的深部感染率无明显差别[22]。

3. 手术指征：取出假体

全髋及全膝关节置换术后假体感染的手术治疗原则，同样适用于肘关节置换术后感染[8, 23, 24]。梅奥诊所的 Bernard Morrey 团队[25] 提出的治疗原则中，与假体感染翻修术重要相关的因素包括：症状持续的时间、患者的健康状况、细菌学、假体的稳定性、骨量及精细的手术技术。

此病例关节假体取出的指征包括：高毒力致病菌（MRSA）引起的慢性感染、前期行一期抗生素骨水泥假体翻修失败。此外，长期感染也是需考虑的一个重要因素。多数全关节置换术后长期感染的患者，需采用二期翻修来治疗。该患者由于耐药菌导致长期感染，不适合采取假体置换进行翻修手术。同时，患者身体虚弱，采取假体置换并不可行，更适合简单手术而不是多次手术。对于未发生感染的髋、膝关节假体，由于身体其他部位的慢性感染，后期也会使这些部位发生感染的风险增高。因此，并不推荐长期使用（抑菌性）抗生素。

取出假体是治疗 TEA 术后慢性感染最常用的方法。如患者无法耐受手术，可使用长期抑菌性抗生素治疗[9, 10]。对功能要求不高或不能耐受多次手术的患者，取出假体是最佳的挽救性措施。手术目标在于缓解疼痛，并保持足够的关节活动度及稳定性。假体取出不一定是最终的治疗方案，后期也可进行二期肘关节翻修置换。邀请感染病专家协诊，感染的治疗需使用 6 个月抗生素。抗生素治疗后，进行肘关节翻修术前，需对手术部位的骨组织进行活检，以证实感染被根除。

4. 术前计划及检查

术前行肘关节正位、侧位及斜位 X 线检查，评估假体稳定性，检查假体骨水泥固定程度。CT 扫描有助于确定假体的稳定性。体格检查的重点应集中在患者神经功能、肘关节稳定性、活动度及肌肉主动运动功能，特别是肱三头肌主动运动功能。术前检查血常规、ESR 及 CRP，CRP 水平可作为术后感染控制趋势的基础参照指标[9, 25, 26]。术前行肘关节穿刺，做细菌培养。

肘关节置换术后感染的诊断包括：窦道及伤口分泌物，持续关节炎症或疼痛症状超过 30 天，影像学提示假体松动，实验室检查结果异常，关节腔穿刺细菌培养阳性[26]。

应查阅初次 TEA 置换的手术记录及后续治疗情况，详细了解所用假体及骨水泥的具体情况。特别应注意尺神经的处置方式，以及所采用的骨水泥技术，这是术前计划的重要环节。之前的细菌培养结果对治疗会有很大的帮助。应准备术中可能会使用到高速磨钻、骨凿、刮匙、假体取出器械、脉冲冲洗器及抗生素骨水泥。

服用 DMARDs 及其他抗炎药的类风湿患者，术中药物治疗可参考 Howe 及其团队所制定的指南[12]。根据笔者经验，通常取出松动的假体需 2 小时，固定假体另需 2 小时。故此类患者的肘关节翻修术，预计需 4 小时。

5. 手术入路

通常使用 Bryan 及 Morrey[27] 所描述的保留肱三头肌后侧入路。使用无菌止血带，但不使用 Esmarch 驱血带，避免关节腔感染扩散。止血带使用时间限制在 2 小时，手术开始的前 90 分钟，以及用于置入骨水泥、冲洗及关闭切口的后 30 分钟。经原手术切口瘢痕做正中切口，注意仔细处理软组织，保留内侧及外侧皮瓣厚度，避免用血管钳钳夹皮肤。切除窦道，在原切口近端及远端延长以获得充分暴露。游离尺神经并向内侧牵开，骨膜下剥离肱三头肌后内侧，保持与前臂筋膜的连续性[9, 25, 27]。尽量保留或重建肱三头肌止点，进一步分离软组织，直至完全显露假体。关节内积液、附着于假体的疏松结缔组织、假膜必须行病理学检查、细菌培养及药敏试验。

6. 清创及假体取出：术中步骤

彻底清创软组织，留取标本行细菌培养及冰冻切片病理检查。对可疑病例，如术前关节腔穿刺液培养无细菌的患者，病理检查有助于手术决策[28]。

专用器械取出松动的假体。取下衬垫及肱骨、尺骨假体连接部。如尺骨假体松动，可取下尺骨假体；如肱骨假体松动，则可用配套器械取出肱骨假

体。必要时用骨凿、刮匙、咬骨钳、动力开路锥及高速磨钻，取除假体、骨水泥碎片及假膜[9, 26]。可在肱骨远端后侧皮质开窗，以方便假体取出。维持肱骨干及肱骨髁的结构完整，对后期翻修的稳定性非常重要[9]。尼龙刷可徒手插入髓腔，或作为脉冲冲洗器的附件清理髓腔[26]。术中可透视定位髓腔深部的骨水泥碎片，以便全部取出。骨水泥取出及清创过程中，尽量保留骨皮质的完整性。因为肱骨干及尺骨近端的完整性，对前臂功能至关重要。特别应避免对肱骨干骨质的破坏。

良好固定的假体，是翻修手术所面临的巨大挑战，有时需行肱骨或尺骨截骨。此病例中，尺骨假体已松动，易于取出。而肱骨假体固定良好，因此如图 19.8-2 所示，在肱骨后侧行 4 cm×1 cm 的梯形截骨开窗，截骨长度很重要，如后期采取重新植入翻修假体，假体柄的末端长度应超过截骨平面直径的 2 倍[9, 25]。在尺骨侧，经尺骨近端内侧纵向截骨，可向尺骨远端暴露，以便取出假体。然后用磨钻取出尺骨髓腔内的骨水泥碎片[9]。肱骨及尺骨截骨时，应保留骨皮质量，以便修复时用缝线缝合或环扎固定[25]。可吸收缝线缝合优于环扎固定。截骨时，应特别注意保护桡、尺神经。

骨、软组织及骨水泥彻底清创后，生理盐水脉冲冲洗髓腔。放置抗生素骨水泥 spacer 或链珠。尽

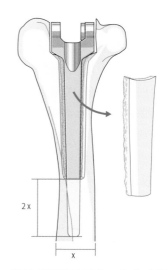

图 19.8-2　肱骨后侧截骨开窗，有助于翻修术中肱骨假体的显露。引自 Cheung 等[9]。

可能放置于肱骨及尺骨髓腔深部。抗生素一般使用万古霉素及妥布霉素。骨水泥链珠可由可吸收缝线或不锈钢丝串联，有助于扩大珠链表面积，以便释放更多的抗生素[9, 26]。对于不考虑采取翻修手术的患者，假体取出术被认为是最终手术，抗生素骨水泥链珠或 spacer 可能存在一些问题。仔细处理肱三头肌、筋膜及皮瓣，用单丝缝线缝合，以减少再感染的概率。使用封闭引流以减少血肿的形成。

假体取出后，主要通过保留肱骨内外侧髁来稳定肱尺关节[25]。肱骨内外侧髁可与残留的尺骨鹰嘴相关节[9]。有时，单髁或内外髁必须切除，以便假体取出。如该病例就切除了肱骨内外髁。此种情况下，如有可能，应将肱骨髁重建于原位。然而，有时感染会导致肱骨髁骨质无活力，并可能成为感染持续存在的来源。在本病例中，通过外髁截骨，切除一部分骨质，取出了固定良好的假体，对内髁进行了重建，使之成为术后防止肘关节内侧半脱位的支点，保持内侧柱完整。

7. 术后处理

术后肘关节固定于伸直位。术后 1~2 天，当每 8 小时引流量少于 20 mL 时，可拔除引流管。行细菌培养，依据药敏试验选择敏感抗生素。院内营养师会诊，有利于患者伤口愈合。

静脉抗生素治疗 6 周，检查血常规、ESR 及

CRP 水平，监测感染及炎症指标的变化[9, 25]。通过临床症状、血清标志物或重复穿刺培养，如感染未能控制，则需进行反复冲洗及清创[26]。如患者无法耐受其他治疗，长期给予抑菌性抗生素治疗，可能是唯一的选择。

8. 结果

选取此例特殊患者因其感染长期难以治愈。患者假体取出后未出现并发症。图 19.8-3 为术后 X 线片。可考虑将来再次行假体置换。多数 TEA 术后感染的患者寻求尽快进行再次行肘关节置换。故应尽一切努力准备，与感染病专家讨论，明确假体取出术后抗生素使用疗程。此患者预计需 6 个月，有必要进一步明确感染是否彻底治愈。切开或穿刺活检，是考虑肘关节是否再置换的唯一依据。在作者的临床实践中，多数病情复杂、长期 MRSA 感染的患者，以假体取出术作为终极治疗。没有资料可预测患者是否可在后期行翻修置换，因此必须与患者沟通。

在此病例中，尺骨假体松动，肱骨假体固定良好，因此在肱骨后侧截骨开窗，显露肱骨假体末端以便于取出。清创后截骨处用可吸收缝线缝合固定。清除骨水泥、彻底清创及冲洗后，肱骨内侧柱、内髁与残留的鹰嘴相关节。重建肱三头肌止点，切口内放置引流，关闭切口，夹板固定。

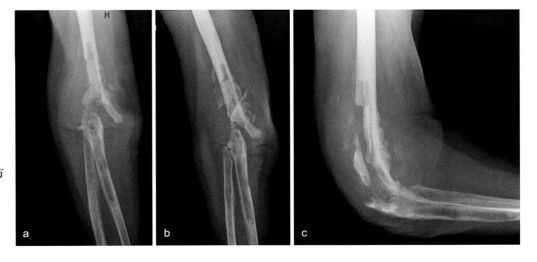

图 19.8-3a~c 右肘关节假体取出术后 X 线片。
a. 正位。
b. 斜位。
c. 侧位。

感染病专家建议术后经深静脉置管万古霉素治疗 8 周，继续口服抗生素治疗 6 个月。术中留取的标本细菌培养，再次发现 MRSA，对万古霉素敏感。使用肘关节功能支具 60°固定 2 周，之后更换为后侧热塑伸肘位长夹板。再 2 周患者开始主被动肘关节功能锻炼。每周复查 CRP 及 ESR，结果显示 CRP 及 ESR 均改善，患者症状好转，肘部水肿减轻，切口愈合良好。肘关节 ROM 20°~120°。

9. 失误防范

• 慢性 TEA 术后感染的常规治疗方法是取出假体，如患者不能耐受手术，长期使用抑菌性抗生素治疗具有不确定性。

• 使用无菌止血带，不使用 Esmarch 驱血带，避免关节腔感染扩散。

• 精心处理软组织，避免皮肤破损或肱三头肌功能不全。保留内外侧皮瓣的厚度，避免使用血管钳钳夹皮肤。

• 骨水泥取出及关节清创过程中，尽量维持肱骨干及肱骨髁的完整性。

• 良好固定的假体，是翻修手术所面临的巨大挑战，有时需行肱骨或尺骨截骨。肱骨或尺骨截骨长度很重要，如后期采取重新植入翻修假体，假体柄的末端长度应超过截骨平面直径的 2 倍。

• 如术后感染未能控制，可反复冲洗及清创。如患者不能耐受其他手术，长期抑菌性抗生素治疗，可能是唯一的选择。

10. 治疗经验

• 对功能要求不高或无法耐受多次手术的患者，假体取出术可能是最好的挽救性治疗。

• 对软组织进行彻底清创，留取标本行细菌培养及冰冻切片病理检查。

• 必要时用骨凿、刮匙、咬骨钳、动力开路锥及高速磨钻，取除假体、骨水泥碎片及假膜。

• 术中可透视定位肱骨、尺骨髓腔深部的骨水泥碎片，以便全部取出。

• 如需截骨取出假体，使用可吸收缝线缝合固定截除的骨质，不用环扎线或其他金属内固定。

• 假体取出后，通过保留肱骨内、外侧髁与残留的尺骨鹰嘴相关节，实现肱尺关节的稳定性。

• 放置抗生素骨水泥 spacer 或骨水泥链珠。

• 术后放置引流，将肘关节固定于伸直位。

• 建议邀请感染病专家会诊，合理使用抗生素及监测感染状况。

11. 其他手术及结果

TEA 术后感染的治疗有多种选择，包括：开放或镜下冲洗保留假体的清创术、一期翻修术、二期翻修术、骨水泥关节固定术、肱骨远端或全肱骨肿瘤假体置换术和长期抑菌性抗生素治疗。

保留假体的清创术仅适用于以下情况：症状持续小于 30 天、假体无松动、患者一般状况好且具有良好的软组织覆盖、穿刺细菌培养为金黄色葡萄球菌而非表皮葡萄球菌[4, 25]。开放清创通常采取后侧入路、脱位假体、取出衬垫、清创、冲洗、置入抗生素骨水泥链珠或载体、更换新衬垫及关闭切口。如金黄色葡萄球菌为致病菌，该方法成功率为 70%，但并发症发生率较高[4]，包括伤口裂开、肱三头肌撕脱和无力，以及周围神经损伤[4, 29]。镜下冲洗、清创及滑膜切除亦有报道，成功控制了一例甲氧西林敏感的金黄色葡萄球菌感染的患者[30]，但不建议应用此种方法治疗。

下肢关节一期翻修术已有很多研究，对于 TEA 术后感染和肘关节化脓性感染的患者，一期关节翻修术也是一种选择。在一项金黄色葡萄球菌感染的系列病例研究中，6 例接受一期肘关节翻修的患者，有 5 例感染治愈，另一例行假体取出[31]。一期翻修治疗 TEA 术后感染的适应证较窄[25, 32]。上述患者在感染根治的情况下，行一期肘关节翻修未能成功。如果感染未能根除，则应考虑是由其他假体感染扩散所致。对疑似有其他关节假体感染播散的患者，一期翻修的风险高于二期，强烈建议二期翻修。

一系列病例研究发现，二期翻修行关节置换术可治愈感染、更换假体及恢复肘关节功能[4, 9, 26]。手术指征包括：患者健康状况良好，可耐受翻修手术；肱骨及尺骨有充足骨量可进行重建；假体松动；临床症状持续时间超过 30 天[25]。伤口持续渗液或裂开，需尽早手术干预[13]。

二期翻修置换术采用后方切口，松解粘连组织暴露肱尺关节。取出骨水泥 spacer 和（或）链珠，至少留取三处组织标本和分泌物样本行冰冻切片病理检查，明确是否存在细菌感染。如果组织学显示无急性炎症，手术医生可行肱骨及尺骨扩髓，准备植入新假体[9, 26]。在置入抗生素骨水泥前，冲洗、干燥髓腔骨面，并在肱骨髓腔内放置骨水泥阻挡栓，防止骨水泥向肱骨近端扩散。如同期行肱骨或尺骨截骨，在插入大小合适的长柄假体后，用环扎带固定。同种异体骨移植存在争议[9, 25]。放置引流，关闭切口，长臂伸直位支具固定 48 小时，以防止血肿形成、减小切口张力。无需进一步使用抗生素，患者可行理疗及专业康复治疗，以利于肘关节恢复活动度。同初次关节置换，终生限制提重物，重量应 < 4.5 kg，重复提举重物 < 1 kg[9]。

使用肿瘤假体翻修是另一种挽救性治疗，如全肱骨置换或肱骨远端置换。此方法可用于肘关节和（或）肩关节翻修手术失败的患者，文献[33] 仅限于病例报道，该方法尚未深入研究。

骨水泥关节固定是治疗假体周围感染的另一种方法。该种方法并发症及翻修率较高，包括再次感染、固定失败及纤维性骨不连[34]。

参考文献

1. **Baksi DP, Pal AK, Baksi D.** Prosthetic replacement of elbow for intercondylar fractures (recent or ununited) of humerus in the elderly. *Int Orthop.* 2011 Aug;35(8):1171–1177.

2. **Schneeberger AG, Meyer DC, Yian EH.** Coonrad-Morrey total elbow replacement for primary and revision surgery: a 2- to 7.5-year follow-up study. *J Shoulder Elbow Surg.* 2007 May-Jun;16(3 Suppl):S47–54.

3. **Morrey BF, Adams RA.** Semiconstrained arthroplasty for the treatment of rheumatoid arthritis of the elbow. *J Bone Joint Surg Am.* 1992 Apr;74(4):479–490.

4. **Yamaguchi K, Adams RA, Morrey BF.** Infection after total elbow arthroplasty. *J Bone Joint Surg Am.* 1998 Apr;80(4):481–491.

5. **Kim JM, Mudgal CS, Konopka JF, et al.** Complications of total elbow arthroplasty. *J Am Acad Orthop Surg.* 2011 Jun;19(6):328–339.

6. **Krenek L, Farng E, Zingmond D, et al.** Complication and revision rates following total elbow arthroplasty. *J Hand Surg Am.* 2011 Jan;36(1):68–73.

7. **Kasten MD, Skinner HB.** Total elbow arthroplasty. An 18-year experience. *Clin Orthop Relat Res.* 1993 May;(290):177–188.

8. **Voloshin I, Schippert DW, Kakar S, et al.** Complications of total elbow replacement: a systematic review. *J Shoulder Elbow Surg.* 2011 Jan;20(1):158–168.

9. **Cheung EV, Adams RA, Morrey BF.** Reimplantation of a total elbow prosthesis following resection arthroplasty for infection. *J Bone Joint Surg Am.* 2008 Mar;90(3):589–594.

10. **Spormann C, Achermann Y, Simmen BR, et al.** Treatment strategies for periprosthetic infections after primary elbow arthroplasty. *J Shoulder Elbow Surg.* 2012 Aug;21(8):992–1000.

11. **Tachihara A, Nakamura H, Yoshioka T, et al.** Postoperative results and complications of total elbow arthroplasty in patients with rheumatoid arthritis: three types of nonconstrained arthroplasty. *Modern Rheumatol.* 2008 Oct;18(5):465–471.

12. **Howe CR, Gardner GC, Kadel NJ.** Perioperative medication management for the patient with rheumatoid arthritis. *J Am Acad Orthop Surg.* 2006 Sep;14(9):544–551.

13. **Jeon IH, Morrey BF, Anakwenze OA, et al.** Incidence and implications of early postoperative wound complications after total elbow arthroplasty. *J Shoulder Elbow Surg.* 2011 Sep;20(6):857–865.

14. **Peden JP, Morrey BF.** Total elbow replacement for the management of the ankylosed or fused elbow. *J Bone Joint Surg Br.* 2008 Sep;90(9):1198–1204.

15. **Mansat P, Nouaille Degorce H, Bonnevialle N, et al.** Total elbow arthroplasty for acute distal humeral fractures in patients over 65 years old - results of a multicenter study in 87 patients. *Orthop Traumatol Surg Res.* 2013 Nov;99(7):779–784.

16. **Chalidis B, Dimitriou C, Papadopoulos P, et al.** Total elbow arthroplasty for the treatment of insufficient distal humeral fractures. A retrospective clinical study and review of the literature. *Injury.* 2009 Jun;40(6):582–590.

17. **Throckmorton T, Zarkadas P, Sanchez-Sotelo J, et al.** Failure patterns after linked semiconstrained total elbow arthroplasty for posttraumatic arthritis. *J Bone Joint Surg Am.* 2010 Jun;92(6):1432–1441.

18. **Prasad N, Dent C.** Outcome of total elbow replacement for distal humeral fractures in the elderly: a comparison of primary surgery and surgery after failed internal fixation or conservative treatment. *J Bone Joint Surg Br.* 2008 Mar;90(3):343–348.

19. **Demiralp B, Komurcu M, Ozturk C, et al.** Total elbow arthroplasty in patients who have elbow fractures caused by gunshot injuries: 8- to 12-year follow-up study. *Arch Orthop Trauma Surg.* 2008 Jan;128(1):17–24.

20. **Marshall Brooks M, Tobase P, Karp S, et al.** Outcomes in total elbow arthroplasty in patients with haemophilia at the

University of California, San Francisco: a retrospective review. *Haemophilia.* 2011 Jan;17(1):118–123.

21. **Celli A, Morrey BF.** Total elbow arthroplasty in patients forty years of age or less. *J Bone Joint Surg Am.* 2009 Jun;91(6):1414–1418.

22. **Baghdadi YM, Veillette CJ, Malone AA, et al.** Total elbow arthroplasty in obese patients. *J Bone Joint Surg Am.* 2014 May 7;96(9):e70.

23. **Achermann Y, Vogt M, Spormann C, et al.** Characteristics and outcome of 27 elbow periprosthetic joint infections: results from a 14-year cohort study of 358 elbow prostheses. *Clin Microbiol Infect.* 2011 Mar;17(3):432–438.

24. **Rand JA, Morrey BF, Bryan RS.** Management of the infected total joint arthroplasty. *Orthop Clin North Am.* 1984 Jul;15(3):491–504.

25. **Cheung EV, Yamaguchi K, Morrey BF.** Treatment of the infected total elbow arthroplasty. In: Morrey BF, Sanchez-Sotelo J, eds. *The Elbow and Its Disorders.* 4th ed. Philadelphia, Pa: Saunders Elsevier; 2009:862–874.

26. **Peach CA, Nicoletti S, Lawrence TM, et al.** Two-stage revision for the treatment of the infected total elbow arthroplasty. *Bone Joint J.* 2013 Dec;95-B(12):1681–1686.

27. **Bryan RS, Morrey BF.** Extensive posterior exposure of the elbow. A triceps-sparing approach. *Clin Orthop Relat Res.* 1982 Jun;166:188–192.

28. **Ahmadi S, Lawrence TM, Morrey BF, et al.** The value of intraoperative histology in predicting infection in patients undergoing revision elbow arthroplasty. *J Bone Joint Surg Am.* 2013 Nov;95(21):1976–1979.

29. **Duquin TR, Jacobson JA, Schleck CD, et al.** Triceps insufficiency after the treatment of deep infection following total elbow replacement. *Bone Joint J.* 2014 Jan;96-B(1):82–87.

30. **Mastrokalos DS, Zahos KA, Korres D, et al.** Arthroscopic debridement and irrigation of periprosthetic total elbow infection. *Arthroscopy.* 2006 Oct;22(10):1140.e1–3.

31. **Gille J, Ince A, Gonzalez O, et al.** Single-stage revision of peri-prosthetic infection following total elbow replacement. *J Bone Joint Surg Br.* 2006 Oct;88(10):1341–1346.

32. **Yamaguchi K, Adams RA, Morrey BF.** Semiconstrained total elbow arthroplasty in the context of treated previous infection. *J Shoulder Elbow Surg.* 1999 Sep-Oct;8(5):461–465.

33. **Wang ML, Ballard BL, Kulidjian AA, et al.** Upper extremity reconstruction with a humeral tumor endoprosthesis: a novel salvage procedure after multiple revisions of total shoulder and elbow replacements. *J Shoulder Elbow Surg.* 2011 Jan;20(1):e1–8.

34. **Otto RJ, Mulieri PJ, Cottrell BJ, et al.** Arthrodesis for failed total elbow arthroplasty with deep infection. *J Shoulder Elbow Surg.* 2014 Mar;23(3):302–307.

第20章 儿童骨髓炎

Theddy Slongo

王勇平 译

1. 引言

　　成人骨髓炎通常源于开放性骨折或外科手术并发症（如骨折术后感染、关节置换术后感染）。与成人不同，儿童骨髓炎多系血源性感染，常无明显诱因[1, 2]。因此，儿童骨髓炎往往诊断滞后，通常在排除其他原因导致的发热或疾病后，才考虑诊断骨髓炎。尤其对青少年，延迟诊断和治疗不及时通常会导致严重及永久性损伤[3]。

　　发病年龄也很重要，在幼童时期，骨髓炎常并发化脓性关节炎，如漏诊或错过治疗时机，感染将严重破坏关节[4]。因此早期诊断、早期治疗是非常重要的。以"早期诊断、早期治疗"作为原则来预防远期后遗症，可以说是对越小的儿童越重要。

1.1 骨髓炎形成及社会经济学背景

　　21 世纪以来，儿童骨髓炎的发生与社会经济发展水平息息相关。血源性骨髓炎高发于发达国家；而在医疗条件较差的欠发达国家或地区，骨髓炎通常由外伤、开放性骨折、医疗条件匮乏及抗生素短缺等因素造成[5-7]。

1.2 发病年龄

　　80% 的血源性骨髓炎好发于儿童，其中 80%~

90% 发生于 2 岁以内，特殊的病理生理学结构，预示着此年龄段儿童的骨髓炎几乎总是伴发化脓性关节炎，这是因为儿童骨髓炎经常穿过干骺端而侵犯到关节。

　　青春期以后，随着骺板的闭合，儿童骨髓炎的发病机制表现出与成人完全相同的病理表现[8]。

1.3 形态和解剖学

　　急性血源性骨髓炎及关节炎的发生与儿童时期骨骺及干骺端的形态结构直接相关（图 20-1）。

　　伴随化脓性炎症的持续加重，干骺端及骨干的脓腔压力增高，骨质血供破坏，干扰了免疫系统对感染的反应。全身使用抗生素难以进入感染部位。

1.4 治疗时机和病理生理学

　　治疗时机是疾病发展成为骨髓炎和化脓性关节炎最为重要的决定因素。患儿年龄越小，治疗应越及时，严格限制时间不超过 24~48 小时。全身抗感染治疗可以限制炎症的进展，但无法改善预后。表 20-1 总结了炎症类型和年龄的对应关系[8]。

　　骨髓炎和化脓性关节炎在病理生理学方面有所差别。明确区分两者的差异对早期诊断和预后极其重要。表 20-2 列出了两者病理生理学上的区别。

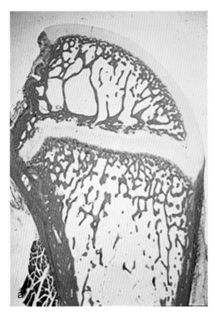

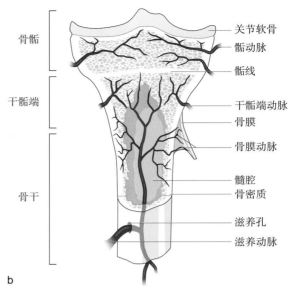

骨骺 — 关节软骨
关节软骨
骺动脉
骺线

干骺端 — 干骺端动脉
骨膜

骨干 — 骨膜动脉

髓腔
骨密质

滋养孔
滋养动脉

图 20-1 胫骨近端干骺区血管。

a. 干骺区组织学纵切面，骺板处无血管通过。

b. 不同血管的截面；注意到供应骨骺的血管并非来自干骺端。

表 20-1 从感染发作到慢性期的典型临床表现

发病时间（天）	病变	检查方法			
		MRI	BS	S	X 线
0~3	疼痛	+	+		
	炎症 / 充血				
3~5	软组织肿胀	+	+	+	
	骨髓水肿 / 血栓形成	—			
7（10）~14	骨质疏松 / 骨溶解	+	+		+
	骨质愈合 / 骨破坏			+	
10~14	骨膜反应				+
	修复				
	骨质硬化				+

注：MRI，磁共振成像；BS，骨扫描；S，超声。

表 20-2 儿童骨与关节感染的发病机制和病理生理变化

骨髓炎	化脓性关节炎
髓腔内，尤其是干骺端的血源性感染	滑膜的血源性或直接骨源性感染
最初 24~48 小时炎症导致骨内压力增高	滑膜充血、粒细胞富集，分泌蛋白水解酶（胶原酶）
之后 3~7 天毛细血管渗出，血液循环障碍；周围组织充血	2~6 天内关节软骨破坏
感染突破皮质进入骨膜下间隙或骨骺	积液形成致关节内压增加，出现循环障碍和软骨坏死
骨溶解、骨质破坏	关节囊破坏→关节脱位
软组织受累及皮肤破溃（窦道）	纤维蛋白的形成，导致软骨营养不良
血源性感染扩散	软骨破坏，关节强直
	髋关节持续充血导致髋关节肿大

1.5 病因学

依据文献和个人经验，归纳了急性骨髓炎的研究进展如下。

- 急性骨髓炎通常发生于儿童。
- 通常为血源性感染，感染灶来自远处。
- 最常见的病原菌包括：
  – 金黄色葡萄球菌。
  – 肺炎链球菌。
  – 流感嗜血杆菌。
  – 革兰阴性杆菌。
- 沙门菌属感染常见于患有镰状细胞贫血的儿童。
- 感染部位通常为长骨干骺端。

1.6 儿童感染部位

表 20-3 依据作者所在医院和相关文献报道的资料，列出了全身各部位骨髓炎和化脓性关节炎发病率。

为早期诊断骨髓炎和化脓性关节炎，需结合各类临床资料，如病史、临床表现和辅助检查结果。通过综合分析，确定早期治疗方案。此外，后续的检查结果有助于明确诊断（表 20-4）。

为避免不必要的抗生素治疗和手术，鉴别化脓性关节炎和反应性关节炎至关重要，详见表 20-5。

表 20-3 全身各部位骨髓炎和化脓性关节炎发病率

骨髓炎	%
· 股骨	26
· 胫骨	25
· 肱骨	12
· 腓骨 / 桡骨 / 指骨 / 跟骨	5
化脓性关节炎	**%**
· 膝关节	40
· 髋关节	23
· 肘关节	14
· 踝关节	13

表 20-4 诊断方法及相应的治疗措施概表

病史	体格检查	实验室检查
· 强迫体位	· 局部压痛	· WBC/ESR/CRP
· 发热	· 发热	· 类风湿因子 / 抗体滴度
· 倦怠、疲乏	· 肿胀、皮温高	· 血培养
· 疼痛	· 功能不良 / 麻痹	· 肾功能 BUN/ 肌酐
· 既往感染史		

影像学检查	外科处置
· X 线检查 · 超声检查	· 怀疑化脓性关节炎时，可在局麻下行关节腔穿刺，通过关节液检查明确诊断。化脓性关节炎与症状持续时间无关
· 骨扫描（定位不明确时）	· 革兰染色、细菌培养和药敏试验、细胞计数
· MRI（病情不明时首选）	· 如结果呈阳性（脓液），需切开引流
· CT 扫描（二维重建）	· 如骨膜下积液，发病超过 48 小时，建议手术治疗

注：WBC，白细胞；ESR，红细胞沉降率；CRP，C 反应蛋白；BUN，血液尿素氮；MRI，磁共振成像；CT，计算机断层。

表 20-5　儿童化脓性关节炎和反应性关节炎关节液实验室检查结果

检查指标	正常	非感染性渗出	感染性渗出
渗出量	<3.5 mL	多数 >3.5 mL	多数 >3.5 mL
透明度	透明	透明	浑浊
颜色	无色	黄色	草绿色
黏度	高	高	不定，常低
白细胞（/μL）	<200	200~2 000	>100 000
中性粒细胞	<25%	<25%	>75%
细菌培养	—	—	通常 +
葡萄糖（mmol/L）	类似血清	类似血清	正常血清水平的一半

表 20-6　基于细菌学结果的规范治疗

静脉用抗生素治疗	关节炎	骨髓炎
• 最常见的病原体： 　- 金黄色葡萄球菌 　- 链球菌 　- 革兰阴性细菌 • 抗生素出现耐药时及时调整 　- 制动 • 髋关节 　- 皮牵引 • 其他关节 　- 石膏夹板 • 怀疑骨髓炎 　- 石膏夹板固定相应肢体	• 如果可疑 　- 应行关节穿刺抽液和（或）引流 • 尤其是髋关节 　- 积液 >8 mm 时必须穿刺抽液	• 即使超声检查没有发现骨膜下积脓，但只要骨扫描呈阳性，应立即开始抗感染治疗 • 定期超声复查 • 必要时行 MRI 扫描 • 发病 10~12 天后进行 X 线检查，此时 X 线已有可见改变 • 如果脓肿形成或出现骨破坏，建议手术清创引流

1.7　治疗策略

依据作者的临床治疗经验（住院治疗），表 20-6 归纳了一种安全的治疗策略；治疗应尽可能基于细菌学结果（耐药性）。该治疗策略基于 Nade 等的治疗方法，并做了改良 [9]。

1.8　预后

预后良好：

• 早期诊断（治疗开始时距患儿发病不超过 48 小时）。

• 应用对病原体敏感的抗生素而非经验性治疗。

• 临床症状快速改善（24~48 小时内症状改善）。

• 无影像学或超声改变。

预后不良：

• 出现症状到开始治疗的时间 >5 天。

• 症状持续不缓解。

• X 线显示半脱位或脱位。

• X 线显示骨或关节异常。

• 抗生素用量不足。

• 抗生素疗程太短（口服 4~6 周）。

以下情况预后最佳：

• 诊断到治疗的时间 <3 天。

• 早期影像学发现骨质改变或破坏，即采取综合疗法。

· 抗生素联合手术治疗。

2. 总结

· 骨髓炎、化脓性关节炎延误诊断及治疗，患儿会出现严重并发症。

· 早期诊断至关重要，包括关节穿刺及分泌物的采集。

· 应尽早开始抗生素治疗。

· 如果症状在 48 小时未缓解，或出现骨与（或）关节改变，应立即手术干预。

· 依据病情变化及时调整治疗方案，否则会给患儿带来灾难性的后果。

参考文献

1. **Carmody O, Cawely D, Dodds M, et al.** Acute haematogenous osteomyelitis in children. *Ir Med J.* 2014 Oct;107(9):269–270.

2. **Street M, Puna R, Huang M, et al.** Pediatric acute hematogenous osteomyelitis. *J Pediatr Orthop.* 2015 Sep;35(6)634–639.

3. **Faden H, Grossi M.** Acute osteomyelitis in children. Reassessment of etiologic agents and their clinical characteristics. *Am J Dis Child.* 1991 Jan;145(1):65–69.

4. **Yagupsky P, Bar-Ziv Y, Howard CB, et al.** Epidemiology, etiology, and clinical features of septic arthritis in children younger than 24 months. *Arch Pediatr Adolesc Med.* 1995 May;149(5):537–540.

5. **Christiansen P, Frederiksen B, Glazowski J, et al.** Epidemiologic, bacteriologic, and long-term follow-up data of children with acute hematogenous osteomyelitis and septic arthritis: a ten-year review. *J Pediatr Orthop B.* 1999 Oct;8(4):302–305.

6. **Bickler SW, Rode H.** Surgical services for children in developing countries. *Bull World Health Organ.* 2002;80(10):829–835.

7. **Lauschke FH, Frey CT.** Hematogenous osteomyelitis in infants and children in the northwestern region of Namibia. Management and two-year results. *J Bone Joint Surg Am.* 1994 Apr;76(4):502–510.

8. **Bonhoeffer J, Haeberle B, Schaad UB, et al.** Diagnosis of acute haematogenous osteomyelitis and septic arthritis: 20 years experience at the University Children's Hospital Basel. *Swiss Med Wkly.* 2001 Oct 6;131(39-40):575–581.

9. **Nade S.** Choice of antibiotics in management of acute osteomyelitis and acute septic arthritis in children. *Arch Dis Child.* 1977 Sept;52(9):679–682.

第 1 节 | 胫骨远端骨髓炎

Theddy Slongo

郭树章 译

1. 病情描述

患儿 3 岁，5 天前出现左小腿疼痛，进行性加重。发热（38.5℃）2 天后，患儿母亲发现左小腿远端出现肿胀，患肢不能负重行走。

家庭医生初步诊断为咽炎，小腿症状可能是外伤引起。血常规提示白细胞轻度升高。予以药物降温及卧床休息。

两天后，患儿体温持续升高，达 40℃，左小腿疼痛、肿胀进行性加重。再次就诊于该家庭医生，给予抗生素治疗（阿莫西林 / 克拉维酸）。建议患儿症状如无缓解，需次日复查。第二天，因症状仍未改善，患儿转至儿童医院就诊。

1.1 临床查体

- 3 岁男孩，一般情况较差，发热 39.5℃。
- 不能行走。
- 左小腿查体：局部红肿、皮温升高，远端 1/3 压痛。
- 腹股沟淋巴结肿大、疼痛。

1.2 辅助检查

实验室检查：
- 白细胞 $>30 \times 10^9$/L。
- 红细胞沉降率 >40 mm/h。
- C 反应蛋白 >300 mg/L。

X 线（小腿正侧位片）：骨质未见明显异常，可见周围软组织肿胀（图 20.1-1）。因局部症状明显，对于该年龄段患儿，下一步检查以超声检查为宜（图 20.1-2、图 20.1-3）。

超声检查胫骨下段及踝关节，检查结果见图 20.1-3a。

2. 手术指征

患儿临床症状、病史、化验检查及超声检查，均明确提示该患儿需手术干预。处理延误，会增加脓毒血症及胫骨远端骨骺损伤的风险。

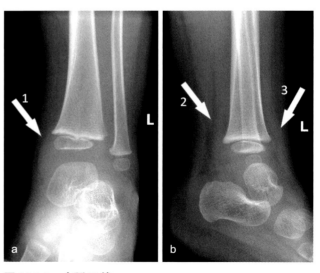

图 20.1-1 小腿 X 线。
a. 正位：箭头 1 提示踝关节积液。
b. 侧位：箭头 2 提示后方筋膜层之间软组织肿胀；箭头 3 提示脓液突破筋膜层，形成皮下脓肿。

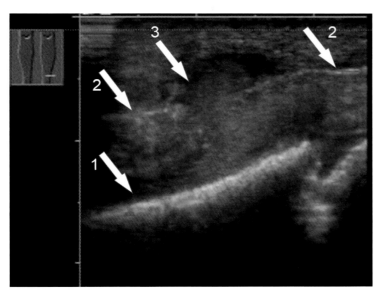

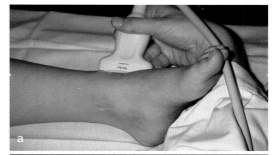

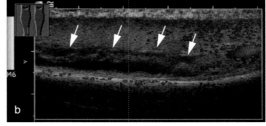

图 20.1-2　超声显像：箭头 1 提示踝关节积液；箭头 2 提示筋膜层肿胀；箭头 3 提示脓液突破筋膜层形成皮下脓肿。

图 20.1-3 a、b　胫骨远端超声检查。
a. 超声检查照片。
b. 超声显示骨皮质表面脓肿（箭头）。

3. 术前计划

超声定位与 X 线检查结果一致，计划选择前外侧入路。如有必要，可经同一切口显露胫骨后方。图 20.1-1 中，内侧箭头 1 提示踝关节积液，侧位片箭头 2 提示后方筋膜层间肿胀。

4. 患儿体位

患儿取仰卧位，患肢常规消毒、铺单，显露小腿及膝关节，以便术中自由活动膝关节及小腿（图20.1-4）。

作者倾向采取膝关节屈曲位，下肢置于可移动、无菌的托腿架上（图 20.1-5）。

大腿绑扎非灭菌止血带（300 mmHg）。

5. 手术入路

皮肤切口长约 12~15 cm，如图 20.1-6。切开筋膜层，钝性分离肌肉及肌腱。

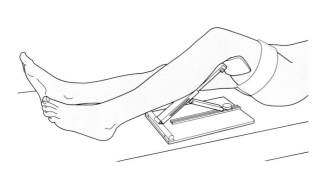

图 20.1-4　患儿取仰卧位，下肢膝关节以上无菌巾覆盖，以便自由地活动膝关节及小腿。

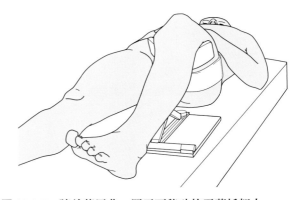

图 20.1-5　膝关节屈曲，置于可移动的无菌托架上。

如超声结果所示，脓液已突破骨膜及深筋膜，切开后脓液自行溢出。

6. 手术清创

清创，彻底冲洗肌肉及骨膜下间隙后，显露踝关节。

切开关节囊，灌洗、引流。

因感染的原发灶位于骨质内，须用骨凿或电钻开窗，以便充分显露病灶（图 20.1-7）。

术后引流 3~4 天。

7. 临时固定

为减轻疼痛及便于护理，给予小腿后侧石膏托固定，也可以采用高分子石膏或预制夹板。作者更倾向使用预塑的 U 形夹板（图 20.1-8），便于根据

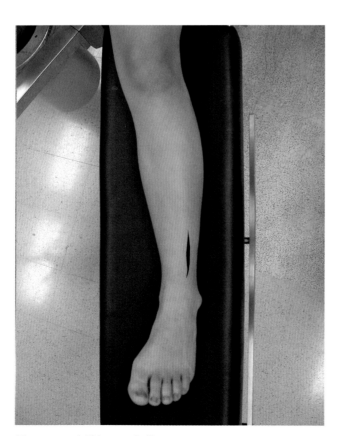

图 20.1-6　皮肤切口，长约 12~15 cm。

创面及护理要求进行调整，且可清洗。

在病情更重且年龄较大的患儿中，可使用小型外固定架固定，并抬高患肢。

8. 术后处理

根据化验检查，患儿应接受至少 7~14 天的静脉抗生素治疗。建议在治疗开始时，建立一条长期静脉通道。作者推荐中心静脉置管。这对患儿来说更为舒适，可避免多次静脉穿刺造成的疼痛。

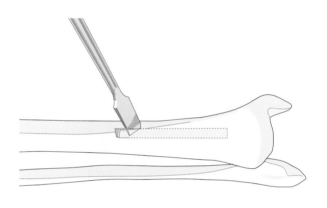

图 20.1-7　因感染的原发灶位于骨质内，须用骨凿或电钻开窗，以便充分显露病灶。

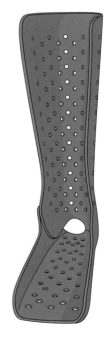

图 20.1-8　预塑的 U 形夹板。

引流管至少应留置 2~3 天。

伤口愈合后，小腿石膏固定至少 4~6 周，直到有证据表明骨窗处骨质强度良好。

长期口服抗生素，直至 C 反应蛋白降至正常，通常需 4~6 周。

9. 结果

此病例如期痊愈，未发生并发症。长期随访中，未发现踝关节内、外翻畸形及生长停滞。术后 8 周，踝关节功能恢复正常。

10. 失误防范

综合考虑该患儿年龄、症状及局部体征，不应漏诊或延误诊断。该病例按表 20-3 所示的流程处理，有助于早期诊断及治疗。

11. 治疗经验

对症状的正确解读，有助于早期诊断及静脉抗生素治疗。多数情况下，24 小时内应用抗生素可免于手术。对局部感染的高度警惕，相当重要。

第2节 | 肱骨近端骨髓炎

Theddy Slongo

郭树章　贺云飞　译

1. 病情描述

14岁男孩，反复发热3周伴左肩部疼痛渐进性加重。患儿曾于体操运动时摔伤左肩关节。

发热及疼痛出现约10天后，患儿首次就诊于其全科医生。

首诊医生考虑左肩及肱骨近端肿痛与受伤有关。X线提示未见骨折（图20.2-1），建议给予止痛及对症治疗，予以患肢悬吊，如果数天后症状无缓解需复诊重新评估。

患儿治疗5天后，症状无缓解，且疼痛、肿胀加重，再次就诊，就诊时体温基本正常。血液学检查提示：CRP 80~90 mg/L，WBC 12×10^9/L。继续患肢悬吊、止痛并给予类固醇（激素）类药物治疗。

随访患儿时，疼痛、肿胀持续加重，全科医生将患儿送往当地医院做进一步检查。

此次血检提示 CRP>259 mg/L，WBC>20×10^9/L。

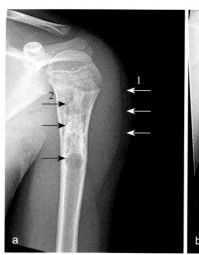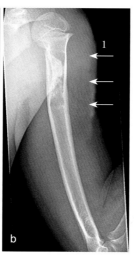

图 20.2-1 a、b 全科医生在患儿入院前3周所拍摄的X线片，被完全误读为"正常"。正位及侧位片可见如下征象：
(1) 三角肌区域明显肿胀。
(2) 肱骨近侧干骺端可见骨溶解及骨硬化等病变。
依据这些征象高度怀疑骨与软组织活动性感染或侵袭性肿瘤。

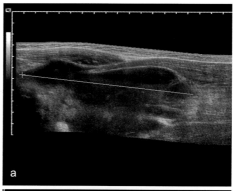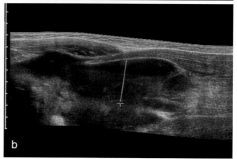

图 20.2-2a、b 超声显示肱骨近端周围可见约 14.7 cm×3.8 cm 大小的脓肿，骨皮质缺如。提示感染及病变均来自肱骨。

超声检查可见皮下有一约 14.7 cm×3.8 cm 大小的囊性肿块（图 20.2-2）。CT 检查证实上述情况（图 20.2-3a~c）。

因参加治疗的儿科及放射科医生对当前诊断尚不确定，所以予穿刺活检，在囊性区抽出大量脓液。

诊断修正为皮下脓肿，因此患儿转诊至作者所在医院。

1.1 体格检查

患儿就诊作者医院急诊科时伴有如下症状：
- 肩关节及上臂皮肤发红。
- 弥漫性肿胀。
- 肩关节疼痛伴假性麻痹。

1.2 辅助检查

该患者无需进一步辅助检查。入院前已行超声、二维重建 CT、血液学检查。

2. 手术指征

根据病史、血液及影像学检查，考虑诊断肱骨近端骨髓炎伴窦道形成（图 20.2-3d~f）。

3. 术前计划

因此，诊断为肱骨近端活动性骨髓炎毋庸置疑，故立即给予抗生素（克林霉素）治疗。入院时

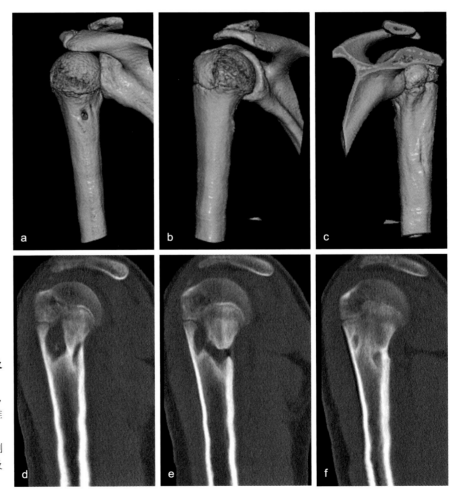

图 20.2-3a~f 三维 CT 重建（a~c）及二维 X 线（d~f）图像。
a~c. 三维 CT 重建仅可见前内侧穿孔，对于明确诊断有时反而不如二维 X 线图像。
d~f. 二维 X 线图像清晰显示肱骨近侧干骺端脓肿形成，大片溶骨区及骨皮质穿孔，但未累及骺板。

尽管患儿已 14 岁，但肱骨近端骨骺未闭。告知其家长此疾病可能导致骨骼生长停滞或力线不良等潜在并发症。

4. 手术入路

由于脓肿蔓延至肌间及皮下，因此选用何种手术入路使创伤最小，又利于肱骨近端病灶的彻底清创是非常重要的。

采用三角肌 – 胸大肌入路，沿三角肌前缘（图 20.2-4），钝性分离肌肉（图 20.2-5）。由于肌间脓肿较大，大部分区域已完全显露，基本无需分离。

5. 手术清创

周围肌肉一旦分开，肱骨近端至少 2/3 的区域可被良好显露。

肱骨近端前侧可见瘘管。

肱骨近端开窗清创前，须将肌间隙内的脓肿彻底清除并反复冲洗。

放置引流管 2 根，一根位于近端后侧，另一根位于远端前侧。

随后在肱骨内侧开长方形骨窗（如术后 X 线所示）（图 20.2-6）。采用此入路的原因是肱骨病灶

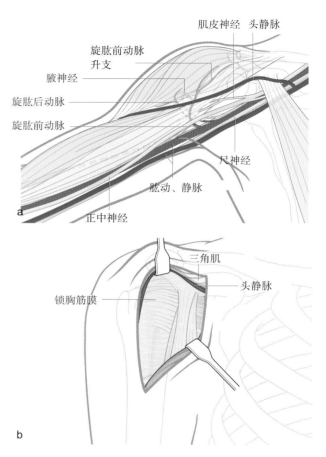

图 20.2-5a、b 沿三角肌前缘进入可避免血管神经损伤；小心避免损伤头静脉。建议使用钝头、光滑的拉钩。此病例由于脓肿较大，几乎已完全暴露而无需分离。

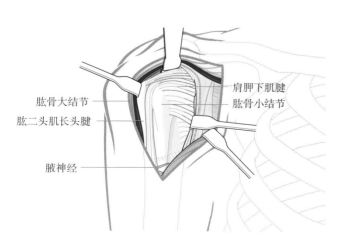

图 20.2-4 经胸三角肌前侧入路，沿三角肌前缘进入显露肱骨近端内侧。

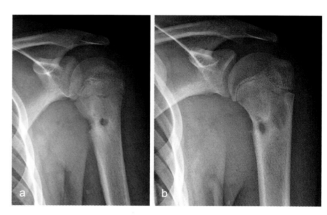

图 20.2-6 术后 X 线示肱骨内侧皮质缺损，并有一较大骨窗。此区域骨皮质较薄。同时可见骨性瘘管清创后遗留的骨缺损。
a. 正位。
b. 侧位。

处内侧皮质菲薄，手指即可压破骨质。

再将位于近侧干骺端感染坏死的骨松质刮除，刮除后形成一较大的骨缺损区。

同时用刮勺对瘘管彻底清创。

由于大部分脓液位于软组织及肌间隙内，而肱骨干骺端处较少，因此骨缺损区未放置引流管，而是将含庆大霉素明胶海绵填充于骨缺损区，深层缝合数针后再缝合伤口。

6. 临时固定

此病例仅肱骨内侧皮质缺损，骨结构仍然稳定，因此无需固定。肱骨内侧皮质缺损造成强度减弱，不足以导致骨折。

7. 术后处理

引流管留置 3 天，患儿卧床且患肢悬吊制动（图 20.2-7）。

细菌培养结果提示金黄色葡萄球菌，几乎对全部抗生素敏感。依据医院指南，静滴克林霉素 10 天抗感染治疗。10 天后改为口服抗生素治疗 1 周，直至 CRP 恢复正常。

8. 结果

后续治疗顺利，随访未见感染复发。术后 1 个月 X 线示骨缺损区域增大，肱骨近端骨愈合情况备受关注（图 20.2-8）。术后 2 个月 X 线示骨缺损区域开始修复（图 20.2-9）。1 年后 X 线示骨缺损处完全愈合，骨质恢复无明显异常（图 20.2-10）；肩关节功能正常，无疼痛。

9. 失误防范

尽管发病时所有症状均倾向骨髓炎（如疼痛、肿胀、发热及脓肿），但仍被错误解读。同时，明显异常的 X 线结果却被误认为正常，故而延误诊断（见图 20.2-1）。此类病例，误诊可能会产生大家都不希望看到的不良预后，特别是骨骼发育生长

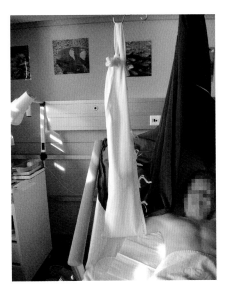

图 20.2-7 患肢悬吊固定。

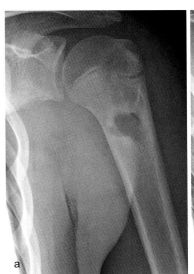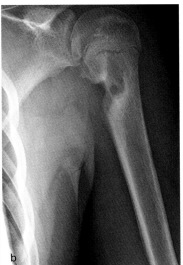

图 20.2-8a、b 第 1 次随访时 X 线示骨缺损区域较术后增大。提示可能存在活动性感染，但无临床症状（无肿痛），且实验室检查（CRP 趋于正常）证实无活动性感染迹象，此种骨吸收现象为修复过程中的正常反应。

a. 正位。

b. 侧位。

及畸形愈合的问题[1-3]。

10. 治疗经验

此类被忽视的病例中，很可能会出现并发症，

诸如脓毒症及远期骨骼发育生长异常的问题。幸运的是，通过对骨脓肿的充分扩创、清创，避免了上述问题的发生。肱骨结构及功能恢复良好（图 20.2-10），且肩关节活动良好，肱骨头同患病前无明显差异。

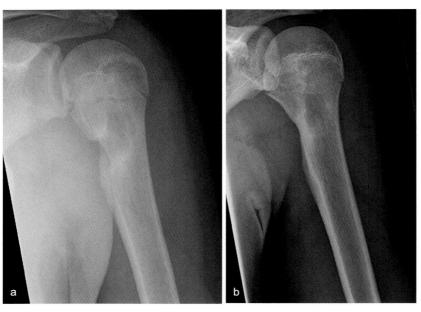

图 20.2-9　术后 3 个月第二次复查时 X 线示骨愈合趋势，且骨缺损面积逐渐缩小。
a. 正位。
b. 侧位。

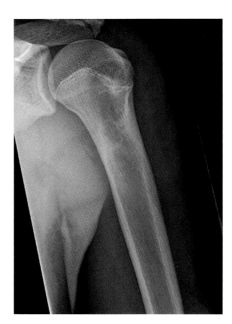

图 20.2-10　随访 1 年后复查，骨结构完全恢复正常。

参考文献

1. **Ilharreborde B.** Sequelae of pediatric osteoarticular infection. *Orthop Traumatol Surg Res.* 2015 Feb;101(1 Suppl):S129–137.
2. **Nduaguba AM, Flynn JM, Sankar WN.** Septic arthritis of the elbow in children: clinical presentation and microbiological profile. *J Pediatr Orthop.* 2016 Jan;36(1):75–79.
3. **Carmody O, Cawley D, Dodds M, et al.** Acute haematogenous osteomyelitis in children. *Ir Med J.* 2014 Oct;107(9):269–270.

第 **3** 节 | 胫骨骨折术后骨髓炎

Theddy Slongo

王勇平 译

1. 病情描述

患儿女，14.5 岁，因滑雪摔倒（右足固定时小腿扭转）致胫骨闭合长螺旋形骨折，伴蝶形骨片（AO 儿童分类 42t-D/5.2）。无其他合并损伤（图 20.3-1）。

患儿被送到当地一家医院治疗。手术医生对患儿行"旧式"胫骨切开复位及钢板螺钉内固定（即广泛显露，并于钢板每个螺孔上置入螺钉）（图 20.3-2）。

术后 5 天，患儿出院。在此期间，患儿母亲诉患儿右小腿肿胀明显，持续疼痛。2 周后，患肢仍持续疼痛并有低热，前侧切口缝线周围红肿。术后 16 天，患儿返院复查。

1.1 临床表现（术后 16 天）

患儿发热（约 38℃），乏力，小腿严重肿胀，局部红肿，伤口远端有分泌物。血常规提示白细胞计数 >15×10^9/L。X 线检查未见骨质异常（图

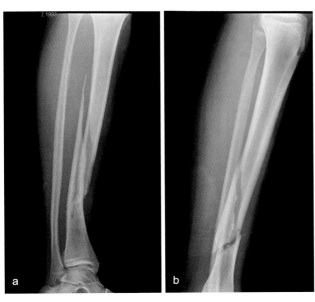

图 20.3-1 a、b 伤后 X 线显示胫骨粉碎性骨折，轻度移位，无明显成角。由于腓骨完整，即使是在儿童患者中，过于坚强的固定也会导致骨折愈合出现问题。因此，可考虑非手术治疗。
a. 正位。
b. 侧位。

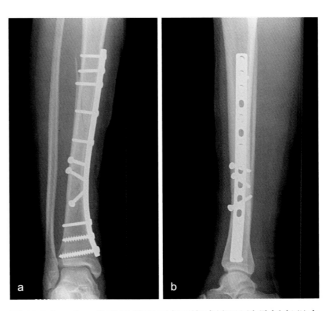

图 20.3-2a、b 术后 X 线显示加压钢板行胫骨骨折坚强内固定，蝶形骨折块采取三枚拉力螺钉固定。为解剖复位及绝对稳定的固定，需广泛剥离软组织。
a. 正位。
b. 侧位。

20.3-3）。给予口服抗生素治疗，并嘱患儿治疗 3~5 天后复查。

此后 3 周，患儿病情未见好转。口服抗生素后，切口肿胀及红肿减轻。抗生素治疗 10 天后，症状有所改善。术后 5 周，患儿行 CT 扫描（图 20.3-4）。由于 CT 没有明显的骨髓炎或骨坏死表现，故继续使用抗生素。

7 周后，伤口远端 1/3 处出现两处水泡（图 20.3-5）。此外，复查 X 线显示骨折近端出现少许骨痂，骨折部位远端无愈合表现（图 20.3-6）。此时患儿被送到了作者所在医院。

1.2 临床检查

患儿女，14.5 岁，术后 7 周，无发热。小腿局部轻微肿胀、轻度红肿，伤口近端已愈合，伤口远端有两处窦道，浑浊分泌物排出（图 20.3-5）。

1.3 辅助检查

当患儿被送到作者所在医院时，实验室检查及影像检查已完成。综合临床资料（图 20.3-5），不需要进一步检查。

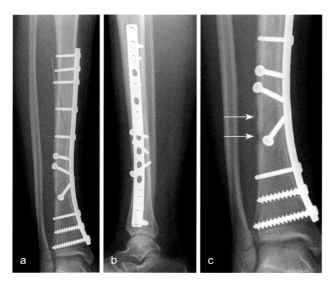

图 20.3-3a~c　术后复查。
a、b. 术后 16 天，由于患肢肿胀及疼痛，复查 X 线。放射科医生及外科医生发现复查的 X 线片胫骨外侧皮质可见骨吸收及不规则改变。
c.　清楚地显示了外侧皮质的吸收（箭头）。

骨扫描可以考虑，但在儿童中骨坏死较罕见。如果计划翻修，可以进行此项检查。

2. 手术指征

这是一例内植物术后感染处理不当的病例。此外，两处窦道有脓性分泌物。因此，立即进行翻修手术的指征明确。

3. 术前计划

- 取出内植物，行局部清创，清除所有可疑的死骨。

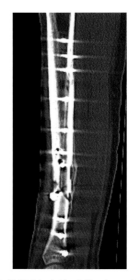

图 20.3-4　CT 清楚地显示骨吸收区，而最初忽略了这些表现。

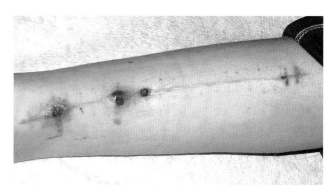

图 20.3-5　第一张局部情况的照片显示小腿远端 1/3 处水疱、肿胀。

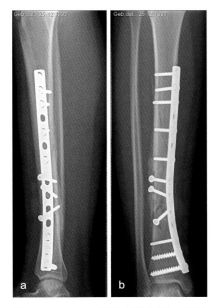

图 20.3-6a、b 由于小腿肿胀、疼痛及远端 1/3 出现水疱，术后 7 周复查X 线片。骨折近端有出现愈合征象，但远端可见渐进性吸收，显示感染迹象。
a. 正位。
b. 侧位。

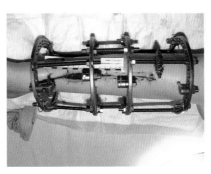

图 20.3-7 清创及伤口清洗后，应用负压封闭治疗前的局部情况。窦道及水疱切除后，保持创面开放。这是负压封闭治疗的良好适应证。

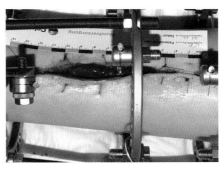

图 20.3-8 清除三个小死骨块后可见骨质渗血，用一个半针将大蝶形骨块固定于原来的位置。

● 用环形外固定架固定，并用封闭式负压敷料覆盖创面。

目的是治疗感染、闭合伤口，达到二期愈合，而不需要额外的手术；利用环形外固定架固定骨折处使之达到骨愈合，而且不再更换固定方式。

4. 手术方法

● 患者仰卧位，不使用止血带，右膝关节以上铺单，显露右小腿。

● 沿原切口切开，切除窦道。

● 内植物术中见骨折近端螺钉固定牢靠，但骨折远端螺钉几乎全部松动，遂取出内植物。

5. 外科清创

钢板取出后，很明显发现第 1 次手术时几乎将所有的骨膜从胫骨上剥离。钢板的远端 7 孔被脓液所浸润形成一个大脓腔，仅在钢板近端上有软组织附着。

清除 X 线片和 CT 扫描上未显示的三个小块游离死骨。大蝶形螺旋形骨块无骨膜相连，呈白色。

由于近端及远端主要骨折块血供良好，将其保留于原位。儿童有快速愈合及血管再生的能力，这样做是可行的。

6. 临时及最终固定

环形外固定架具有良好的稳定性，一方面允许完全负重，另一方面可以进行生物学牵张 / 加压。

应用 NPWT 敷料闭合伤口。将 NPWT 敷料与外固定架联合使用，在钢针周围使用特殊的液态胶进行密闭（图 20.3-7~图 20.3-9）。

该年龄段患儿有很强的愈合潜力，所以给予

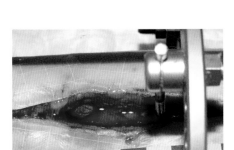

图 20.3-9 第一次更换负压引流时伤口的情况。

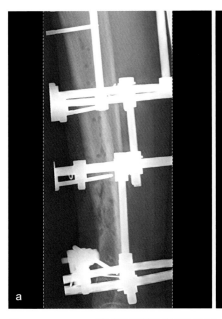
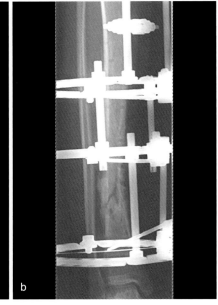

图 20.3-10a、b 取出钢板及清创后几天，环形外固定架固定骨折。

a. 侧位片上可以清楚地看到前方的骨缺损。

b. 正位片显示骨折及骨块复位良好。

稳定、动态的固定，以有利于愈合。图 20.3-10 为原位环形外固定架的术后 X 线片，清除小死骨的位置上可见小的骨缺损，侧位片上更加清晰（图 20.3-10a）。

7. 术后处理

3 天后第 1 次更换 NPWT 敷料。在很短的时间里，伤口有了明显的改善。伤口底部及骨骼呈现红色、健康，表明血运正在重建（图 20.3-11）。

患儿在床上或轮椅上时腿部处于抬高的位置。由于症状的持续时间及患儿服用抗生素的时间长，儿科感染专家建议停用口服抗生素[1-3]，重点进行局部治疗。伤口护理可以刺激及加速血液循环，这对一个健康的孩子来说已经足够的处理了。

在接下来的 3 周内，NPWT 治疗持续，伤口迅速愈合并闭合。这时允许患儿在可耐受范围内部分负重行走（图 20.3-12，图 20.3-13）。

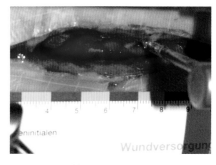

图 20.3-11 第二次更换负压创面封闭敷料时伤口的详细情况。为检查愈合过程，使用刻度尺来记录伤口变化情况。应用负压创面封闭敷料对皮肤具有明显的保护作用。

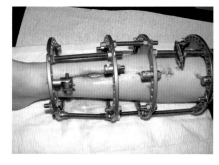

图 20.3-12 负压创面封闭治疗 3 周后的情况。此时治疗已停止，允许并鼓励患儿完全负重行走。

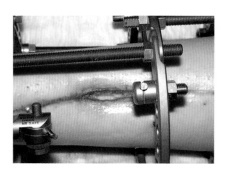

图 20.3-13 停止负压创面封闭治疗 1 周后，一方面创面缩小，另一方面伤口有少量分泌物。细菌学检查（无菌分泌物）未见感染。

4 周后，患儿一般状况良好，予以出院。家庭护士为其进行随访护理。患儿每两周在诊所接受随访。

在作者所在诊所治疗 6 周后，游离的蝶形骨折块愈合良好，而且有可见的骨痂形成（图 20.3-14）。

8. 结果

10 周后 X 线片（图 20.3-15，图 20.3-16）显示骨折愈合良好，皮肤状况良好，表明伤口完全愈合，没有肿胀及感染征象。

镇静状态下去除环形外固定架，应用功能性、可拆卸纤维玻璃夹板进行外固定。

两周后，复查 X 线片检查骨折愈合程度及稳定性（图 20.3-17）。

患儿戴着可拆卸夹板走路没有任何问题。没有疼痛，也没有其他病理征象。翻修术后 6 个月 X 线片显示缓慢但持续的重塑，前侧骨皮质可见小裂隙。外观上及放射学检查存在轻微反屈（图 20.3-18）。此时，患儿可以进行体育活动。

后续随访均很顺利（图 20.3-19，图 20.3-20）。患儿恢复了正常的功能及活动，没有明显的下肢长度差异。患儿及父母对外观也很满意。随访 2 年后停止。

9. 失误防范

• 最初的骨折治疗不适合这种骨折及该年龄的儿童，这种骨折可用常规的塑形良好的长腿石膏治疗，6 周内可愈合。
• 钢板内固定技术不符合当前的生物学规范。对于儿童来说，这种固定过于坚固。
• 感染征象被误诊，且诊断太晚。
• 对感染治疗不充分。

10. 优点

• 由于患儿身体健康，感染可以在短时间内得

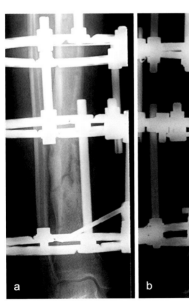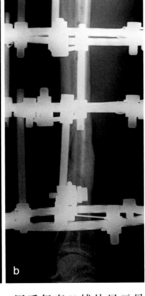

图 20.3-14a、b 治疗 6~7 周后复查 X 线片显示骨折渐进性愈合，没有发生新的骨吸收。骨折远端与蝶形骨折块之间的骨折线仍然存在。
a. 前后位。
b. 侧位。

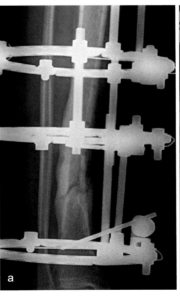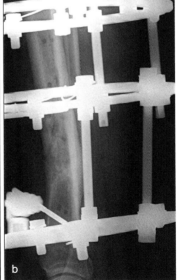

图 20.3-15a、b 环形外固定架固定 10 周后，骨折远端仍可见骨折线，但现在可见更多的桥接骨痂形成，尤其在外侧上。去除环形外固定架，取而代之的是定制的玻璃纤维夹板。
a. 前后位。
b. 侧位。

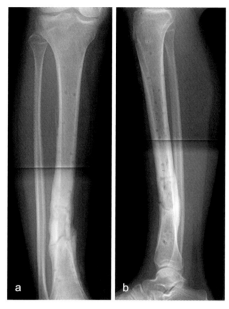

图 20.3-16a、b　去除环形外固定架 3 天后，患儿自觉疼痛，因此复查 X 线片。X 线片显示与应用环形外固定架时 X 线片没有区别，而且比以前愈合更好。
a. 前后位。
b. 侧位。

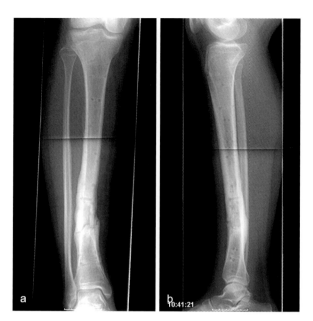

图 20.3-17a、b　2 周后，复查 X 线片了解骨折愈合情况及稳定性，结果显示进展良好，骨折正愈合中。
a. 前后位。
b. 侧位。

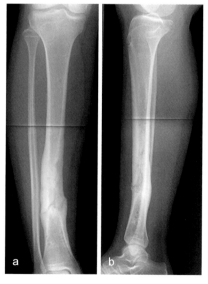

图 20.3-18a、b　2.5 个月后愈合进展良好，无局部疼痛，伤口完全闭合。患儿可进行低运动量的体育运动，如慢跑、游泳及骑自行车等。
a. 前后位。
b. 侧位。

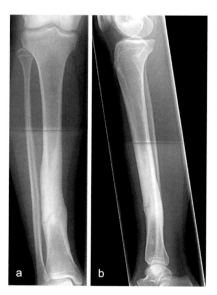

图 20.3-19a、b　5 个月后复查 X 线片及临床检查，患儿没有任何问题。尽管可以看到一条细线，但骨折愈合坚固。
a. 前后位。
b. 侧位。

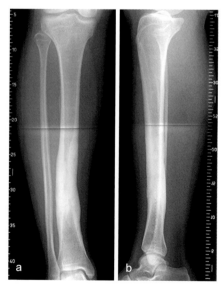

图 20.3-20a、b　2 年后最后一次随访 X 线片显示骨折部位完全重塑，胫骨髓腔再通。影像学上前后位（a）显示轻度内翻，侧位（b）显示轻度反屈。功能上没有问题，患儿及她的父母很满意。

到解决。

- 患儿及她的父母接受环形外固定架治疗，取

得了良好的结果。

- 早期牢固的愈合，未发生功能受限。

参考文献

1. [No authors listed]. Will oral antibiotics suffice in osteomyelitis? *Arch Dis Child.* 2015 Mar;100(3):278.
2. **Keren R, Shah SS, Srivastava R, et al.** Comparative effectiveness of intravenous vs oral antibiotics for postdischarge treatment of acute osteomyelitis in children. *JAMA Pediatr.* 2015 Feb;169(2):120–128.
3. **Schroeder AR, Ralston SL.** Intravenous antibiotic durations for common bacterial infections in children: when is enough enough? *J Hosp Med.* 2014 Sep;9(9):604–649.

第 **4** 节 婴幼儿股骨近端骨髓炎 / 化脓性关节炎

Theddy Slongo

—— 王勇平　周斌　译

1. 病情描述

16 个月龄大男童，低热持续 10 天后，患儿母亲发现其右下肢无法站立。次日，发现上述症状未缓解，遂携患儿就诊儿科。此时，患儿病情加重，体温超过 38℃。

儿科医生诊断为咽炎及淋巴结肿大。患儿母亲后来告诉作者，接诊的儿科医生当时仅使用退烧药及抗生素，而未对患儿腿部及髋部进行检查。

经治疗 2 天后患儿病情仍未见明显改善，因患儿母亲告诉儿科医生患儿右腿轻度活动时即出现剧烈疼痛。儿科医生再次追问病史后行骨盆 X 线检查，但 X 线片显示无异常病变（图 20.4-1）。

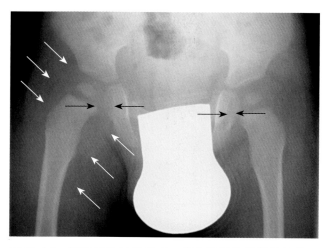

图 20.4-1　初次骨盆 X 线检查，报告结果为髋关节结构正常。然而，右股骨近端及髋关节可见异常病理征象。髋关节间隙增大（黑色箭头），股骨近端软组织密度降低（白色箭头），骨结构异常。

由于患儿病情不明，儿科医生建议患儿转诊至作者所在的儿童医院进一步诊治。基于患儿没有神经系统的异常表现（即脑膜炎），根据其年龄、症状及假性麻痹的表现，考虑患儿患有骨髓炎或化脓性关节炎的可能性极大[1]。

1.1 体格检查（患儿首次出现症状后 17 天）

本院儿科医生初诊发现：

• 16 个月龄幼儿，一般情况极差，右下肢不能主动活动，被动活动疼痛，右大腿及腹股沟区肿胀。

• 发热、体温 39℃。

• 患儿所表现出的症状符合脓毒症，立即采取静脉输注抗生素（头孢呋辛）抗感染治疗[2-4]。

1.2 辅助检查

血常规示：白细胞超过 40×10^9/L、C 反应蛋白 200 mg/L；同时进行血培养检查。

右髋关节和股骨 X 线（图 20.4-2）提示：股骨近端渐进性的骨质破坏，骨质破坏极为严重，且关节间隙变宽。

儿外科医生会诊后建议行股骨近端及髋关节手术探查，因无其他辅助检查，其诊断忽视了该幼儿存在骨髓炎 / 化脓性关节炎的可能。

儿科医生建议行超声检查（图 20.4-3），超声检查无法明确，而放射科医生的检查回报为化脓性感染。因此，对患儿行全身骨扫描检查，其结果显示整个股骨近端及髋关节呈高核素浓聚（图 20.4-4）。

患儿转诊至小儿外科[5]。

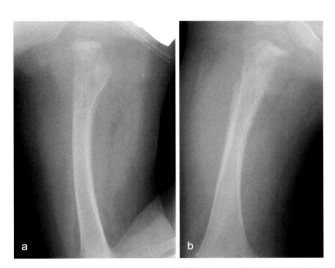

图 20.4-2a、b 发病后 17 天 X 线检查，股骨近端渐进性骨质破坏且极为严重，关节间隙变宽。

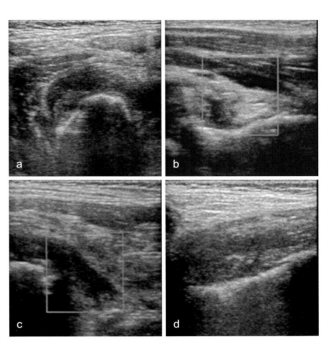

图 20.4-3a~d 超声诊断比较困难，由于绝大部分关节囊破坏，因此髋关节及关节囊的解剖结构模糊，未见明显渗出。

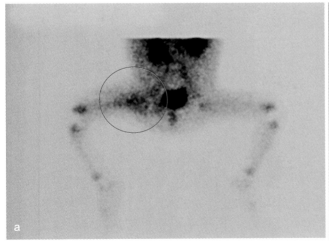

图 20.4-4a、b 骨扫描（非必要）与 X 线检查相同。
a. 前方观察。
b. 后方观察。

2. 手术适应证

从外科角度而言，具备上述指征的情况下，外科干预完全有必要；只要对关节探查、脓液引流、关节灌洗引流就可避免这种灾难性的后果（如股骨近端及髋关节缺血性坏死）。但此例患儿长时间的感染，其股骨近端及髋关节发生缺血性坏死的风险极高，术前应向患儿父母充分告知、沟通。

3. 术前计划

术前计划中最困难的步骤是设计理想的手术入路。此外，与患儿父母商讨术后全部的治疗计划非常重要，如术后需长时间静脉使用抗生素、再次手术的可能以及患肢功能障碍等问题。

4. 手术入路

为了减少手术副损伤，作者决定采用双入路：即股骨处采取经典的外侧入路；髋关节处采用腹股沟切口，钝性分离显露髋关节内侧[6]。

5. 手术清创

步骤 1：外侧入路

取股骨外侧入路，切口自股骨大转子顶点至股骨中段，采取经典的筋膜及股外侧肌间隙显露直至股骨。

切开筋膜后，由于脓液较多，清除脓液后即可见股骨外侧骨质，脓肿破坏了股外侧肌及骨膜。

于股骨外侧开窗，大小约 1 cm × 5 cm，彻底冲洗后，放置引流管两根，一根位于髓腔内，另一根位于筋膜下，之后无张力缝合伤口。

步骤 2：腹股沟入路（图 20.4-5）

采用腹股沟切口，沿着腹股沟韧带显露筋膜，切开筋膜后显露内侧血管和外侧髂腰肌及伴行神经，沿间隙分离可见脓肿。髋关节囊已完全破坏，轻度牵拉患肢使髋关节半脱位，彻底冲洗髋关节（1 L 液体）。股骨头冲洗干净后，可见关节软骨呈浅灰色，表明软骨活力不佳；行股骨头穿刺无出血，髋关节处放置冲洗引流 48 小时。

6. 临时及最终固定

术后可用治疗先天性髋关节发育不良的支具（Lorracher 夹板）进行固定（图 20.4-6）。

7. 术后处理

随后的 48 小时，行髋关节冲洗引流，外侧的两根引流管用于引流脓液。通过中心静脉导管（表

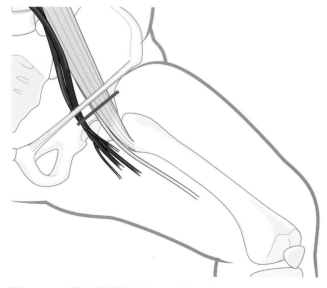

图 20.4-5　患儿左腹股沟切口手术示意图。沿腹股沟韧带皮纹线做 4~5 cm 切口，改良内侧窗入路显露可见内侧的血管、外侧的股神经及髂腰肌。

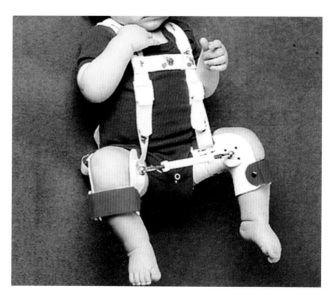

图 20.4-6　患儿术后用外展支具固定，Lorracher 夹板允许髋关节做同心圆活动，固定的目的在于减轻患儿疼痛，并使髋关节稳定在中心位置。

表 20.4-1 骨感染抗生素用法略表（根据年龄、诊断和病原体）

诊断	病原体	首选治疗	持续时间（天）	最大剂量	供选择方案
急性骨髓炎	金黄色葡萄球菌 铜绿假单胞菌 流感嗜血杆菌 金格杆菌	年龄＜5岁 头孢呋辛50 mg/kg，每8小时一次静滴 →头孢呋辛酯30 mg/kg，每8小时一次口服	静滴＞7~10 静滴＋口服 28天	4.5 g	阿莫西林克拉维酸钾50 mg/kg，每8小时一次静滴
		年龄＞5岁 克林霉素15 mg/kg，每6小时一次静滴 克林霉素15 mg/kg，每8小时一次口服	静滴＞7~10 静滴＋口服 28天	1.8 g	阿莫西林克拉维酸钾30 mg/kg，每8小时一次口服
慢性骨髓炎	葡萄球菌 肠杆菌	外科医生和感染病专家多学科会诊 活检及培养后开始治疗			
急性关节炎	金黄色葡萄球菌 铜绿假单胞菌 奈瑟菌 金格杆菌	年龄＜5岁 头孢呋辛50 mg/kg，每8小时一次静滴 →头孢呋辛酯30 mg/kg，每8小时一次口服	静滴＞7~10 静滴＋口服＞ 21天	4.5 g	阿莫西林克拉维酸钾50 mg/kg，每8小时一次静滴
		年龄＞5岁 克林霉素15 mg/kg，每6小时一次静滴 →克林霉素15 mg/kg，每8小时一次口服 (淋球菌性关节炎) 头孢曲松钠，每24小时静滴2g，7天	静滴＞7~10 静滴＋口服 21天	1.8 g	阿莫西林克拉维酸钾30 mg/kg，每8小时一次口服
莱姆关节炎 (多见于膝)	伯氏疏螺旋体菌	头孢曲松钠80 mg/kg，每天一次静滴	14天	2 g	阿莫西林20 mg/kg，每8小时一次口服，28天 年龄＞8岁 1~2 mg/kg，每12小时一次口服，28天 强力霉素1~2 mg/kg，每12小时一次口服，28天

注：数据引自 Schöni M，Simonetti G，Aebi C， eds. Berner Datenbuch Pädiatrie.Verlag Hans Huber Hogrefe AG Bern；2015：355。

20.4-1）[4] 输注抗生素 14 天，之后继续口服抗生素治疗 4 周，直至血检指标正常。

4 周后，去除 Lorracher 支具，患儿开始行走。术后 5 周，X 线（图 20.4-7）示股骨近端骨缺损，髋关节间隙不对称。

8. 结果

随访期间，患儿恢复正常，步态无跛行。术后 6 个月第 1 次复查时，X 线片显示股骨近端愈合良好，未见股骨头缺血性坏死的征象，但出现典型的"头中头"征，即在股骨头初始骨化中心的周围有新骨形成，此为预后良好的征象，同时出现了髋关节膨大的改变（图 20.4-8）。

原则上，髋部不断好转，进一步的随访检查是绝对必要的。

图 20.4-9～图 20.4-11 X 线片可见随后的 9 年疾病进展情况。可观察到以下改变：股骨颈短缩、股骨头变得"宽扁"（仍位于髋臼内）、大转子过度生长及髋臼侧的变化。此时，髋关节间隙依然正常。

11 岁时（发病 9.5 年后），患儿病情加重并出现髋部剧烈疼痛。

髋关节功能明显受限并跛行，右下肢较左下肢缩短 2.0 cm。X 线及临床症状提示患儿存在典型的髋关节内外撞击，一方面，臀小肌挛缩导致股骨大转子上方与髋臼发生撞击（图 20.4-12，图 20.4-13）；另一方面，股骨头内侧与髋臼相接触，髋臼侧

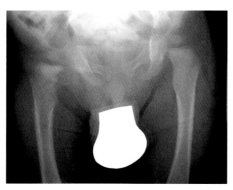

图 20.4-7　术后 5 周 X 线示术后骨质破坏同前，无新发骨破坏。

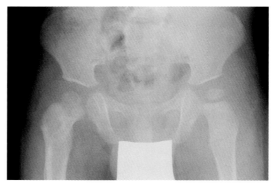

图 20.4-8　术后 6 个月 X 线特殊现象，围绕原股骨头出现新股骨头。这表示感染的股骨头周围有环状新生骨形成，股骨骨质已愈合。

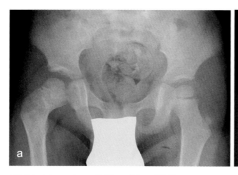

图 20.4-9a、b　术后 4 年 X 线片。
a. 愈合良好：未见股骨头缺血性坏死，新旧股骨头融合，髋关节间隙变大，股骨愈合良好。
b. 髋关节出现早期部分改变。

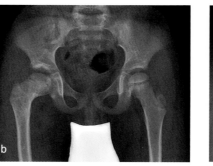

图 20.4-10　术后 6 年 X 线显示股骨头变扁，球形结构存在，匹配髋臼，但出现轻度缺血坏死征象，股骨基本恢复正常。这种情况与 Perthes 病进展类似。

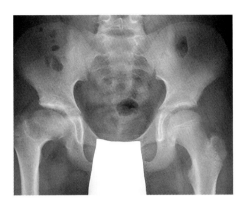

图 20.4-11 术后 8 年 X 线显示股骨头骨骺闭合，股骨头仍呈球形；股骨大转子过度生长导致髋内翻畸形。

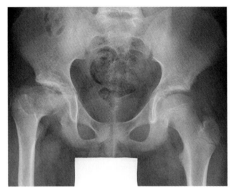

图 20.4-12 术后 8~9 年，股骨头开始向外侧及近端移位；大转子顶点位于髋臼外侧缘。此时患儿髋部疼痛迅速加剧。疼痛基于两方面原因，一方面是外侧及前侧髋臼缘及盂唇破坏，另一方面是臀小肌在大转子和髋臼间撞击。

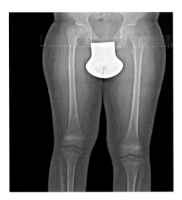

图 20.4-13 双下肢站立位全长 X 线：下肢力线正常但患肢缩短 3.5 cm。

出现改变。

故此时行手术治疗，予髋关节脱位探查关节，并对股骨颈延长[7, 8]。术中见髋臼盂唇损伤严重，位于 10 点至 2 点方向存在 2.0 cm×0.5 mm 关节软骨缺损（图 20.4-14）。

由于髋关节稳定性不明确，且通过术后 X 线无法证实髋关节失稳；因此予继续佩戴外展支具固定（图 20.4-15）。但 6 周后，因髋关节不稳，行骨盆三联截骨术（图 20.4-16）。

图 20.4-17 X 线显示髋关节稳定，但破坏进一步加剧。髋关节间隙几乎消失且功能受限，但患儿无疼痛。

9. 失误防范

忽视最初典型症状及治疗延迟，都有可能造成股骨头缺血性坏死及股骨近端坏死。此外，对于儿童，很可能发展形成脓毒症和感染性休克。

采取髋关节脱位及股骨颈延长应考虑到后期关节失稳的情况，同时应行骨盆三联截骨固定，以改

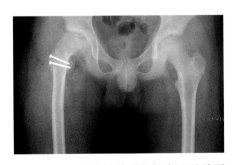

图 20.4-14 行髋关节脱位探查及股骨颈延长术后 3 周，病情明显改善。髋部疼痛消失，患肢活动几乎同左下肢。X 线清晰显示股骨颈延长后的效果，颈干角趋于正常。

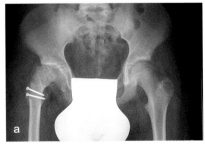
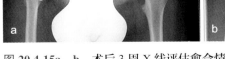

图 20.4-15a、b 术后 3 周 X 线评估愈合情况。
a. 髋关节不稳。
b. 内收位 X 线示：股骨头回位到髋臼中心，因此采取内收支具固定。

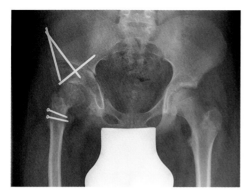

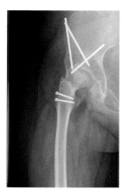

图 20.4-16　截骨术后 5 周，尽管关节匹配较好，但股骨头仍偏外，未在髋臼中心，髋关节间隙变窄。

图 20.4-17　截骨术后 8 个月，患儿髋部无疼痛，但髋关节各方向活动幅度均受限，前屈可达 100°。因下肢不等长，原则上需进行骨延长术，但此例患儿采取骨延长后，髋关节压力增高反而导致新问题出现。

善髋关节的稳定性。

依据临床经验及相关文献，此类容易忽视的感染如能在发病之初就得到及时治疗，其预后较好。骨与关节的破坏持续存在，但只要无新发创伤，破坏通常处于静止期，但 Salter 三联截骨有创且会导致骨与关节破坏加剧。

10. 治疗经验

- 治疗尽管延迟，但自始至终未发生股骨头缺血性坏死。
- 患儿在很长一段时间内髋关节功能良好。

参考文献

1. **Bergdahl S, Ekengren K, Eriksson M.** Neonatal hematogenous osteomyelitis: risk factors for long-term sequelae. *J Pediatr Orthop.* 1985 Sep-Oct;5(5):564–568.

2. **Keren R, Shah SS, Srivastava R, et al.** Comparative effectiveness of intravenous vs oral antibiotics for postdischarge treatment of acute osteomyelitis in children. Pediatric Research in Inpatient Settings Network. *JAMA Pediatr.* 2015 Feb;169(2):120–128.

3. **Schroeder AR, Ralston SL.** Intravenous antibiotic durations for common bacterial infections in children: when is enough enough? *J Hosp Med.* 2014 Sep;9(9):604–609.

4. **Slongo T.** Mikrobiologische Diagnostik häfiger Infektionskrankheiten [Microbiological diagnosis of common infectious diseases]. In: Schöi M, Simonetti G, Aebi C, eds. *Berner Datenbuch Päiatrie.* Bern: Verlag Hans Huber Hogrefe AG; 2015:355.

5. **[No authors listed]** Will oral antibiotics suffice in osteomyelitis? *Arch Dis Child.* 2015 Mar;100(3):278.

6. **Dieckmann R, Hardes J, Ahrens H, et al.** [Treatment of acute and chronic osteomyelitis in children.] *Z Orthop Unfall.* 2008 May-Jun;146(3):375–380. German.

7. **Albers CE, Steppacher SD, Schwab JM, et al.** Relative femoral neck lengthening improves pain and hip function in proximal femoral deformities with a high-riding trochanter. *Clin Orthop Relat Res.* 2015 Apr; 473(4):1378–1387.

8. **Leunig M, Ganz R.** Relative neck lengthening and intracapital osteotomy for severe Perthes and Perthes-like deformities. *Bull NYU Hosp Jt Dis.* 2011;69 Suppl 1:S62–67.

第21章 以最小的代价治疗感染

Zhao Xie

高秋明　周顺刚　译

1. 引言

感染是一个世界性难题，它不会因为患者的社会经济地位、人种、居住地区而存在差异。因此，创伤及手术后的感染在世界各地均有发生。有些患者因经济条件有限，无法负担治疗费用及新技术的高昂代价。同样，治疗感染的医疗机构由于缺乏新技术及价格较贵的内植物，无法开展前述所采取的治疗措施。不过在这种情况下，也可以采取一些安全可用的基本治疗方法。本章重点介绍使用普通内植物或不使用内植物来治疗骨感染的手术方法。

2. 基础

手术清创是治疗骨与软组织感染的基本原则。通过详细的体格检查、详尽的病史采集、X 线片和疑似感染部位的穿刺活检等方法来明确诊断。有些感染易于诊断，而一些感染则可能需花费更多精力才能做出正确的诊断。有关感染诊断的内容请参阅"第 7 章 诊断"。

3. 明确病因

了解病因是治疗感染的基础。大多数医生通过询问患者或亲属来获得详细的病史，以便了解其感染的原因（图 21-1）。患者是否有外伤史？穿刺史？是否持续患病？症状出现多久了？在哪个部位？是否发热？局部是否红热、肿胀或者渗出？患

者是否接触过有类似症状的其他人员？

4. 伤口类型

大多数骨感染患者均存在与感染相关的伤口，此类伤口详尽的处理方法见"第 13 章 软组织感染"和"第 14 章 开放性外伤"等。本章就肢体感染处理的基本方法进行综述，包括优化的治疗策略。

5. 症状

本书前述几个章节中已经全面介绍了感染的常

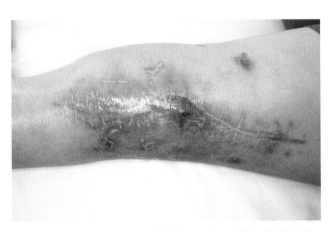

图 21-1　车祸致患者双下肢骨折，18 个月后转至作者医院，确诊为左股骨远端耐甲氧西林金黄色葡萄球菌（MARS）感染，在转至作者所在治疗中心前，患者曾静脉注射过万古霉素。入院检查发现左大腿原手术切口经积极引流后已经愈合，左膝关节强直。

见症状。大多数骨感染患者均可见红、肿、热、痛及渗出等典型症状。此类患者因治疗条件有限，常常会延误治疗（图 21-2a）。这可能是因为患者尝试其他治疗方法或出于经济原因造成感染治疗不佳。除常见症状外，延误治疗的患者经常可以看到瘢痕及皮肤色素沉着（图 21-2b）。

6. 诊断流程

所有病例均应进行最基础的检查，包括详细的病史采集及体格检查。X 线片通常用于了解骨骼的基本状况及是否存在内植物、异物和游离骨块。多数情况下，对疑似感染部位进行穿刺是非常有价值的。

6.1 实验室检查

外周血白细胞计数检测已在大多数治疗中心开展，C 反应蛋白（CRP）是另一个有价值的血清学指标，如有必要应尽可能完善这些检测。局部引流通畅的情况下，白细胞计数和 CRP 数值可以是正常的，或略高于正常值。此类情况也可能出现在无明显渗出的感染病例中。

血清降钙素原检测更敏感，但白细胞计数和 CRP 是诊断感染更经济实用的方法。

6.2 微生物学检测

革兰染色及需氧 / 厌氧菌培养是基本的微生物学检测手段，大多数病例都应进行该项检测。死骨是最有价值的标本，伤口深部分泌物培养有助于发现致病菌。术前"抗生素空窗期"是有必要的，可提高准确诊断的概率。而当细菌培养明确后，应根据药敏试验结果及时调整抗生素。

6.3 影像学检查

对骨感染患者而言，普通 X 线片是最有价值的影像学检查方法，可用于确定死骨的位置、骨缺损的固定方式以及骨髓炎的解剖分型（图 21-3）。对于少见的深部组织感染，如骨盆深部感染，CT 优于 X 线。如有可能，超声是检查局部积液的另一种经济实用的方法。

7. 骨感染治疗的基础

准确诊断是骨感染治疗的基础，应包括感染的部位、可疑感染的范围、骨折的具体情况、内植物、异物及游离死骨等（图 21-3）。上述这些诊断要素对制订精准的手术计划至关重要。手术计划应包括切口的选择、骨切除的范围、消灭死腔的方法

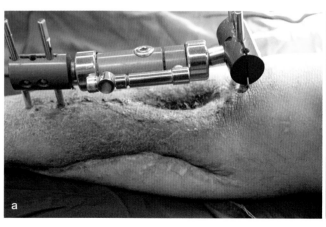
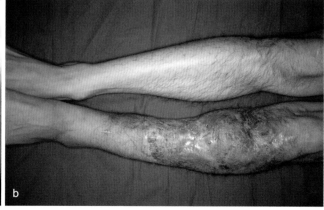

图 21-2a、b 延迟治疗的结果。
a. 采用单边外固定架治疗股骨开放性外伤。
b. 瘢痕和皮肤变色可认为是皮肤长期慢性感染的标志。

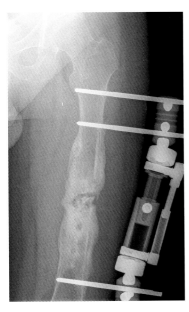

图 21-3　X 线片示在骨不连、死骨包壳和死骨部位安装的外固定架。

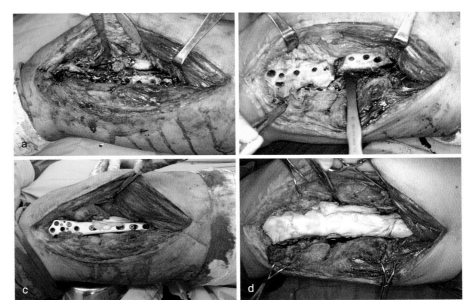

图 21-4a~d　临床或细菌学诊断为骨感染的患者，不建议使用内固定。这些照片显示用抗生素水泥包埋的锁定板。当无法使用外固定架时，骨水泥包埋钢板是个折中的办法。最终患者获得伤口愈合及骨愈合。

以及骨折固定方式[1]。

7.1　治疗原则

清除所有的坏死骨组织是骨感染治疗的基本原则，这一原则有时是难以抉择的。出血的骨质通常应予以保留，游离骨块及死骨在感染部位犹如异物，在所有情况下都应将其彻底清除。手术清创是清除感染病灶最好的方法，清创是否彻底直接影响患者的预后[2]。此外，所有病例均需引流。因此，在涉及骨感染的治疗中彻底的外科清创是不可替代的。

7.2　具体方法

作者通过照片展示了几种新颖、简单、低成本治疗骨感染的方法。图 21-4 展示了在感染情况下如何使用内固定。图 21-5 展示了如何使用骨水泥临时充填骨缺损。

7.3　Masquelet 技术

Masquelet 技术有多种方式。最简单的方式是

先行细致的清创，后将含抗生素骨水泥间隔垫放置在清创后残留的骨缺损区。多数情况下，清创后的骨缺损可通过块状间隔垫得到有效的处理，该间隔垫能为肢体提供一定的稳定性，同时能控制感染，并促进间隔垫周围生物膜的形成（图 21-6）。感染控制后，在保留生物诱导膜的基础上，小心取出抗生素骨水泥间隔垫。去除间隔垫后留下的空腔可取自体髂骨植骨充填（图 21-7）。该患者术后 6 个月获得骨愈合（图 21-8），末次随访时内固定钢板已取出（图 21-9）。

7.4　清创及石膏 / 夹板固定

某些情况下，可行骨清创术，如切除死骨、清除髓腔内脓肿并做引流。伤口清创完成后，患肢可用石膏固定直至骨愈合。

7.5　外固定方式

新型外固定架通常较为昂贵，目前也有一些成本较低的替代品可供选择（见图 21-2a）。

例如，锁定加压钢板（LCP）的工作原理类似

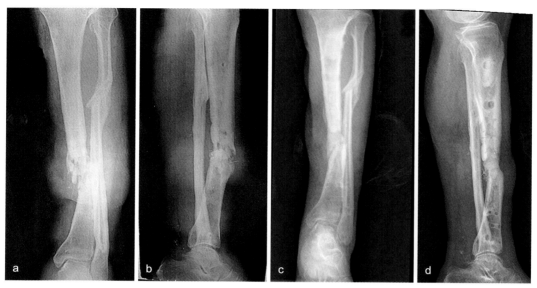

图 21-5a~d 患者 8 年前因开放性骨折导致胫骨骨感染。首次清创完成后采用外固定架固定开放性骨折。术后第四天出现了伤口感染，可见伤口红肿。患者再次进行了清创手术，因经济原因出院。
a、b. 患者术后第一次于作者科室住院时左小腿 X 线片。细菌培养证实为耐甲氧西林金黄色葡萄球菌感染。
c、d. 清创术后未行任何内、外固定，仅放置抗生素骨水泥。如患者经济条件有限，但能够配合治疗，骨水泥仍然能够维持骨端稳定。

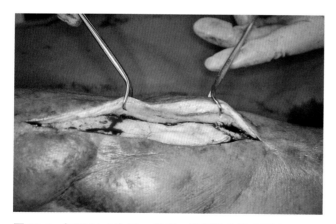

图 21-6 与图 21-5 为同一患者。仔细检查骨水泥表面周围白色生物膜。

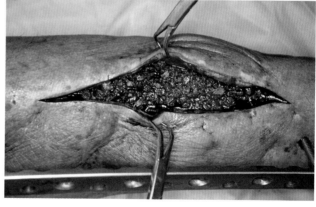

图 21-7 去除骨水泥后，经髂后上棘取骨行自体骨松质颗粒诱导膜内植骨。

于单边外固定架。LCP 的角稳定特性可实现骨折的可靠固定，其固定不依赖于钢板和骨骼之间的摩擦力，而是依靠锁定螺钉与骨皮质之间的把持力[3]。部分专家报道将 LCP 用作外固定架的成功病例，不似传统外固定架那般笨重，较为轻巧、隐蔽、美观、容易被患者接受，且更符合患者的日常生活需要（图 21-10）。Kloen 等[4]进一步阐述了 LCP 作为外固定架的其他优点，包括更加稳定、易于移除以及较少的放射线遮挡。

7.6 抗生素治疗

抗生素治疗是帮助患者控制感染的基本方法。抗生素的具体应用详见"第 5 章　全身抗生素治疗"。

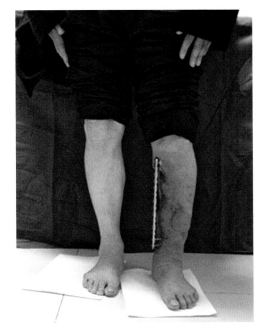

图 21-8　术后 6 个月患者能完全负重。

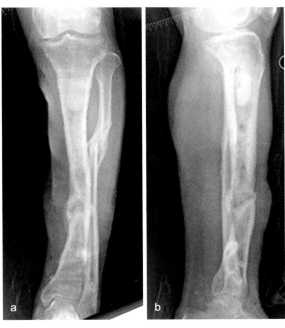

图 21-9a、b　术后 18 个月末次随访时外固定钢板已拆除。

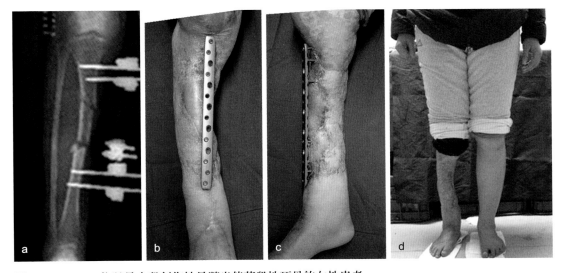

图 21-10a~d　一位胫骨中段创伤性骨髓炎伴节段性死骨的女性患者。

a.　右胫骨中段内侧外架固定。

b、c. 仔细清创并去除死骨，采用 Masquelet 技术处理骨不连，同时采用锁定加压钢板作为外固定架固定。

d.　外固定架固定至骨不连愈合，在门诊手术室去除外固定钢板。

8. 结语

感染是涉及世界各地和所有社会经济阶层的一个世界性难题。由于一些创伤治疗中心治疗感染的手段有限，熟悉感染治疗的一些基本方法或处理策略十分重要，其中一些技术由来已久，已被外科医生使用超过 100 年。一些较新颖、更具创新性的方法则是近年来开展的。作者介绍的这些方法，希望能够对外科医生在治疗骨感染方面有所帮助。

参考文献

1. **Motsitsi NS.** Management of infected nonunion of long bones: the last decade (1996–2006). *Injury.* 2008 Feb;39(2):155–160.
2. **Simpson AH, Deakin M, Latham JM.** Chronic osteomyelitis. The effect of the extent of surgical resection on infection-free survival. *J Bone Joint Surg Br.* 2001 Apr;83(3):403–407.
3. **Miller DL, Goswami T.** A review of locking compression plate biomechanics and their advantages as internal fixators in fracture healing. *Clin Biomech (Bristol, Avon).* 2007 Dec;22(10):1049–1062.
4. **Kloen P.** Supercutaneous plating: use of a locking compression plate as an external fixator. *J Orthop Trauma.* 2009 Jan;21(1):72–75.

致谢

向许建中教授及喻胜鹏教授对本章节的贡献表示感谢！

名词解释

―――――――

杀菌剂覆盖

将含有杀菌剂的湿敷料覆盖创面，每天更换敷料防止二重感染，直至伤口愈合，或可进行伤口缝合及整形缝合。

关节炎，脓毒血症，感染性炎症

参照 Gächter 定义进行分期，依据严重程度分四期。

难治性细菌感染

就内植物感染而言，几乎没有抗生素可清除生物膜及膜内细菌，故此类感染治疗困难。换而言之，这类感染治愈率低，除非去除内植物后再进行抗感染治疗。难治性细菌包括：

- 耐利福平葡萄球菌。
- 肠球菌。
- 小菌落变异体（SCVs），主要为葡萄球菌，但也包括沙门氏菌属、大肠杆菌、铜绿假单胞菌。
- 耐喹诺酮类的肠杆菌和铜绿假单胞菌。
- 真菌。
- 耐甲氧西林金黄色葡萄球菌（MRSA）。
- 万古霉素中度敏感性金黄色葡萄球菌（VISA）。
- 耐万古霉素金黄色葡萄球菌（VRSA）。
- 耐万古霉素肠球菌（VRE）。

还有组织学检查中，明确检测到的未知病原体感染，也很难治疗。

生物膜

黏附在内植物表面，并且嵌有糖蛋白基质的微生物复合结构。生物膜中的细菌和真菌，通常无代谢活性或处于低代谢状态，因此对绝大多数抗生素不敏感。

Brodie 脓肿

原发性慢性骨髓炎形成的髓内脓肿。以广泛形成位于炎症中心病灶边缘硬化骨为特征，通常局限于干骺端，以胫骨最为常见。多见于免疫水平较高的青少年和年轻人。

凝固酶反应

用于鉴别葡萄球菌的检测方法：当金黄色葡萄球菌与含纤维蛋白原的血浆混合时，如形成凝块，即为凝固酶阳性；而其他有致病性的葡萄球菌，几乎均为凝固酶阴性，如表皮葡萄球菌。

清创术

用于减少感染部位的细菌数量，以便为抗生素治疗优化局部环境的治疗方法。

关键步骤包括：

- 对于持续 3 周以上的血源性感染或术后出现的外源性感染，应去除和更换内植物。
- 清除内植物周围的感染组织及死骨。
- 应常规扩大切除范围，包括关节囊赘生物及瘘管在内的失活组织。

- 术后充分引流避免形成血肿。
- 应开放式手术切除感染的关节滑膜（第 3、4 阶段）。
- 必须从假体周围或"植入床"取材收集组织样本，并进行细菌培养。

革兰染色

Christian Gram 发明的染色技术：由肽聚糖组成的厚细胞壁细菌，经染色可变成蓝色（革兰阳性细菌）；而只有较薄细胞壁的细菌，其外部脂质膜染色后可变为红色（革兰阴性细菌）。

治愈假体周围感染

假体周围感染治愈应符合以下标准：

- 无持续感染或感染症状。
- 通常 C 反应蛋白 <10 mg/L 和（或）红细胞沉降率 <20 mm/h。
- 首次感染翻修术后 24 个月内，无感染的影像学表现。

通常术后 12~24 个月内无再发感染，可视为感染治愈。而由同种致病菌引起的持续性感染（或复发感染），多无时间依从性。通常认为，新发感染是由不同的致病菌所引起的。

感染分类

依据术后首次出现症状的时间分类		
骨折内固定	早期感染	≤ 2 周
	延迟感染	3~10 周
	晚期感染	≥ 10 周
关节置换	早期感染	≤ 2 周
	延迟感染	3~24 周
	晚期感染	≥ 24 周
依据发病机制分类		
外源性	外源性（术区）感染通常发生在 2 年内	
血源性	任何时间，经血流播散	

接种效应

接种效应是指某些抗生素（如 β- 内酰胺类抗生素），会随细菌数量增加反而呈现疗效降低的现象。这主要是由于脓肿中的细菌密度，远高于标准化耐药试验（$>10^6$ CFU/mL vs 10^5 CFU/mL），因此必须考虑到治疗时会出现此类情况。这也是内植物相关感染在抗生素治疗之前必须仔细清创的原因。

低度感染

在内植物相关感染中，由于内植物局部出现获得性粒细胞缺陷，身体抵抗力减弱，出现的低毒性或非致病性细菌感染，如表皮葡萄球菌侵袭易造成感染。这些细菌还可在内植物表面形成生物膜，进而导致异物周围局限的外源性感染，多为迟发性感染。

最低抑菌浓度（MIC）和药物动力学

最低抑菌浓度（MIC），是指抗生素可抑制细菌的最低使用强度。抗生素使用强度和 MIC 之间的关系，可用于评估抗生素使用剂量应保持在 MIC 上的持续时间。在所有使用 β- 内酰胺类药物（青霉素类和头孢菌素类）的病例中，保持抗生素水平在 MIC 之上，并尽可能维持较长时间，更有价值。对于严重感染（如心内膜炎或假体周围感染），建议确定 MIC 水平。

MRSA

耐甲氧西林金黄色葡萄球菌。尽管甲氧西林已不再用于临床治疗，但甲氧西林可被作为衡量氟氯西林、阿莫西林 / 克拉维酸和头孢菌素耐药的指标。

MRSE

耐甲氧西林的表皮葡萄球菌（见 MRSA）。

开放性骨折

Gustilo-Anderson 开放性骨折分类：

等级	标准
1	清洁伤口，伤口 <1 cm，单纯性骨折
2	伤口 >1 cm，无广泛软组织损伤
3a	尽管由高能量损伤引起，软组织损伤较长，但骨折处骨膜足够覆盖开放性骨折
3b	开放性骨折伴大面积软组织缺损、骨膜剥离和骨外露
3c	开放性骨折，需要修复相关动脉损伤

骨髓炎

骨及骨髓感染。根据起病缓急，可分为急性骨髓炎和慢性骨髓炎。因病因不同，又可分为外源性骨髓炎和血源性骨髓炎。外源性感染可从伤口扩散，如压迫性溃疡；或通过开放骨折处、手术切口或术后愈合期的伤口累及骨质。

聚合酶链式反应（PCR）

一种用于鉴定细菌 DNA 的方法。即使细菌已经被杀死，使用 PCR 也可以检测到细菌。这意味着细菌 PCR 可以鉴定培养结果为阴性的细菌感染。但是很难用 PCR 解释多种微生物感染的检测结果。另外，分子生物学分析仅能够分离细菌的鉴定细菌耐药性（如 MRSA 或利福平耐药性）。目前该方法正在进一步发展。

感染证据

满足以下标准中的至少一项可证明存在感染：

- 切开后脓液流出。
- 存在瘘管。
- 至少两个样品中的可找到同一种致病微生物（组织样品、内植物经超声裂解处理）。
- 假体周围组织 / 种植床的组织学检查：400倍放大，累计 10 个视野中的，粒细胞总数超过 20~25 个。

灵敏度

阳性检测结果中真阳性的可能性。

P（阳性结果 | 真阳性）= 真阳性数量 /（真阳性数量 + 假阴性数量）。

脓毒症

一种全身急性炎症反应，为机体对感染所产生的反应，常常危及生命，经血液播散到内植物或假体风险很高，尤以金黄色葡萄球菌最为典型。

死骨

受感染而坏死的骨质，常造成骨质重要区域固定性缺失。

单次给药

术前采取单次抗生素剂量进行预防性给药。

全身炎症反应综合征（SIRS）

如由感染引起，则多为脓毒症。除检测或推测存在感染灶外，还需满足以下至少两个标准，方可确诊为脓毒症：

- 体温 >38 ℃或 <36 ℃。
- 心率 >90 次 / 分（心动过速）。
- 呼吸频率 > 20 次 / 分钟或过度通气，PCO_2 < 32 mmHg。
- 白细胞增多（>12 000/μL），或白细胞减少（<4 000/μL），或核左移（即血细胞计数分类中的未成熟白细胞 >10%）。

小菌落变异体（SCVs）

细菌种群（通常为金黄色葡萄球菌）由于生长缓慢而形成的小菌落，在长期接触抗生素的过程中发生变异，导致慢性和复发性感染。它们对抗生素高度耐药，尚没有明确证据表明体外培养和体内的小菌落变异体存在相关性。

超声裂解法

可用以检测内植物生物膜细菌菌落。使用超声波将生物膜从异物上去除，将细菌释放，然后置于合适的培养基中进行培养。

特异度

阴性检测结果中真阴性的可能性。

P（阴性结果 | 真阴性）= 真阴性数量 /（真阴性数量 + 假阳性数量）。

脊柱关节炎

单椎体或多椎体的细菌或非细菌性炎症。

椎间盘炎

单椎间盘或多个椎间盘、椎间隙及相邻椎体的细菌或非细菌性炎症。对于成人，通常是由脊柱关节炎造成的。

抗生素治疗

通常分为预防性、经验性及靶向性治疗三种方式。